全国名中医赵文霞工作室

名中医赵文霞

肝胆病临证经验集

主编 赵文霞

郑州大学出版社

图书在版编目(CIP)数据

名中医赵文霞肝胆病临证经验集／赵文霞主编. —— 郑州：郑州大学出版社，2024.5
ISBN 978-7-5773-0343-7

Ⅰ. ①名… Ⅱ. ①赵… Ⅲ. ①肝病（中医）– 中医临床 – 经验 – 中国 – 现代②胆道疾病 – 中医临床 – 经验 – 中国 – 现代 Ⅳ. ①R256.4

中国国家版本馆 CIP 数据核字（2024）第 089603 号

名中医赵文霞肝胆病临证经验集
MINGZHONGYI ZHAO WENXIA GANDANBING LINZHENG JINGYANJI

策划编辑	李龙传	封面设计	曾耀东
责任编辑	薛 晗	版式设计	曾耀东
责任校对	马锦秀 董 珊	责任监制	李瑞卿

出版发行	郑州大学出版社	地 址	郑州市大学路40号（450052）
出 版 人	孙保营	网 址	http://www.zzup.cn
经 销	全国新华书店	发行电话	0371-66966070
印 刷	郑州宁昌印务有限公司		
开 本	710 mm×1 010 mm 1 / 16		
印 张	22	字 数	386 千字
版 次	2024 年 5 月第 1 版	印 次	2024 年 5 月第 1 次印刷

书 号	ISBN 978-7-5773-0343-7	定 价	99.00 元

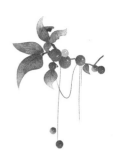

丛书编委会

顾　　问　杨　震
总　主　编　赵文霞
副总主编　邵明义　马素平　陈晓琦　陈欣菊
总编委会　（按姓氏笔画排序）

　　　　　　马素平　刘光伟　李合国　李素领

　　　　　　杨国红　张照兰　陈欣菊　陈晓琦

　　　　　　邵明义　赵文霞　郭淑云　冀爱英

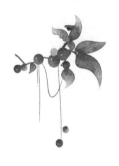

本书编委会

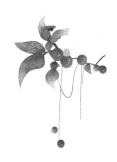

序一

    原发性肝癌因其病情凶险、进展迅猛、并发症多、中位生存期短,成为困扰临床的重大问题。中医药在源远流长的千年发展中,针对肝癌及其并发症的治疗论述颇丰,近年来与西医治疗手段及理念的合理互补,其在临床治疗中屡收奇效。究其原因,这与中医学治疗肝癌方面始终坚持的整体观念密不可分,以人为本、求中致和、与时俱进,这种朴素的唯物辩证法思想,始终将治疗"患病的人"放在第一位。

    "中医药诊治肝癌丛书"是河南中医药大学第一附属医院肝病诊疗中心团队的诚意巨献,该团队吸纳了包括全国名中医、循证医学、综合介入、中医内科、中医外治、肿瘤学在内的医学专家,近 6 年先后完成包括国家"十三五"科技重大专项、"中医药延缓乙肝相关肝癌进展的综合治疗方案研究"在内的肝癌相关课题 17 项,在临床和科研方面做了大量研究。这套丛书共 5 本,即《肝癌古今医案选》《肝癌本草专辑》《肝癌中药现代研究》《名中医赵文霞肝胆病临证经验集》《综合介入联合中药治疗肝癌验案荟萃》,涵盖了我国古代医案、现代文献记录的治疗肝癌的中药、方剂、验案、现代药理研究,全国名中医赵文霞教授应用中医药防治肝癌方面独到的学术思想和临床经验,以及中西医结合诊治的翔实病例。其语言通俗易懂、讲解剖析深刻、内容全面翔实、治学严谨精益,为后来医者开阔思路、指明方向,特别对于初学中医者、临床医学工作者具有很强的实用性;从多方面反映了中医学"未病先防、既病防变、病后防复"的治疗原则,整体辩证施治、扶正祛邪兼顾的治疗理念,改善机体抵抗力、调整肝功能状态、提高生存质量方面的独特优势,对突破目前肝癌防治困局、求索新的肝癌治疗模式、推动名老中医经验传承具有重要意义。

"杏林春暖沐朝霞,绿叶扶疏绽百花。"相信这套丛书的出版一定能给广大中医工作者和中医爱好者带来诊治肝癌的切实指导,为更好、更深地挖掘岐黄之术的精华,推动中医药学术和名中医学术思想的研究、继承和发展,起到重要作用。

河南中医药大学第三附属医院　国医大师

张磊

2023 年 2 月

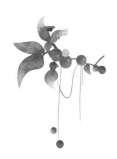

序二

原发性肝癌素有"癌中之王"的称号,经过多年发展,西医的治疗措施和手段越来越多样,疗效有所进步,但是并不能解决临床面临的治疗效果不理想、预后差等重要问题。我国有近七成肝癌患者初诊为中晚期,除强调关口前移,提高早诊、早治水平以外,也要重新认识、探索中晚期肝癌的治疗模式。中医药学经过几千年的沉淀和发展,经过与现代医学技术手段、循证研究方法等长期的交织融合,结合中国国情、纳入中国证据、体现中国特色的中医药诊治原发性肝癌治疗方案在调整肝癌患者免疫功能、延缓肝癌疾病进程、防癌、抗癌、抑癌方面的作用也逐步显现。

全国名中医赵文霞带领的河南中医药大学第一附属医院肝病诊疗中心团队,经三十多年临床实践,深耕细琢,在肝癌的诊疗方面积累了丰富的治疗经验,秉承"传承精华,守正创新"的时代主题,呕心沥血编写了本丛书,以冀探索出新时代中西医有机互补的治疗模式,同时推动名老中医经验传承工作和中医药防治肝癌方面的进步。

这套丛书共有5本,《肝癌古今医案选》是对古代医案典籍与现代文献中肝癌医案的总结整理,通过医案作者的临证思路和用药特色为临床医者提供治疗灵感思考;《肝癌本草专辑》系统整理了对肝癌有治疗作用的中草药并进行分门别类,以供肝癌临床工作者用药参考;《肝癌中药现代研究》阐述了中药抗肝癌的现代药理作用,为临床选用药提供依据,指导临床应用,解决中医药科学化的短板困局;《名中医赵文霞肝胆病临证经验集》整理凝练了全国名中医赵文霞教授39年来诊治肝胆病的宝贵经验,从理论到实践,从用药到病案,从文献到概念,为初登岐黄之堂者奠基,为已登杏林之室者点拨,与已达青囊造诣者切磋;《综合介入联合中药治疗肝癌验案荟萃》总结了在肝癌中西医结合治疗模式下积累的丰富临床经验和大量优质病例,对基层医务工作者实用性强,为中西医结合诊治肝癌的医务工作者提供借鉴。

本丛书内容丰富全面、理验俱佳，为往圣医者、当代名医继绝学，为意在悬壶、后来医者点迷津，为囿于肝癌、疾苦众生保康健，可谓是中医药事业发展的一件幸事。"鹤发银丝映日月，丹心热血沃新花。"这套丛书也是临床治疗肝癌急需的参考资料，相信其付梓出版，一定能得到广大同行的青睐和追崇，为名老中医学术思想的传承、创新、发展提供保障，为提高肝癌治疗水平、拓展中医之理法方药奠定良好基础。

西安市中医医院　国医大师

杨震

2023 年 2 月

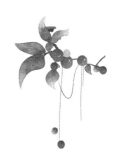

编写说明

原发性肝癌是我国发病率第 4 位、致死率第 2 位的恶性肿瘤,是严重危害人民健康的重大疾病。目前西医学治疗措施包括肝切除术、肝移植术、射频消融治疗、经导管动脉化疗栓塞、放射治疗、系统抗肿瘤治疗等,治疗方法和手段呈现多样化,临床疗效较前也有较大进步。然而仍有很多重要问题未能解决,如肝癌手术后复发率高、综合微创术后复发率高、晚期患者缺乏有效的治疗方法,所以治疗效果并不理想,预后较差。

中医学强调预防为主,既病防变,注重整体辨证施治,强调扶正与祛邪兼顾,在改善机体抵抗力、调整肝功能状态、抗癌防癌、提高生存质量等方面具有独特优势。全国名中医赵文霞带领的河南中医药大学第一附属医院肝病诊疗中心团队有包括全国名中医、循证医学、综合介入、中医内科、中医外治、肿瘤学在内的医学专家,在临床和科研方面均进行了深入的实践和研究。而我国古代医案和现代文献记录的中医药治疗肝癌药物、方剂、验案巨丰,全国名中医赵文霞教授在应用中医药防治肝癌方面有独到的学术思想和临床疗效。为改善肝癌防治现状和困局,丛书编委会的各位专家本着求真务实、臻于至善、精益求精的原则,字斟句酌、集思广益、几经修改,最终完成了"中医药诊治肝癌丛书"的编写。共有《肝癌古今医案选》《肝癌本草专辑》《肝癌中药现代研究》《名中医赵文霞肝胆病临证经验集》《综合介入联合中药治疗肝癌验案荟萃》5 本专著。

《肝癌古今医案选》通过展示古今医案作者的临证思路和用药特点,为读者提供中医药治疗肝癌的借鉴和指导;《肝癌本草专辑》主要对肝癌有治疗作用的中草药进行了系统整理,为肝癌临床工作者临床应用中草药提供参考;《肝癌中药现代研究》系统阐述了常见中药抗肝癌的现代药理作用、临床应用以及治疗肝癌的常用中成药的临床应用,以现代先进的实验技术去诠释祖国医学的科学内涵;《名中医赵文霞肝胆病临证经验集》立体化、全方位地展现了全国名中医赵文霞教授诊治肝胆病的学术思想和临证特色,旨在传承其优秀的学术经验,为各个阶段的医疗从业者提供指导和点拨;《综合介入联合中药治疗肝癌验案荟萃》通过列举临床上综合介入联合中药治疗的实际案例,开拓中医人才诊治肝癌的思维,特别对基层医务工作者有较大的参考价值。

希望本套丛书的出版能够更好地传播中医药诊疗肝癌的特色,传承全国名中医的毕生经验,全面展现其学术思想内涵,深入挖掘中医药治疗肝癌的精华,为立志传承岐黄的中医学者、解民疾苦的中西医结合学者提供宝贵的诊治经验。

在丛书编写的过程中承蒙国医大师张磊教授、杨震教授等老前辈的悉心指导和帮助,在此致以崇高的敬意和衷心的感谢!

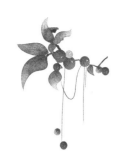

前　言

　　赵文霞教授是博士研究生导师,二级教授,第二届全国名中医,第五批、第七批全国老中医药专家学术经验继承工作指导老师,首届中医药高等学校教学名师,享受国务院特殊津贴专家,河南省优秀专家。赵文霞教授躬耕杏林四十载,深研岐黄,学贯中西,在中医药治疗肝胆疾病方面积累了丰富的临床经验,为创新发展中医肝胆病学术做出了突出的贡献。本书依托赵文霞全国名中医工作室的建设,将名中医赵文霞教授诊治肝胆病的经验加以总结,将其重要的学术思想做好传承,守正创新,薪火相传,为同行及后学者临床应用参考。

　　本书共分为五章,第一章介绍了赵文霞教授的成长经历及中医学习经过,及如何培养人才、建设团队、发展学科等内容,包括其在学生、教师、医师、教授、科主任、名中医各个阶段的奋斗历程,通过其点滴事迹以小见大,感人至深;第二章是由其学术继承人马素平总结撰写的赵文霞教授学术思想形成的渊源及其诊治肝胆病方面的学术思想;第三章临证心得,主要论述了赵文霞教授对非酒精性脂肪性肝病、酒精性肝病、药物性肝损伤、慢性乙型肝炎、自身免疫性肝病、肝衰竭、肝硬化、原发性肝癌、胆囊炎、胆石症、胆囊息肉和胆囊癌12个常见肝胆病的认识,并对其病因病机、治疗原则、治疗方案、治疗方药、治疗验案做了系统阐述;第四章用药经验,介绍了赵文霞教授应用对药、角药临床体会,并附注意事项及典型病例;第五章外治方法,介绍了肝胆病的常见及特色中医外治法,内容包括赵文霞教授外治法学术思想常用的中医外治法源流和中医外治法临床治疗案例;附录为学术探讨的部分,精心挑选了赵文霞及其学生撰写的代表性学术论文,通过简要评论,供阅读者参考学习。

该书内容均来自于临床,内容翔实,来源可信,具有较强的学术性、系统性、实用性、可读性,既可作为初学中医者的入门参考书,也可作为临床多年医师的点拨佳作。本书承蒙张磊教授、杨震教授两位国医大师拨冗作序,再次表示崇高的敬意和诚挚的感谢!

由于编者水平有限,书中或有错处、遗漏,不足之处敬请各位读者悉数指正,多提宝贵意见,以便再版时修订提高。

编者

2024 年 2 月

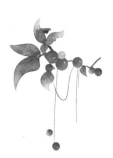

目　录

第一章 医学生涯

第一节 结缘中医,不忘初心

我是赵文霞,女,1956年8月出生于河南省西平县,父亲是西平县商业局的干部,母亲是一名工人。兄弟姐妹四人,我是家中的长女,深受家人的关爱,两岁半时就在西平县幼儿园全托寄宿,是幼儿园老师"听话"的好孩子,也培养了我独立、自律、坚韧的性格。在此期间,据家人讲我曾因患"水痘",半个月高热不退,痘疹也发不出来,生命垂危,还是请一名老中医诊治,用柳絮煎水,使痘出热退。但是由于水痘日久不出,痘疹红肿,局部感染形成瘢痕,使我永远铭记的是中医的一把柳絮挽救了我年幼的生命,也是我与中医结缘的开始。

六岁时上小学,我也一直是老师口中的"好学生",小学没有毕业,就迎来了史无前例的"文化大革命",当时由于家庭出身不好,在加入"红小兵"时,受到冷落和排挤,在那个停课、串联、动乱的年代,我多么渴望带上"红小兵"的袖章,参加到串联的队伍当中。1968年读初中时,从北京、上海下放到我们小学初中部一批大学生和老师,入学考试时,因为大家都不学习,我意外考了全年级第一名,这批老师渊博的知识和灵活、幽默、风趣的授课技巧,给我的思想插上了"翅膀"。我对语文、数学有点开窍,梦想自己今后要当个语文老师或者是作家。初中我们只读了两年,又改成了冬季班。1970年2月,不用考试就上了高中,高中住在学校,学习也比较正规,在这3年时间里,是我学习最努力的阶段,也为我今后继续深造学习打下了良好的基础。我深知学习机会来之不易,非常珍惜美好的学习时光。在这期间我写下了自己的第一篇"小小说",作文也在学校的广播站被当作范文播报,当时就认为今后要上大学做一名语文老师。高中毕业要上山下乡,锻炼2~3年才能够上大学,所以我在毕业后,在全县还没有安排知识青年上山下乡时就积极报名。在1973年4月,我下乡到西平县出山公社"五七"服务站劳动锻炼,希望能够早点下乡锻炼后早点考上大学,谁知1973年"张铁生白卷事件"以后影响了招生制度,需要劳动锻炼2~3年以后,经推荐才能上大学,不让再考试了,这使我非常迷茫。刚开始每天白天劳作以后,晚上还能看两小时的课本,到后来经过一天的劳动,也就没有精力再看书学习了。由于"张铁生白卷事件"影响了当时国家招生工作,我就在努力工作的同时,也当起了"赤脚医生"。有一部电影叫《春苗》,记录了赤脚医生用银针治病的神奇故事,对我影响很大,使我对医学也渐渐产生了兴趣。上大学一直是我心中明确的目标,至于是当语文老师还是当医生,心中还是有些迷茫。直到一件事情的发生使我坚定了学医的决心,那就是在一场特大暴雨后,1975年8月8日凌晨,驻马店板桥水库、石漫滩水库两座大型水库与两座中型水库和数十座小型水库及两个滞洪区,在短短数小时,相继垮坝溃堤,使驻马店地区骤然间沟壑横逆,顿成泽国,数以万计的人失去了生命。我当时在西平县出山公社下乡,所在的地方地势比较高,洪水没有淹到,但是有很多逃难的人们,在我帮助他们处理伤口时告诉我,洪峰如翻江倒海,所到之处大小村庄荡然无存,看到他们惊魂未定的神情,我也知道了事态的严重性。洪灾过后几天,我要徒步20公里看望在老家居住的奶奶,沿途中河沟里、淤泥里人畜尸体,横七竖八,遍地皆是,惨不忍睹,到了老家村前的景象是"远看白茫茫,近看空荡荡,进村没有路,没剩一棵树",到处都是废墟,不忍直视。七十多岁的奶奶和乡亲们在土坝上围坐了3天,看着自己的家园、房屋全部倒塌伤心落泪,饥饿、潮湿使不少人生病。洪水落后,人们不顾生命危险去抢出家里能用的砖瓦、木料。洪灾无情,乡亲有情,他们看到我和奶奶没有吃的,就会送来南瓜等食物,我也会跑去照顾生病的人。在老家一周的时间里,我运用简单的医学知识和针灸为不少患者诊病,这也使我下定决心学医,因为医学知识能切切实实为患者解除疾苦。

1975年10月,有一个推荐学医的机会,我如愿被推荐上了驻马店地区卫生学校西医士班,当时的方针是"社来社去",就是毕业后还要回到原来的地方。只要有学习的机会,我绝不会放弃。所以入校后我就如饥似渴地学习,非常珍惜来之不易的学习机会,甚至到食堂买饭都是最后一个到,生怕在食堂排队耽误时间。我家与学校在一个城市,走路15分钟就能到家,在驻马店地区医院实习期间，为了能够亲自接生婴儿，我 48 小时守产程，没有离开病房半步，当自己亲手接生一个健康男婴后，更加感受到生命的神奇，也懂得了书本与临床实际的差距，更使我真正热爱上医学。它治病救人的神奇魅力，是我学习的动力和探索的激情。虽然我读的只是个中专学校，只有 3 年的学习时间，我并不满足于记住医学知识，而是追求能够深刻理解，"不耻下问"成为我的学习秘诀，也为我今后的从医之路打下了良好的基础。

在临床实习的时候，我又与中医结下了一段缘分，那是在儿科，收了一位腹泻的患儿，每天 3～5 次的水样便，应用输液、口服药物 1 个月没有疗效，在当地其他医院也服用过中药，效果不佳，患儿极度消瘦，有脱水的表现，病情危重。带教的杜老师告诉我："你们在学校不是也学习过中医吗？你给他开个中药方，吃吃试试。"这下可难住我了，因为在卫校学习期间，中医课程内容不多，上课时大多都在看西医书，根本没有听进去，但老师这样说了，我就到新华书店买了一本北京中医学院东直门医院刘弼臣教授的《刘弼臣中医儿科医案》，他是京城有名的"小儿王"。我按照书上写的症状，对着患儿的大便次数、大便颜色、患儿的舌苔、腹部的表现、肛门的颜色等比葫芦画瓢，开了三剂中药，当时心里忐忑不安，不知道吃了后会是怎么样的效果。3 天后患儿的父亲高兴地来感谢我，说："三剂中药吃完腹泻就好了。"我当时听了也很纳闷，中医药真有这么神奇的疗效吗？我在自己的心里划了一个大大的问号，但是活生生的病例就摆在眼前，我当时也很高兴。但他是怎么好的？其中的奥妙确实不明白，这又一次让我知道了中医药的神奇疗效。

1977 年春节，高考制度改革的春风吹遍了祖国大地，可以自己报名通过考试上大学，使我上大学的激情又一次被点燃。但是由于当时我在实习，一是不想影响实习的过程，二是没有认真复习准备，就没有报名参加。1978 年夏季，我第一次踏入了高考的考场，心情非常激动，但由于紧张和生病，没有发挥出应有的水平，虽然我报的都是西医大学，但却发来了河南中医学院的录取通知书。当时我犹豫了很久，甚至想放弃上学重考，卫校的陈老师看到这种情况，就和我谈心，他说："中医药是我们国家的宝库，虽然你现在不懂，通过 5 年的学习，你就可以懂得其中的奥秘，你能用中药治好顽固性腹泻、脱水的患儿，说明中医药确有临床疗效，去学吧。"在老师的开导下，我明白了其中的道理，同时也不想失去一次宝贵的学习机会，这使我的人生发生了第一次转折，即从学西医转为学中医。

第二节 学而不厌，臻于至善

1978年10月，我独自一人怀揣着对大学的憧憬，兴高采烈地到河南中医学院报到，从此开始了自己的大学生涯，也开始了中医学习之路。

从学西医到学习中医，因为二者是两个不同的理论体系，所以学习过程中常出现两种体系打架，自己不理解、想不通、相互抵触等情况。因为我是先学习的西医知识，所以就会有先入为主的思想，又因为西医知识直观，与高中学习的数理化知识有联系，就更容易接受；但中医理论开始学习的就是阴阳五行，感觉到非常玄奥，又有"心主神志"等论述，老是觉得与西医的理论不符合。当时中医基础教研室的唐宋老师是中医基础课老师，讲得非常好，条理清楚，语言幽默，内容丰富，但我就是认为他讲得不对，为此经常与教医古文的徐挺老师讨论，讲述我的烦恼，怎么也学不进去，直到快到期末要考试了没有办法，只好先背诵下来，应付考试再说。没有想到，这样背诵下来，反而觉得脏腑功能理论好像也慢慢能接受了，所以后来我当教师以后就告诉学生，理解的要记住，不理解的也要记住，记住以后就会慢慢理解，这也是学习中医入门的基本方法。

到了第二学期，我就融入了中医的氛围，没有了抵触情绪。由于感到学习机会来之不易，所以我们这一届同学学习都非常努力，20世纪70年代文化生活不丰富，学校放电影也很少，每月一次学校放电影，就是最有意义的文化生活。每次都是在我们教室楼下放电影，可教室里灯火通明，很多同学都能牺牲看电影的机会，认真做好自习，当然我也是其中一员。在宿舍里我们也是"比学赶帮超"，早上我大多是第一个起床、跑步、上自习，晚上我们会讨论很多不理解、枯燥的中医知识，甚至还会辩论"争吵"，直到把疑难问题解决掉。所以每次期末考试，我的成绩都是名列前茅，并多次被评为"三好学生"。毕业考试我们赶上了中南五省统考，学校为了使同学们能取得好成绩，给我们加餐、发补助，我们也认真复习备考，把《伤寒论》《内经》《温病学》《金匮要略》四大经典等课本倒背如流，连标点符号都不放过，最终河南中医学院取得了第一名的好成绩，我也获得了"优秀毕业生"称号。大学5年我一直担任班级团支部书记，所以我认为当干部学习成绩一定要优秀，才可以带领全班同学一起进步。我是文艺积极分子，但体育项目样样不行,可是我们班的体育活动我每次都参加,做好后勤服务工作。我们班男女比例是 2∶1,但是女生都比较要强,文艺活动积极参加,体育比赛也不愿落后,篮球赛、排球赛、运动会,各种项目都能拿到名次。通过这些活动,增加了我们全班同学的凝聚力。2018 年入学 40 年聚会,正赶上学校建校 60 年庆典,同学们聚在一起,回忆起美好的大学时光,丰富多彩的学习生活,像是发生在昨天,仍历历在目。大学 5 年不仅让我学到了中医药知识,也锻炼培养了我的组织管理能力,我以优异的成绩留校任教,开启了从学生到教师的第二个转折。

第三节　教书育人,桃李芬芳

大学毕业后,我被分配到中医诊断学教研室从事教学工作。从学生到教师角色的转变,心里还真是有些忐忑不安,一是因为以前的老师们现在成了同事,有些拘束,二是因为真不知道怎么讲课。还好教研室总共有 7 位老教师,我最开始的工作就是先跟着老教师听课,看他们如何讲好每一节课,用什么样的教学方法,都有哪些知识点让学生能够听得懂、记得住、会应用。"台上十分钟,台下十年功",所以我不仅听本教研室老师的课,还挤出时间去听中医学基础、中药学、中药方剂学等相关的基础课和临床课,使知识面更宽阔,同时中医学知识也是相互关联、互为基础的。通过半年的听课学习,试讲一次通过,真正走上讲台,还是很激动的。站在一尺高的讲台上,看着学生们求知的目光,我暗下决心,一定当一名"好教师"。

要讲好一节课,备课是非常重要的。中医诊断学开课多在第二学期,学生的中医知识还很肤浅,所以如何做到深入浅出、条理清晰、通俗易懂、便于记忆,要下很大功夫。我查阅了很多文献,把老师们讲课好的方法进行整理,改进教学方法,同时将疑难知识点进行整理,通过临床来丰富理论知识,使书本上的知识直观化、形象化,从而形成了自己的讲课风格。两年后我就被推荐脱产 1 年,参加了"全国高等院校骨干教师培训班"的学习。在这一年中,我带着问题学习,学到了很多授课教学方法,通过不断的总结把中医理论从原来的"记着"到现在的"理解""升华"。对中医的"四大经典"有了更深入的认识,对中医的精华有了更高的认可,增强了对中医的信心,使自己的授课水平也得到了很大的提高,在学校组织的第一届教学大奖赛中获得了一等奖。非常感谢大学给了我新的学习机会，骨干教师培训使我的中医理论水平、教学水平均上升到一个新的台阶，为今后做好教师工作打下了良好的基础，同时我也认识到要讲好课，理论一定不能脱离实际，要抽出时间到校医院跟老师们坐诊，掌握临床第一手资料，使教学内容更加丰富，教学水平更上一个台阶。

在带教硕士研究生期间，我不但在临床实践中加强对其四诊能力的训练，培养学生做科研学术的能力，还始终关心学生的心理健康，针对学生性格内向、敏感自卑、家庭变故等各种心理问题，及时疏导，帮助他们调整心态，慢慢成长，以仁心仁术、大医精诚的临床之风浸染他们；在带教博士研究生期间，为了让他们更好地做科研，我不仅教授他们基本的科研思路、科研方法，我还以身作则教育其要始终秉持学术端正、科研诚信的原则，以严谨治学、精益求精的学术之风熏陶他们；在带教师承徒弟期间，宽严相济，因材施教，使其少走弯路，扬长避短，奋发有为，以春风化雨、润物无声的长者之风，陶染他们；为了将自己的心得体悟、临床经验、科研所得传播给更多需要的人，而不仅限于身边所教的学生、徒弟，我在繁忙的临床、门诊、带教之余，挤时间来著书立说，认真总结。

为师者，传道受业解惑也。在执教的这么多年里，有几件事让我记忆犹新：记得在刚担任中医诊断学老师的第一年里，有个学生成绩特别落后，她自己压力很大，也很着急，主动给我打电话诉说自己学习上的困境，又不知道该如何解决，内心很是焦虑。因为她家就在郑州，我就跟她约好每周六到她家里为她辅导，就算是下大雨的日子我也没有失约，我从教师宿舍骑着单车，滂沱的雨水打在脸上又冷又疼，进到眼睛里更是让人睁不开眼，我愣是骑了比平常多一倍的时间，整整40分钟赶到了她的家里。学生和她的家人震惊之余尽是感动与钦佩，赶紧给我煮了热姜汤。学生含着热泪问我："老师，下这么大的雨，我都想着您肯定不会来了，或者要等雨停了再过来，为了给我辅导学习您怎么冒着这么大的雨跑过来啊？"我说："我跟你约好了每周六都要辅导，那我肯定不能失约，而且我想尽快让你的成绩提升上去，也让你有信心继续学好中医。"后来，这名学生没有辜负我的期许，经过她自己的努力，成绩不但突飞猛进，更是名列前茅，毕业后多年也成了行业内的翘楚，她说她始终以我为榜样，也培养了很多优秀学生。

在硕士、博士研究生培养方面，我提倡"树人先树心""要精医术，先端心术"，同时对研究生学习的每一个过程严格要求，细心指导。带教硕士研究生期间,有个男孩因为家庭条件困难,性格内向、自卑且敏感,与同门的相处也不甚融洽,后来从他平常生活学习中的表现和其他同学的口中我了解到了这个问题,我跟他进行了多次谈心,帮助他认识到家庭条件并不是衡量一个人能力和水平、影响老师同学对他评价的条件,同时让他正视自己自卑敏感的性格问题,努力调整自己的心态和性格,让自己内心强大且开朗。有个博士研究生,之前是专业型硕士研究生,博士读了学术型博士,这种转变让他有点无所适从,不知道如何做深入的学术研究、怎么撰写高质量的学术论文,我从列提纲、查文献、梳理内容、撰写论文、期刊投稿等,一步步教授,反复的修改,终于让他逐步能独立地完成撰写并发表高质量学术论文。大多数的硕士、博士研究生都是外地的学生,学业的问题又使得他们一年回不了几趟家,肯定内心思乡思家的情绪很沉重,所以我经常会组织学生们在新生入学、中秋节、春节跟科室的其他老师一起聚餐,感受家庭热闹和谐的氛围,减轻学生思念亲人的情绪,同时加强学生同门之间的团结,让他们感受到家一样的温暖,在这种温馨的氛围中圆满完成学习任务。

我1983年毕业留校任教至今,主讲中医诊断学、中医内科学必修课和消化病学、中医肝病学选修课,先后荣获河南省教学名师、全国中医药高等学校教学名师,1995年担任中医内科教研室主任,2001年担任内科学科主任。主持、参加教学和教材编写,获河南省教育厅教学成果奖3项。中医内科学科先后被评为河南省重点学科、河南省优秀教学团队。

第四节 博采众长,精益求精

1992年我参加了上海市中医药学会组织的肝病高级学习班,在这个学习班上听到王灵台、王育群等老专家的亲自授课,使我感受到了大家的风采,同时也领略到了中医药诊治肝病独特的疗效,使我增加了中医药诊治肝病的信心。在临床实践中不断提高,患者的痊愈出院和微笑的面容就更增加了我学习的热情和工作的动力。在1995年,我们科的一批老专家退休,留下的就是我们12个75级、77级、78级毕业的年轻工作人员,医生最大年龄40岁。当时让我接管担任病区主任,压力很大,不知道该如何才能担起这个工作重担,这也是我从医之路的第三次转折。从临床教学工作转折到管理岗位上,领导一个科室,从低谷走上不断发展的道路。当时真的不知道该如何做,如何发展,思路也不太清晰。在此情况下,河南省中医药管理局有一个"百人计划",就是要培养100位青年医师外出进修学习。我当时就选择了学习肝病,因为时间是一年,所以选择半年到中医院学习,半年到西医院学习。中医院选择的是上海中医药大学附属曙光医院肝病科,西医院选择的是中国人民解放军三〇二医院中西医结合科。在曙光医院肝病跟随王灵台、陈建杰等专家坐诊、查房、值班、书写病历,节假日也照常上班,系统地掌握了肝病的诊治方案、辨证论治及理法方药。在中国人民解放军三〇二医院,危重患者相对比较多,每次进病房都是全天候的,甚至不对医护工作进行区分,只要有危重患者的抢救都可以见到我忙碌的身影。通过进修学习,我掌握了中西医结合诊治重型肝病的基本理论和技术,学习了汪承柏教授应用活血化瘀法治疗黄疸的经验。在上海曙光医院进修期间,我还参加了瑞金医院开办的肝病学习班,为后来应用中西医结合的方法治疗慢性肝功能衰竭奠定了良好的基础。通过一年的学习,我对中医、中西医结合治疗慢性肝病更加有信心了。学成归来我就成立了肝病治疗组,开始收治慢性肝病患者。

俗话说:"三年学个大大夫,十年学个小先生。"在临床工作中,我自己坚持向书本学,向同事学,向患者学,业务技术得到不断提高,但还是有很多疑难问题,没能得到完全的解决。2003年3月国家中医药管理局发布启动全国第一批中医临床人才研修项目,通过医院、省、国家三级考试选拔,我非常荣幸通过了层层考试,下决心借这个研修项目很好地再学习经典,我于2004年开始学习。该项目是国家中医药管理局面向中医临床人才组织实施的最高层次的人才培养项目,采用读经典、做临床、跟名师的人才培养模式进行重点培养,负责老师是孙光荣国医大师,主要学习方式是集中授课,授课教师皆为全国名中医及名老中医指导老师。学习经典、书写学习笔记、跟名师,并分成学习小组交流经验及体会,每人在全国进行拜师学习、跟师门诊、记录经典医案。在3年的学习期间,先后在全国进行了40余次培训,共有50名老专家授课,让我印象最深刻的是朱良春国医大师,在给我们讲课之时已经近80岁高龄,仍坚持站在台上把每节课讲完。长春的任继学教授,带病给我们讲课,路志正国医大师是年龄最长的授课专家,但能感觉到他们不仅德高望重,而且授课认真、深入浅出,受益终身。在学习期间我先后跟王灵台教授、钱英教授、李乾构教授、危北海教授出诊,认真做好跟师笔记和病案整理。同时对不解的问题,一方面询问老师,另一方面认真带着问题查阅经典,直到充分理解掌握为止。跟王灵台老师门诊,使我对他应用补肾法治疗慢性乙型肝炎有了更深刻的理解;跟钱英老师坐诊,真正明白了其应用柔肝法、凉血法治疗慢性肝病的作用机制,其把"肝体阴而用阳"理论应用到诊治疾病的全过程。

　　3 年的学习,因为当时不仅自己有门诊、病房工作,同时又有管理工作,只能利用下班时间、节假日和休息时间来完成学习任务,虽然很辛苦,克服了很多困难,但专家的授课内容使我茅塞顿开,工作一段时间再去学习,使理论与临床有机结合,对中医药理论和专家临床经验有了更深刻的认识,也使自己的理论水平和临床能力有了一个大的飞跃,为今后在诊治肝病业务技术的提升打下了坚实基础。正所谓"有付出就会有回报"。3 年后考核时要写结业论文,并组织全国的专家进行答辩,我撰写的《经方在黄疸治疗中的应用》一文,受到了答辩专家的好评,以优异的成绩顺利圆满完成学习计划,自己通过对四大经典的再学习、跟名师、听讲座、做临床,对运用中医药诊治脾胃肝胆病的疗效更加自信了,对四大经典的临床疗效及独特魅力有了更加清晰的认识。每一位老师都是经过多年的临床实践和不断学习才能取得好的临床疗效,中医药需要一代一代人传承下去,中医药是一个终身学习的过程,不经历风雨怎么能见彩虹,没有人能够随随便便成功,均需要付出不懈的努力。

　　由于临床工作繁忙及科室工作需要,我一直没有放下工作去攻读博士学位,但随着科室的不断发展,逐步成为国家中医药管理局的重点专科、重点学科,对学科带头人的要求也不断提高,后来要求学科带头人是博士学位,不是博士学位都要扣两分,而且成为重点专科、重点学科后对科研的要求也越来越多了,我在这方面确实存在不足。开始我是鼓励我们中医内科教研室副主任张琳琪教授去读博士研究生,后来她说咱们一起考吧,我想了想,认为这也是一个很好的机会,两个人一起学习、相互帮助、共同提高,所以就在 2009 年报考了南京中医药大学中医内科学博士研究生。我到现在还记得,初春的南京还是非常寒冷,坐在考场里参加《伤寒论》《中医内科》《政治》等考试时,我心里真的是很坦然,也很淡定,并没有觉得自己年龄大、记忆力下降,反而经过近 1 个月的认真复习后,答题感觉很从容,如愿考上了中医内科薛博瑜教授的博士研究生。在这个班里我们两个年龄是最大的,因此多次被宿管、食堂人员及上课老师把我们当作家长,但我们在课堂上听课仍很认真,一是因为学习机会来之不易,二是放下很多工作参加学习,时间非常宝贵。薛老师在学习上给予我很多帮助。因为我有一定的临床、教学及科研工作经验,也使我的上课学习、完成课题工作都比较顺利。在3年学习期间,南京中医药大学研究生院的各位老师给予我们很多关怀,医院领导及科室医务人员都给我的学习提供了很大支持。在各方面的帮助下,在自己的努力下,我圆满地完成了3年的学习任务,顺利通过论文答辩。在2012年7月毕业典礼那天,我非常激动,激动的不是拿到了毕业证和博士学位证,激动的是我中医之路上又完成了重要的旅程,丰富了自己的学习经历,掌握了博士研究生应有的科研能力,为今后的医教研工作插上了腾飞的翅膀。

学历固然重要,但在中医的历史长河中,师承教育也是重要的组成部分。中医是基于临床疗效好才经久不衰,中医要发展,"跟名师、做临床"是不可或缺的组成部分。由于平时我担任内科教研室主任、内科医学部主任、内科总支书记、脾胃肝胆科主任、病理科主任,2016年8月,我想到60岁了就可以退休,卸掉这些管理工作,能抽出时间看看书、多做做临床工作。张磊国医大师在我上大学的时候就是我的老师,他当时主讲《内经》,后在临床工作中以方精、药少、量小、效奇享誉中原。张老师医德高尚,深受患者的爱戴。我想抽时间到张老师门诊上跟师学习,看看张老师是如何诊病的。和张老师商量好后我就从2017年春节后每周三上午去跟张老师门诊,恰逢张老师评上了国医大师,招收了第一批弟子,我也有幸成为其中一员。2017年9月28日下午,在河南中医药大学第三附属医院会议室内举行了叩首、奉茶、共读拜师帖、师训等拜师仪式,我和其他11名学弟学妹正式拜入张老门下,成为张磊国医大师学术经验亲传的弟子。

张磊教授生于1928年,94岁高龄仍坚持每周三个半天门诊,张磊老师医德高尚,诊治患者不贪富,一视同仁。他18岁开始学习中医,掌握的方多,读的书多,救治的疑难患者多。在跟张老师门诊的这三年中,我非重大事情,尽量不缺席门诊,认真记录张老师诊治的每一个患者,并且有时是带着问题学习,也会经常一起讨论。经过3年学习,手机的病历有1 800个,记录的门诊病历140本,撰写了《张磊运用涤浊法论治非酒精性脂肪性肝病经验》发表在《中医杂志》、《国医大师张磊运用涤浊法治疗疑难病的经验》发表在《中华中医药杂志》。张老师认为"当好中医既要有理论基础,还要有实践经验,理验俱丰、医文并茂,这样才行",为我们当代如何做好一个中医人提出了明确的要求。张老师诊病强调应用中医思维模式辨证求本,审机论治,把人当作整体来看待,不仅要医病,开好有药处方,还要医人,开好无药处方。记得一个因便秘就诊的患者,除了便秘以外,还有腹胀、嗳气、胸闷、头晕等症状,张老师看了后给他开了生白术 60 g、枳实 15 g 两味药,当时患者和我们都不理解,后来张老师解释说,这个患者是脾虚气滞、大便不通,只要把腑气通畅了,其他问题就迎刃而解了,果然患者服药后,诸症大减,调整后痊愈。正像张老师说的"疾病千变万化,经常呈现夹杂现象,只有抓住疾病的本质,才能治得其当,取得良效"。在张老师看来,提高医术要在两个方面"下苦功",一是多读书,读书才能明理,明理才能应变;二是多实践,实践是检验真理的唯一标准。张老师要求自己行医务"精诚","为医者要有精湛的医术,即'精',还要有高尚的品德修养,即'诚'。"通过三年的学习,感觉跟张磊老师诊病,心情非常平静,他总结的"诊治八法"在临床上应用得心应手,特别是学习到张磊老师崇尚"致中和平",以治病救人为情怀,以仁慈之心、平静之心、平等之心对待患者,这样更崇高的境界,也是中医文化传承发展的基础。2021 年 12 月 25 日,我们作为首批弟子出师了,河南中医药大学第三附属医院召开了隆重的出师仪式,校长许二平教授、河南省卫生健康委员会张若石副主任及冯明清、唐宋、侯士良等老师及知名专家出席了出师仪式。张老师对我们后辈提出了四点要求:一是多读书、多实践,力争做个"上工人";二是心里始终要明明白白,不仅要知其然,而且要知其所以然;三是做医德高尚的好人,处理好"医与人、与仁"的关系;四是力争开好有药处方和无药处方,走正确的中西医结合道路。此后我也谨守老师的教诲,理论联系实际,读经典、做临床、名医理、崇医德、强素养,在做好本职工作的前提下,做传承创新工作,为中医药事业的发展贡献自己应有的作用。

第五节　学以致用,潜心耕耘

1989 年我被调到中医内科教研室工作,由于当时学院为了避免理论脱离实际,让后期教学的教研室教师实行"医教合一",到附属医院上班。我被分配到原河南省中医学院第一附属医院消化科(当时称"内二科"),到达科室后我发现这个科室里面还有部分血液病的专业,经过近一年学习工作后,医院调整科室,1991 年成立了独立的消化科。消化科成立,人员队伍还是比较强的,有副主任医师 2 名,主治医师 2 名。但由于当时医院环境,住院和收治患者并不多,当时主要收治胃病患者,胆病和胰腺疾病由外科收治,肝病患者不收,肠道疾病被肛肠科收治了,虽然有 30 多张床位,有胃镜室,但大多病床都住不满。医院看到这样的情况,再加上我院李普教授治疗肝病,在全省乃至全国都有很大的影响力,中医药在治疗肝病方面也具有一定的优势。医院主管院长边杰教授和医务部何英主任就到科室里进行座谈,看能不能开展肝病的治疗。由于我是新来到科室,就主动提出愿意收治肝病患者的意愿。于是我一边自己学习中医诊治肝病专著,一边抽时间跟随李普老师坐诊,同时也临床收治肝病患者,边学边实践。

1995 年我刚担任消化科主任,科室处于"百废待兴"的艰难起步阶段,医师年轻,收治病种单一,患者收不满。我首先带领团队凝练方向,扩大收治病种,培养专业人才。与郭淑云、杨国红、张照兰、冀爱英五位专家开始了"联袂打天下"的创业之路,当时在医院被大家敬称为"五朵金花"。我们有分工、有计划地先后外出进修学习,每个人到不同的医院,学习不同的领域,而后成立了脾胃肝胆病治疗组,同时建立了科室的相关制度,拓展诊治疑难危重疾病,在肝病领域不断按照病种分化,形成中医药防治非酒精性脂肪性肝病、肝硬化、肝癌、病毒性肝炎四个主要研究方向,逐步形成了专科治专病、专病有专家、专家用专药的良好氛围。

我虽然工作繁忙,仍坚持每周六个门诊,在病房带治疗组,做好名老中医查房,发挥中医特色优势,牵头制定了非酒精性脂肪性肝炎、肝硬化、胆囊炎、药物性肝损害、肝癌诊疗指南,在全国中医肝病专业推广应用。研发医院制剂"消脂护肝胶囊""软肝丸""利水颗粒"等,深入研究疑难危重疾病的中医药诊治,主要包括原发性肝癌、肝硬化、胆结石、慢性病毒性肝炎、慢性萎缩性胃炎等。在这条荆棘满地的开拓之路上,我们克服了很多困难,我自己得到了不断的提高,科室临床水平不断提升,省内外患者慕名求医。

记得 20 年前一位 30 岁出头的周口籍年轻男性,因为亚急性肝衰竭慕名求医而来,病情危重,患者作为一家人的顶梁柱,家属和患者期望值都很高。看着他妻子和孩子期盼的眼神,我暗下决心,一定要竭尽全力将他从"鬼门关"拉回来。于是,我每天守在病房里,一天至少 3 次查房,即便有门诊,我也会在门诊结束的第一时间先到病房了解他病情变化;因为他属于急危重症,中药需要根据每天的病情变化调整处方,这也正是中医药的特色和优点,但是在医院煎药实现起来却非常困难。为了能让他及时服用辨证调整的中药,尽快恢复健康,我特意从家里带来了砂锅亲自为他每日浓煎草药,终于患者在入院30多天后经过中西医结合治疗转危为安,康复出院。他说是我给了他第二次生命,现在他的三个孩子都上了大学、成家立业,家庭幸福美满,逢年过节总会给我发来短信祝福,言语间满是感激。10年前还有一位肝硬化腹水的患者让我记忆犹新,患者来的时候,腹胀如鼓,四肢消瘦,因为长期遭受病痛折磨,患者意志已经消沉,甚至不愿配合治疗,我鼓励他:"病魔并不可怕,可怕的是你不敢面对病魔,现在不仅有你的家人陪你抗争,我也成为你的战友,我相信我们一起并肩作战,一定能战胜病魔的!"通过多次的心理疏导,患者也愿意积极配合治疗。我为其制定全面个体化诊疗方案的同时,为了保证其饮食卫生和充足营养,我每天从家里给他带饭,终于经过一段时间的治疗,患者腹水消失,出院前患者和家属流着泪跪谢,我说救死扶伤这本就是医生天职。看着每一个转危为安、顺利出院的患者和家属脸上洋溢的感激和幸福的微笑,我的内心无比欣慰!这也不断鞭策着我学习总结、济世救人。

2011年我被中华中医药学会评为"郭春园式好医生""河南省首届名中医";2012年被国家中医药管理局授予"全国中医药系统创先争优活动先进个人"称号;2020年被河南省卫生健康委员会评为"第二届全省医德医风标兵";2022年被国家卫生健康委员会、国家中医药管理局授予"全国名中医"荣誉称号。

第六节 聚焦科研,探索创新

针对脾胃肝胆病临床疑难问题,从研究中探索突破口,将研究成果应用于临床,解决临床难点,2013年我主持国家"十一五"科技支撑计划项目"非酒精性脂肪性肝炎中医综合治疗优化方案及基层医院示范研究";2017年立项国家"十二五"科技重大专项课题"李振华治疗慢性萎缩性胃炎脾胃肝动态辨证方法传承应用规范";2018年带领陈欣菊立项主持国家"十三五"科技重大专项课题"中医药延缓乙肝相关肝癌进展的综合治疗方案研究"(经费2 082.17万元)。我先后主持国家科技支撑计划、国家自然科学基金等各级课题26项,主编著作及教材17部,发表论文206篇,发明专利4项,获省部级科学技术进步奖8项。

20世纪90年代初我发现体检人群中脂肪肝患病率逐年增高,敏锐地预见脂肪肝的发展趋势,在全国较早进行脂肪肝临床研究,探索其机制,研发新药,制定行业标准,在全国推广应用。我以化痰祛湿活血方为基础,研发院内制剂"消脂护肝胶囊"[Z20130331(郑)],至今已在临床应用 20 年,累计销售 30 余万瓶。通过河南省科技厅杰出人才创新基金项目[消脂护肝胶囊治疗非酒精性脂肪肝(单纯性)的开发研究]对消脂护肝胶囊进行了制备工艺、理化性质、纯度、稳定性、质量标准、药理、毒理、动物药代动力学等临床前研究。2022 年牵头制定中华中医药学会《非酒精性脂肪性肝炎中医诊疗指南》《穴位埋线治疗非酒精性脂肪性肝病中医实践指南》《非酒精性单纯性脂肪肝治未病干预指南》《药物性肝损害中医诊疗指南》和《胆囊炎中医诊疗专家共识意见》,中华中医药学会肝胆病分会《鼓胀(乙肝肝硬化腹水)中医诊疗方案》,在全国中医肝胆病方面起到了规范和引领作用。

第七节 凝练方向,培养人才

中医要想长足发展,主要应解决后继乏人、乏术的忧患。中医药人才的培养非常重要,做好传承创新工作,才能使中医药有生命力。

我带领科室骨干先后组织成立了胃肠疾病、胆胰腺疾病、消化道肿瘤疾病、肝胆疾病等治疗组。在肝病领域不断按照病种分化,形成中医药防治非酒精性脂肪性肝病、肝硬化、肝癌、病毒性肝炎 4 个主要研究方向,中医药防治慢性萎缩性胃炎、溃疡性结肠炎、急性胰腺炎、胆石症,内镜下治疗疑难疾病 5 个培育方向。功夫不负有心人,我在从事临床、教学、科研工作的 40 年里,终于带出了一支高质量的中医专业团队。2014 年科室专病分化为 4 个病区,整体完成学科专科的四级分化,从一级学科的中医学分化为以具体消化道疾病为主的四级学科,同年科室成立溃疡性结肠炎治疗组。

桃李不言,下自成蹊,教学相长,相得益彰。多年来我先后培养硕士、博士研究生 93 人,其中 27 人获得河南省优秀毕业生,39 人获得国家奖学金。通过全国名老中医药专家传承工作室建设、名老中医示范查房,培养学术继承人、省中医青苗人才、青年骨干人才 56 人,其中 3 人已为博士研究生导师,24 人晋升为副高级以上职称。我在医院的协助下,2023 年 4 月 2 日举行了隆重的收徒仪式,共招收了 16 名弟子,包括第五批全国中医临床优秀人才培养对象 6 人,河南省中医药拔尖人才培养对象 3 人;后来在 2023 年的 6 月

7日,一位来自陕西的弟子慕名而来拜师,他也是第五批全国中医临床优秀人才培养对象。

在我的名老中医工作室成立以来,对10名工作室学员言传身教,在他们跟师门诊期间,遇到特殊病例,耐心讲解,并定时上小课,介绍治疗慢性肝胆脾胃疾病的经验,对其撰写的论文认真修改,不断提高他们的临床和研究水平,在河南省卫生健康委员会工作室验收中获得优秀等级。在国家中医药管理局、省中医管理局的名老中医学术继承人项目及青苗计划项目,医院青年教师、青年导师制项目中,除了培养本院青年才俊,也有西安市中医院、河南省中医院、河南中医药大学第三附属医院的优秀骨干23名,在潜移默化、循循善诱的培养过程中,使其都能顺利晋升高级职称,部分也已走上科主任的工作岗位,马素平、刘光伟、叶放、刘晓彦就是他们当中的杰出代表。他们都在全省乃至全国各地发展壮大,很多学生都成长为当地很有影响力的学术带头人,为中医药的传承赓续前行。

第八节 率先垂范,全面发展

在科室的工作中,我要求自己要率先垂范,在管理、医疗、教学、科研都要全面发展。我认为,率先垂范就是首先以身作则,甘于吃苦,敢于吃亏。在我担任科室主任的28年里,节假日大家不愿意值的班我愿意值,大家没把握不敢收治的患者我来收,这不仅是我对自身的要求,也是党员先锋模范的担当。正如习近平总书记所说,党员和一般群众的差别也许就是那么一点,你比别人多一份信仰、多一份为理想奋斗的实际行动、多一份付出、多一份奉献,只要做到了这一点,那么就体现出了共产党员的先锋模范作用。

管理一支队伍,就是要坚持"严字当头,实字托底,细上着力,深上见底,敢于管理"。不能因为害怕得罪人,就畏首畏尾,一心做个"老好人"。必须把严的要求贯彻全过程,做到真管真严、敢管敢严、长管长严。为了督促科室的医护人员坚持学习,我在每周一晚上科室例会之前组织20 min的科室学习,学习内容涵盖相关领域的最新研究、动态进展等各个方面,促进大家不断提高自己的业务能力,时刻把握本专业领域的学术发展前沿,这项业务学习风雨无阻、雷打不动坚持了20余年,现正在开展晨会四大经典每日一条学习,使全体医护人员中医理论水平有了很大提高,大家也从开始的被动学习转变为了主动学习。同时作为科室的管理者,要有明确清晰的学科发展思路,要有长远的眼光和开阔的格局,要为科室和学科的发展制订详细的计划,做好长久的规划。

我总觉得一定要比别人付出多十倍、百倍的努力,自己干同时带着大家干,既然做科室领导、学科带头人,那就要时刻了解最新动态,站在领域前沿,将人才、专科、学科的发展融为一体,积极开展学术交流。为做好学术传承,年均参加全国学术交流会议 57 次,应邀做大会报告 49 场,先后主办全国及省级学术年会,继续教育学习班及中原医师论坛 38 次。2017 年被评为"河南省优秀中医药文化科普巡讲专家"。

我带领科室从 2002 年开始举办全国性的学术会议,先后组织全国性的大型学术会议 6 次,省级学术会议百余次,扩大了科室影响,促进了学科发展。正是在大家共同的努力下,科室现有 11 个门诊、4 个病区,开放床位 200 张,近五年年均门诊量 103 余万人次,年均出院患者 7 200 余人次。科室目前已成为国家区域中医肝病诊疗中心,国家临床(中医)重点专科,国家中医药管理局中医肝胆病重点学科、中医肝胆病重点专科,华东地区区域中医肝病诊疗中心建设联盟单位,河南省首届中医名科,河南省肝病中西医结合诊疗中心,全国中医特色护理优秀科室,优质护理剂务示范病房。科室学术地位也有了很大的提升,2022 年科室"中医肝胆病学"在全国中医医院学科(专科)学术影响力评价中位列全国第四名。

几十年中我为科室的发展付出了很多心血,我总是把工作放在首位,晚上任何时候急危重症患者的抢救我都要在现场,不分昼夜、不管节假日,只要接到同事的电话,我都要奔赴科室病房。由于对工作的过分投入,总也使得家人为我担心不已,对家庭我也亏欠了很多,不仅错过了孩子成长的很多重要阶段,也缺席了很多家人需要的重要时刻。特别是我的父母需要照顾的时候,我还在医院脱不开身,日夜守护危重患者,这使我总是觉得歉疚,却又在科室每一次获得进步的时候觉得这些付出都是值得的!

第九节 传承中医,精业济世

中医药博大精深,取之不尽,用之不竭,再加上临床患者千变万化,要做好一名中医人,一是需要终身学习,但终身学习不等于终身上学,而是在临床工作,带着问题学习,解决疑难病患,才能提高临床疗效。二是总结临床经验教训,既知其然,更要知其所以然。这个患者治好了,他是怎么好的,把经验整理出来,传承给学生和徒弟;没有治好,也要通过学习其他名老中医的经验或中医经典方药,找出解决病患的治疗方法。三是做好学术交流,学术交流是非常好的学习方式,在短时间内可以聆听到大量的信息,甚至有些难得的经验,同时自己做大会报告和讲座也要认真学习和准备。"台上一分钟,台下十年功",通过学习和准备,使自己的理论水平也不断地提升。四是加强继续教育。继续教育是临床工作者提高理论水平的一个很好的形式,通过继续教育,进行专题讲座,使听者对某一个疾病有系统的学习和掌握。随着时代的发展,疾病谱的改变,中医药也需要不断地学习。五是研究创新需要不断学习,在科研的过程中常常会遇到这样或那样的问题,需要通过学习新技术、新理论、新方法来解决科研中的问题,完成科研工作。所以要想把中医优势的治疗方法,通过科学研究得以提高,成为临床的好医生,就需要终身学习、不断提高。

传承中医,精业济世,这是我的初心,也是使命。现在我已过退休年龄,但仍坚守在医疗、教学、科研工作第一线,愿意继续为患者诊病痴心不改,愿意为中医药事业的发展尽心竭力!

第二章 学术成就

第一节 临床积累

赵文霞教授聪慧好学,博闻强识,娴熟经典,发皇古义,融会新知。以中医四大经典理论指导临床,诊断强调四诊合参,尤善望诊,注重望舌苔辨湿热邪气、观舌下络脉别血瘀证之深浅。辨证以八纲辨证为总纲,以气血辨证为主导,结合脏腑辨证、卫气营血辨证、伤寒六经辨证,多种辨证方法灵活应用,治疗倡导顺应脏腑特性,把握病机转化,灵活运用扶正祛邪、补虚泻实、调和体用等治则,恢复脏腑功能。重视中医药在救治急危重症中的应用。善用内病外治,提倡养生,身心并治,形成了独具特色的学术思想。

一、基本思想,始于《内经》

赵文霞教授在教学实践工作中,对《黄帝内经》(简称《内经》)进行了深入细致的研读,书中论述的阴阳、藏象、经络、精气血津液、病因、病机、治则等理论奠定了赵文霞教授对肝胆病基本病机的认识观点和治疗思路,其学术思想形成肇始于《黄帝内经》。

《素问·调经论》强调:"人之所有者,血与气耳。"气属阳,血属阴,气血阴阳之间协调平衡,生命活动得以正常进行,反之,"血气不和,百病乃变化而生"。赵文霞教授诊察疾病时重视舌下络脉的望诊,认为舌下络脉迂曲的程度,与肝炎、肝硬化、肝癌病程呈正相关;治疗时重视调整气血之间的关系,将调理气血、使其恢复协调平衡的状态作为治疗肝胆疾病的重要法则之一。基于《素问·阴阳应象大论》"治病必求于本",赵文霞教授善于在错综复杂的临床表现中,探求疾病的根本病因,把握病机变化,确定正确的治本方法。同时,注意标本变化,灵活机动选用相应治法。标与本是互相对立的两个方面,从正邪两方面来说,正气为本,邪气为标;以疾病而说,病因为本,症状是标;从病位内外而分,内脏为本,体表为标;从发病先后来分,原发病(先病)本为,继发病(后病)为标。肝胆病的发展变化,尤其疾病后期,常常是矛盾万千,因此,治疗时就需区别先后缓急。急则治其标,缓则治其本,或标本同治。若标病危急,若不及时治疗,会危及患者生命,或影响本病的治疗,就需要急则治其标。如鼓胀、呕血、便血等病,皆宜先利水除胀、止血。正如《素问·标本病传论》所说"先热后生中满者,治其标""先病而后生中满者,治其标""大小不利,治其标"。待病情相对稳定后,再考虑治疗本病。若标病不甚急,则针对主要病因、病证进行治疗,以解除病的根本,即缓则治其本。如气虚发热,只要用甘温之品益气健脾治其本,发热之标便自除;外感发热,只要解表祛邪治其本,发热之标亦不治而退。若标病本病同时俱急,则应标本兼顾,标本同治。如邪热里结、阴液受伤所致身热、腹硬满痛、大便燥结、口干渴、舌燥苔焦黄等,当标本同治,增液承气汤治之,泻下滋阴同用。

二、审因论治,遥承仲景

赵文霞教授认为《黄帝内经》奠定了中医的基本理论和思维方法,但总归是一些大的基本指导原则,涉及具体的病、证、方、药,尚需进一步的细化。《伤寒杂病论》的问世,第一次完整而系统地对中医理、法、方、药进行了全面阐述,使辨证论治落实到具体的病、证,所载的方、药也非常精炼而效验,真正完成了中医理论和实践的结合。《内经》记载"肝苦急,急食甘以缓之","肝欲散,急食辛以散之,用辛补之,酸泻之",从此确立了传统肝病治法三原则,即甘缓、辛散、酸收。仲景《金匮要略》"肝之病,补用酸,助用焦苦,益用甘味之药调之",较《内经》增添了苦味。赵文霞教授认为,仲景所言之补泻并非今人所言补虚泻实之意,而是遂其性即补,违逆其性即泻。诚如李中梓所言"违其性故苦,遂其性故欲,欲者,是本脏之神之所好也,即补也,苦者,是本脏之神之所恶也,即泻也"。纵观仲景论中,皆本此原则用药。肝喜条达,故予辛散之品以随顺其性,如当归芍药散治肝经血虚水停,妇人怀妊,腹中痛,方中用归、芎;又如吴茱萸汤治肝经虚寒、寒饮上逆,干呕吐涎沫,头痛,方中用吴茱萸、生姜。肝体藏血,酸甘以化阴,如芍药甘草汤治肝脉拘急挛痛,方中用酸枣仁。肝欲缓而苦急,故予甘缓之品以缓急解肝苦,如小柴胡汤、大柴胡汤中之大枣、甘草。赵文霞教授临证法师仲景,主张顺应肝脏体阴用阳生理特性,疏肝气、补肝血、化肝瘀。补肝用酸味药、缓肝用甘味药、疏肝用辛味药,诸法相合,使肝之体用调和。

三、重视脾胃,法取东垣

"脾胃内伤,百病乃生"是东垣脾胃论核心思想之一。东垣认为脾胃是元气之根本,脾胃内伤则元气不足,元气不足则百病由生。其中饮食不节,形体劳役,喜怒忧恐是导致脾胃损伤的三大类因素。东垣以脾胃为中心厘定脾虚五证及五药:如胃病湿盛,怠惰嗜卧,四肢不收、大便黏滞,治以平胃散化湿和胃;肺脾气虚,自汗,四肢发热,或大便泄泻,或皮毛枯槁,治以黄芪建中汤补土生金;脾阳不足,阴血不生,温补脾阳兼取四物汤一二味,使阳生而阴长;脾胃气虚气短脉弱治以四君子汤益气培元;脾湿下流,下焦气化不行,或渴或小便闭塞,赤黄而少,治以健脾化湿兼取五苓散一二味化气利湿。赵文霞教授秉承仲景"见肝之病,知肝传脾,当先实脾"之训,法取东垣,重视脾胃思想,认为慢性肝病中,脾胃损伤最为常见,调理脾胃是治疗的关键。临证用药以顾护脾胃为要,具体治疗思路有三,一为治肝为主,兼和胃气,用于肝气郁结或肝气上逆疏泄太过及不及所致脾胃不适之证;二为治脾为主,兼调肝气,用于脾胃虚弱,气血生化匮乏,而致肝血亏虚,或脾虚木乘,如阳虚寒邪直犯之寒病等,治以温健脾土为主,脾实则肝病易愈。三为肝脾同治,用于肝脾同病之证,如肝郁脾虚之逍遥散证,此证在肝硬化中最为常见。

四、旁参诸家,治法完备

后世治肝诸家继承张仲景调肝思想的基础上有诸多创新之处。张元素在《脏腑标本寒热虚实用药式》中总结肝病用药共十三式,提出了补虚、泻实、温寒、清热的治肝四原则,并提出了通过补肾达到补养肝虚的"滋水涵木"法,以及通过泻心火达到清肝疏肝的"泻心平肝"法,进一步完善了内经和仲景肝病的治法。李中梓在其《化源论》中十分重视"虚则补其母,实则泻其子"的理论,对肝虚之证,强调"乙癸同源"之说。薛雪则在李中梓的"乙癸同源"治法上将六味地黄丸和逍遥丸合为滋肾生肝饮,用于治疗肝郁血虚之证,真正达到了"肝肾同补"之效,大大丰富了仲景补肝虚之法。明朝赵献可指"凡郁皆肝病也"之说,提出"一法代五法"治郁理论,推崇逍遥散在治疗肝郁中的重要作用。清王泰林以肝病之肝气、肝风、肝火三种病理变化为纲,卓有见地地提出治肝三十法。王氏对于肝气、肝火的论治,认为肝气郁是肝火化风的基础,故疏肝解郁法位于诸法首位,用药皆以理气药为主,单见肝郁证,用逍遥散、四逆之类可也,如病久入络则加旋覆花、降香等血分药以活血透络,如阴不足则加柏子仁、枸杞子、酸枣仁等酸甘柔之,如伤脾则予人参安胃散、六君子汤之类加木香、白芍等于土中泻木等,可谓治肝法之集大成者。清叶天士首次提出肝体阴用阳的观点,在治法上,肝用太过则用石决明、龙骨、黄连等平清镇潜之;肝体不及则用生地、阿胶、天冬等柔补养益之;肝用不及用桂之辛散以舒其用,乌梅、芍药之甘酸以益其体,辛酸同用,共成益体宣用法。近代秦伯未在《谦斋医学讲稿》提出论肝的四原则,即补肝用酸味,缓肝用甘味,疏肝用辛味,清肝用苦味。岳美中老中医将治肝法分为和肝法、补肝法、泻肝法三大类,每法并细分诸法。当代肝病大家关幼波在继承家学之上,融汇中西,指出肝炎病因多因水湿,情志变化是肝病的致病和发病的重要因素。关老尤其重视"痰瘀"学说在脂肪肝、肝硬化等疑难杂病中的运用,运用中医思维对西医肝病进行辨证施治,提出各种常见的肝病辨证论治疾病证治法要。对当代临床具有十分重要的指导作用。关老辨治肝病强调实证当先祛邪,中病则止,勿伤脾胃;虚者则注重调理肝脾肾,中州当先。赵文霞教授博览群书,广涉百家,对历代治疗肝病理论融会贯通,提出慢性肝病辨证以气血为关键,注重顺应肝脏体阴用阳的生理特性,疏肝气,补肝血,化肝瘀,临床以疏肝实脾、肝脾同治为治法之基础。

五、求教名师,索源探理

赵文霞教授谦逊好学,除于经典中探寻医理之外,还先后受教于首届国医大师李振华教授、中原肝病大家李普教授、第三届国医大师张磊教授,在名师的指点下逐步成长为全国名中医。

李振华教授潜心脾胃学说研究,认为"脾本虚证无实证,胃多实证;脾虚是气虚,甚则阳虚,脾无阴虚而胃有阴虚;治脾胃必须紧密联系肝";提出"脾益健、胃宜和、肝宜疏"等学术观点。赵文霞教授深受李老启发,进一步提出慢性肝病治疗之本在调理脾胃,健脾以养肝、运脾以清肝、调脾以柔肝、醒脾以疏肝、和胃以平肝。将这一学术思想应用于肝硬化腹水的治疗,运用健脾益气利水法达到利水而不伤正,提升血清白蛋白,预防、减少腹水的复发,起到治本之效。运用和胃降逆法治疗慢性乙型肝炎患者胃脘胀满、嗳气、反酸,使症状得到及时改善。

李普老中医是誉满中原的"肝病大家",诊治慢性肝病,从气血辨证立论,强调治疗关键在调理气血。赵文霞教授将李老的学术思想、临证经验运用于临床,不断地验证、优化。经过 40 余年的沉淀、凝练,形成了诊治肝病"气血失和论",认为气血失和是慢性肝病的核心病机,调气理血是治疗的根本大法。制定了舌下络脉诊察规范,用于动态监测肝脏疾病进程。代偿性肝硬化多见气滞血瘀,治疗以疏肝理气为主兼以活血化瘀;失代偿性正虚瘀结,治疗随证采用益气活血、滋阴活血、养血活血、化瘀消症等治法。原发性肝癌的形成与正气亏虚、瘀毒痹阻、络脉不通有关,治疗以扶正为主,破瘀消癥、解毒散结为辅;在辨证论治基础上,常用鳖甲、穿山甲、牡蛎、土鳖虫等血肉有情之品搜剔通络;用人参、山药、薏苡仁等益气扶正。指导立项了"十三五"国家科技重大专项"中医药延缓乙肝相关肝癌进展的综合治疗方案研究",在临床研究中形成了比较完整的理论体系。

张磊教授认为疾病的发展是动态的,治疗当以和调为主要手段,以阴阳气血平衡为最终目的。赵文霞教授为张老入室弟子,受其"动和平"学术思想影响,诊治疾病着眼整体,崇尚平和致中。宗张老"涤浊法"之意,研制涤浊化瘀汤和健脾涤浊汤,分别用于脂肪肝痰瘀互结证、脾虚浊阻证的治疗。治疗肝胆疾病,重视调和气血、升脾降胃、以平为纲。临床用药多选平和之剂,少用峻猛之品,以"和调"为要。

六、勤于临床,善于总结

赵文霞教授非常重视临床实践。1973 年高中毕业后,上山下乡初次接触医学,主要学习一些针灸、简单的中医验方,用于治疗农民群众的病痛,验之有效,越发觉得中医之神奇。1983 年河南中医学院毕业后留校,在教学之余,坚持到学校门诊坐诊,把书本上学习的知识,验证于临床,诊疗水平逐步提高。1989 年医教合一,到河南中医学院第一附属医院消化内科工作,门诊、病房一体化管理,得以全面、系统观察了疾病发展的全过程,这一时期,从理论到实践,她临床诊治疾病水平飞速提升。1999 年以来,兼任管理职务,不管教学、科研、管理工作再繁忙,都坚持每周出 5 次门诊,坚持主任医师查房和名中医查房,站到更高层面,领悟经典真髓,深入思考,发现问题,不断总结,找出同类疾病的共性,不同疾病的各自特征,逐步归纳,形成自己的经验;然后再实践、再验证,提高疗效、加深认识,提炼升华,逐步形成了自己独具特色的学术思想和临证经验。

比如阴虚鼓胀多见于肝硬化晚期、顽固性腹水,常规治当柔肝滋肾、养阴利水,但养阴易助湿,利水更伤阴,治疗颇为棘手。赵文霞教授经过临床仔细观察、认真剖析病因病机,认为:肝炎肝硬化病初多湿热内盛,热耗津伤致肝肾阴亏;或治疗中大剂苦寒清热解毒,则苦燥伤阴;或过用辛燥理气,易伤津耗阴;更有素体阴虚者,易感邪化热伤阴,阴虚阳无以化,脏腑失濡,水津失布,停蓄为鼓;亦有水停妄用利水攻逐,图一时之快,伤津竭阴,病日渐重。提出:阴虚不仅是鼓胀病的重要病机变化,也是变生他证的病机枢纽,阴虚津伤,脉络涩涩,血行不畅可致瘀;阴虚内热,动血妄行;阴虚易招外邪,合并各种感染;肝肾阴液涸竭,肝风上旋,挟带痰热上闭清窍,神明失主可致昏迷,病情危重不可不察。基于以上认知,赵文霞教授进一步探析证治方药,指出:阴虚鼓胀是峻下逐水的禁忌证,《内经》所云"中满者,泻之于内","下之则胀已"均指实胀而言,治当明辨虚实,切莫孟浪从事,犯"虚虚实实"之戒。主张:一是养阴勿腻,选用滋而不腻、补而不滞之品,如生地黄、麦冬、石斛、玄参、沙参、泽泻等,慎用鳖甲、龟板。二是少用破血逐瘀药物,以防出血,可选用丹参、当归、牡丹皮、赤芍、三七、茜草、焦山楂等,慎用三棱、莪术、水蛭、虻虫之类。三是健脾益阴,使阴津生化有源,常用大剂生白术30~60 g。四是养金润肺利小便,选用百合、芦根、炙杷叶、紫菀、杏仁、桔梗等清金养肺,使肺阴得复,肺气通调,宣降有序,提壶揭盖,通利小便。五是以阳行阴利小便,大队养阴药中少佐桂枝3 g温通经脉,以助气化、行水湿,即"善补阴者于阳中求阴"。从而形成了独居特色的辨治阴虚鼓胀的临证经验。赵文霞教授身体力行,读经典、跟名师、做临床,在成才之路上砥砺前行。

第二节 主要学术思想

赵文霞教授读经典、跟名师、做临床,在长期的实践中,逐渐形成自己独有的学术思想和理论体系。诊治肝病强调"顺应肝胆脏腑功能",提出"气血失和论",诊治脾胃病重视"升降失调论",同时善于运用外治方法提高疗效,倡导"内外同治"。本节着重介绍其诊治肝胆疾病的主要学术思想。

一、顺应肝胆脏腑功能

(一)认知肝胆功能特性

1.肝脏喜条达恶抑郁　人禀天地之气生,四时之法成。春三月,天地俱生,万物以荣,天地之间生机勃勃。肝木与此春生之气相应,主升发,喜条达、恶抑郁,其味酸,在窍为目,在体为筋。赵文霞教授认为,肝主疏泄一身之气机,不仅包括促进精血津液的运行输布、脾胃运化、胆汁藏泌、情志畅达,还与肺气的宣发肃降、肾气的闭藏和激发作用有关,且其疏泄功能的发挥,有赖于肝藏血功能。肝气的疏泄功能正常,则气机调畅,气血和调,经络通利,脏腑、形体、官窍等的功能活动也稳定有序;肝失疏泄,则疾病丛生。慢性肝病患者,或因感受疫毒之邪,或情志内伤、遭受药毒、饮食失节等,导致肝气的疏泄功能失常。若肝气疏泄不及,气机不得畅达,肝气郁结,临床表现多见闷闷不乐,悲忧欲哭,胸胁、两乳或少腹等部位胀痛不舒等症,肝气郁结,血运不畅,血液瘀滞停积而为瘀血,易成症瘕积聚之变;津液的输布代谢障碍,常形成水湿痰饮等病理产物,出现鼓胀、水肿、痰核等病症;脾胃升降、胆汁密排失常,则出现食欲减退、口苦、黄疸、厌食油腻、腹胀、腹痛等症;肺气宣肃不及、肾不纳气,则加重悬饮、鼓胀。若肝气的疏泄功能太过,导致肝气亢逆,升发太过,肝气上逆,多表现为急躁易怒,失眠头痛,面红目赤,胸胁乳房走窜胀痛;肝气上逆,迫血上涌,血不循经,出现呕血、咯血、便血及女子月经过多、崩漏不止等症;肝气犯胃,胃失纳降,可出现胸胁脘腹胀满或疼痛、纳呆、嗳气、恶心、呕吐、泛酸、腹泻等症;胆汁排泄失常,则见腹痛腹胀、饮食不化、发热,胆汁郁滞日久,则易生结石。基于此,赵文霞教授强调,治肝首当顺遂肝木条达之性,临证常用疏肝理气法治疗瘀血内阻、痰饮水湿内停诸症,疏肝利胆法促进胆汁疏泄,疏肝和胃法调和肝胃,健脾升陷治疗下消化道出血,平肝降气治疗上消化道出血。病在气则疏肝行气,如醋柴胡、青皮等;在血分则养肝活血,如当归、赤芍、川芎、桃仁等。

2.胆腑喜宁谧恶扰攘　肝胆经脉连属,互为表里,厥阴少阳阴阳异位。甲胆乙肝,同气相求,皆主风木生发之气。依后天八卦胆居东方巽位,巽者,顺也。其体属风,其色青,其令长生,气臭气和,其汁味苦,其性喜宁谧恶扰攘。肝胆上下相连,肝包胆外,化生胆汁,注于胆腑。赵文霞教授认为,人身全籍少阳胆气为生发之主,胆气清升,则各脏从之宣化,故《素问·六节藏象论第九》曰"凡十一脏取决于胆"。然而,胆者清静之腑,少阳胆气全赖宁谧安和,使胆气壮盛,精神自旺。凡人忿怒太过,或久劳伤形,或尽力谋虑,或矜持志节,此数者情志过极皆伤胆气,走散胆中真元,导致精神衰少,神思困倦。若风热、湿热、疫毒等外邪客胆,临床可见寒热往来、口苦、脉弦之少阳经病;发热,心下痞硬,大便实热不通之少阳经腑合病;寒热似疟,午后较甚、入暮尤剧,口渴心烦,脘痞苔腻之湿郁少阳证。临床主要见于急慢性胆囊炎、胆囊结石、胆管结石及胰腺炎等疾病。以上外感内伤诸因均可导致胆失宁谧,走泄元气,丧失升发之主,从而出现胆经、胆腑寒热虚实诸症。赵文霞教授认为,肝胆比邻内外连属,病理上也相互影响。肝病日久未有胆腑不病,临床常见肝源性胆囊炎,患者常表现为影像学上的胆囊壁毛糙、水肿,甚至结石等症;反之,胆病日久鲜有肝不受累者,临床常见胆石症进展至梗阻性黄疸,甚至肝硬化。因此,胆病应据其寒热虚实之偏性,辨痰、瘀、热、湿兼夹之别,分别处方以复胆腑宁谧安和之性。同时,兼顾调节肝脏柔顺之体、条达之性。

3. 肝经厥阴两阴交尽　厥阴一词属三阴三阳范畴,六经病有厥阴病,五运六气中有厥阴风木,十二经脉中有足厥阴肝经、手厥阴心包经。《素问·至真要大论篇》云:"帝曰:厥阴何也? 岐伯曰,两阴交尽也。"所谓"两阴交尽谓之厥阴",一是因为气之运行顺序为太阴-少阴-厥阴,厥阴居末,故为两阴交尽;二是因为厥阴重丑时,而丑时为太阴之末时,少阴之中位时,厥阴之初时,此三阴交织之时,阴尽则阳生,故丑时有阴尽阳生之象。赵文霞教授认为,"两阴交尽谓之厥阴",实则是营卫气血周流至里,阴竭阳生之象。此时,肝经阳气生而未长、强而未壮,最易拂郁为邪所阻遏。《素问·诊要精终论第十六》曰"正月二月,天气始方,地气始发,人气在肝"。阴历一月二月为阴尽生阳之时,在二十四节气中大寒之后继之以立春、雨水、惊蛰等节气。肝主春,则肝为阴尽生阳之脏,阳始生,寒未尽。若春阳初生,料峭春寒不时而至,阳气被遏,生机伏匿;若人调养失宜,或寒凉克伐,或感受寒湿疫毒,或过用苦寒药物损害,皆可戕伐厥阴肝脏初生之阳,肝寒自此而生。赵文霞教授同时强调,肝为刚脏,内寄相火。相火者,辅君火以行事,随君火以游行全身。两阴交尽之时,肝寒内生,阳气馁弱,弱阳馁而内郁,肝中相火不能随君火游行全身,相火郁而化热。自此而成厥阴肝经寒热错杂之证。临床见消渴、气上撞心、心中痛热等郁热在上症,饥而不欲食,食则吐蛔,下之利不止则为脏寒在下之症。临床中肝硬化失代偿合并肾病综合征、肝癌合并恶性腹水、慢性肝功能衰竭、肝豆状核变性终末期患者均可出现面色晦暗、消渴、心中烦热、纳差、腹泻、夜尿频、舌淡红苔黄浊而润等寒热错杂的表现。赵文霞教授认为,辛甘温热助肝阳,苦寒清降解郁热,寒热并用辛开苦降应选乌梅丸。

4.胆经少阳表里为枢　赵文霞教授认为,胆经布两胁为太阳、阳明之枢机。少阳为枢的理论首见于《内经·阴阳离合论》:"厥阴之表,名曰少阳,少阳根起于窍阴,名曰阴中之少阳。是故三阳之离合也,太阳为开,阳明为合,少阳为枢。"少阳经多气少血,居人身之中,是人身荣卫血气出入的枢纽,也是病邪出入之机关。如元代滑寿曰"少阳居中,在于人身,如门之枢,转动由之,使荣卫出入内外也常"(元代滑寿著,明代汪机续著《读素问钞》,河南科技出版社,2014)。张景岳又言"少阳为枢,谓阳气在表里之间,可出可入,如枢机也"(明代张介宾著《景岳全书》,人民卫生出版社,2007)。当代伤寒大家刘渡舟进一步明确指出,"少阳经络行于身侧,居于太阳、阳明两经之间,外则从太阳之开,内则从阳明之阖,从而起到枢机的作用"(刘渡舟著《伤寒论十四讲》,人民卫生出版社,2013)。赵文霞教授认为"少阳为枢"的主要意义在于:从经脉而言,少阳经脉介于表里之间,沟通连接太阳、阳明表里经气,以利邪气自里向外之转输。《伤寒论》(91条)载:"血弱气尽,腠理开,邪气因入,与正气相搏,结于胁下。正邪分争,往来寒热,休作有时,嘿嘿不欲饮食,脏腑相连,其痛必下,邪高痛下,故使呕也,小柴胡汤主之。"仲景上论是对外邪出入往返少阳之地的经典描述。从脏腑而言,胆主枢机之启动运转,沟通经络脏腑之联系。胆的功能正常,则可升发阳气,布施相火,从而激发推动三焦之气化功能。赵文霞教授认为,"血弱气尽"人体正气虚损、抗邪无力致外邪流连,内不能入阳明,外不能出太阳的根源。"邪气因入、与正气相搏、结于胁下"言外邪结于胁下,而外邪郁结是其病机核心。邪不在太阳故不能汗,邪不在阳明故不能下。因此,治当辛散外邪、苦降胆热以和解少阳枢机。小柴胡汤中柴胡味苦辛,其性寒凉,入少阳,但其气轻清上升,宣透疏散,既可疏泄解郁,又可透达内外。黄芩苦寒,寒可清热,苦可降气,主要清少阳之郁热。赵文霞教授认为小柴胡汤是和解少阳的主方,临床随病机不同可有诸多变方,如主治少阳病兼太阳表证之柴胡桂枝汤、主治少阳病兼太阳表证及太阴脾寒者之柴胡桂枝汤、主治少阳阳明合并之大柴胡汤、主治三阳合并之柴葛解肌汤等。

(二)简明肝胆疾病治疗

1. 苦欲补泻分虚实　《素问·脏气法时论第二十二》载:"肝欲散,急食辛以散之,用辛补之,酸泻之"。赵文霞教授认为,观自然界风木扶苏舒达之象,可知人体肝木生发条达之用。肝欲散,以辛散之,宜用川芎、丹皮,苦辛之品,以清之散之,从顺其性,是即为补。肝气郁滞,则拂郁发为痞闷、腹满,宜用香附等辛香温散之品等开解之。若过于疏泄,又当制之,宜用白芍药微酸者收之,以平其性,是即为泻。凡涩味,功用同于酸,甚至以龙胆之苦涩者,调肝气之实,此皆谓用酸泻肝也。赵文霞教授强调,上述辛补酸泻的治疗法则适用于肝实而肝木自病的情况,如果是肝虚则要取法仲景酸补苦助甘益之法。《金匮要略·脏腑经络先后病脉证第一》又曰:"夫肝之病,补用酸,助用焦苦,益用甘味之药调之。酸入肝,焦苦入心,甘入脾。脾能伤肾,肾气微弱,则水不行,水不行,则心火气盛,则伤肺;肺被伤,则金气不行,金气不行,则肝气盛,则肝自愈。此治肝补脾之要妙也。肝虚则用此法,实则不在用之。"赵文霞教授认为仲景此论是肝病实脾之五行生克制化之至理。补何以用酸?因肝体虚肝气虚馁,因馁而郁,郁而过亢,呈虚性的肝气过亢,因此,用酸敛肝气使肝气蓄积正所谓补肝。何以助用焦苦?一是因为心火为肝木之子,子能令母实;二是肝虚易受肺金之侮,助心火可制肺金。因此,助用焦苦亦可以补肝。何以益用甘味之药?甘入脾,甘也可补脾。《素问·脏器法时论第二十二》曰"脾欲缓,急食甘以补之,用苦泻之甘补之",据此五味理论甘味补脾明矣。补脾实土则肾水被制,肾水制则无水气凌心之虞而心经火气自旺,心火旺则肺金不亢,肺金不亢则无克肝之虞,终致肝木自旺,肝虚得补。

赵文霞教授强调,仲景"酸补苦助甘益的治法"适用于肝虚的情况,而《内经》"辛补酸泻甘缓"适用于肝实的情况。简言之,肝实者肝因邪扰而亢盛,如柴胡疏肝散之胁肋闷痛善太息等证,主用辛散以顺肝木调达之性可也。如肝经湿热实火亢盛,则以龙胆、栀子、黄芩、黄连、车前子、通草苦泻肝经湿热也为泻肝之经典治法。肝虚者肝血暗耗而肝气郁遏,如酸枣仁汤之虚劳虚烦不眠、头目眩晕者,宜用酸敛以濡养久耗之营血。临床中,肝病迁延日久至肝硬化失代偿性腹水阶段,多呈现此肝体自虚、木萎土败、水瘀互结、虚中夹实之病情。治疗上常用山萸肉白芍酸敛养肝、炒山药白术苦温助脾、茯苓泽泻甘淡治水、知母麦冬清凉治肺,外加牡蛎、鳖甲、炮山甲、土鳖虫等通络,以上诸法合用共成肝硬化失代偿性体用同调、气血并治、标本兼顾之治疗大法。

2.肝病实脾需辨详 "见肝之病,知肝传脾,当先实脾"(《金匮要略·脏腑经络先后病脉证第一》)是治疗肝病的重要治则之一。然而,临床上肝脾之间的关系并非局限于木旺乘土之一端。也可以是先有脾胃的虚弱则表现为土虚木乘,也可以是脾旺不受邪肝体自病。总之,肝实脾虚并非同时出现,肝实不一定脾虚,脾虚不一定肝实,二者取其一亦可为病。因此,赵文霞教授强调,调和肝脾并不局限于泻肝补脾一法。根据脾脏是否虚损可分为补脾和助脾:补脾,即指在脾气虚弱的情况下,采用"甘味"之药健脾补中,增强脾胃生化气血的功能,既防病邪入侵,又可资生肝血,使肝有所藏,如逍遥散中的人参、白术、炙甘草即为实脾而设。助脾,即辅助脾脏,通过帮助脾脏使得脾胃功能正常从而改善肝脏的病理状态。助脾法用于肝实而脾脏不虚的情况,可甘温助脾以先安未受邪之地,如小柴胡汤中的人参、甘草;也可以是醒脾助运法,用药如陈皮、木香、砂仁等,防止脾气壅滞,保持脾气健运。若肝经湿热,木郁土壅,症见脘腹痞满胀满、大便秘结或黏滞不爽者,宜采用行气导滞、运脾降胃之法,选用厚朴、枳壳、茯苓、泽泻、陈皮、焦山楂等,使中枢运转、脾气得实。

赵文霞教授认为,肝病实脾之法在肝病的不同时期可分为直接法和间接法。直接实脾法包括清热利湿、益气健脾、温中健脾等,间接实脾法包括疏肝理气、祛瘀通络、养阴柔肝、清肝利胆等。但在临床具体运用时,往往相互结合,如肝病及脾、土虚湿困、湿热内蕴,或外感湿热之邪,肝脾气机不畅,症见头晕乏力、四肢困重、纳呆泛恶、脘闷腹胀、口干欲饮或不欲饮、小便短少、大便溏薄或秘结,或目睛、肌肤色黄、舌红边有齿痕、苔白腻或黄厚、脉濡数或弦滑,治宜健脾化湿、清利湿热,方用甘露消毒丹合茵陈蒿汤或茵陈胃苓汤。慢性肝病中晚期肝木乘土、土不制水、水湿泛滥,症见腹大如鼓、按之柔软,下肢浮肿,纳少腹胀,小便短少,大便溏薄或干结,形体消瘦,舌淡胖苔白腻或白厚、脉弦缓或滑缓,治宜益气健脾、化气行水,方用实脾饮合五苓散加减。

3.胆腑疏利通为顺 胆为奇恒之腑,内藏胆液,得肝气疏泄方可排泌。胆腑喜宁谧安和,恶诸邪扰攘。外邪客胆、痰热内扰均可出现胆失和降,少阳经枢不利。临床可见邪结半表半里之少阳证,可见胆腑热结在里之实热证,可见胆腑湿热蕴结之湿热证,可见痰热内扰肝胃不和证,可见痰热内扰心胃不和证。上述诸证总以疏泄通降为治则,邪热入浅留恋少阳者以小柴胡汤疏清并用以和解之,邪热入深内结胆腑旁及阳明者以大柴胡汤清热利胆、通腑泻热;湿热合邪蕴结胆腑者以蒿芩清胆汤清泻胆腑,分消湿热;内伤胆元气郁化火痰热内扰者以黄连温胆汤清胆和胃、化痰理气。

赵文霞教授强调少阳胆经多气少血,故少阳病有三禁,勿汗吐下,只宜和解。若苦志劳神者,多走散胆中真元,即患外感症,不宜大汗。正如《伤寒论·辨少阳病脉证并治第九》讲"伤寒,脉弦细,头痛发热诊,属少阴。少阳不可发汗,发汗则谵语,此属胃。胃和则愈,胃不和,悸而烦"(265 条)。论中又曰"少阳中风,两耳无所闻,目赤,胸中满而烦者,不可吐下,吐下则悸而惊"(264 条)。赵文霞教授认为上述治法原则虽为伤寒少阳病证而设,对于当代肝胆病临床实践仍有指导意义。如急性胆囊炎、胰腺炎、化脓性胆管炎、肝脓肿等感染性发热类疾病,临床中采用吲哚美辛、赖氨匹林等解热镇痛类药物大汗退热,多有伤正引邪入里之弊。赵文霞教授强调此类病证仍应遵从中医辨治原则,以清热利胆、和解少阳、通腑泄浊为治法,酌情配合西医抗生素有效控制细菌感染为主。

4. 厥阴寒热错综杂 肝病患者见厥阴病的本质是寒热错杂之证,治疗也应在温肝的基础上调其寒热,寒热并用,燮理阴阳。临证厥阴病寒热错杂证之主方乌梅丸中以附子、干姜、川椒、桂枝、细辛五味热药温阳散肝寒,黄连、黄柏泻其相火内郁之热,辅以人参益肝气,乌梅、当归补肝体,遂成寒热错杂、补泻兼施之方,开寒热错杂肝病证治之先河。当代著名中医学家蒲辅周认为乌梅丸组方体现了张仲景所说"肝之病,补用酸,助用焦苦,益用甘味之药调之"和《难经》"见肝之病……先实其脾气,无令得受肝之邪"的理论。赵文霞教授认为,乌梅丸非只为蛔厥而设,乃为厥阴诸病之主方,外感陷入厥阴,七情伤及厥阴,凡病机为肝经寒热错杂病证,皆可用乌梅丸或循其法而达异病同治。

赵文霞教授认为,临床各种慢性肝炎、肝硬化,多因久病邪恋,或失治误治、久病迁延所致。从厥阴寒热胜负的角度进行辨证治疗是解决疑难肝病的重要思路之一。临床中肝经寒热错杂,有寒化多、热化多两途,根据寒热多少不同,选用乌梅丸、麻黄升麻汤、干姜黄芩黄连人参汤;入里寒化者有当归四逆汤、吴茱萸汤、四逆汤等;出表化热者有白虎汤、承气汤、栀子豉汤等。

二、肝胆疾病气血失和

人身上下一气血而已,气血和畅,百病不生。《素问·调经论》曰"血气不和,百病乃变化而生",《丹溪心法·六郁》亦曰"气血冲和,万病不生,一有拂郁,诸病生焉"。赵文霞教授认为,血气者,营卫也。营血行于脉中,卫气行于脉外。《难经·第二十二难》曰"气主煦之,血主濡之",卫气主温煦固护,营血主濡润滋养。两者分则为二,合则为一,如环无端,周流一身。后世将血与气之二元关系称之为"气为血之帅、血为气之母"两方面。赵文霞教授认为,上述论述强调了气血之间互根互用,对立统一关系。人体血气化生于脏腑,营血出中焦,源于脾胃,卫气出上焦,始于肺气。因此,脏腑功能正常对维持良好的气血运行状态至关重要。肝藏血主疏泄,胆主决断为十一脏之主。赵文霞教授强调,肝胆功能正常对维持周身气血运行具有十分重要的作用,是条畅周身气血运行的枢机。气血不和是多种疑难重症发生的关键病机。临证可见气病及血,如气郁则血滞、气滞则血瘀、气逆则血乱。或可见血病及气,如血瘀气滞、血虚气虚、气随血脱。因此,治疗肝胆系统疾病以调理气血为宗旨。

(一)气的失和详辨虚实

赵文霞教授认为气的失和包括虚实两个方面,其中实证包括气滞、气逆两方面,虚证包括气虚、气陷两方面。

1.气机阻滞 气机阻滞表现在气机郁滞,当机体某一部分、某一脏腑、某一经络的气机流通发生障碍,则表现为气行不畅,甚至"不通则痛"的一系列病理反应,如病变部位的胀、闷、痞、痛等。赵文霞教授认为肝喜生发条达,主疏泄一身之气机。然而,肝气应春,生而未长,长而未全,全而未盛,故其生机绵薄,最易拂郁阻遏。临床常见因忧思郁怒,所愿不遂,导致郁郁寡欢、多疑善虑,甚至闷闷欲哭、急躁易怒等情志变化。肝气郁滞,肝体自病而见胁肋胀痛、胸闷不舒、口苦、善太息等症。木郁最易克土,肝气郁滞,常常影响脾胃脏腑功能,导致脾胃气滞,出现脘腹胀满、不思饮食、嗳气频频、便秘等症状。

2.气机逆乱 气机正常升降运动异常,当降不降,反而上逆,从而形成气逆。五脏藏精气而不泻,故满而不实;六腑传化物而不藏,故实而不满。胃、大肠、膀胱、小肠、胆、三焦,六腑纳水谷、至津液、泌清浊、传化物,诸功能均以通为用,以降为顺。赵文霞教授认为,六腑中胆胃气机最易上逆,临床可见嗳气、口苦、反酸、胸脘痞闷等症状。从五脏功能而言,肝气机最多逆乱。《素问·生气通天论》曰"大怒则形气绝,而血苑于上"。大怒肝气忤暴,逆而上冲,肝血不藏,血溢于脉外,可发为偏枯。气逆还可表现肝气生发太过,临床常见肝气生发过亢,表现为急躁易怒、面红目赤、头痛头胀、眩晕、口苦耳鸣,甚者昏厥、呕血等症;若肝气横逆犯脾,则见脘腹胀满、痛泻等症;若肝气横逆犯胃,则见纳呆、呕恶等症。

3.正气亏虚 气虚可表现为推动无力,常见血瘀、痰阻、发育迟缓等表现;温煦不足,临床见面色苍白、畏寒肢冷、倦怠嗜卧、小便清长等症;防御减退,表现为卫表不固,腠理空虚,极易为外邪侵袭;固摄无权,表现为对血液、汗液、尿液、唾液、精液等液态物质等固摄作用下降;气化无力,表现为不生血、不化津、不生精等方面。五脏中肝无气虚之证,赵文霞教授认为此说不无偏颇。肝气郁久馁弱,生发无权,常见形体枯瘦,面容晦暗,乏力纳差,腹胀纳呆,双关细弦按之无力,在肝硬化失代偿阶段、肝癌晚期最常见,古人称之为"木萎土败"之证。

4.气机下陷 气陷多为气虚进一步发展而致,为脏腑功能严重减退的表现。气陷证以中气、胸中大气陷下最为常见。脾胃气虚、气血生化无源、脾气不升,可致中气下陷,临床可见腹胀满重坠,便意频频,头身困重,短气乏力,语声低微,脉弱无力等表现。赵文霞教授认为,中气陷下诸证虽表现为脾胃中气下陷,其生成与肝气郁遏关系密切。李东垣的补中益气汤,参芪术草甘温补气,亦需柴胡疏达肝气,使元气升发于上,达元气升而阴火降之功效。近代张锡纯的升陷汤中柴胡、升麻、桔梗,配伍黄芪、知母,也是以柴胡疏达升提肝气,肝气升发,胸中大气自转,以治疗气短不足以息,或努力呼吸,有似乎喘,危在顷刻的气陷证。

(二)血的失和细分寒热

赵文霞教授认为,血的失和包括血瘀、血虚两方面,其中又有寒热兼夹之不同。

1.血液瘀滞 血瘀即血液运行不畅而郁滞不通的病理机制。赵文霞教授认为,血瘀成因不外感受寒邪,寒凝血瘀;跌扑损伤,跌打致瘀;肝气郁滞、心血不通、肺气拂郁等脏腑气脉郁闭导致血瘀。血瘀可进一步导致以下病理改变:血虚,如《血证论·吐血》曰"瘀血不去,则新血断无生理……盖瘀血去则新血易生",故瘀血症可见面色㿠白等血虚表现;出血,如《血证论·吐血》曰"其经隧之中,及有瘀血踞位,则新血不能安行无恙,终必妄行吐溢矣";气滞,瘀血阻滞经络会影响气机的运行,从而形成气滞,瘀血证往往兼有胸闷、腹胀等气机郁滞的表现;津停,若瘀血阻于肝脾络脉之中,隧道不通、水湿不运,内聚于腑则成鼓胀;发热,瘀血阻于经络,气聚不行,可引起发热,如瘀血在肌肉则翕翕发热,瘀血在腠理则恶寒发热,瘀在半表半里则往来寒热。无论什么原因导致血瘀,行气活血是基本治则。赵文霞教授强调行气活血不离于肝。如朱丹溪复元活血汤中疏肝气之柴胡、行肝血之当归;王清任血府逐瘀汤中行肝气之柴胡、理肝血之川芎。赵文霞教授指出,以上经典名方均体现了活血不离调肝气的要法。

2. 血液亏虚　血虚可由生化乏源或离经耗伤所致。赵文霞教授认为,临床中肝病血虚证常见于肝硬化脾功能亢进、消化道出血等病证。血虚可导致以下病理改变:心神失养,《景岳全书·不寐》曰"无邪而不寐者,必营气不足也。营主血,血虚则无以养心,心虚则神不舍",若血虚神失所养,则表现为失眠健忘、心虚胆怯;肝失藏血,若血虚不足,肝之藏血功能失常,分布到周身各器官的血亦不足,故可出现视物昏花、爪甲干枯脆薄、关节屈伸不利、月经量少或闭经等表现;气随血脱、血虚则气失依恋,气涣散而无所归,临床血虚必伴气虚之候,甚者气脱;血虚阴伤,津血同源,血虚可出现广泛的津液缺乏,进而形成阴虚,临床血虚之证并见口渴、尿少、皮肤干燥等症;化风生燥,血虚筋脉失养可见手足震颤、肌肉𫌀动、关节拘急、肢体麻木等血虚生风的表现;血虚百骸失养,则见皮肤憔悴、毛发焦枯、爪甲脆折、口唇燥裂、舌干口燥、目涩鼻干、大便硬结、小便短少等血虚化燥的表现。赵文霞教授强调肝病中血虚病证,以健运脾胃复气血生化之源,调畅肝气达周身之气机为治疗大法,佐以清热、利水、破瘀诸法。仲景《金匮要略》中主"虚劳诸不足,风气百疾"的薯蓣丸;主五劳虚极羸瘦,缓中补虚的大黄䗪虫丸;主治疟母,胁肋坚积的鳖甲煎丸。以上经典名方为肝病晚期血虚诸证提供了治疗大法。赵文霞教授集40年临床经验,结合经典名方创制医院制剂——软肝丸,用于肝硬化、脾大、脾功能亢进兼有血虚病证皆取得了良好的临床疗效。

(三)气血失和病机演化

赵文霞教授认为,人体气血失和包括由气及血、由血及气两个方面,由气及血包括气滞血瘀、气虚血瘀、气虚血虚、气陷血陷、气逆血逆等,由血及气包括血瘀气滞、血虚气虚等。

1.气滞血瘀 血的正常运行,有赖气的推动,气行则血行,气滞则血行迟滞,日久产生血瘀,形成气滞血瘀的病理表现,如胸胁胀满走窜疼痛,胁下痞块刺痛拒按,舌质瘀斑等症。治疗以行气活血为法,常用柴胡疏肝散或金铃子散合失笑散加减。

2.气虚血瘀 气虚不能充分推动血液的运行,可使血行不畅,而出现血瘀的病理表现,如语音低弱,面色㿠白,纳差乏力,胁下积块,闷胀刺痛等。治疗以益气活血为主,六君子汤合膈下逐瘀汤加减。

3.气虚血虚 气虚生化血的功能减弱,形成血的物质来源匮乏,而致血虚,从而形成气血两虚的临床表现,如气息微弱,面色苍白,爪甲色淡,经血量少等。治以益气养血为法,常用八珍汤加减,气虚甚者,可加黄芪、淮山药、薏苡仁益气健脾,舌质光红无苔、脉象细数者,为阴液大伤,可加生地、玄参、麦冬、玉竹等养阴生津。胁下积块坚硬,酌加鳖甲、龙骨、牡蛎等软坚散结。

4.气陷血陷 气为血之帅,血为气之母,气能行血,血可载气,气陷则血随之而陷下,临床见脘腹坠胀疼痛,甚至便血、尿血、崩漏等。治疗以升阳举陷、益气摄血为法,补中益气汤合当归补血汤加减。

5.气逆血逆 倘若气机升降失常,升发过度,或有升无降,上逆为患,则血亦随之上逆或上溢,出现血随气逆的临床表现,如吐血、咳血、鼻衄、目衄、便血等。治以平肝降逆为法,龙胆泻肝汤合十灰散加减。

6.血瘀气滞 血为气之母,气依附于血,血瘀阻滞经络,会影响气机运行,导致气滞,如外伤血瘀部位可出现闷胀不适等气滞的表现。治疗以活血化瘀为主,兼以疏肝理气,常用血府逐瘀汤合柴胡疏肝散加减。

7.血虚气虚 血为气之母,血载气,血虚则气无所依附,涣散无所归,临床见头晕目眩,胁肋隐痛,筋脉拘急,或筋惕肉瞤,面色不华或浮红,舌质淡,脉弦细或虚大等气血两虚的表现。治以补血养肝、健脾益气为法,常选四物汤合归脾汤等加减。

赵文霞教授认为,肝体阴用阳,主疏泄属阳,主藏血属阴。肝脏藏泄互用,阴阳互济燮理一身之气血。因此,肝脏生理功能与人体气血周流密切相关。同时,气血失和是肝病的主要病机。肝病气血失和,偏于气病者,有气虚、气滞、气郁、气逆、气乱、气脱;偏于血病者,有血虚、血瘀、出血、血脱等不同。肝病气虚可出现倦怠乏力、头晕目眩;肝病气滞可出现胁肋胀痛,若气滞化火还可伴急躁易怒;肝病气逆可出现嗳气、呃逆、面红目赤;肝病气乱则出现暴怒、神志异常、昏厥;肝病气脱可见四肢不温、冷汗自出。肝病血虚可见面色苍白、语声低微;肝病血瘀可见胁肋刺痛、口唇发绀;肝病出血可见大便色黑、月经量多;肝病血脱可见四肢不温、面色苍白、爪甲色淡。赵文霞教授强调,临床中肝脏气血合一,体用一元。治疗上疏肝气、理肝血常彼此互济。赵文霞教授指出肝病调理气血失和应掌握 3 个原则:①分清在气在血。气分病多为新发病,病程短,病情轻浅;血分病多为久病,病程长,病情深重。②气病调气需理肝血。肝气郁滞症见两胁胀痛,予香附、苏梗、青皮、柴胡等理气之品;理气不应须加用当归、郁金、茜草等以活血通络之品。③血病治血需疏肝气。肝病可有肝血虚、肝血瘀,症见胁肋刺痛、瘀血肿胀、舌体两侧瘀斑、脉细涩等症,应以桃仁、红花、大黄、赤芍、丹皮、地龙、土鳖虫等活血养血、祛瘀通络之品;活血药性味黏滞多入阴分,同时应加柴胡、青皮、川芎、香附等辛散行气之品。基于上述实践经验,赵文霞教授提出"调肝气不忘理肝血,化肝瘀常先疏肝气"的治肝法则。

(四)肝胆脏腑气血失和

肝胆木也,脾胃土也;木常来克土,土也可侮木。赵文霞教授认为,在脏腑关系中,肝胆疾病鲜有不累及脾胃者,可分为肝脾气血失和、肝胃气血失和、胆胃气血失和、胆脾气血失和诸种情形。

1. 肝脾脏腑气血失和　肝主疏泄,脾主运化;肝主藏血,脾主生血统血。赵文霞教授认为肝与脾的气血失和,主要表现在疏泄与运化的悖逆紊乱、藏血与统血的藏统失司。

(1)疏泄与运化的悖逆紊乱:肝主疏泄,调畅气机,协调脾胃升降,并疏利胆汁,输于肠道,促进脾胃对食物的消化及对精微的吸收和转输功能;脾气健旺,运化正常,水谷精微充足,气血生化有源,肝体得以濡养而使肝气冲和条达,有利于疏泄功能的发挥。赵文霞教授指出,若肝失疏泄,气机郁滞,易致脾失健运,形成精神抑郁、胸闷太息、纳呆腹胀、肠鸣泄泻等"肝脾不调"之候。肝病日久,肝气郁滞,常见胁肋不适、脘闷纳呆、食少消瘦、腹胀便溏等症。另一方面,脾失健运,也可影响肝失疏泄,导致"土壅木郁"之证。临床常见感受暑湿之邪,暑湿困脾,脘腹满闷,纳呆便垢,也可导致肝气郁闭、情志不畅等症。或外感受疫毒之邪,内因脾虚生湿化热,湿热郁蒸肝胆,胆热液泄,则可形成黄疸之证。

(2)藏血与统血的藏统失司:血的正常运行,虽由心所主持,但与肝、脾也有密切的关系。肝主藏血,调节血量;脾主生血,统摄血液。脾气健旺,生血有源,统血有权,使肝有所藏;肝血充足,藏泄有度,血量得以正常调节,气血才能运行无阻。肝脾相互协作,共同维持血液的正常运行。赵文霞教授认为,一方面脾气虚弱,则血液生化无源而血虚,或统摄无权而出血,可导致肝血不足。另一方面,肝不藏血也可与脾不统血同时并见,临床称为"藏统失司"。赵文霞教授指出,肝硬化门静脉高压症中肝脉不通,肝络拙急,肝窦郁闭,导致肝血不藏,门脉系统血流痹阻逆乱,脾亦无由统血,脉络旁生横出,或上逆于贲门,或横格于脐周,或下迫于魄门。患者稍有差池,或情志过急,或感受外邪,或饮食不慎,均可导致肝脾藏统失司,血逆于上成呕血、迫于下呈便血之危急病证。

2.肝胃脏腑气血失和 肝属足厥阴,藏血主疏泄,体阴用阳,主疏泄一身气机,帮助脾胃消化水谷。胃属足阳明经,腑气象天,其体属湿,其色黄,其臭香,其味甘,其性好和,主生肌肉。胃为五脏六腑之大源,十二经之长,胃受纳水谷,长养五脏,则肌肉充实,肢体强壮。赵文霞教授认为,肝胃之间的病变常表现为纳运水谷紊乱。

肝属木,自性喜生发调达,主疏泄一身之气机。胃居中焦,为六腑之源,主受纳水谷,以通降为用。若人情志郁遏,或暴怒伤肝,则气机拂郁,横逆犯胃,胃失和降,发为上腹痛、恶心、反酸,甚者呕吐等病症。赵文霞教授指出,肝病初则犯胃,久则克脾。慢性肝炎、肝硬化患者,常见右胁不适、恶心、厌油等症;失代偿性肝硬化、肝衰竭患者,常见周身乏力,高度腹胀,恶心呕吐,甚至呕吐苦黄胆汁。胃之本性,饥则虚怯,饱则胀闷,形寒饮冷则伤气,厚味热食则伤血,饮食有节,以平为期。肝胃气血失和,肝气郁滞在先为本,胃气逆乱在后为标。赵文霞教授强调,慢性肝病见肝胃不和证,当以治肝为本,治胃为标。临床抗炎保肝降酶退黄的同时,给予和胃降逆治疗,也可结合针刺内关、足三里、上巨虚等穴位降逆止呕。

3.胆胃脏腑气血失和 胆居肝下,与胃毗邻。胆为奇恒之腑,又号中精之腑,贮藏胆汁。腑气象天以泻为用,胆汁以降泻为顺。胃主受纳水谷,亦以通降为用。胆为少阳多气少血,胃为阳明多气多血。赵文霞教授认为,胆胃气血失和主要体现在气机失和,一者胆胃郁热,一者胆胃虚寒。

(1)胆胃郁热:胆为中精之腑,喜清凉宁泌,畏热恶冷。胆气喜壮恶怯，若胆怯气郁遏日久，郁热内生，则口苦舌干，嗜睡困倦，耳肿目痛。邪在胆，横逆犯胃，胆溢则口苦，胆胃气逆则呕苦汁。另一方面，嗜食辛辣厚胃，胃热久蕴，亦可移热于胆，则发为食亦。《素问·气厥论》："胃移热于胆，亦曰食亦。"所谓"食亦"指吃的多，容易饥饿，形体消瘦，倦怠乏力的一类病证。赵文霞教授指出，当代社会物质生活极大丰富，古人所谓"食亦"证少见；相反，胆胃郁热之非酒精性脂肪性肝病患者日益增多。如今人们食则厚味，饮则甘醇，多逸少劳，导致肝失疏泄、胆失宁泌、脾失健运、胃失和降，痰湿瘀互结，壅滞肝络，体内肥浊之气蓄积过多终成肝癖之病。临床可见胁肋胀痛、脘闷、口苦、呕恶等肝胃郁热之证。赵文霞教授指出，化痰解郁、清热和胃的黄连温胆汤正为此证而设，胆逆口苦者加柴胡、青皮，胃热呃逆加黄连、苏叶，痰瘀互结者加薏苡仁、冬瓜子、桃仁，痰湿壅盛者加胆南星、瓜蒌。

（2）胆胃虚寒：慢性肝病患者常有忧思郁忿、情怀不畅的心理状态，如此最易走泄胆中元气，导致胆气虚寒，临床见面青脱色，善恐易惊，夜眠不安，以上诸症皆为胆气虚寒之候。胆胃毗邻，络脉相通，令胆气虚寒，生气不发，胃气也为阻遏，临床可见纳呆恶心、食少乏力等症。赵文霞教授指出，胆胃虚寒证，必借胃气和畅，谷气升腾，则胆之经气始发。仲景小建中汤桂甘辛甘化阳，芍甘酸甘化阴，君以饴糖甘缓补中、燮理阴阳，复少阳胆经生发之机，降阳明胃腑通降之用。

4. 胆脾脏腑气血失和　《素问·血气形志篇》曰："少阳常少血多气……太阴常多气少血。"赵文霞教授指出，胆脾同为多气少血之脏腑，同主人身清阳升宣之气。因此，两者气血失和表现为清阳失于升宣。

胆者甲木象天，为五脏六腑之主，主宣化一身之气机。脾者己土象地，为后天之本，主运化水谷，升发一身清阳之气。赵文霞教授认为胆脾同主人身清阳升宣之气。慢性肝病患者若境遇困苦、辛苦劳役，致脾气久困，清阳不升，浊阴下流，阴火上炎，临床可见东垣先生补中益气汤证。方中升麻、柴胡两味清轻升散之品，即左迁少阳甲胆之气以升举陷下之脾气。慢性肝病患者若矜持名节，孤芳自赏，常暗耗肝血、走泄胆中真元，少阳生发之气馁弱，内生郁热，临床常见面色苍黄、形体偏枯，虚烦难以入寐。可师法仲景酸枣仁汤酸敛养肝之法，方中川芎辛散郁馁之肝气，助少阳胆气之生发。

第三章 临证心得

非酒精性脂肪性肝病(non-alcoholic fatty liver disease,NAFLD)是指除外酒精和其他明确的损肝因素所致的肝细胞内脂肪过度沉积为主要特征的临床病理综合征,是与胰岛素抵抗和遗传易感性密切相关的获得性代谢应激性肝损伤。近年该病有被更名为代谢相关脂肪性肝病(metabolic associated fatty liver disease,MAFLD)的趋势。肝活检组织学、影像学或血液生物标志物监测提示脂肪肝,同时合并超重或肥胖、2型糖尿病、代谢功能障碍等任何一项条件时就可以诊断为MAFLD。NAFLD疾病谱包括非酒精性单纯性脂肪肝(non-alcoholic simple fatty liver disease,NAFL)、非酒精性脂肪性肝炎(non-alcoholic steatohepatitis,NASH)及其相关肝硬化和肝细胞癌(hepatocellular carcinoma,HCC)。伴随着肥胖及代谢综合征全球化的流行趋势,NAFLD现已成为欧美等发达国家和我国富裕地区慢性肝病的重要病因,近年已跃居成为我国第一大慢性肝病。国内普通成人NAFLD患病率为10%~30%,其中10%~20%为NASH,后者10年内肝硬化发生率高达25%。随着病情进展,NAFLD不但可经NASH发展为肝硬化,而且可直接导致失代偿性肝硬化、肝细胞癌和移植肝复发,还可影响其他慢性肝病的进展。同时,NAFLD与代谢综合征(metabolic syndrome,MS)、2型糖尿病(type 2 diabetes,T2DM)、冠状动脉粥样硬化性心脏病及某些肝外肿瘤等的高发密切相关。总之,NAFLD可对人体健康造成严重危害。然而,迄今为止对于该病的治疗尚无特效手段,仍以改变不良生活方式、纠正不良饮食运动习惯、减轻体重、缩小腰围和降低人体脂肪率为主。由于需要长期干预,NAFLD患者往往难以坚持,导致其肝功能反复异常,最终造成病情进展及慢性化。因此,NAFLD 被称为当代医学领域的新挑战。

中医学多从症状、病因病机等方面命名 NAFLD,将其归属于"胁痛""肝痞""肝癖""痰证""痰浊""湿阻""积聚"等范畴。"十一五"国家中医药管理局中医肝病协作组将 NAFLD 的中医病名确定为"肝癖病"。2009 年发布的《非酒精性脂肪性肝病中医诊疗共识意见》将 NAFLD 的病名定为"肝癖""胁痛""积聚",沿用至今。关于 NAFLD 的中医命名,赵文霞教授主张以"肝癖病"为首选。

一、赵文霞教授对非酒精性脂肪性肝病病因病机认识

(一)不断深入

赵文霞教授对 NAFLD 中医病因病机的整个认识过程,随着时代、环境、医学研究等因素的变化不断深入。20 世纪 90 年代,脂肪肝作为新成员逐渐纳入新版疾病谱,并未严格区分酒精性和非酒精性,导致临床所见脂肪肝患者多表现为体胖、胁痛、苔黄腻之湿热蕴结证。21 世纪初,赵文霞教授经调查 1 163 例 NAFLD 患者的体质类型分布显示:痰湿质和气虚质是 NAFLD 发病的主要体质类型,脾虚痰阻为湿热证之外的另一主要病机。在近十余年的研究中,赵文霞教授发现 NAFLD 患者在痰湿阻滞同时,常伴痰、湿、瘀邪交阻而发病,研制了消脂护肝胶囊、化痰祛湿活血方等验方制剂治疗 NAFLD。在近 5~10 年的临床实践中,赵文霞教授又发现 NAFLD 患者常伴有慢性腹泻,应用健脾化湿法治疗此类患者收效显著,初步研究显示其疗效机制与调整肠道菌群有关,据此开拓了"肝病肠治、从肠治肝"的新思路。近 3 年赵文霞教授又借鉴国医大师张磊教授经验,认为"浊邪"阻滞三焦是脂肪肝发生的重要病机,并结合自身临床经验,在继承基础上不断创新,将以往的浊邪阻滞加以细分,将"涤浊法"细分为健脾涤浊、涤浊化瘀等法,分别用于 NAFLD 脾虚浊阻、浊瘀交阻证的治疗,相关研究结果初步显示较好疗效。

之所以经历了上述不同的认识阶段,一是因为该病本身的发生与近 30 年间社会环境、人们生活方式的改变密切相关。随着生活水平的提高、生活节奏的加快,营养过剩、缺乏运动者不断增加,脂肪肝合并肥胖、高血压、糖尿病、血脂异常患者增多,中医证候也随之日益复杂化;二是因为脂肪肝

患者的个体差异也日益明显,不同体质的人同样患有脂肪肝,临床表现各异;三是在 NAFLD 疾病本身发生发展过程中,随着病程进展其病机演变存在一定的规律性,在不同的病理阶段中医证候表现有别,故治疗各异。

(二)归纳病因

赵文霞教授认为,饮食不节、劳逸失度、情志失调、禀赋不足、久病体虚是 NAFLD 的主要发病诱因。上述病因可归纳为 3 个方面:一是多食少动、劳逸失度或禀赋不足导致脾虚失运,湿浊困阻,痰浊、膏脂沉积于肝,常以气虚为主,多表现为肥胖、乏力、便溏、舌淡等脾虚湿困或脾肾两虚证;二是过食肥甘厚味,聚湿生热,湿热蕴结肝胆,气血运行失常,湿热、痰浊、血瘀互结于肝而发病,常以实证为主,多表现为胁肋胀满不适、腹部胀大、心烦口苦、舌苔黄腻等湿热蕴结证,或兼见脾大、舌暗红、瘀斑等的痰瘀互结证,多见于血脂异常导致的脂肪肝;三是久病体虚,其他肝病(丙型肝炎、乙型肝炎)、消渴病(糖尿病)等疾病后期,气血不足,精损气耗,肝肾俱虚,常以阴虚为主,兼见血瘀,多表现为形体不胖或消瘦、口干多饮、手足心热、舌暗红苔少等肝肾阴虚证,多见于 T2DM 导致的脂肪肝或脂肪肝相关肝硬化。

(三)把握病机

赵文霞教授指出,脂肪肝病位在肝,涉及脾、肾等脏腑。虚(脾虚、肾虚)、痰(湿痰、浊痰)、热(湿热、瘀热)、瘀(血瘀)为主要病理因素。其中以痰瘀互结为本病的主要病机,证属本虚标实,以脾失健运为本,以痰(浊)、湿、热、瘀为标,伴有肝郁、肾虚。本病随着病情演变,可出现虚实、气血的病机转化。脾气虚弱,脾失健运,易为饮食所伤,酿生湿热之邪,由虚转实;而湿邪内蕴,情志不畅,或劳逸失度,损伤脾胃,则由实转虚,虚中夹实。

多年前赵文霞教授即认为本病病机变化与肝之疏泄失常、脾之运化失职、肾之气化失调密切相关,而肝、脾、肾的疏泄、运化或气化功能实际与现代医学的代谢机制类似,正是这些功能的失常导致了痰浊、膏脂等病理产物的过度沉积,形成脂肪肝。也就是说,"肝癖病"是肝、脾、肾三脏津液代谢失常的产物。2020 年现代医家提出将 NAFLD 更名为"代谢相关脂肪性肝病",强调了代谢紊乱在脂肪肝发病中的重要性;赵文霞教授早年的认识正与此最新观点不谋而合。

二、诊治特色

(一)"四辨"与"四分"相结合,精准诊治脂肪肝

赵文霞教授认为,NAFLD 病因病机复杂,更需要精细辨证、精准论治,才能切实做到"病证结合、方证相应"。赵文霞教授临床遵循"辨病因病机、辨病程阶段、辨在气在血、辨证候特征"的"四辨"原则,采取"分因、分期、分类、分型"之"四分"法论治 NAFLD,实施中医"精准医疗",屡获佳效。

1.辨发病原因,分因论治脂肪肝 赵文霞教授在多年临床实践中发现,"肝癖病"最常见的病因为肥胖、血脂异常和 T2DM,由于具体病因不同,脂肪肝的中医病机在脾虚、痰浊、血瘀、阴虚的方面各有侧重。所以赵文霞教授主张根据脂肪肝的不同病因分别论治,即"分因论治脂肪肝"。例如,因肥胖导致的脂肪肝多以脾虚痰阻为主要病机,常以健脾化湿方加减治疗,同时,对于肝气郁结者加香附、佛手、甘松等疏肝解郁,湿热蕴结、肝酶升高者,酌加山豆根、垂盆草、水飞蓟等清热利湿。因血脂异常导致的脂肪肝多以痰浊瘀阻为主要病机,常以涤浊化瘀方加减治疗,对于痰浊内盛者,酌加泽泻、山楂、荷叶化痰祛湿。因 T2DM 导致的脂肪肝多以阴虚血瘀为主要病机,常以养阴活血方加减治疗,对于内热明显者,酌加天花粉、黄连等养阴清热,酌情配合应用降糖药物等。这种"病证结合、分因论治脂肪肝"观点是中医"同病异治"特色思维的具体体现。

此外,脂肪肝有原发者,也有继发于其他疾病者。赵文霞教授依据中医"治病求本"理念,对于继发脂肪肝,重视原发病的治疗。如对于肥胖相关脂肪肝患者,强调对于体重的监测和控制,有效减轻体重和腰围是稳固疗效的基础;对于血脂异常相关脂肪肝患者,嘱其进食低脂肪高蛋白饮食,调整饮食结构;对于 T2DM 诱发的脂肪肝患者,重视其血糖的控制,要求患者严格执行糖尿病饮食;对于丙型肝炎继发的脂肪肝,抗丙肝病毒与脂肪肝治疗需同时进行;对于药物相关脂肪肝,则尽早停用对肝有损伤的药物,杜绝滥用药物或过多保健品,以减轻肝负担。赵文霞教授强调,只有找准原发病因或诱因并及时"止损",才能从根本上解决脂肪肝的困扰,稳固疗效,防止病情反复。

2.辨病机阶段,分期论治脂肪肝 赵文霞教授认为,随着 NAFLD 病程进展,病情由轻到重,不同阶段的中医病机各有侧重,治法方药必然有别。

（1）早期阶段，脾虚痰阻：多见于单纯性肝脂肪变患者。常于体检时发现脂肪肝而无明显自觉症状，B 超或 CT 表现为"肝内脂肪沉积"或"轻度脂肪肝"，肝功能基本正常。临床表现：形体肥胖，腹部胀大，多卧少动，乏力身困，舌质淡红，舌体多胖大，苔白腻，脉弦滑或沉滑。此为脾失健运、痰湿阻滞之证，治当化痰祛湿，兼健脾理气。方选二陈汤、苓桂术甘汤、健脾化湿方等加减。

（2）中期阶段，湿热蕴结：多见于 NASH 患者。脂肪肝临床症状开始显露，B 超或 CT 提示"中度脂肪肝"或"重度脂肪肝"，化验显示丙氨酸转氨酶［ALT；又称谷丙转氨酶（GPT）］、天冬氨酸转氨酶［AST；又称谷草转氨酶（GOT）］升高等肝功能异常。临床表现：右胁不适或胀痛，口苦口干，善太息，心烦易怒，纳呆欲呕，小便黄赤，大便秘结或黏滞不爽等，舌质红或暗红，苔黄腻，脉弦数。证属痰湿久蕴、郁而化热，湿热胶着肝胆脾胃，治当清肝利胆、化湿清热。方选丹栀逍遥散合三仁汤或龙胆泻肝汤加减。亦有热象不著而以右胁刺痛或隐痛、脾大，舌暗或见瘀斑、苔腻等痰瘀互结为表现者，治当化痰祛瘀，以膈下逐瘀汤合二陈汤加减。

（3）晚期阶段，瘀血停滞：多见于脂肪肝相关肝硬化患者。影像学检查一般表现为"重度脂肪肝"，或仅提示肝硬化，甚至肝癌，化验肝功能明显异常，除肝酶、胆红素升高外，还可能出现低蛋白血症、白细胞或血小板减少等表现。治则方药可参照"积聚"辨治。

3. 辨在气在血，分类论治脂肪肝　NAFLD 的发生主要因湿邪壅滞中焦脾胃，运化失职，痰浊凝滞，气机不畅，久则气滞血瘀，肝络阻滞，疏泄不及，终至痰浊瘀阻，邪聚于肝而发病。赵文霞教授认为，其病机关键环节除痰浊阻滞以外，气血失和也扮演着重要角色。隋代巢元方在《诸病源候论·痰饮病诸候》指出："诸痰者，此由血脉壅塞，饮水积聚而不消散，故成痰也。"清代叶天士指出"经年累月外邪流着，气血皆伤，其化为败血凝痰，混处经络"，提出了"久病入络"的观点。以上均说明痰瘀互结与气血失和密不可分。故赵文霞教授指出，中医论治脂肪肝，在重视化痰祛湿同时，临证当详辨在气、在血或气血失和，区分"治气、治血、气血并治"之重点以遣方用药。如病在气者，实证常见胁肋胀痛、烦躁易怒等肝气郁结或肝胃气滞表现，治以柴胡疏肝散、四逆散加减以理气解郁；虚证多为脾气亏虚或脾肾两虚，常见乏力倦怠、腰膝酸软、大便稀溏等症，治以四君子汤或合肾气丸加减以健脾益肾；如病在血者，血虚者常见面色萎黄、爪甲苍白、心慌气短等症，当养血补血,用四物汤、当归补血汤类;血瘀者可见两胁刺痛或积块,舌暗瘀斑等,当活血祛瘀,用膈下逐瘀汤或桃红四物汤等。如为气血失和者,表现为气滞血瘀、气虚血瘀、气血两虚,对于脂肪肝患者而言,前者多见,后两者少见。气滞血瘀者治当行气祛瘀,常用逍遥散合桃红四物汤加减。正如《伤寒论》所言"观其脉证,知犯何逆,随证治之"。赵文霞教授辨治脂肪肝时,依据"气行则血行,气滞则血瘀"的气血相关理论,在化痰祛湿的基础上,常常将疏肝理气、调和气血之法贯穿治疗始终。

4.辨证候特征,分型论治脂肪肝 2017年《非酒精性脂肪性肝病中医诊疗专家共识意见》将 NAFLD 中医证候分为五个证型分别论治:湿浊内停证治以胃苓汤加减,肝郁脾虚证治以逍遥散加减;湿热蕴结证治以三仁汤合茵陈五苓散加减;痰瘀互结证治以膈下逐瘀汤合二陈汤加减;脾肾两虚证治以四君子汤合金匮肾气丸加减。

赵文霞教授在总结上述各家经验基础上,提出在 NAFLD 整个病程中,炎症期的 NASH 阶段是 NAFLD 病情进展至肝纤维化/肝硬化乃至肝癌的关键环节,针对 NASH 的及时治疗至关重要,应高度重视,精细辨治。因此,赵文霞教授牵头制定了《非酒精性脂肪性肝炎中医诊疗指南》,并于2022年4月由中华中医药学会发布(T/CACM 1383—2022)。该指南将NASH 分为以下 3 个证型辨证论治。

(1)湿浊内停型:以胁肋胀满为主症。兼见形体肥胖,周身困重,倦怠乏力,胸脘痞闷,头目昏懵,干呕欲吐,大便溏泄。舌质淡红,舌体胖大,舌苔白腻,脉弦滑。治法:祛湿化浊。方选胃苓汤(《丹溪心法》)或自拟方健脾化湿方等。临证加减:形体肥胖、周身困重等湿浊明显者,加薏苡仁、藿香、佩兰;胸脘痞闷者,加佛手、香橼、香附。

(2)湿热蕴结型:以胁肋胀满为主症。兼见口苦,口黏,面部油垢,胸脘痞闷,周身酸困,大便黏滞,小便黄赤。舌质偏红,舌苔黄腻,脉濡数或滑数。治法:清热利湿。方选茵陈五苓散(《金匮要略》)或健脾涤浊汤(自拟方)、茵陈蒿汤、三仁汤、龙胆泻肝汤等。临证加减:恶心、呕吐明显者,加姜半夏、竹茹;黄疸明显者,加虎杖、金钱草等;胸脘痞满、周身困重等湿邪较重者,加豆蔻、草果;便秘腹胀满者,加枳实、大黄。

(3)痰瘀互结型:以胁肋胀满或胁肋刺痛为主症。兼见口干舌燥,口中发苦,胸脘痞闷,面色晦暗,手掌赤红,蛛丝纹缕。舌质暗淡,或有瘀斑,舌苔白腻,舌下络脉显露,脉弦滑或涩。治法:活血化瘀,祛痰散结。方选膈下逐瘀汤(《医林改错》)合二陈汤(《太平惠民和剂局方》)、消脂护肝方(自拟方)、涤浊化瘀方(自拟方)等。临证加减:右胁肋刺痛者,加丹参、红花;面色晦暗等瘀血明显者,加莪术、郁金;胸胁痞闷者,加浙贝母、荔枝核。

(二)中医与西医相结合,优势互补重疗效

赵文霞教授认为,中、西医学各有所长,临床中有效实施中西医学的优势互补,对于脂肪肝的诊断、治疗、疗效评估等非常重要。西医学在脂肪肝定性定量诊断、肝脏炎症及纤维化判定、脂肪肝并发症的筛查、疗效评价等方面优势突出,B超、CT、MRI等现代仪器设备检查大大延伸了中医"望诊"的范围,提高了精准度;而中医学在整体调理、改善临床症状、实施个体化治疗、养生康复方面独具优势,在双向调节脏腑功能、纠正气血津液紊乱状态等方面具有无可替代的作用。所以,赵文霞教授根据中、西医不同特点,在脂肪肝诊治中采用中西医结合的方法,始终以有效缓解症状、改善肝功能、阻止脂肪肝病情进展、减少其并发症等临床疗效为关注重点。例如,对于肝酶明显升高或合并糖尿病、血脂异常的脂肪肝患者,在饮食运动治疗的基础上,西医方面应用保肝降酶类药物、降糖及降脂药物治疗,中医采用辨病辨证相结合、中药复方与专方制剂相结合的治疗原则,达到既调节血脂、血糖、肝酶等指标,又改善肝脏脂肪代谢功能的目的,始终以尽早控制病情进展为首要目标。

此外,赵文霞教授也非常重视中成药在治疗脂肪肝中的重要作用。由于脂肪肝多为慢性病,用药疗程较长,中成药具有携带和服用方便等优势,在临床广泛应用。赵文霞教授主张,应用中成药治疗脂肪肝时,仍应遵循"辨病与辨证结合、抓住疾病特点、按疗程合理用药、配合饮食运动治疗"等原则,药证相应,方可获效。赵文霞教授研制的消脂护肝胶囊作为医院制剂在临床应用20余年,治愈了众多脂肪肝患者。

(三)整体与局部相结合,内外同治增效果

脂肪肝病情复杂,涉及包括肝胆在内的五脏六腑及全身气血、经络,往往一方一药难达预期疗效。因此,赵文霞教授临床提倡采用立体综合疗法治疗NAFLD。

所谓立体治疗,是从施治部位而言,指包括内服药物(内治法)和中医特色外治疗法在内的"内外同治"。在内服药物同时,辅以穴位埋线、中药塌渍、中药贴敷、刮痧、针灸等中医外治方法,以疏通经络、调理气血津液之运

行,来达到治疗脂肪肝的目的。如对于单纯性脂肪肝症见肥胖、便秘等患者,可采用电针、穴位埋线以减肥、通腑;对于血瘀明显或脂肪肝兼有脾大患者,可采用活血化瘀的中药塌渍治疗以通络软坚、消症散结;对于肝区隐痛或胀闷不适者可选用中药贴敷、刮痧治疗以达疏肝利胆、通经止痛之效。

所谓综合疗法,是从干预措施而言,涵盖了上述立体治疗,以及饮食、运动调养、情志疏导等方面的"整体治疗"。不但治"病肝"之局部,而且疗"患者"之整体,二者有机结合,才能药到病除。例如:赵文霞教授常从脏腑辨证着手,参五行生克之律,或健脾,或宣肺,或益肾,实施肝脾同调、肝肺同治、肝肾同养,以复肝"用"之功;同时,又从气血津液辨证着手,或理气,或活血,或气血同调,以复肝"体"之常。此外,赵文霞教授指出,对于脂肪肝患者,除了要治其"肝病",也要治其"心病"——要了解患者对脂肪肝的认知度、关注度、配合度,反复进行科普宣教,重视对于患者精神、情绪的疏导,提高治疗依从性,帮助患者树立战胜疾病的信心。

(四)饮食与运动相结合,生活调摄防反复

赵文霞教授指出,脂肪肝大多数源于"病从口入",其发生发展与不良饮食和生活习惯密切相关。改变不良饮食和生活方式,以达到减轻体重、缩小腰围的目的,是目前公认的预防和治疗 NAFLD 的主要措施。对脂肪肝患者进行合理饮食和运动的科学指导,并将其纳入 NAFLD 的全程管理,使该类患者养成科学、合理、健康的饮食、运动等生活习惯,才能从根本上解决脂肪肝问题,防止病情反复。

1.科学饮食限热量

(1)把握日常饮食原则。建议肥胖相关脂肪肝患者以低糖、低脂、高纤维、优质蛋白饮食为宜,早、中、晚餐热量分配 2∶2∶1 为宜,避免甜食、油炸食品及深加工食品,尽量不吃零食。水果尽可能选择苹果等含糖量低的水果,推荐在餐前或两餐之间即饥饿时进食,有利于减少主食摄入量。

(2)提倡平衡膳食结构。可参照《中国居民膳食指南(2022)》要求,保证日常能量和氮质正平衡。肥胖相关脂肪肝患者如进行间歇性轻断食,在轻断食期间应酌情补充维生素和微量元素。

(3)控制膳食热量摄入。建议肥胖相关脂肪肝患者采用低能量平衡饮食,每日总热量摄入较治疗前减少 500 ~ 1 000 kcal(1 kcal = 4.2 kJ),或进行间断轻断食治疗,旨在半年内体重下降10%左右。

（4）辨证制定药膳茶饮。赵文霞教授针对脂肪肝患者多血瘀、肝郁、痰湿的病机特点,先后研制化瘀、疏肝、化痰多种茶饮及药膳,用以脂肪肝日常养生保健。例如,研制调脂保肝茶(主要由丹参、决明子、生山楂、薏苡仁等组成),用于痰湿、血瘀型脂肪肝患者,具有疏肝、降脂、化湿之效,因其便利、价廉、效优等特点,深受脂肪肝患者喜爱。

2. 合理运动需指导　赵文霞教授还为脂肪肝患者制定个体化运动处方,以全身耐力为基础,以长期中等强度有氧运动为原则,根据患者的年龄、性别、病情、生活方式和习惯,为患者评估每日运动消耗限定的基础热量,帮助患者逐步减轻体重。

（1）运动种类:推荐低强度、长时间的有氧运动,如慢跑、骑自行车、中快速步行(115~125 步/min)等,或者选择八段锦、太极拳、游泳、跳舞等。非酒精性脂肪性肝炎患者肝酶升高期间者不宜进行篮球、足球、马拉松等剧烈运动。

（2）运动强度:运动时心率增加,微微出汗或运动后疲劳感于 10~20 min 消失为宜。每周进行 2~3 次轻或中度阻力性肌肉运动(举哑铃、俯卧撑、弹力带等),长期坚持,增加骨骼肌质量和防治肌少症。步行可遵循"3、5、7"原则,即每日 3 000 m(30 min 内),每周 5 次,每次步行后每分钟脉率与年龄之和为 170 左右。如此循序渐进,持之以恒,坚持 3~6 个月可有效增强疗效,利于病情恢复。

（3）运动持续时间:每次 30~60 min,每周 3 次以上,累积时间 150~250 min,推荐下午或晚上。

赵文霞教授结合脂肪肝患者饮食结构不合理、进食过多、缺乏运动、合并症多、往往同时服用多种药物、需长期用药等特点,总结了 NAFLD 患者养生 16 字要诀:合理膳食,控制体重,适量运动,慎用药物。

（五）专方与专药相结合,方证相应把握准

1. 治疗脂肪肝的常用经验方

（1）消脂护肝方:主要由泽泻、山楂、决明子、茯苓、柴胡等药物组成。具有清肝祛痰,疏肝消脂的功效。主治痰瘀互结型脂肪肝、高脂血症、肥胖病等。相关临床和实验研究表明,该方对 NAFLD 患者具有修复肝细胞炎症、减少肝脏脂肪沉积、改善脂质过氧化等多种治疗作用。

（2）健脾化湿方:主要由党参、茯苓、白术、薏苡仁、陈皮、柴胡等药物组成。功可健脾化湿止泻,主治脾虚湿困型脂肪肝,症见形体肥胖,腹胀、乏力、大便稀溏、舌淡苔腻脉濡等。研究表明,该方具有调节肝脏脂质代谢、减轻肝细胞炎症,以及纠正肠道菌群失衡等作用。

(3)健脾涤浊方:主要由苤茎、薏苡仁、党参、清半夏、青皮、枳壳等药物组成。具有健脾祛湿、化痰涤浊的功效,主治脾虚浊阻型脂肪肝,症见形体肥胖,右胁痞闷不适,肢体困重,大便黏滞,苔腻脉滑等。目前正在开展相关的临床研究。

(4)涤浊化瘀方:主要由苤茎、冬瓜子、薏苡仁、丹参、生山楂等药物组成。具有涤浊化瘀的功效。主治痰浊瘀阻型脂肪肝,症见右胁疼痛不适,全身困重,脘腹胀闷,干呕,痰多口黏;大便不畅或黏腻,舌质暗或见瘀斑、苔白腻,脉弦缓或沉滞。

(5)化痰祛湿活血方:主要由泽泻、决明子、丹参、山楂、柴胡等药物组成。具有化痰祛湿、活血化瘀的功效。主治痰湿瘀阻型脂肪性肝炎。症见右胁不适或隐痛或胀痛,身困乏力,脘闷腹胀,舌质暗或瘀点或瘀斑,舌苔白腻,脉弦涩。根据兼证加用脾虚湿盛方(党参、薏苡仁)、肝胆湿热方(茵陈、荷叶)、肝肾阴虚方(枸杞子、生地黄)等。与之相关的动物实验和体外肝细胞模型实验显示,该方可通过调控相关基因,起到抑制肝脏脂肪变性、减轻脂质过氧化、修复肝脏炎症等疗效。

2. 治疗脂肪肝的常用中药

(1)半夏:功可燥湿化痰,降逆止呕,消痞散结。本品味辛性温而燥,为燥湿化痰、温化寒痰之要药。赵文霞教授认为该药内服能消痞散结,尤善治脏腑之湿痰。临床常用半夏组方治疗脂肪肝。如对于胁下痞块,胀闷不适之脂肪肝患者,常以半夏配昆布、海藻、贝母等治疗;对于形体肥胖、痰多质稀、乏力便溏者,治以健脾化湿之法,常以二陈汤加减治疗。根据赵文霞教授临证经验,半夏使用应注意以下几点:一是半夏入药一般宜制用。炮制品中有姜半夏、法半夏、半夏曲、竹沥半夏等,姜半夏长于降逆止呕,法半夏长于燥湿且温性较弱,半夏曲则有化痰消食之功,竹沥半夏能清化热痰,主治热痰、风痰之证,临床应区别应用。二是半夏不宜与乌头类药材同用。三是其性温燥,阴虚燥咳、血证、热痰、燥痰应慎用。

(2)山楂:功可消食健胃,行气散瘀。用于肉食积滞、胃脘胀满、泻痢腹痛、瘀血经闭、产后瘀阻、心腹刺痛、疝气疼痛、高脂血症等病症。现代研究证明,山楂可促进脂肪和蛋白质的消化,能增加胃消化酶的分泌,促进消化,尤其所含解酯酶亦能促进脂肪类食物的消化。对胃肠平滑肌运动有调节作用。能增加冠状动脉流量,降低心肌耗氧量,增强心肌收缩力,使冠状动脉血流增加。尚有降压、降血脂、抗菌、抗癌、收缩子宫、抗动脉粥样硬化及促进免疫功能等作用。赵文霞教授以山楂为主治疗脂肪肝及高脂血症多年。如赵文霞教授经验方涤浊化瘀方、消脂护肝方等,均含有山楂。赵文霞教授认为,山楂不同炮制方法疗效不同,生山楂擅长消食散瘀;炒山楂酸味减少,可缓和对胃的刺激性,长于消食健胃;焦山楂长于止泻,食滞而腹泻者多用;山楂炭偏于收涩,主要长于止泻、止血、脾虚腹泻、胃肠出血多用。降脂降压多用生山楂,消食导滞多用炒山楂。但赵文霞教授也提醒,山楂应用要适可而止,不可长期或过量应用,尤其是生山楂,因"胃中无食积,脾虚不能运化,不思食者,多服之,反克伐脾胃生发之气也"。

(3)泽泻:功效利水渗湿,泄热。用于治疗小便不利、水肿胀满、痰饮眩晕。现代药理学研究显示泽泻具有利尿、解痉、保肝、抗炎、调节免疫、降血糖等作用。其中含有的泽泻醇 A 乙酸乙酯对肝细胞具有较强的保护作用,并能改善肾的血流灌注,增强排尿的作用。其脂溶性部分具有很好的降低胆固醇和抗动脉粥样硬化的作用。赵文霞教授常重用泽泻治疗湿邪阻滞型脂肪肝,如消脂护肝方、化痰利湿活血方等均应用泽泻。然赵文霞教授强调,泽泻量大易伤阴,治疗用药时中病即止,不可久用。

(4)白术:具有健脾益气、燥湿利水、止汗、安胎功效。用于脾虚食少、腹胀泄泻、痰饮眩悸、水肿、自汗、胎动不安。现代药理学研究表明,白术具有明显而持久的利尿作用,可增加人体水分排泄,促进电解质特别是钠的排出,更适合应用于肝病、心血管病、肾病的治疗。此外,白术还有降血糖、抗凝血、扩张血管、解痉、抗肿瘤及增强免疫等多种治疗作用。赵文霞教授常用该药治疗脾虚湿困型脂肪肝,症见脘腹胀满、乏力肢肿、周身困重等症,功可健脾行水,消痰除饮,以治其脾虚之本。

(5)荷叶:具有健脾化湿、醒脾和胃、清热解暑、升发清阳、凉血止血之功。主治食欲缺乏、恶心呕吐、伤暑发热等症。现代医学研究显示荷叶对改善血脂代谢异常有一定的作用,所以从清化痰浊的角度看,中药荷叶还有降血脂的作用。赵文霞教授常用该药治疗痰湿阻滞型脂肪肝。

(六)基础与临床相结合,"医""研"并进获双赢

近30年来,赵文霞教授围绕 NAFLD 开展了一系列基础和临床研究,内容涵盖了该病的中医病因病机、证候规律、治则治法、治疗方案及疗效机制等,从临床实践中发现问题,以科学研究解决临床疑点、难点,并以科研成果进一步指导临床实践,实现医疗实践与科学研究的紧密结合。提炼化痰祛湿活血方、消脂护肝胶囊等专方制剂,不断提高临床疗效,达到基础科研与临床实践齐头并进的"双赢"目的。

1. 基础研究　赵文霞教授围绕自拟中药复方化痰祛湿活血方治疗 NASH 的作用机制开展了大量试验研究,分别通过体外肝细胞脂肪变模型试验和动物试验完成。体外肝细胞脂肪变模型试验研究显示:化痰祛湿活血方通过调控 AMPK/ACC/CPT-1 信号通路,升高 AMPK、CPT-1 的基因表达、降低 ACC 的基因表达,从而增加脂肪酸的氧化,抑制肝内脂肪的合成,这可能为其治疗 NASH 的作用机制之一。动物实验研究结果显示:化痰祛湿活血方通过调控 ADPN/AMPK/ACC 信号通路,增强 NASH 模型大鼠 ADPN、AdipoR2、AMPK、CPT-1 mRNA 及蛋白的表达,降低 ACC mRNA 及蛋白的表达,使其恢复至接近正常水平,促使胆固醇及脂肪酸的合成原料减少,增加脂肪酸的 β 氧化,从而减少肝细胞脂肪沉积。与之相关的一系列研究明确了 NASH 的基本病机为痰湿瘀阻肝络,提出化痰祛湿活血法为 NASH 的主要治疗思路。

2. 临床研究　赵文霞教授以国家"十一五"科技支撑计划为依托,开展了 NASH 中医综合治疗优化方案及基层医院示范研究(课题编号:2007BAI20B095),采用多中心、中央随机、阳性药物对照、第三方统计的研究方法,共纳入研究病例 202 例,对照组和试验组各 101 例,由河南中医学院第一附属医院、中山大学附属第五医院、陕西中医学院附属医院、湖北省中医院共同完成,形成了"非酒精性脂肪性肝炎中医综合治疗优化方案""非酒精性脂肪性肝炎的中医证候诊断标准""非酒精性脂肪性肝炎 CT 检查规范",申请专利 1 项——"一种治疗非酒精性脂肪性肝炎的中药颗粒专利(专利号 2011100325180x)"等四项课题成果。构建了包括 NASH 的基本证候及证候要素,总结"中药内服+中医外治+饮食+运动综合治疗方案",进一步完善了 NASH 中医综合诊疗方案用于 NASH 治疗,初步形成 NASH 的中医临床诊疗规范,在全国 54 家医疗单位推广应用,被纳入国家中医药管理局医政司发布的《22 个专业 95 个病种中医诊疗方案——非酒精性脂肪性肝病》,经验证中医综合治疗优化方案治疗 NASH 临床疗效显著。在此基础上开展了"消脂护肝胶囊治疗非酒精性脂肪肝的开发研究",研制出院内制剂消脂护肝胶囊[Z20130331(郑)],迄今已在临床应用 20 年,带来了理想的临床效果。之后又开展了"化痰祛湿活血法治疗非酒精性脂肪性肝炎方案建立及疗效机制研究"（河南省科技进步二等奖）、"从痰湿瘀虚论治非酒精性脂肪性肝病的作用机理、方案构建与应用"（中华中医药学会科技进步二等奖）等系列研究。

赵文霞教授指出，NAFLD 并非传统认为的"良性病变"，而是"沉默的肝病元凶"，该病已成为隐源性肝硬化的主要病因，个别患者还可能发生癌变，远期预后不良。中医中药在防治 NAFLD 方面具有显著优势。中医学整体观念和辨证论治的独特理论，以及多环节、多靶点、多途径的综合治疗措施与该病病因繁杂、病机复杂、并发症多、慢性化明显等特点相吻合，在有效改善脂肪肝患者症状和肝功能的同时，肥胖症、高脂血症、高血压、糖尿病等相关疾病也得到相应控制。中医学的辨证论治、"三因制宜"等学术思想有效指导着脂肪肝的个体化治疗，中药复方制剂的合理应用，以及中药药理、毒理学研究的不断深入，使中药用药安全更有保障，中药新药研发为脂肪肝的长期治疗提供了更多便利和可能。但是，中医药防治 NAFLD 仍存在三大难点问题：一是脂肪肝虽多具有慢性化特点，但往往临床症状不明显，缺乏特异性表现，致使该病难以及时发现，或虽经确诊但患者难以坚持长期治疗，导致最终疗效不佳；二是脂肪肝患者对饮食、运动疗法往往不能积极配合，易使病情迁延难愈或愈而复发；三是现有中医药防治脂肪肝的临床和实验研究多存在样本量少、研究层次不够深入、研究设计不够严谨、研究水平不高等问题，在一定程度上制约了研究的深度及其推广。因此，赵文霞教授指出，在今后的工作中，应加强对脂肪肝患者的健康教育，提高患者对脂肪肝的认知度和治疗依从性。帮助患者养成健康生活习惯，以利病情康复。多中心、大样本、设计科学严谨的临床和实验研究更能揭示脂肪肝深层次问题，最终从疗效、经济、生活质量等方面为患者解决脂肪肝困扰。

三、验案撷英

案例一：肝癖-湿浊内停证

患者：蔡某，男，28 岁。

初诊：2020 年 7 月 27 日。

主诉：发现脂肪肝 8 年。

现病史：8 年前体检发现脂肪肝，时有右侧胁肋部疼痛不适，未予重视与治疗。

现在症:间断右胁疼痛,胀闷,平素易乏力,纳可,睡眠一般,易醒,大便不成形,小便正常。身高 173 cm,体重 68 kg,BMI 22.7 kg/m²。舌质淡红,苔白腻,边有齿痕,脉弦滑。

既往史:乙肝病毒携带病史 20 年。

个人史:无吸烟饮酒史。

辅助检查:肝功能提示谷丙转氨酶 83.6 U/L,谷草转氨酶 60.7 U/L,肝瞬时弹性检测提示 CAP 值 352 dB/m,肝脂肪变 ≥67%,肝硬度值处于 F0 期。

诊断:中医诊断为肝癖-湿浊内停证,西医诊断为非酒精性脂肪性肝炎。

治法:化湿涤浊。

方药:涤浊汤合二陈汤加减。芦根 30 g,麸炒薏苡仁 30 g,党参 20 g,炒冬瓜子 15 g,茯苓 15 g,清半夏 9 g,青皮 15 g,麸炒枳壳 10 g,甘草 3 g,垂盆草 10 g,10 剂,水煎服,日 1 剂。

二诊:2020 年 8 月 6 日,患者右胁疼痛明显减轻,纳可,睡眠较前改善,大便成形,小便可。舌质淡红,苔薄白,脉弦滑。效不更方,续服 1 个月余。

三诊:2020 年 12 月 7 日,患者无明显不适,纳眠可,二便调。舌质淡红,苔薄白中,有裂纹,脉沉细。复查肝功能提示胆固醇(CHO)2.66 mmol/L,低密度脂蛋白(LDL-C)1.69 mmol/L。肝纤维化检测提示 CAP 值 229 dB/m,脂肪变<11%,肝硬度处于 F0 期。

按语:患者素体不足,为饮食所伤,致脾胃受损,引起脾失健运,痰湿内阻,肝失疏泄,水湿运化失常,淤积于肝,故出现右胁疼痛不适。朱丹溪曰:胁痛属肝,木气实,有死血,痰湿流注。本病辨病为肝癖,辨证为湿浊内停证。浊邪,即秽浊之邪,是指因外感、内伤、脏腑功能失调等因素,使气血津液运行失常,并停留阻滞于人体组织器官所形成的具有致病作用的病理产物,包括浊气、瘀血和痰、饮、水、湿等。多见形体丰肥、嗜卧少动、倦怠乏力、头目不爽、胸闷脘痞、舌体偏胖、质黯、舌苔浊腻等症状,其病往往缠绵难愈,易成痼疾。在内科杂病中浊阻之证较为多见。《素问·汤液醪醴论篇》说:"平治于权衡,去宛陈莝,疏涤五脏。"赵文霞教授治以健脾祛湿,涤浊化饮为法。选用涤浊汤合二陈汤加减。该方主要以麸炒薏苡仁、炒冬瓜子、芦根等组成,方中炒冬瓜子清热化浊,祛痰排脓;麸炒薏苡仁利湿健脾,清半夏、茯苓化痰祛湿,党参益气健脾,加垂盆草利水渗湿,共奏良效。

案例二:肝癖-肝郁脾虚证

患者:张某,男,63 岁。

初诊:2021 年 4 月 22 日。

主诉:间断右胁疼痛不适 3 年。

现病史:3 年前开始出现间断右胁疼痛不适,体检发现轻度脂肪肝,2 年前体检为中度脂肪肝,1 年前未重视治疗,平素未控制饮食、运动。

现在症:间断右胁不适,纳可,二便调。身高 164 cm,体重 74 kg,BMI 27.5 kg/m²。彩超提示脂肪肝、肝囊肿。舌质暗,体大齿痕,苔淡黄厚腻,脉沉缓。

既往史:无乙型肝炎、丙型肝炎等病史,无大量饮酒史。

个人史:无吸烟饮酒史。

辅助检查:肝功能提示谷丙转氨酶 104 U/L,谷草转氨酶 51 U/L,谷氨酰转肽酶 44 U/L。彩超提示重度脂肪肝。肝脏瞬时弹性检测提示肝脂肪变≥67%,CAP 值 345 dB/m,肝脏硬度值处于 F0 期,E 值 5.3 kPa。

诊断:中医诊断为肝癖-肝郁脾虚证,西医诊断为非酒精性脂肪性肝炎。

治法:疏肝解郁,健脾和胃,兼清郁热。

方药:丹栀逍遥散加减。牡丹皮 15 g,炒栀子 10 g,当归 10 g,炒白芍 15 g,白术 15 g,薄荷 6 g,黄芩 10 g,鸡骨草 15 g,川牛膝 15 g,生地黄 15 g,黄柏 10 g,知母 10 g,佛手 15 g,甘松 15 g,醋延胡索 15 g,炒川楝子 6 g,炒麦芽 15 g,14 剂,颗粒剂,水冲服,日 1 剂。

嘱患者调畅情志,减轻体重,控制饮食。

二诊:2021 年 8 月 10 日,服上方 2 个月,间断右胁不适好转,自感全身乏力明显,气短,头晕,纳可,大便稀溏。舌质暗,体大齿痕,苔薄腻,脉沉细缓。2020 年 12 月 25 日彩超:中度脂肪肝、胆囊壁毛糙。易方为补中益气汤加减,黄芪颗粒 18 g,党参颗粒 10 g,升麻颗粒 6 g,当归颗粒 10 g,桔梗颗粒 10 g,酒女贞子颗粒 15 g,枸杞子颗粒 15 g,覆盆子颗粒 15 g,盐菟丝子颗粒 15 g,醋香附颗粒 15 g,川芎颗粒 15 g,丹参颗粒 15 g,海螵蛸颗粒 15 g,炒神曲颗粒 15 g,焦山楂颗粒 15 g,炒麦芽颗粒 15 g,炒鸡内金颗粒 10 g,14 剂,水冲服,日 1 剂。

三诊:2021 年 11 月 19 日,右胁不适及乏力、便溏好转。心烦,上腹隐痛,眼干,口干,舌质暗,体大齿痕,苔薄腻,脉沉细缓。首诊方去黄芩、鸡骨草、川牛膝、生地黄、黄柏、知母、佛手、甘松、醋延胡索、炒川楝子,加北柴胡

6 g,茯苓 15 g,郁金 15 g,醋三棱 10 g,醋莪术 10 g,醋香附 10 g,干益母草 15 g,盐菟丝子 15 g,酒女贞子 15 g,墨旱莲 15 g,3 剂,水冲服,日 1 剂。

三诊:2022 年 1 月 24 日,腹痛好转,诸症消失,复查提示轻度脂肪肝。上方去醋三棱、醋莪术,加炒麦芽 15 g。颗粒剂,10 剂,水冲服,日 1 剂。

按语:肝癖是由于过食肥甘厚腻之品,食而不运,脂膏留积于肝,从而导致肝功能失调、疏泄不利的一系列病症。中医认为脂膏来源于水谷精微,为肝之疏泄、脾之运化等功能失调、水湿运化不及蓄积而成,表现为痰湿之症。所以脂肪肝的中医药辨证施治关键以疏肝健脾、消脂护肝为主,佐以扶正为辅。该患者为老年男性,平素情志不畅,肝气郁结,复加饮食起居失常,过食肥甘厚味,影响脾胃运化,脾失健运,蕴湿生痰,痰湿阻滞,郁而化热,土壅日久而致使肝气失于条达,脾气失于健运,发为肝癖。《灵枢·五邪》说:"邪在肝,则两胁中痛。"本病病位在肝,与脾胃相关,病性为虚实夹杂。故治以丹栀逍遥散疏肝健脾,兼清郁热。方中北柴胡为君,疏肝解郁,使肝气得以条达;炒白芍、当归为臣,白芍养血敛阴、柔肝缓急,当归养血和血,为血中之气药;白术、茯苓为佐,健脾益气,非但实土以抑木,且使营血生化有源;白术且可降脂通便,牡丹皮、生地黄清热凉血;炒栀子、黄芩、黄柏清热泻火解毒;薄荷疏散郁遏之气,透达肝经郁热;鸡骨草清热解毒;佛手、甘松、炒麦芽疏肝解郁;醋延胡索、炒川楝子、郁金、醋三棱、醋莪术、醋香附活血行气;干益母草活血;盐菟丝子养肝;川牛膝、酒女贞子、墨旱莲滋补肝肾。

案例三:肝癖-肝郁脾虚证

患者:陈某,男,52 岁。

初诊:2021 年 4 月 28 日。

主诉:腹部肥大 1 年。

现病史:平素运动较少,饮食量大,自觉腹部肥大。

现在症:能食,易腹胀,易疲乏,肢体困重,口苦,纳可,睡眠差,大便成形,小便正常。舌淡暗,苔偏黄厚,齿痕,脉沉滞。腹型肥胖。

既往史:慢性乙型肝炎病史 30 余年。

个人史:无吸烟饮酒史。

辅助检查:2021 年 4 月 27 日于河南中医药大学第一附属医院查肝功能提示丙氨酸氨基转移酶 84.7 U/L,天冬氨酸氨基转移酶 55.6 U/L;肾功能提示肌酐 56.1 μmol/L。乙肝五项提示乙型肝炎病毒表面抗原、乙型肝炎病毒e 抗原、抗乙型肝炎病毒核心抗体阳性。PCR HBV-DNA 荧光定量提示 5.54×10² IU/mL。2021 年 2 月 24 日肝脏瞬时弹性提示肝脂肪变 ≥11%，CAP 值 240 dB/m,肝脏硬度值处于 F0 期。

诊断:中医诊断为肝癖-肝郁脾虚证、肝着,西医诊断为非酒精性脂肪性肝炎、慢性乙型肝炎。

治法:疏肝解郁,安神助眠。

方药:小柴胡汤合四逆散加减。醋柴胡 10 g,炒白芍 15 g,麸炒枳壳 10 g,黄芩 10 g,党参 15 g,清半夏 30 g,醋郁金 15 g,醋延胡索 15 g,川楝子 6 g,丹参 15 g,煅龙骨 15 g,煅牡蛎 15 g,土鳖虫 10 g,浙贝母 10 g,盐荔枝核 15 g,木瓜 15 g,川牛膝 15 g,炒酸枣仁 10 g,合欢皮 15 g,夏枯草 10 g,炒麦芽 15 g,14 剂,水煎服,日 1 剂。

二诊:2021 年 7 月 6 日,自行上方继服 1 个月。患者腹胀、口苦较前好转,肢体困重减轻,情绪欠佳,纳可,睡眠仍差,大便成形,小便正常。舌淡暗,苔偏黄厚,齿痕,脉沉滞。复查肝肾功能正常。乙肝五项提示乙型肝炎病毒表面抗原、e 抗原、核心抗体均阳性;PCR HBV-DNA 荧光定量提示低于检测下限;彩超提示胆管结石。

调整方药,具体如下:醋北柴胡 10 g,赤芍 15 g,麸炒枳壳 10 g,黄芩 10 g,太子参 15 g,清半夏 15 g,钩藤 3 g,醋郁金 15 g,醋延胡索 15 g,炒麦芽 15 g,炒酸枣仁 30 g,合欢皮 15 g,炒神曲 10 g,炒栀子 12 g,醋香附 10 g,茯苓 15 g,白术 15 g,醋五味子 15 g,茵陈 30 g,夏枯草 10 g,灯心草 15 g,草果仁 10 g,炒莱菔子 15 g,姜厚朴 10 g,14 剂,水煎服,日 1 剂。

三诊:2022 年 1 月 13 日,自行间断服上方 40 余剂。现患者腹胀,食欲欠佳,无明显口苦,纳可,睡眠浅易醒,情绪可,二便调。复查肝肾功能正常,乙肝五项提示乙型肝炎病毒表面抗原 7 818.75 IU/mL、乙型肝炎病毒 e 抗原 660.46 S/CO、抗乙型肝炎病毒核心抗体 0.12 S/CO;PCR HBV-DNA 荧光定量提示低于检测下限。舌淡暗,苔中黄厚,脉沉。

调整方药,具体如下:醋北柴胡 10 g,炒白芍 15 g,麸炒枳壳 12 g,黄芩 12 g,党参 15 g,清半夏 12 g,茵陈 15 g,醋延胡索 15 g,炒川楝子 10 g,醋郁金 15 g,煅龙骨 30 g,煅牡蛎 30 g,土鳖虫 15 g,川牛膝 15 g,叶下珠 30 g,炒麦芽 15 g,半边莲 15 g,丹参 15 g,鸡骨草 30 g,炒鸡内金 30 g,14 剂,水煎服,日 1 剂。

按语: 患者中年男性,形体肥胖,平素饮食起居失常,过食肥甘厚味,影响脾胃运化,脾失健运,蕴湿生痰,痰湿阻滞,郁而化热,土壅日久而致使肝气失于条达,肝气不舒,失于疏泄,发为肝癖。本病病位在肝,《素问·六节藏象论》又言:"肝者,罢极之本,魂之居也。"肝郁致"罢极"而表现出乏力、疲劳,魂不内守可致失眠、多梦、睡眠差。故选小柴胡汤合柴胡疏肝散加减,以疏肝解郁,疏通气机。方中柴胡苦平,入肝胆经,透解邪热,疏达经气;炒白芍养血敛阴、柔肝缓急;黄芩清泄邪热;清半夏和胃降逆;党参扶助正气,抵抗病邪;再加煅龙骨、牡蛎、炒酸枣仁、合欢皮等助眠,木瓜、荔枝核理气,可使邪气得解,少阳得和,上焦得通,津液得下,胃气得和。二诊时患者诸症减轻,彩超提示胆管结石,故加茵陈、夏枯草清热利湿,草果仁、炒莱菔子、姜厚朴等消食化积助便。三诊仍以此方加减,《医学真传》云:"调气以和血,调血以和气,通也。"故加土鳖虫、丹参活血化瘀,加叶下珠、鸡骨草清热解毒消积,患者仍纳差,加炒麦芽、炒鸡内金健脾消食,诸药合用,辨证准确,故可获效。

案例四:肝癖–湿热蕴结证

患者: 陈某,男,45岁。

初诊: 2021年10月17日。

主诉: 发现脂肪肝1年,右胁不适伴关节疼痛1个月。

现病史: 1年前体检发现脂肪肝,未治疗。1个月前开始自觉右胁不适,伴双侧腕关节、肘关节疼痛,于当地医院就诊,查彩超提示重度脂肪肝,甘油三酯4.78 mmol/L,尿酸450 μmol/L。口服阿昔莫司分散片、苯溴马隆、双氯芬酸钠片半月余,关节疼痛未见好转。

现在症: 右胁不适,关节疼痛,两目干涩,颈背部皮肤经常出现粉刺,纳眠可,大便正常,每天1~2次,小便可。形体肥胖,体重95 kg,身高175 cm,BMI 31.0 kg/m²。舌淡胖大,边有齿痕,舌尖稍红,苔根黄厚腻,苔中有裂纹,脉沉细滑。

既往史: 高血压1年余,未治疗。

个人史: 平素喜食肥甘肉食及海鲜。饮酒史10余年。吸烟20余年,每天10支左右。

辅助检查: 丙氨酸氨基转移酶51.6 U/L,天冬氨酸氨基转移酶44.7 U/L,甘油三酯7.70 mmol/L,尿酸450 μmol/L。肝脏瞬时弹性检测提

示 CAP 值 325 dB/m,E 值 5.65 kPa,肝脏脂肪变≥67%,肝脏硬度值处于
F0 期。心电图、脑 CT 未见异常。

诊断:中医诊断为肝癖-湿热蕴结证,西医诊断为混合性脂肪肝(酒精
性、非酒精性)、肥胖症、高脂血症、高尿酸血症、痛风。

治法:健脾祛湿,化痰消脂。

方药:涤浊方(自拟方)合五苓散加减。芦根 30 g,炒冬瓜子 30 g,薏苡
仁 30 g,丹参 20 g,清半夏 12 g,炒桃仁 12 g,党参 20 g,茯苓 15 g,荷叶
12 g,泽兰 12 g,茵陈 12 g,醋北柴胡 6 g,黄芩 6 g,猪苓 15 g,桂枝 6 g,白术
15 g,14 剂,水煎服,日 1 剂。

二诊:2021 年 10 月 31 日,服药 2 周,患者关节疼痛减轻,眼睛干涩好
转,效不更方,续服 14 剂。

三诊:2022 年 2 月 15 日,上方共服 3 个月余,配合低热量饮食及适量运
动,患者诸症均消失,体重下降 10 kg,复查肝功能及血脂、尿酸等均正常,肝
瞬时弹性检测提示 CAP 280 dB/m,E 值 3.8 kPa,肝脏脂肪变≥34%,肝脏硬
度值处于 F0 期。

按语:患者中年男性,嗜食肥甘厚腻,多坐少动,化湿生痰,损伤脾胃。
脾虚运化失常,痰湿内阻,日久可化热,结合患者舌苔、脉象辨证为湿热蕴结
证,《内经》云:"诸湿肿满,皆属于脾。"故本病病位在脾,与肝、肾关系密切。
如湿滞经络关节,阳气布达受阻,则可见肌肤不仁、关节疼痛重着等。故以
健脾祛湿为法。方选涤浊方(自拟方)合五苓散为主加减,涤浊方主要由以
薏苡仁、炒冬瓜子、荷叶、芦根等组成,可健脾化湿、化痰涤浊,五苓散中清半
夏、茯苓化痰祛湿,白术健脾益气,配伍丹参、炒桃仁、泽兰活血化瘀,黄芩、
茵陈清热燥湿,全方配伍合理,切中病机,疗效确切。

第二节 酒精性肝病

酒精性肝病(alcoholic liver disease,ALD)是由于长期大量饮酒导致的肝
病,初期通常表现为脂肪肝,进而可发展成酒精性肝炎、肝纤维化和肝硬化。
严重酗酒时可诱发广泛肝细胞坏死,甚至引起肝功能衰竭。随着生活方式
的改变,酒精滥用和酒精依赖人群不断增多,我国由酒精所致肝损伤的发病
率呈上升趋势,调查显示,1990—2019 年,我国酒精性肝病发病率由 3.2/10 万

上升到4.9/10万,增长了53.1%。目前该病已成为继病毒性肝炎后我国第二大常见的肝病,严重危害人民健康。ALD发病机制复杂,目前可能发病机制与乙醇及其代谢产物的毒性作用、氧化应激反应及脂质过氧化、内毒素、细胞因子及炎症介质、嗜肝病毒、性别与基因多态性、微量金属元素等因素有关。酒精性肝病病理学改变主要为大泡性或以大泡性为主伴小泡性的混合性肝细胞脂肪变性,依据病变肝组织是否伴有炎症反应和纤维化,可分为单纯性脂肪肝、酒精性肝炎、肝纤维化和肝硬化。ALD临床表现缺乏特异性,随病情轻重和个体耐受性而有差异,一般与饮酒的量和酗酒的时间长短有关,患者可在长时间内没有任何肝脏的症状和体征,随着病情进展可出现乏力、右上腹隐痛或不适、食欲缺乏、恶心呕吐、低热、黄疸、肝大并有触痛等。ALD晚期会出现肝硬化一系列相关的并发症,还可出现肝外器官酒精中毒损害,如酒精性心肌病、胰腺炎、巨幼红细胞贫血、骨骼肌萎缩、生育障碍,可伴神经系统表现如谵妄、Wernicke脑病、周围神经病等。

戒酒是酒精性肝病最主要和最基本的治疗措施。戒酒可改善预后及肝损伤组织学、降低门静脉压力、延缓纤维化进程、提高所有阶段酒精性肝病患者的生存率。ALD患者往往存在营养不良,应在戒酒的基础上提供高蛋白、低脂饮食,并注意补充B族维生素、维生素C、维生素K及叶酸。药物治疗方面,美他多辛可加速酒精从血清中清除,有助于改善酒精中毒症状和行为异常;S-腺苷蛋氨酸、甘草酸制剂、水飞蓟素类、双环醇、多烯磷脂酰胆碱和还原型谷胱甘肽等药物有不同程度的抗氧化、抗炎、保护肝细胞膜及细胞器等作用,临床应用可改善肝脏生物化学指标及肝组织情况。但不宜同时应用多种抗炎保肝药物,以免加重肝脏负担。糖皮质激素可改善重症酒精性肝炎患者28 d的生存率,但对90 d及半年生存率改善效果不明显,主要机制是通过抑制NF-κB转录活性进而抑制以肿瘤坏死因子-α(TNF-α)为主的多种炎症因子的转录,抑制肝细胞的炎症反应。严重酒精性肝硬化患者可考虑肝移植。早期的肝移植可以提高患者的生存率,但要求患者肝移植前戒酒3~6个月,并且无其他脏器的严重酒精性损害。

一、赵文霞教授对酒精性肝病病因病机认识

酒精性肝病在中医学中没有专门的病名,可见于"酒疸""酒癖""酒臌""酒积"等相关病症的论述。"酒疸"病名最早见于《金匮要略》"心中懊愺而热,不能食,时欲吐,名曰酒疸";隋代巢元方在《诸病源候论》中提出"酒癖"

病名,《黄帝内经》形象描述了酒的特性:"酒者,水谷之精,熟谷之液也。其气剽悍,其入于胃中,则胃胀,气上逆,满于胸中,肝浮胆横。"赵文霞教授认为酒为湿热有毒之品,性温,味甘、苦、辛,入心、肺、肝、胃经,易生湿热,若暴饮过度,可扰乱气血使阴阳失调,产生一系列疾病。所以嗜酒无度为本病发病的根本原因,先天禀赋不足,脾胃虚弱为发病的内在因素,嗜酒过度致湿热毒邪蕴结于中焦,损伤脾胃运化功能,湿浊不化,气机升降失常,可发为"伤酒";酒毒日盛,浸淫机体,湿热酒毒蕴而不化,聚湿成痰,痰阻气机,气滞则血运不畅,导致瘀血内停,气、痰、血相互搏结,结于胁下,而为"酒癖";病情日久,正气耗损渐亏,肝脾肾功能失调,三焦气化不利,津液输布失常,气、血、水互结于腹中,可发为"酒臌"。

赵文霞教授认为本病病机是一个由浅入深、逐渐演变的过程,每个阶段都有自己的特点,初期病位主要在脾胃,以湿热之邪为著;中期病及肝胆,湿毒痰瘀,互结不散,病情缠绵胶着;后期则肝脾肾俱病,正气亏虚,邪气犹存,成虚实夹杂之证。根据不同阶段病机侧重的不同,采取不同的治法。

二、诊治特色

(一)首辨疾病阶段

赵文霞教授认为本病病机演变复杂,临床症状变化多端,辨证时应该首辨疾病阶段,初期多属"伤酒""酒痞",多为酒食伤脾,聚湿生痰,脾病及肝,症见胸膈痞满、食欲缺乏,胁肋胀闷不舒或隐痛,呕恶、吐酸等;中期多属"酒癖""酒疸",多为病延日久,酒湿浊毒蕴而不化,致气、血、痰浊与酒热湿毒相互胶结,停于胁下甚至结为痞块而成酒癖;或为肝胆疏泄失常,胆液不循常道,溢于肌肤,发为酒疸;症见胁下胀痛,纳呆恶心,倦怠乏力,发热,面色萎黄,形体逐渐消瘦,甚则出现黄疸,腹部胀大等;末期多属"酒臌",多为肝、脾、肾三脏功能失常,三焦气化不利,湿聚水生,聚于胁腹致腹大膨隆,症见面色苍黄,食少脘胀,倦怠乏力,恶心呕吐,甚则目黄、皮黄、尿黄,腹大胀满,如囊裹水,胁下积块按之坚硬,青筋暴怒,甚则脐心突起,四肢明显消瘦等。

(二)次辨疾病虚实

本病初期多属实属热,以肝郁、湿热、痰热多见,中期邪气渐盛,正气渐衰,虚实夹杂,以气滞血瘀,痰瘀互结多见,末期正气已衰,正虚邪恋,本虚标实,以肝肾不足,气血水互结多见。

(三)内外同施

清代吴师机《理瀹骈文》提出:"外治之理,即内治之理,外治之药,亦即内治之药。所异者,法耳。"赵文霞教授通过前期临床实践,通过运用膏药外敷和中药灌肠等外治法,在改善患者症状、减轻患者痛苦方面发挥着积极作用。

1.膏药贴敷 对于湿热为主的腹水患者,用芒硝粉、甘遂末、冰片粉等,上药混合均匀后,取适量,醋调成丸,敷脐上,用纱布覆盖,胶布固定,4～6 h后取下,每日1次。通过长期观察与临床实践,其对湿热为主的腹水患者症状有明显的改善。

2.中药灌肠 酒精性肝炎、肝硬化患者往往存在肠源性内毒素血症,其与中医热毒理论密切相关,是导致疾病进展的重要因素之一,赵文霞教授基于肝肠循环理论,运用清肝健脾解毒中药保留灌肠,如大黄、紫草、茵陈、薏苡仁、茯苓、赤芍、儿茶等药,可达到清除内毒素、降低高胆红素血症、预防自发性腹膜炎及肝性脑病等并发症的效果。

(四)药食同用

酒精性肝病患者由于食物摄入不足和消化吸收功能障碍,普遍存在营养不良。赵文霞教授基于"药食同源"的理论,将中药与食物有机结合,针对每个患者的体质及病机证型给予不同的药膳指导。所选中药多为健脾理气、消食开胃之品,如太子参、茯苓、薏苡仁、山药、莲子、佛手、鸡内金等。上述药物研碎后加入红枣、粳米熬制成粥,睡前或夜间21:00～22:00服用。根据患者不同的症状可适当加减中药组成:对肝气郁结、内有湿邪患者,建议用玫瑰花、赤小豆、粳米一起煮粥,每日早晚食用;对痰瘀内阻患者,建议用丹参、山楂、决明子,水煎代茶饮,以取其化痰消瘀之功。

(五)创立验方

赵文霞教授通过长期临床实践,结合酒精性肝病的病机特点,创立了治疗脂肪肝的化痰祛湿活血方,在酒精性脂肪肝及肝硬化早期阶段应用有较好的效果。该方由泽泻、丹参、郁金、海藻、决明子、山楂、水飞蓟、柴胡组成,其中泽泻为君药,《本草纲目》言其"渗湿热,行痰饮"。丹参味苦,微寒,活血祛瘀,清心凉血,《本草从新》记载丹参去瘀生新,功兼四物;郁金味辛、苦,性寒,可活血止痛,行气解郁,利胆退黄;海藻性寒,味苦、咸,可软坚散结,消痰利水;三者共为臣药。决明子清肝明目,润肠通便;山楂行气散瘀;水飞蓟清热解毒,疏肝利胆;三者共为佐药。柴胡引药入肝经为使药。因该病为长期饮酒所致,湿毒痰瘀是其主要的致病因素,故化痰祛湿活血方契合其病机。

三、分期分型施治

(一)酒精性脂肪肝(早期)

1. 痰湿内阻证

症状:胁肋隐痛或脘腹痞闷,口黏纳差,困倦乏力,头晕恶心,便溏不爽,形体肥胖。舌淡红胖大,苔白腻,脉濡缓。

治则:健脾利湿,化痰散结。

方药:二陈汤加减。

组成:半夏、陈皮、茯苓、薏苡仁、泽泻、海藻、决明子、丹参、郁金、山楂、甘草。

方解:方中半夏辛温性燥,燥湿化痰,降逆止呕;陈皮理气化痰,芳香醒脾;薏苡仁甘淡,利水渗湿,健脾止泻,茯苓甘淡,健脾渗湿,使湿祛痰消;加泽泻利水渗湿,化浊降脂;丹参、郁金养血活血;海藻消痰利水;山楂行气散瘀;决明子甘寒,润肠通便;甘草化痰和中,调和诸药。

加减:痞满恶心加苍术、竹茹燥湿化痰;热重口苦者,加黄芩、黄连清热祛火;湿重身困者,加藿香、佩兰芳香化湿;腹胀纳差者,加炒麦芽、鸡内金消食助运。

2. 肝郁脾虚证

症状:胁肋胀痛,心情抑郁不舒,乏力,纳差,脘腹痞闷,便溏。舌淡红,苔薄,脉弦细或沉细。

治则:疏肝理气,健脾化湿。

方药:逍遥散加减。

组成:柴胡、香附、白术、茯苓、陈皮、枳壳、当归、白芍、枳椇子、炙甘草。

方解:本方有柴胡疏肝解郁,使肝气得以调达,为君药。当归甘辛苦温,养血和血;白芍酸苦微寒,养血敛阴,柔肝缓急;共为臣药。白术、茯苓健脾去湿,使运化有权,气血有源,陈皮、枳壳理气健脾,香附疏肝解郁,共奏理气调中之功,枳椇子入胃经,除烦止呕,炙甘草益气补中,缓肝之急,共为佐药。

加减:胁痛重者,加川楝子、郁金行气止痛;肝胃不和、嗳气脘胀者,加竹茹、法半夏化痰和胃;腹胀纳差者,加炒麦芽、鸡内金助运消食;嗳腐吞酸者,加半夏、黄芩燥湿清热、降逆和胃。

(二)酒精性肝炎(中期)

1.肝胆湿热证

症状:胁肋灼痛胀痛;或胁下有痞块,按之疼痛;目黄,小便黄,身黄,色鲜明如橘子色,发热,口苦;纳差,恶心;呕吐,腹胀;大便或闭或溏。舌红,苔黄腻,脉弦数或弦滑。

治则:清热祛湿,利胆退黄。

方药:湿重者用茵陈五苓散。热重者用龙胆泻肝汤。

组成:茵陈五苓散,茵陈、茯苓、泽泻、猪苓、桂枝、白术。方中茵陈清热祛湿退黄,五苓散温阳化气、利湿行水。龙胆泻肝汤,龙胆草、黄芩、山栀子、泽泻、通草、车前子、当归、生地黄、柴胡、生甘草。

方解:方中龙胆草大苦大寒,既能清利肝胆实火,又能清利肝经湿热,故为君药。黄芩、栀子苦寒泻火、燥湿清热,共为臣药。泽泻、通草、车前子渗湿泄热,导热下行;当归、生地养血滋阴,邪去而不伤阴血;共为佐药。柴胡舒畅肝经之气,引诸药归肝经;甘草调和诸药,共为佐使药。

加减:黄疸较重者,加虎杖、秦艽、金钱草清热利胆退黄;热重于湿,见高热烦躁者,加生石膏、知母、芦根、青蒿清热祛湿;湿重于热,见脘痞纳呆者,加厚朴、苍术、砂仁燥湿行气;湿重呕逆者,加草豆蔻、佩兰芳化湿邪;若痰湿蒙蔽心包,症见神识昏蒙、时或谵语者,加用菖蒲、郁金化痰开窍。

2.痰瘀互结证

症状:胁肋隐痛或脘腹痞闷,口黏纳差,困倦乏力,头晕恶心,便溏不爽,形体肥胖。舌淡红胖大,苔白腻,脉濡缓。

治则:健脾化痰,活血化瘀。

方药:膈下逐瘀汤加减。

组成:桃仁、红花、生地、当归、赤芍、五灵脂、牡丹皮、香附、乌药、延胡索、枳壳、甘草。

方解:方中当归、川芎、桃仁、红花、赤芍、牡丹皮活血化瘀、消积止痛;五灵脂、香附、乌药、延胡索行气散结止痛;甘草缓急止痛,调和诸药;枳壳合桃仁,一走气分一走血分,两药合用可通腑泻下、调和气血。诸药合用,共奏活血化瘀、消积止痛之功。

加减:胁肋疼痛明显,加青皮、佛手理气止痛;烦热口干者,加黄芩、山栀清热除烦;口黏厌食,加苍术、草果仁燥湿化痰。黄疸淤留不退者,多与痰浊、瘀血互结有关,可加强化痰散结之力,常选用皂角刺、海藻、竹茹、海浮石、白矾等药。

(三)酒精性肝硬化(晚期)

1.脾虚湿盛证

症状:腹大胀满,如囊裹水,气短、乏力,胁下积块按之坚硬,四肢瘦削,舌质淡,舌体胖或齿痕多,苔薄白或腻,脉沉细或细弱。

治则:健脾益气,消积利水。

方药:参苓白术散合胃苓汤加减。

组成:人参、扁豆、白术、茯苓、桂枝、泽泻、猪苓、桔梗、砂仁、山药、薏苡仁、甘草、苍术、陈皮、厚朴、水红花子。

方解:方中人参补气,健脾养胃;白术、茯苓燥湿健脾;陈皮理气健脾;厚朴燥湿除满;山药、薏苡仁、扁豆、苍术健脾化湿;猪苓、泽泻利水渗湿;桂枝温阳化气;水红花子消积止痛,利水消肿;砂仁芳香化湿,和胃降逆;桔梗宣肺养肺;甘草调和诸药。

加减:胸胁刺痛者,加桃仁、红花、延胡索化瘀理气;胁下积块者,加鳖甲、土鳖虫软坚散结。

2.肝肾不足证

症状:胁肋隐痛,胁下痞块;腰膝酸软,目涩;头晕耳鸣,失眠;午后潮热,盗汗;男子遗精或女子月经不调。舌质紫暗,脉细或细数。

治则:滋补肝肾,化瘀软坚。

方药:一贯煎合膈下逐瘀汤加减。

组成:北沙参、麦冬、当归、生地黄、枸杞子、川楝子、炒灵脂、川芎、桃仁、丹皮、赤芍、乌药、延胡索、甘草、香附、红花、枳壳。

方解:方中生地黄滋阴养血、补益肝肾,内寓滋水涵木之意;当归、枸杞子养血滋阴柔肝;北沙参、麦冬滋养肺胃,养阴生津,意在佐金平木,扶土制木;佐以少量川楝子,疏肝泄热,理气止痛,复其条达之性。合用膈下逐瘀汤活血化瘀、软坚散结。

加减:腰酸畏光者加女贞子、旱莲草养肝补肾;骨蒸潮热者,加地骨皮、牡丹皮、白薇退热除蒸;心烦失眠者,加五味子、酸枣仁、丹参养心安神;口干口渴者,加天花粉、玉竹、乌梅养阴益胃。

3.脾肾阳虚证

症状:面色㿠白,腰膝酸软,腹中冷痛;腹大胀满,如囊裹水,气短、乏力纳差,胁下积块按之坚硬,四肢瘦削,大便溏泄、小便不利。舌质淡,舌体胖或齿痕多,苔薄白或腻,脉沉细或细弱。

治则:温补脾肾、化气利水。

方药:实脾饮合真武汤加减。

组成:干姜、附子、白术、茯苓、炙甘草、厚朴、大腹皮、草果仁、木香、木瓜、白芍。

方解:方中附子、干姜温补脾肾;大腹皮、茯苓健脾祛湿;白术、茯苓、甘草健脾益气;草果仁燥湿行气,木香、厚朴行气,木瓜酸温,能于土中泻木,兼能行水,与木香同为平肝之品,白芍柔肝养肝。

加减:此期变证较多,痰浊上蒙清窍可出现"肝厥",此时,赵文霞教授运用加味菖蒲郁金汤,药用石菖蒲、郁金、胆南星、生大黄、乌梅、枳实、厚朴,以通腑泻浊、开窍醒神。针对酒臌患者大量腹水的情况,采用宣上、畅中、渗下的方法以消除酒毒湿浊之邪;选用桔梗、苦杏仁、紫苏叶等开启水之上源;选用苍术、陈皮、薏苡仁、白豆蔻、草果仁等苦温燥湿以畅达中焦气机;选用茯苓、猪苓、白茅根、车前子、冬瓜皮淡渗利湿,使湿毒从小便而去。

赵文霞教授根据酒精性肝病"毒、热、瘀、虚"的基本病机,在戒酒的基础上,灵活运用中医药方法,分期分阶段辨治酒精性肝病,调整机体阴阳气血失衡状态,同时结合中医外治及药膳等综合措施,减轻了患者病痛,提高了临床疗效。

四、验案撷英

案例一:酒癖-肝胆湿热证

患者:马某,男,28岁。

初诊:2016年8月2日。

主诉:身目黄染3个月,加重10 d。

现病史:3个月前患者无明显诱因出现身目黄染,未予诊治。10 d前患者上述症状加重,现为求进一步中西医系统诊治,遂至医院就诊。

现在症:皮肤及巩膜黄染,乏力纳差,稍腹胀,口干口苦,睡眠可,小便色如茶色,大便黏腻,排便不爽,每天 1~2 次。舌质暗红、苔薄黄腻,脉弦滑。

既往史:饮酒史 10 余年,饮酒每天 50~120 g 不等。

个人史:无特殊。

辅助检查:肝功能提示 ALT 215 U/L,AST 327 U/L,碱性磷酸酶(ALP) 291 U/L,γ-谷氨酰转移酶(GGT) 632 U/L,总胆红素(TBIL) 118.7 μmol/L,直接胆红素(DBIL) 81.5 μmol/L;凝血酶原时间(PT)12.8 s。查彩超提示脂肪肝,胆囊壁毛糙。

诊断:中医诊断为酒癖-肝胆湿热证,西医诊断为酒精性肝炎。

治法:清热祛湿,解毒退黄。

方药:茵陈蒿汤合甘露消毒丹加减。茵陈 30 g,生薏苡仁 30 g,炒麦芽 30 g,大黄 6 g,黄芩 12 g,滑石 15 g,石菖蒲 15 g,连翘 15 g,鸡内金 15 g,栀子 10 g,藿香 10 g,白豆蔻 10 g,7 剂,水煎服,日 1 剂。配合西医保肝抗炎、退黄、营养支持措施。

二诊:2016 年 8 月 10 日,患者乏力、纳差症状较前改善,身目黄染有所减轻,无口苦,口稍干,排便顺畅,每天 1~2 次,舌质暗红、苔薄白腻,舌下络脉迂曲,脉弦滑。在一诊方的基础上去栀子、大黄,加泽泻 30 g,丹参 20 g,郁金、山楂、水飞蓟各 15 g。继服 1 周。

三诊:2016 年 8 月 18 日,服药后,患者身目黄染显著减轻,纳食尚可,无口干口苦,小便色稍黄,大便基本正常。复查肝功能提示 ALT 47 U/L,AST 62 U/L,ALP 151 U/L,GGT 332 U/L,TBIL 59.3 μmol/L,DBIL 38.5 μmol/L。继续调理 1 周后出院,出院后戒酒,病情稳定。

按语:患者嗜酒无度,酒热湿毒之邪蕴结中焦,伤及脾胃,脾土壅滞,聚湿生痰,湿热内蕴,土壅木郁,肝失条达,肝脾同病,热毒之邪熏蒸肝胆,胆汁不循常道外溢致身目发黄;清阳不升,浊阴不降,气机升降失调,致纳差腹胀,口干口苦,初起湿热毒邪显著,故治疗以清热祛湿、解毒退黄为法,以茵陈蒿汤合甘露消毒丹加减,采用清热解毒、淡渗利湿、健脾祛湿、芳香化湿的药物解决湿热毒邪问题。二诊患者热势已缓,大便已通,其舌暗、舌下络脉迂曲,表现为湿、毒、瘀互结,故此时去栀子、大黄,加泽泻利水渗湿,丹参、郁金化瘀通络、凉血退黄,山楂散瘀消食,助中焦运化,水飞蓟疏肝利胆,解毒退黄,经中西医综合治疗,取得满意的效果,体现了中医谨守病机、辨证施治的特点。

案例二:酒鼓-脾虚湿盛证

患者:赵某,男,39 岁。

初诊:2016 年 2 月 18 日。

主诉:间断腹部胀满 3 个月,加重 3 d。

现病史:3 个月前患者无明显诱因出现腹部胀满,偶有腹痛,未予诊治。3 d 前患者上述症状再发加重,遂至我院就诊。

现在症:腹部胀满,饭后加重,无腹痛,齿衄,偶有鼻衄,伴尿黄,目睛黄染,乏力,口干口苦,纳食尚可,睡眠差,大便可。舌质暗,苔白腻,脉滑数。

既往史:饮酒史 20 余年,饮酒每天 40～120 g 不等。

个人史:无特殊。

辅助检查:查肝功能提示总胆红素 90.7 μmol/L,直接胆红素 62.6 μmol/L,间接胆红素 28.1 μmol/L,白蛋白 24.5 g/L,白球比 0.7,谷草转氨酶 77 U/L,碱性磷酸酶 161 U/L,谷氨酰胺转肽酶 74 U/L,腺苷脱氨酶 31.6 U/L,总胆汁酸 208.9 μmol/L。查腹部 CT 提示肝硬化,脾大,腹水,门静脉高压症,轻度脂肪肝。

诊断:中医诊断为酒鼓-脾虚湿盛证,西医诊断为酒精性肝炎。

治法:健脾理气,祛湿退黄。

方药:茵陈五苓散合四君子汤加减。茵陈 30 g,茯苓 30 g,猪苓 20 g,泽泻 30 g,大腹皮 30 g,姜厚朴 15 g,麸炒枳壳 10 g,丹参 20 g,川芎 10 g,炮山甲 6 g,人参 15 g,麸炒山药 30 g,醋郁金 15 g,煅瓦楞子 30 g,炒鸡内金 12 g,炒山楂 15 g,炒麦芽 15 g,炒神曲 15 g,7 剂,水煎用,日 1 剂。

同时给予每日中药药膳夜间加餐,山药 15 g,薏苡仁 30 g,茯苓 15 g,陈皮 6 g,太子参 15 g,豆蔻 6 g。

配合西医保肝抗炎、退黄利尿、营养支持措施。

二诊:2016 年 2 月 25 日,患者精神可,腹部胀满较前稍减,无腹痛,伴尿黄,目睛黄染,乏力,口干口苦,伴有齿衄,纳食改善,睡眠差,大便质软,2～3 次/d,双下肢轻度凹陷性水肿。舌质暗红,苔薄白腻,脉滑数。中药在上方基础上加藕节、青黛凉血止血,玉米须、白茅根各 30 g 利水消肿。并给予清肝健脾解毒汤保留灌肠(茵陈 30,大黄 10 g,赤芍 20 g,薏苡仁 30 g,茯苓 30 g,柴胡 12 g,紫草 15 g,儿茶 10 g),每日 1 次。

三诊:2016 年 3 月 4 日,患者腹胀及身目黄染情况较前减轻,纳食可,无齿衄,小便量 24 h 约 2 500 mL,大便 1～2 次/d,双下肢水肿减轻。舌质暗红,舌下络脉迂曲,脉滑,复查肝功能示:总胆红素 66.2 μmol/L,直接胆红素 38.5 μmol/L,白蛋白 32.4 g/L,谷草转氨酶 44 U/L,碱性磷酸酶 123 U/L。中药在上方基础上去青黛、藕节,加当归 15 g、醋鳖甲 10 g 养肝散结。患者病情好转出院,出院后继续服用 2 个月余,病情相对稳定。

按语:患者嗜好饮酒,滋食肥甘厚腻辛辣酒肉之品,致脾气亏虚,酿湿生痰,痰阻气机,致使肝气不舒,气机阻滞,肝气横逆犯脾,痰湿瘀阻于胁下,发为肝积。气滞湿阻,胆汁疏泄失常,不寻常道则出现黄疸;肝气横逆犯脾,致脾气愈虚,气血无生化之源,可出现乏力。脾虚无力运行津液,水湿内蕴;肝肾同源,肝病日久,波及肾脏,肝、脾、肾三脏功能失常,三焦气化不利,湿聚水生,聚于胁腹致腹大膨隆,可出现"酒鼓",结合舌脉之象,辨证当属"脾虚湿盛"。患者病情日久,正气已衰,正虚邪恋,本虚标实,故治疗上以四君子汤健脾益气,水湿之邪蕴久化热,以茵陈五苓散去桂枝来祛湿利水,兼以清热。气行则水行,气滞则水停,配合大腹皮、麸炒枳壳、姜厚朴理气,恢复中焦气机升降之枢;同时积证必伴瘀血,故加用丹参、川芎、炮山甲、醋郁金化瘀散结。二诊患者伴齿衄,舌红,脉滑,有热伤血络之证,加青黛、藕节凉血止血,白茅根、玉米须利水不伤阴。同时配合清肝健脾解毒汤灌肠,清除肠道毒素,利于黄疸消退。三诊时患者症状及生化指标改善,中药加当归、醋鳖甲以养肝柔肝,标本兼治,体用同调。

案例三:肝癖-痰湿内蕴证

患者:于某,男,52 岁。

初诊:2016 年 3 月 12 日。

主诉:右胁胀满、乏力 3 个月余。

现病史:3 个月前患者无明显诱因出现右胁胀满、乏力等症状,为求进一步中西医系统诊治,遂至我院就诊。

现在症:右胁胀满、乏力困倦、纳食差、大便黏腻不爽。舌质淡红、苔白厚腻,脉弦滑。

既往史:饮酒史 6 余年,每次饮酒量 100 g 左右,每周 1~3 次。

个人史:无特殊。

辅助检查:乙肝病毒表面抗原、丙型肝炎抗体、自身免疫性肝炎抗体全套均阴性,肝功能提示谷丙转氨酶 58 U/L,谷草转氨酶 126 U/L,谷氨酰转肽酶 67 U/L,余正常。血脂提示总胆固醇 7.11 mmol/L,甘油三酯 2.8 mmol/L。血糖正常。上腹部 CT 提示重度脂肪肝(肝/脾 CT 比值 0.46)。

诊断:中医诊断为肝癖-痰湿内蕴证,西医诊断为酒精性肝炎。

治法:健脾化痰祛湿。

方药:二陈汤加减。陈皮 15 g,茯苓 15 g,泽泻 15 g,山楂 15 g,山药 20 g,荷叶 12 g,莱菔子 12 g,半夏 9 g,甘草 6 g,生姜 3 片。连服 7 d,配合中成药当飞利肝宁胶囊口服,嘱患者每日打羽毛球 40 min,以微微出汗为宜。给予调脂茶代茶饮。

二诊:2016 年 3 月 19 日,诉右胁胀满、乏力明显减轻,大便黏腻不爽症状缓解,饮食改善,但觉睡眠差,舌质淡红,舌苔厚腻,脉弦滑。于一诊方基础上加用钩藤 6 g、酸枣仁 20 g,去山楂、莱菔子,继服 7 剂。

三诊:2016 年 3 月 27 日,诉偶有右胁胀满不适,乏力、大便黏滞不爽症状完全缓解,纳食及睡眠可。舌质淡,舌苔白腻,脉弦。查肝功能提示谷丙转氨酶 21 U/L、谷草转氨酶 62 U/L、谷氨酰转肽酶 67 U/L,余正常。嘱患者继续坚持低脂清淡饮食、每日坚持运动,并继续调脂茶代茶饮。半月后未见患者复诊,电话随访,患者诉现无明显不适,于当地医院复查肝功能正常。

按语:患者长期嗜食肥甘厚腻之品,导致脾胃受伤,运化功能失常,酿生痰湿,阻于肝络,发为肝癖。饮食过盛,影响脾胃气机运化,水谷膏粱凝聚成湿,流于肌肤,化为膏脂,故形体肥胖;脾失健运,气机不振,则可见身体沉重,肢体困倦,脘痞胸满;中焦痰浊内蕴,气机不化,可见纳食差等;结合舌脉之象,辨证当属"痰湿内蕴"。患者中焦气机失调,脾胃运化失职,脾失健运,痰湿阻络,故治疗上以健脾化痰祛湿为主,方选二陈汤加减,半夏辛温而燥,燥湿化痰,降逆和胃,散结消痞;湿痰既成,阻滞气机,陈皮理气行滞,燥湿化痰,乃"治痰先治气,气顺则痰消"之意;茯苓、泽泻甘淡,渗湿健脾以杜生痰之源;生姜既助半夏降逆,又制半夏之毒;莱菔子消食除胀,降气化痰;甘草调和诸药。二诊患者腹胀乏力减轻,饮食改善,故去山楂、莱菔子,睡眠差,舌苔厚腻,痰湿上扰心神,加用钩藤、酸枣仁之安神药。三诊时患者症状及生化指标改善,继续调脂茶代茶饮,巩固治疗。

案例四:酒鼓-肝郁脾虚证

患者:钞某,女,50 岁。

初诊:2021 年 3 月 26 日。

主诉:腹胀 1 周。

现病史:1周前患者喝酒后出现腹部胀满,遂至我院就诊。

现在症:腹部胀满,按之如囊裹水,无腹痛,纳差,睡眠可,小便差,大便正常。舌质暗红,苔白厚,脉弦数。

既往史:饮酒史10余年,量不详。

个人史:无特殊。

辅助检查:肝胆脾胰+门静脉彩超提示肝硬化腹水(少量)。肝肾功能、血糖检验提示总胆红素32.0 μmol/L,直接胆红素9.7 μmol/L,白蛋白35.4 g/L,天冬氨酸氨基转移酶35.2 U/L,谷氨酰转肽酶130.6 U/L,葡萄糖6.55 mmol/L,高密度脂蛋白胆固醇1.63 mmol/L,载脂蛋白B 0.51 g/L。

诊断:中医诊断为酒鼓-肝郁脾虚证,西医诊断为酒精性肝病。

治法:疏肝理气,健脾化湿。

方药:逍遥散加减。柴胡15 g,赤芍20 g,茯苓30 g,当归15 g,麸炒白术30 g,丹参30 g,醋郁金12 g,川芎12 g,陈皮15 g,砂仁10 g,人参15 g,茯苓皮30 g,茵陈30 g,猪苓30 g,泽泻15 g,盐车前子30 g,大腹皮15 g,姜厚朴12 g,麸炒枳壳12 g,炒麦芽30 g,山药30 g,冬瓜皮40 g,7剂,水煎服,日1剂。

二诊:2021年4月2日,患者精神可,腹部胀满较前稍减,无腹痛,小便正常,现症见夜间易醒,舌质淡红,苔白厚,脉滑数。中药在上方基础上加首乌藤30 g,炒酸枣仁10 g,继服7剂。

三诊:2021年4月9日,诉偶有乏力,腹胀、小便不利症状完全缓解,纳食及睡眠可。舌质淡,舌苔薄白,脉弦。查谷丙转氨酶25 U/L,谷氨酰转肽酶71 U/L,余正常。嘱患者戒酒,忌食辛辣。

按语:患者嗜酒无度,酒热湿毒之邪蕴结肝胆,肝气郁滞,横犯脾胃,气机升降失调,脾运不健,气滞不畅,脾土壅滞,土壅木郁,肝失条达,肝脾同病,气血水互结,以致腹部日渐胀大,脾胃不健,纳运失司,故纳食少馨;气壅湿阻,水道不利,故肢体沉困乏力,小便短少;结合舌脉之象,辨证当属"肝郁脾虚"。患者肝气郁滞,脾运不健,治疗以疏肝理气、健脾化湿为主,方选逍遥散加减,方中麸炒枳壳、砂仁、陈皮、姜厚朴同用,上中下三焦同调,配合柴胡、川芎、醋郁金、丹参,气血并调,再加用茯苓、茯苓皮、泽泻、盐车前子、大腹皮利水消肿,佐以人参、麸炒白术扶正,以期行气活血,利水消胀。二诊患者病势已去,腹胀缓解,小便自利,故此时去茯苓皮、大腹皮、冬瓜皮,但夜间易醒,加首乌藤、炒酸枣仁安神定志。患者经中西医综合治疗,病情好转,体现了中医治病求本、辨证论治的特点。

第三节 药物性肝损伤

药物性肝损伤(drug-induced liver injury,DILI)又名药物性肝损害、药物性肝病,是指在运用药物的过程中,药物本身或其代谢产物引起的肝细胞毒性损害,以及肝脏对药物或其代谢产物的过敏反应所致疾病的总称。其真实发病率很难确定。药物临床试验因为例数有限,很难发现药物的肝毒性。引起 DILI 最常见的原因,在欧美主要是常规药物,在亚洲主要是传统补品及膳食补充剂。

目前国内外尚无统一的标准,仍属于排除性诊断,诊断较为困难。其诊断依据主要包括以下几个方面:①有可疑药物的接触史,一般在 5～90 d。②存在肝功能损伤,并且排除其他原因或疾病(如酒精性肝病、自身免疫性肝病、病毒性肝炎等)所致。③停药后,肝功能指标和消化道症状有所改善。④近期存在典型的恶心、食欲减退、厌油、皮肤巩膜黄染等肝损伤症状,伴有乏力、发热、瘙痒、皮疹等肝外表现。⑤存在药物性肝损伤的危险因素。⑥偶尔再次给药,迅速激发肝损伤。⑦RUCAM 量表评分在 6～8 分及以上。目前已知有 1 100 多种药物具有潜在的肝毒性。根据药学、药理和毒理分析,其中治疗骨质疏松、关节炎、银屑病、湿疹等疾病的西药使用说明书,已经表明具有肝毒性或者肾毒性。同样具有肝毒性、肾毒性的中药如何首乌、土三七等。

其发病机制尚不清楚,可能与遗传易感基因、药物的剂量及肝脏药物代谢和基础疾病等有关。近年来报道较多的主要涉及抗生素、抗结核药、抗甲状腺药、抗肿瘤药及中草药等。临床上常分为肝细胞损伤型、胆汁淤积型及混合性 DILI。DILI 大多预后良好。严重时可发生急性肝衰竭(acute liver failure,ALF)和胆管消失综合征。病程超过 1 年时为慢性 DILI,可表现为慢性肝炎、肝纤维化、肝硬化等。部分患者可发生药物诱导的自身免疫性肝炎、癌症免疫治疗相关肝损伤、继发性硬化性胆管炎、肉芽肿性肝炎、急性脂肪肝、药物相关脂肪性肝病、肝结节性再生性增生,以及肝脏肿瘤等。目前,对 DILI 治疗没有特效药物,最重要的初始治疗是及时停用伤肝药物。主要通过对症治疗,给予维生素及辅酶类、解毒、抗炎、利胆等保肝药物。对某些药物引起的肝损伤可尝试相关特殊药物治疗;对于药物相关慢性胆汁淤积,熊去氧胆酸单用或联合皮质类固醇素的效果并不确定。因此,临床上及早较好地控制病情的进展,是临床治疗的关键。而传统中医药在防治药物性肝损伤方面有其特色和优势,具有广阔应用前景。

祖国医学根据药物性肝病的临床表现如上腹部不适、胁肋隐痛、乏力、黄疸、恶心呕吐等,将 DILI 归属于"胁痛""黄疸""积聚""鼓胀""药物毒"等范畴。

一、赵文霞教授对药物性肝病病因病机认识

赵文霞教授认为该病病因多样,病机复杂,主要是在先天禀赋不足的前提下,加之药物的毒性,引起脏腑功能失调,气血阴阳失衡,伤及肝,肝失疏泄,损及肝络,诱发本病。久则郁而化热,气滞血瘀,水湿内停,气滞、血瘀、痰浊胶结渐成黄疸、鼓胀、积聚、肝积。DILI 的基本病理特点为虚实夹杂,主要矛盾为药毒入侵伤肝致肝郁脾虚,毒邪内蕴,发展为湿热中阻、气滞血瘀。发病的内在原因是脾胃虚弱。其病位在肝,但与脾、胃、胆、肾等脏腑密切相关。

(一)"先天禀赋不足"是药物性肝病发生的内在因素

中医认为"正气存内,邪不可干",感受毒邪后,机体是否发病与正气密切相关。DILI 的发生主要是先天禀赋不足,后天感受六淫邪气、酒毒、起居失宜等,加之剂药失宜,伤及脏腑。赵老师认为本病主要是正虚邪侵,肝、脾、胃功能受损。病理性质有虚实之分,而以实证多见,实证以气滞、湿热、血瘀为主,三者又以气滞为先。治疗大法为去除病因,解毒保肝,泻浊和胃。中医的整体观和辨证论治对于药物性肝损伤有着独特的优势。中医治病强调整体观念,对于发生药物性肝损伤的患者,选择中医治疗,目的不仅在于保肝,同时针对原发病进行干预,整体调理,既可以达到保肝的效果,又可以避免再一次肝损伤的发生。因此,临证治疗时应攻补兼施,标本同治。

(二)药毒作为重要的始动因子,正虚邪侵贯穿疾病的始终

中医学对药物毒性的认识早在《神农本草经》就有记载,将药物分为三品,即大毒、小毒、无毒。《诸病源候论》中记载,如"凡药物均有毒,当有大毒者,皆能变乱,与人为害,也能杀人。诸毒重者,令人发病时,咽喉强之,而两睛痛,鼻干,手足沉重,常呕吐,腹里热闷,唇口习习,颜色乍青乍赤。食与药俱入胃,胃能容杂毒,又逐大便,泄毒气,毒气未入血脉易治。"如急性药物性

肝损伤,药邪作为外邪,首先戕伐脾胃,致使脾胃受损,脾失健运,湿邪阻滞中焦,则脾胃升降失常;由于脾胃为气机升降的枢纽,脾胃升降失常,则必然气机不畅,气机不畅又致肝气郁结不能疏泄,则胆汁输运排泄失常,导致胆汁入血,溢于肌肤则发黄;而肝之疏泄与运化吸收关系十分密切,饮食入胃后,凡精微之布输,气血之生成,津液之运行,物质之代谢均有赖于肝之疏泄条达,那么机体代谢过程中诸如水湿、痰饮、瘀血等病理产物,均在一定程度上说明是由肝失疏泄所致。因此,赵文霞教授认为药物性肝病的具体病因病理是正虚邪侵。"邪"指导致肝功能损伤的各种药物,"正"即人体的生理功能,主要指其对外界环境的适应能力、抗邪能力,以及康复能力。正如《素问·评热病论篇》及《素问遗篇·刺法论》所云"邪之所凑,其气必虚"。

二、诊治特色

(一)首先停用和清除相关损肝药物

药物性肝损伤是常见肝脏疾病之一,多数表现为黄疸、转氨酶升高等,可伴有发热和皮疹,病程常可逆转,通常占黄疸和急性肝炎住院患者的2%～5%,占所谓"急性肝炎"住院患者的约10%,占非病毒性肝炎的20%～50%,占急性肝功能衰竭的30%～40%,它还是不明原因肝损伤的常见原因,特别是50岁以上的患者,并且是引起暴发性肝衰竭的重要病因之一。药物性肝损伤发病率仅次于病毒性肝炎、脂肪性肝病(酒精性和非酒精性)。

药物性肝损伤的治疗最主要的是立即停用有关药物和可疑药物,清除和排泄体内药物。多数病例在停药后能迅速恢复,轻度药物性肝损伤能在短期内康复。对肝功能损害严重或发生肝功能衰竭者,应积极治疗。对发生药物性肝损伤的患者应加强支持治疗。卧床休息,避免体力活动,加强营养,补充各种维生素及微量元素,同时注意维持水、电解质及酸碱平衡,以加强药物排泄。密切检测肝功能等指标,特别是监测急性肝衰竭和进展为慢性肝衰竭的征象,对肝损伤进行系统性生物化学评估,同时防止重新给予引起肝损伤的药物,防止有相关化学结构的药物之间的交叉毒性反应。避免再次使用可能致肝损伤药物或进行激发试验,因为复发性肝损伤可能比第1次刺激后的肝损伤更严重。清除体内药物可通过催吐、洗胃、导泻、利尿等方法,必要时须进行血液透析或灌注、腹腔透析、血浆置换等方法。非特异解毒剂可选用谷胱甘肽或 N-乙酰半胱氨酸。

（二）辨证论治

《素问·灵兰秘典论》言："肝者,将军之官,谋虑出焉。"肝主疏泄,维持气血津液运行。赵文霞教授认为某些药物的毒性损害了肝体,使其失于疏泄,致气滞、血瘀、痰凝,而痰瘀之邪又进一步加重气滞,形成恶性循环。肝与脾同居中焦,肝气郁结,以致脾失健运,痰湿内聚,表现为肝强脾弱、虚实夹杂。赵老师总结多年治疗药物性肝病的经验,认为药物性肝病多以两胁部不适,或胀满疼痛,恶心呕吐,食欲缺乏,黄疸,腹胀不适,倦怠乏力,口干口渴,心烦口苦,失眠多梦,舌暗红,苔腻,脉弦滑或滑数等为主要临床表现。湿热瘀毒是发作期的病机关键,气虚湿阻瘀血是病机转化的特点。因此,根据不同临床表现,临证将其分为肝脾不调型、肝胆湿热型、瘀血内停型、肝肾阴虚型。

1. 肝脾不调型

症状:两胁肋胀满不适或隐隐作痛,胸闷,善太息,精神焦虑或抑郁,纳食减少,脘腹痞闷,困倦乏力,大便稀溏。舌质淡暗,舌边可有齿痕,苔白,脉弦细。

治则:疏肝解郁,行气健脾。

方药:四逆散合香砂六君子汤加减。

组成:柴胡、枳壳、白芍、木香、砂仁、茯苓、清半夏、陈皮、党参、白术、甘草等。

方解:本方以四逆散调和肝脾,疏肝解郁,以顺肝性,又有白芍养血柔肝;木香、砂仁行气疏肝、健脾和胃;白术、茯苓健脾去湿,使运化有权,气血有源;清半夏、陈皮健脾化痰;甘草益气补中,缓肝之急。如此配伍既补肝体,又助肝用,气血兼顾,肝脾并治。

加减:口苦者,酌加鸡骨草、金钱草;胁痛甚者,加川楝子、延胡索以增强理气活血止痛之功;若入睡困难者,酌加百合、酸枣仁、夜交藤;目睛、小便黄者,酌加茵陈、栀子、黄芩、龙胆草等清肝之品;大便溏者,酌加泽泻、芡实、诃子肉。

2. 肝胆湿热型

症状:两胁部胀满疼痛,身目小便黄染,口苦心烦,发热、小便短赤,恶心呕吐,腹胀,纳差,乏力。舌质红,苔薄黄或黄腻,脉弦滑或数。

治则:清肝利胆,利湿退黄。

方药:茵陈五苓散加减。

组成:茵陈、猪苓、茯苓、泽泻、白术、金钱草、垂盆草、虎杖、五味子、黄芩、栀子等。

方解:方中茵陈苦寒,既能清利肝胆实火,又能利湿退黄;金钱草、垂盆草、虎杖,利湿退黄,现代研究能有效修复肝细胞、降低转氨酶,促进肝功能恢复;白术具有补气健脾、燥湿利湿之功;泽泻、猪苓利水渗湿;黄芩、栀子苦寒泻火,燥湿清热。诸药共用,凉肝泻火,利湿退黄,泻中有补,利中有滋,祛邪不伤正,泻火不伤胃。

加减:恶心呕吐者,酌加苏梗、生姜、姜半夏降逆止呕;腹胀便秘者,酌加枳实、大黄、厚朴以通腑、行气消胀;热盛者,酌加丹皮、赤芍、连翘以凉血、清热解毒;黄疸重者,可加桃仁、红花、莪术活瘀退黄;湿重者可加藿香、佩兰、薏苡仁健脾化湿。

3. 瘀血内停型

症状:两胁部疼痛,固定不移,或胁下可触及积块,面色晦暗,面部、胸部背部可见赤丝红缕,赤掌,毛发稀疏无泽,舌暗红或紫暗,或有瘀点瘀斑,脉弦细或沉涩。

治则:活血化瘀,软坚散结。

方药:膈下逐瘀汤加减。

组成:桃仁、牡丹皮、赤芍、乌药、延胡索、当归、川芎、红花、枳壳、香附、甘草、川楝子、鳖甲、牡蛎等。

方解:方中赤芍、丹皮、川芎、红花、桃仁活血化瘀,通利血脉;当归养血活血,乌药、枳壳、香附行气散结,疏达气机;延胡索、川楝子行气止痛;鳖甲、牡蛎软肝散结;甘草调和诸药,益气和中。共奏行气活血,软坚散结之功。

加减:若两胁胀痛明显者,可选加柴胡、白芍疏肝理气、养血柔肝;腹部胀满、便溏者,可加党参、茯苓、炒白术、芡实健脾益气止泻;失眠者,酌加远志、龙齿、柏子仁养血安神。

4. 肝肾阴虚型

症状:腹大胀满如蛙腹,或见青筋暴露,面色晦暗,黧黑,胁下积块,双下肢浮肿,气短乏力,四肢瘦削,五心烦热,心悸少寐,小便短少,舌质红绛少津,脉细或数,或身目俱黄,黄色晦暗如烟熏。

治则:滋养肝肾,养阴利水。

方药:六味地黄丸合一贯煎加减。

组成:生地、山药、山茱萸、丹皮、泽泻、茯苓、麦冬、川楝子、枸杞子、当归、沙参、鳖甲、牡蛎等。

方解:方中"三补三泻"滋补肝肾,填精益髓;配以一贯煎疏肝养血,清热敛阴,共奏滋补肝肾、滋养肝阴之效;鳖甲、牡蛎破血消积,软坚散结。

加减:津伤口干者,酌加石斛、芦根、天花粉养阴生津;腰膝酸软重者,加女贞子、旱莲草滋补肝肾;心烦不寐者,加酸枣仁、柏子仁、夜交藤安神;午后低热者,加银柴胡、地骨皮、知母清虚热;腹胀甚、小便短少者,可加丹参、益母草、泽兰、马鞭草等化瘀利水。

(三)外治法

赵文霞教授认为,运用非口服药物的方法,通过刺激经络、穴位、皮肤黏膜、肌肉、筋骨等,可以达到治疗内脏疾病目的。因此,赵老师临床多配合外治法,在防治药物性肝病、减轻症状、促进疾病的恢复等方面起到协同治疗作用。应用时当在中医理论指导下辨证论治,循经治疗。如软肝缩脾膏,外敷于肝区及脾区,透皮吸收,起到软坚散结、护肝缩脾的效果。脐火疗法,化湿行气、祛湿退黄,治疗合并腹水、腹胀、便溏者,往往起到意想不到的效果。中药直肠滴入,清肠解毒、辟秽开窍,治疗肝昏病。中药(逐水散)敷神阙穴,逐水消胀明显。上述方法与方药并用,综合治疗均可达到满意的治疗效果。

(四)改善体质,重在养肝健脾

赵文霞教授认为药物性肝病与自身体质因素密不可分。改善体质,重在养肝健脾。仲景云:"见肝之病,知肝传脾,当先实脾。"使四时脾旺不受邪,宜进健脾补气运湿之品,如薏苡仁、云茯苓、山药、大枣、人参等。其中怀山药具有气阴双补,平补肺、脾、肾、三焦之功能,既是健脾补肾良药,又是上等食材,长期食用可使脾胃健运,中焦气旺,有增强机体免疫功能的功效。西洋参、太子参有补气养阴之功,药膳中根据辨证加入可培补元气。

赵文霞教授认为导致药物性肝损伤的基本致病因素是外来药物毒邪,其病理性质当属正虚邪实,其中正虚是发病和邪气留着的关键,而肝脏局部的气滞血瘀是邪实的主要特点。因此,在治疗中,应以扶正祛邪为原则,一方面调理肝脾,补养气血;另一方面,解毒排毒,活血化瘀。从已有的临床资料看,养肝健脾、化瘀解毒的中药方剂或注射剂有肯定的保肝护肝作用,其作用机制具有多靶点、多途径的特点。中医著作中虽然没有"药物性肝损伤"的病名,但关于药物毒性的记载明确详细。早在《神农本草经》中不仅对于药物本身的毒性有说明,而且在药物配伍之后是否有毒性亦有详细说明。查阅历代中药著作,在用药时强调"衰其大半而止",防止药物过量伤及正气,可见用药之谨慎。

三、验案撷英

案例一:黄疸-湿重于热证

患者:王某某,女,46 岁。

初诊:2022 年 10 月 11 日。

主诉:身、目、小便黄染 1 周,加重 1 d。

现病史:患者 1 周前因感冒口服感冒灵颗粒后出现身、目、小便黄染,伴恶心呕吐,纳差,乏力,胃脘部胀满不适。其间未予系统治疗。1 d 前自觉身目小便黄染明显加重,恶心呕吐明显。求治于我院门诊。

现在症:身、目、小便黄染,纳差,乏力,恶心呕吐,胃脘部胀满不适,大便干,3 d 1 次,小便浓茶色。舌红苔黄腻,脉弦数。

既往史:既往体健。否认高血压、心脏病、糖尿病史。否认外伤、手术史。否认药物食物及其他物质过敏史。

个人史:无特殊。

辅助检查:血常规、粪便常规均无异常。肝功能提示 TBIL 899 μmol/L,DBIL 92.4 μmol/L,血清总蛋白(TP)78.5 g/L,ALB 37.8 g/L,ALT 899 U/L,AST 833 U/L,ALP 257 U/L,GGT 215 g/L。甲型肝炎、乙型肝炎、丙型肝炎、丁型肝炎、戊型肝炎病毒标志物均阴性。巨细胞病毒、EB 病毒均阴性。铜蓝蛋白在正常范围。自身免疫抗体、自身免疫性肝病抗体均阴性。腹部彩超提示胆囊壁稍厚。

诊断:中医诊断为黄疸-肝胆湿热证,西医诊断为药物性肝炎。

治法:清肝利胆,利湿退黄。

方药:茵陈五苓散加减。茵陈 20 g,白术 30 g,桂枝 10 g,泽泻 20 g,猪苓 20 g,茯苓 20 g,栀子 15 g,大黄 8 g,苏梗 15 g,姜竹茹 12 g,砂仁 8 g(后下),金钱草 30 g,垂盆草 30 g,郁金 10 g,丹参 30 g,姜半夏 10 g,陈皮 15 g,赤芍 30 g,丹皮 30 g,五味子 15 g,15 剂,水煎服,日 1 剂。配合服用牛磺熊去氧胆酸胶囊 250 mg/次,每日 3 次;复方甘草酸苷片 75 mg/次,每日

3 次;双环醇片 50 mg/次,每日 3 次。嘱其清淡饮食,调畅情志,注意休息。

二诊:半月后我院门诊复查肝功能提示谷丙转氨酶 125 U/L、谷草转氨酶 100 U/L、谷氨酰转肽酶 159 U/L、白蛋白 35.8 g/L、总胆红素 56.5 μmol/L、直接胆红素 35.6 μmol/L。腹部彩超提示肝脏实质回声不均匀,胆囊壁稍厚。患者纳食好转,无明显恶心、厌油情况,大便日 1 次,故在一诊方药基础上,去苏梗、桂枝、大黄,加莪术 10 g,虎杖 15 g,方药 15 剂,水煎服,日 1 剂。

三诊:2 周后门诊复诊上述症状均消失。复查肝功能提示谷丙转氨酶 61 U/L、谷草转氨酶 20 U/L、谷氨酰转肽酶 35 U/L、白蛋白 36.8 g/L、总胆红素 29 μmol/L、直接胆红素 18 μmol/L。患者坚持服药 1 个月后于我院复测肝功基本恢复正常、腹部彩超未见异常,已无明显不适症状,精神可,二便调。

按语:患者以"身、目、小便黄染 1 周,加重 1 d"为主诉就诊。临床症状见身、目、小便明显黄染,恶心呕吐,纳差、乏力、肢倦,大便干,口苦口干。舌红苔黄腻,脉弦数。发病前有口服损肝药物史,结合症、舌、脉表现,辨病为黄疸,辨证为肝胆湿热证。《金匮要略》中云"黄家所得,从湿得之"。患者禀赋不足,加之服用肝毒药物,致使肝失疏泄,脾失健运,水湿不化,湿热壅阻肝胆,胆汁不循常道而外溢,故出现身黄、目黄、小便黄。湿邪困脾,中焦升降失常,胃气上逆,故恶心呕吐。热灼津液,肠失濡润,肠道传导失常,故大便干。津不上乘,故口干。脾失健运,故胃脘部痞满。治以清肝利胆,利湿退黄。临证当注意与萎黄相鉴别。后者亦可出现身黄、面黄,但目睛无黄染。前者因湿热为患,胆汁外溢肌肤所致;后者多为久病气血亏虚,肌肤失养所致。因此,临证不难鉴别。

黄疸的发生,以湿热邪气胶固难解,瘀阻肝胆,致使胆汁外溢,上注于目故目黄,外溢肌肤故身黄,下注膀胱则小便黄。其发病不外因湿热邪盛助其毒势,毒盛湿热鸱张,两者成为互助之势。浊毒之邪不去,湿热难解,瘀阻难消,故清热利胆退黄为关键。方中"清"即用茵陈五苓散为基方,清热利湿,陈皮、姜半夏、苏梗、砂仁健脾降逆,理气和中。金钱草、垂盆草、虎杖、丹皮、赤芍利胆退黄。栀子、大黄清化肠腑。诸药配伍,共奏清化湿热、利胆退黄之功。赵文霞教授强调,本病多发病急,病程短,积极治疗,多能取得满意疗效。但需注意治疗需中病即止,不可攻伐太过,防止伤正,故在用方时顾护胃气贯穿始终。

案例二：胁痛-肝郁气滞证

患者：张某，女，59岁。

初诊：2022年11月29日。

主诉：右胁部隐痛10 d，加重2 d。

现病史：10 d前感染新型冠状病毒感染后出现发热，体温最高39.2 ℃，头痛，口服布洛芬片，每次2片，日2次。体温恢复正常，但出现右胁部疼痛，未治疗。2 d前自觉右胁部疼痛加重，伴纳差、乏力、恶心呕吐。急来我院就诊。查肝功能提示ALT 356 U/L、AST 279 U/L、ALP 355 U/L、GGT 434 U/L、TP 69.8 g/L、ALB 34.5 g/L、TBIL 27.7 μmol/L、DBIL 12.6 μmol/L。彩超提示肝脏实质回声增粗，胆囊壁稍厚。

现在症：右胁部隐痛，乏力，纳差，恶心欲呕，脘腹痞闷，困倦乏力，气短懒言，大便稀溏。舌质淡暗，舌边有齿痕，苔白，脉弦细。

既往史：既往3年前有服用布洛芬造成药物性肝炎类似发作史，经治疗痊愈。否认其他疾病。

个人史：无特殊。

辅助检查：肝功能提示ALT 356 U/L、AST 279 U/L、ALP 355 U/L、GGT 434 U/L，TP 69.8 g/L、白蛋白（ALB）35.7 g/L，TBIL 27.7 μmol/L、DBIL 12.6 μmol/L。彩超提示肝脏实质回声增粗，胆囊壁稍厚。

诊断：中医诊断为胁痛-肝脾不调证，西医诊断为药物性肝炎。

治法：疏肝理气止痛，补气健脾。

方药：四逆散合香砂六君子汤加减。柴胡10 g，白芍15 g，枳壳10 g，甘草6 g，木香10 g，砂仁8 g，清半夏15 g，陈皮10 g，党参20 g，茯苓15 g，白术10 g，黄芪20 g，金钱草30 g，垂盆草30 g，虎杖15 g，五味子15 g，15剂，水煎服，日1剂；嘱其停用布洛芬，注意休息，配合服用复方甘草酸苷片75 mg/次，每日3次；五酯软胶囊每次1粒，日3次。畅情志，适当活动锻炼。

二诊：半月后于我院门诊复查肝功能提示ALT 87 U/L、AST 63 U/L、ALP 123 U/L、GGT 236 U/L、TBIL 22.7 μmol/L、DBIL 10.6 μmol/L。患者右胁部疼痛明显减轻，无明显恶心、厌油情况，体倦乏力好转，纳食增多。但仍有动则气短，汗出，故在一诊方药基础上，加当归10 g补气养血，麦冬30 g、浮小麦30 g补气养阴、固表敛汗。方药15剂，水煎服，日1剂。复方甘草酸苷片50 mg/次，每日3次，五酯软胶囊每次1粒，日3次。

三诊：2周后门诊复诊上述症状均消失。患者坚持服药1个月后于医院复测肝功能基本恢复正常、腹部彩超未见异常,已无明显不适症状,精神可,二便调。

按语:患者以"右胁部隐痛10 d,加重2 d"为主诉来诊。临床表现为右胁部隐痛,乏力,纳差,恶心欲呕,脘腹痞闷,困倦乏力,气短懒言,大便稀溏。舌质淡暗,舌边有齿痕,苔白,脉弦细。因胁下为肝之所居,且肝经自下而上循胁走行;肝气郁结,肝失疏泄,气机失调,肝经郁滞不通发为胁痛。《金匮要略·脏腑经络先后病脉证治》曰:"见肝之病,知肝传脾,当先实脾。"肝气郁滞,乘脾犯胃,致使脾胃功能失调。《素问·调经论篇》中述"形有余则腹胀,泾溲不利;不足,则四肢不用",故出现乏力肢倦、腹胀痞满等症;感染新冠外邪,伤及心气,故出现动则气喘,气虚营卫不固,营阴外泄故汗出。舌质淡暗,舌边有齿痕,苔白,脉弦细。结合症、舌、脉表现,辨病为胁痛,辨证为肝脾不调证。疏肝理气止痛,补气健脾。临证当注意与瘀血停着之胁痛相鉴别,二者证候均可见右胁部疼痛之象,但瘀血停着之胁痛为实热之证,临证以胸胁疼痛满闷,疼痛固定不移,舌质紫暗,舌边有瘀点瘀斑、脉沉紧等表现;而本证之胁痛可见纳差乏力、便溏、体倦汗出等脾气虚之候,因此,临证不难鉴别。

本方以四逆散调和肝脾,疏肝解郁,理气止痛以顺肝性,又有白芍养血柔肝。木香、砂仁行气疏肝、健脾和胃;白术、茯苓健脾去湿,使运化有权,气血有源。清半夏、陈皮健脾化痰。甘草益气补中,缓肝之急。如此配伍既补肝体,又助肝用,气血兼顾,肝脾并治。

胁痛的发生,以肝气郁结、肝胆湿热、肝脾不调或瘀血内停而发病。因气滞则气血运行不畅,加之感受新冠毒邪,助其毒势,毒盛则肝气郁滞不易舒展,肝气横逆犯脾,继而出现肝郁、脾虚、肝脾不调之病证。郁滞之邪不去,疼痛难解;脾气不足,运化难以健运,故疏肝健脾为关键。方中"疏肝"即用四逆散汤为基方,疏肝解郁,理气止痛;陈皮、清半夏理气健脾、燥湿化痰;"健脾"即用党参、白术、黄芪、砂仁等药物,健运脾胃,调和中焦;"补"即采用补益心脾之气类药物治"兼证"。故服用后取得了较好疗效。次诊增加麦冬、浮小麦补益心之气阴,固表敛汗。赵文霞教授强调,本病发病较急,病程短,但病情进展迅速,需要尽快控制病情,以免延误病情,甚至出现病情恶化。究其原因,本病的发生,由机体禀赋不足,加之感受外邪、损肝毒物而起。

案例三:积聚-气虚血瘀证

患者:孔某,女,54岁。

初诊:2022年5月29日。

主诉:间断右胁部隐痛3年,加重半月。

现病史:3年前患者因银屑病在某诊所口服中药丸剂(具体药物成分不详)10年余,服用后皮肤瘙痒减轻,但出现右胁部间断隐痛,未重视,亦未服药治疗。半月前自觉右胁部隐痛加重,伴纳差、乏力。就诊于我院门诊。查肝功能提示ALT 89 U/L、AST 78 U/L、ALP 125 U/L、GGT 165 U/L,TP 67.8 g/L、ALB 35.5 g/L,TBIL 20.7 μmol/L、DBIL 28.6 μmol/L。彩超提示肝硬化,脾大,胆囊壁稍厚。血常规提示WBC $3.6×10^9$/L,HGB 120 g/L,RBC $4.6×10^{12}$/L,PLT $56×10^9$/L。肝弹性测定提示CAP值235 dB/m,E值18.9。

现在症:右胁部隐痛,左胁下包块,乏力,气短懒言,纳差,面色偏暗,大便日1次,质可。舌质暗红,舌边有瘀点瘀斑,苔白略厚,脉弦滑涩。

既往史:既往除银屑病外,否认高血压、心脏病、糖尿病史,否认药物过敏史。否认乙肝、丙肝及其他传染病史。否认手术外伤史。

个人史:无烟酒嗜好。

辅助检查:肝功能提示ALT 89 U/L、AST 78 U/L、ALP 125 U/L、GGT 165 U/L,TP 67.8 g/L、ALB 35.5 g/L,TBIL 20.7 μmol/L、DBIL 28.6 μmol/L。彩超提示肝硬化,脾大,胆囊壁稍厚。血常规提示WBC $3.6×10^9$/L,HGB 120 g/L,RBC $4.6×10^{12}$/L,PLT $56×10^9$/L。肝脏瞬时弹性测定提示CAP值235 dB/m,E值18.9。

诊断:中医诊断为积聚-气虚血瘀证,西医诊断为药物性肝硬化。

治法:活瘀软坚,补气健脾。

方药:桂枝茯苓丸合香砂六君子汤加减。桂枝10 g,桃仁10 g,丹皮15 g,白芍20 g,茯苓15 g,延胡索15 g,当归15 g,川芎15 g,红花20 g,香附15 g,木香10 g,党参20 g,茯苓20 g,白术10 g,法半夏10 g,陈皮15 g,砂仁8 g(后下),黄芪30 g,20剂,水煎服,日1剂;嘱其停用治疗银屑病中药,注意休息,忌辛辣刺激之品。畅情志,适当活动锻炼。

二诊:1周后于我院门诊复查肝功能提示ALT 38 U/L、AST 47 U/L、ALP 35 U/L、GGT 78 U/L、TBIL 19.7 μmol/L、DBIL 6.6 μmol/L。患者右胁部疼痛明显减轻,纳食增加,乏力好转。但仍有左胁下包块可触及。故在一诊方药基础上,加鳖甲 20 g、牡蛎 20 g、土鳖虫 10 g 软坚散结。方药 30 剂,水煎服,日 1 剂。

三诊:1 个月后门诊复诊上述症状明显减轻。嘱患者坚持服药半年,复查肝功能基本恢复正常,已无明显不适症状,复查肝脏瞬时弹性测定 CAP 值 235 dB/m,E 值 7.7。

按语:患者以"间断右胁部隐痛 3 年,加重半月"为主诉来诊。临床表现为右胁部隐痛,左胁下包块,乏力,气短懒言,纳差,面色偏暗,大便日 1 次,质可。舌质暗红,舌边有瘀点瘀斑,苔白略厚,脉弦滑涩。积聚的发生,常有情志失调,饮食所伤,寒邪内犯,以及伤肝药物及他病之后,肝脾受损,脏腑失调,气机阻滞,瘀血内结而成。"正气存内,邪不可干",故正气虚弱是本病发生的根本原因;而瘀血内结痹阻,痞块才能形成,所以本病的病机关键为正虚血瘀。桂枝茯苓丸原方出自《金匮要略》,在本方基础上合香砂六君子汤取其祛瘀化痰而不伤正,活血化瘀、益气健脾之功,契合病机。方中桂枝性辛甘,温通血脉行瘀滞,是为君药。茯苓甘淡,渗湿健脾安正气;白术甘温,可扶正益气,健脾燥湿;桃仁味苦甘平,有祛瘀生新、活血软坚之功。丹皮、白芍味苦而寒,既活血散瘀、和营养血,又凉血清瘀久之热;鳖甲咸寒,软坚散结,养阴清热,又可佐制桂枝之辛燥;川芎味辛温,可行气活血,为血味气药,能引药入肝,直达病所。全方相互配伍,寒温并用、攻补兼施,共奏扶正补虚,祛瘀生新之功。赵文霞老师强调,本病因服用肝损药物多年,病程长,且已经出现肝硬化、脾大、脾功能亢进,下一步发展可能出现肝功能失代偿,出现腹水、肝癌、消化道出血、肝性脑病等严重并发症,甚至危及生命。需及时去除病因,积极治疗,控制病情进展。定期复查肝功能及肝脏影像学检查。

第四节 慢性乙型肝炎

慢性乙型肝炎是由感染乙型肝炎病毒(hepatitis B virus,HBV)所致的进展性、隐匿性、复杂性的慢性肝脏炎症性疾病,是肝硬化、肝癌的常见病因,临床表现常见黄疸、肝区疼痛、乏力、食欲缺乏等。相关资料表明,全球大概有 20 亿人感染 HBV,其中约 2.4 亿人成为慢性感染患者,1 年内约有 65 万人因其所致的肝癌、肝功能衰竭、肝硬化而丧失生命。

我国现有3 000万患者,在6岁以前受感染乙肝病毒的人群中,约25%在成年时将发展成肝硬化和肝细胞癌。我国肝硬化和肝细胞癌患者中,由乙肝病毒感染引起的比例分别为60%和80%。每年死于乙肝病毒感染相关疾病的人数达30万,其发病率、死亡率均居传染病前列。慢性乙型肝炎严重危害患者的生存质量及寿命,其防治面临着不少挑战,已成为世界性公共卫生问题。因此,寻找慢性乙型肝炎理想的治疗方案并提高临床疗效,意义重大。目前,以抗病毒为关键环节的西医综合治疗在抑制病毒复制方面疗效确切,然而,如何根除乙肝病毒、如何控制慢性迁延性肝炎、如何降低肝硬化和肝癌发生等问题依然困扰临床。

在中医古籍中,慢性乙型肝炎属于"肝着""胁痛""黄疸"等范畴。其临床表现多为肝区疼痛或不适、乏力、食欲缺乏、黄疸等。

中医药在改善慢性乙型肝炎患者临床症状、抑制肝脏炎症反应、延缓肝纤维化进展方面,发挥了良好的疗效。传统医学以整体观、辨证论治为治疗思想,着重阴阳平衡,在降低病毒载量、减轻症状、增强免疫、减少不良反应等方面取得了成功,已成为慢性乙型肝炎的重要诊治方法。由于学术流派不同、地域差异等原因,各地医家具体辨证及方药各有特色,均取得较好的临床疗效,都值得进一步传承、创新。

一、赵文霞教授对慢性乙型肝炎病因病机认识

慢性乙型肝炎是由乙型肝炎病毒诱导的一种慢性免疫性肝损伤。临床上主要以乏力、食欲缺乏、肝功能异常为多见。赵文霞教授认为该病属于中医的"肝着""胁痛""黄疸"范畴。赵文霞教授借鉴古代医家思想结合现代医学理论,认为慢性乙型肝炎是由正气不足,疫毒侵袭,邪正交争,伏于体内,或复加饮食不节、情志抑郁等诱因而发病。正气足,则邪气退,疾病向愈;邪气盛,正气衰,疾病进展。可见是否发展成为慢性乙型肝炎,人体正气至关重要。同时亦不能忽视外邪的致病作用,其中尤以湿邪为致病关键。湿邪因其致病特点易久居脏腑诸窍,首犯脾,脾失健运,脾虚气损,此为因实致虚;久之气化失利,肝失疏泄,肝郁脾壅,气滞血瘀,此为因虚致实。湿热、瘀血之邪既是致病因素又是病理产物,邪毒久蕴,正虚邪恋,脏腑功能失调,可见虚实错杂之病理变化,致使肝病向慢性转化。故赵文霞教授概括"肝脏伏邪,脏腑本伤,复伤诱因,致气血失和,脏腑不调"为本病病因病机。其中,尤以"血气不和"为主,正如《素问·调经论》所言"血气不和,百病乃

变化而生"。该病病位在肝,涉及脾肾。病性为本虚标实。

二、诊治特色

(一)诊肝重舌络

赵文霞教授首先发现舌下络脉迂曲程度与肝病进展成正相关,制定舌下络脉诊察规范。

对于慢性肝病患者,赵文霞教授尤其重视对舌下络脉的望诊,并总结出舌下络脉在慢性肝病诊断中的运用要点。中医学将人舌系带两侧的两条青紫色静脉和一些微细的小血管称为"舌下络脉",前者为络脉,后者为细络。生理情况下,舌下组织疏松,体循环血流动力学的改变在舌下络脉的表现较为明显且易见。随着病情的进展,肝功能减退、肝小叶组织结构破坏,以及假小叶的形成,导致门静脉压力增高、血液回流不畅、体循环淤血、外周血管床扩张,从而引起外周组织血液循环的减弱,静脉系统瘀血、回流压力增大;同时由于舌下组织的疏松,进一步导致舌下络脉出现延长、变粗、怒张、属枝显露等表现。赵文霞教授通过长期的临床研究总结出:血瘀程度与慢性肝病患者舌下络脉的表现成正相关,舌下络脉越明显,血瘀程度就越重,肝病进展程度也随之加重,反之亦然。经过长期临床观察实践,赵文霞教授归纳制定了舌下络脉随血瘀程度改变的量化分级标准:以舌下络脉主干中段的直径<2.7 mm、舌下络脉主干长度不超过舌尖至舌下肉阜长度的3/5为正常范围。并具体分:轻度血瘀者,主干外径增粗(宽度3~4 mm),长度略有延长(≥舌下肉阜至舌尖连线的3/4但<4/5),主干无或轻度迂曲,细络隐现;中度血瘀者,主干外径增粗(宽度4~5 mm),长度有延长(≥舌下肉阜至舌尖连线的4/5),主干中度迂曲,细络明显可见,但属枝较少;重度血瘀者,主干外径增粗(宽度>5 mm),长度延长(接近舌尖),主干重度迂曲,细络明显可见,且属枝较多。赵文霞教授在临床中发现,舌下络脉的综合改变程度与慢性肝病病情进展呈正相关,慢性肝病患者的舌下络脉改变越重,其肝硬化程度越高。因此,通过对舌下络脉的观察,可以对患者肝硬化程度作出直观的预判,作为影像资料的参照和补充。舌下络脉望诊具有易操作、快速、无损伤等优点,可以随时随地观察了解病情的发展。

(二)辨证施治

1.疏肝理气、祛瘀通络为主 《证治汇补·胁痛》曾记载言:"治宜伐肝泻火为要……疏散升发以达之。"赵文霞教授认为该病的病因主要为"痛则不通",肝气郁结日久,闭阻脉络,气不行血,复可瘀阻脉络,脉络壅塞而不通,不通则痛,且病位在肝,即发为胁痛。

2. 健脾利湿、清热解毒为要　《金匮要略》云:"四季脾旺不受邪。"赵文霞教授认为肝与脾胃关系密切,其生理相互影响,病理相互关联,当脾脏虚弱,其运化功能失调可导致湿邪内阻和瘀滞,同时脾为阴土,喜燥而恶湿,故更易为湿邪所害,湿邪蕴久生热,故其发病中脾虚夹杂湿热之证较为多见。

3. 祛邪切勿伤正　赵文霞教授指出,肝病日久的患者,病邪久羁不去,耗伤正气,正气亏虚,无力助气血运行,血行不畅,瘀血停积,瘀血痹阻肝络。湿热疫毒入侵,长时间蕴结于肝,以致肝体失养,肝用失调,子病及母,日久及肾或素体肾虚,水不涵木,最终肝肾阴虚,肝肾同病。同时脾胃虚衰亦可化生湿热上遏于肝胆,下不能将精微物质散布于肾,进一步加重肾之虚衰及肝胆不足,导致病情虚实夹杂,正虚邪恋,疫毒胶结,病情迁延难愈。

在西医西药迅速发展的今天,应正确客观认识当前中医药在慢性乙型肝炎治疗中的作用。在目前抗病毒治疗已经比较有效的前提下,实际上仍有很多治疗难点没有解决。而中医药治疗具有多环节、多靶点等优势,可用以起到弥补单纯西医治疗短板或减毒增效的作用。例如,在西药抗病毒治疗过程中,e抗原转阴缓慢,转阴率低,此时宜以中药扶助正气,提高人体免疫力;对于乙肝低病毒载量的患者,无西药明确抗病毒适应证,或单纯西药抗病毒治疗仅达到部分应答的患者,可辅以中药清热解毒;在抗病毒治疗同时,配合中药起到抗肝纤维化的作用,阻止病情向肝硬化进展。

赵文霞教授认为临床治疗应当首先治病求因,清热解毒祛湿以祛邪,疏肝健脾补肾以扶正,疏肝理气、活血化瘀以固本。

4. 分型论治

(1)肝郁气滞型

症状:胁肋胀痛,胸闷善太息,或嗳气频作,疼痛可随情志变化而增减,脘腹胀满,舌苔薄白,脉弦。

治则:疏肝理气。

方药:柴胡疏肝散加减。

组成:柴胡 10 g、枳壳 15 g、香附 10 g、川楝子 15 g、白芍 15 g、甘草 6 g、川芎 10 g、郁金 15 g、垂盆草 15 g。

方解:此方出自《医学统旨》疏肝理气之代表方剂,功能疏肝解郁,行气止痛,主治肝气郁滞证。柴胡的功效与作用使之成为治病的良药奇方,在古医《医学统旨》中就记载了柴胡疏肝散的方剂,其作为疏肝理气的代表方剂,柴胡疏肝散的功效主要为行气止痛、疏肝解郁,可以用来治疗胁肋疼痛、脘腹胀满、嗳气太息等症。方用四逆散去枳实,加陈皮、枳壳、川芎、香附,增强疏肝行气,活血止痛之效,故剂后肝气条达,血脉通畅,痛止而诸症亦除。赵文霞教授常用于肝炎、慢性胃炎等属肝郁气滞者。

加减:若见胁痛甚,加合欢皮、蛇舌草、延胡索以增强疏肝解郁,理气止痛之功;若肝气横逆犯脾,导致肠鸣、腹泻者,赵文霞教授多加用对药延胡索、川楝子疏肝解郁,理气导滞。

(2)湿热内蕴型

症状:身目俱黄,发热,腹部胀闷,口渴欲饮,恶心呕吐,小便赤,大便秘结,舌红苔黄腻,脉滑数。

治则:清热通腑,利湿退黄。

方药:茵陈蒿汤加减。

组成:茵陈蒿 20 g,栀子 10 g,大黄 10 g,黄柏 10 g,连翘 10 g,垂盆草 15 g,蒲公英 10 g,茯苓 15 g,车前草 10 g,金钱草 15 g,鸡骨草 15 g,虎杖 10 g。

方解:茵陈蒿为清热利湿退黄之要药;栀子清热凉血、宽肠通便;大黄清热泻火解毒、通便;黄柏清热燥湿、保肝利胆;连翘、蒲公英清热祛湿;茯苓、车前草、金钱草利水渗湿,使邪从小便而去;垂盆草、鸡骨草有利湿退黄、清热解毒的作用。车前草、金钱草利水渗湿,使邪从小便而去。此证型赵文霞教授善用垂盆草、金钱草、虎杖、鸡骨草用来抗乙型肝炎病毒,每每此证型用药后复查 HBV-DNA 后病毒数量必降,屡试不爽。

加减:肝脾大者,加用鳖甲、牡蛎、水蛭等以软坚散结、破瘀通络;脘腹胀满者加枳实、大腹皮以疏利气机;胁痛甚至加当归、白芍、延胡索、郁金、川楝子以疏肝养血、理气止痛;湿重者加藿香、佩兰、薏苡仁等;热重者加海金沙、黄连、蒲公英等。

(3)肝郁脾虚型

症状:神疲乏力,胁肋隐痛不适,纳食减退,大便时干时稀,舌苔薄白,脉细弦。

治则:调和肝脾,理气助运。

方药:柴芍六君子汤加减。

组成:柴胡 10 g,炒白芍 15 g,党参 15 g,白术 10 g,茯苓 15 g,甘草

6 g,陈皮 10 g,半夏 10 g,垂盆草 15 g,黄连 6 g,白及 10 g,蒲公英 15 g,浙贝母 10 g。

方解:此方具有健脾平肝之功效。中医学认为,脾胃为后天之本,气血生化之源,脾升胃降,气血调畅,气机不息,若情志不舒、肝郁气滞、饮食不节、脾胃虚弱、湿热郁结等使脾胃升降无常,运化失职,导致上腹痛、腹胀、早饱等,可见其病位在胃,涉及肝脾两脏,病机主要为气机紊乱、升降无常,证属本虚标实,赵文霞教授选柴芍六君子汤加减,方中柴胡辛开苦降,疏肝行气,白芍柔肝敛阴,二者合用重在疏肝柔肝;陈皮、半夏燥湿理气化痰、和胃止呕;人参补益元气,斡旋中气,与半夏合用,益中有散,降中有补,可使气机调畅;陈皮理气除胀,推动脾胃升降;茯苓能健脾益气,增强脾胃运化;甘草调和诸药,并能和中止痛,可随症加减。诸药合用,共奏疏肝理气、健脾和胃、调畅气机之功,使脾胃和调,运化功能恢复正常,达到标本兼治的功效。

加减:纳差、腹胀、便溏、乏力者,加党参、陈皮、茯苓、炒白术;恶心呕吐者加陈皮、半夏、砂仁等;气郁化火者加牡丹皮、栀子等。

(4)肝肾阴虚型

症状:肋胁隐痛,面色晦暗,咽干口燥,腰酸,舌红少津,苔少,脉虚弦。

治则:滋阴疏肝。

方药:一贯煎加减。

组成:北沙参 10 g,麦冬 10 g,当归身 10 g,生地黄 20 g,枸杞子 10 g,川楝子 10 g。

方解:此方为方中重用生地黄滋阴养血,以补肝肾;当归、枸杞子养血滋阴柔肝;北沙参、麦冬养阴生津;川楝子意在疏肝泄热。

加减:纳差者加党参、陈皮以健脾和胃;大便干结者加火麻仁、郁李仁等;五心烦热者加牡丹皮、地骨皮以清虚热。

(5)寒湿困脾型

症状:身目俱黄,黄色晦暗,皮肤凉又烦热,欲卧水中,大便不实,舌淡苔腻,脉沉细迟无力而发黄者。

治则:散寒除湿,健脾温中。

方药:茵陈四逆汤加减。

组成:茵陈 20 g、附子 3 g、干姜 10 g、甘草 6 g。

方解:方中茵陈为退黄之要药,故无分寒热而用之;附子为散寒止痛、回阳之要药;干姜温中散寒。

加减:腹胀甚者加大腹皮、莱菔根以行气消胀;热毒甚者加板蓝根、虎杖以清热解毒;寒湿阴黄者,以茵陈术附汤化裁。

(三)临证要诀

1.扶正祛邪　扶正祛邪思想早在《内经》中就有论述,"正气存内,邪不可干""邪之所凑,其气必虚"。正气的强弱决定了邪侵后的状态,是疾病发生、转归及预后的关键。现代医学研究表明慢性乙型肝炎是由乙肝病毒感染所致,即"邪毒",由于机体的免疫耐受、免疫应答降低,即"正虚",病毒在体内不断复制,损伤肝细胞,导致疾病迁延不愈。抗病毒和免疫调节是现代医学治疗慢性乙型病毒性肝炎的重要治疗方法。中医学扶正祛邪思想通过辨证论治一方面固护人体正气,增强机体免疫以固其本;另一方面祛除邪毒,改善症状以治其标。

(1)扶正:根据现代中医理论,慢性乙型肝炎主要涉及肝、胆、脾、肾4个脏腑。湿热邪毒侵袭肝脏,肝胆疏泄失常,气机郁滞,克伐脾胃,日久迁延于肾,最终正邪交织,肝脾肾气血阴阳俱损,故扶正主要体现为疏肝、健脾、补肾3个方面。

1)疏肝、健脾:肝主疏泄,喜条达而恶抑郁。乙肝病毒为嗜肝病毒,侵袭人体后首袭肝脏,肝脏调节气机功能失司,壅遏气机,乘脾犯胃,导致肝脾同病。《金匮要略》云:"见肝之病,知肝传脾,当先实脾。"赵文霞教授认为慢性乙型肝炎患者往往病程长、主诉多,身心俱受影响,对轻度的慢性乙型肝炎患者,治疗多从肝脾不调立法,运用四逆散合逍遥散加减以疏肝运脾,改善症状,舒畅心情,从而利于疾病的恢复。现代医学研究表明疏肝健脾法可显著升高观察组血清 CD3、CD4、CD4/CD8 水平,增强免疫,抑制炎症,减缓肝纤维化进程。

2)补肾:中医脏象学说认为"肝肾乙癸同源",这是补肾治疗慢性乙型肝炎的理论基础。明代医家李中梓的《医宗必读》中明确提出"乙癸同源,肾肝同治"的学术思想。肝肾二脏在生理与病理上关系密切。生理上,肝肾母子相生,肾为先天之本,主骨生髓,《素问》中云"肾生骨髓,髓生肝",可见肝起源于肾,亦有赖于先天肾精的滋养。肾藏精,肝藏血,肝肾的生理联系还体现为精血的相互滋生和转化。此外,肝肾两经同起于足,隶属于奇经,经脉相连。病理上,两脏亦相互影响,或母病及子,或子盗母气,肾精虚可导致肝血虚,肝血、肝阴不足或肝阳妄动亦可导致肾精、肾阴亏虚。

（2）祛邪：慢性乙型肝炎患者感染乙肝病毒之邪毒，其性质多与中医学湿热相似，故又有"湿热邪毒"之说，查阅文献可发现中医学认为湿热毒邪是乙型肝炎全程的主要病因。湿热邪毒蕴结日久，缠绵不愈，又可导致痰浊、痰热、血瘀、瘀热等病理产物的形成，从而加重肝脏的损伤。祛邪之法，当根据患者感邪的具体情况，采取清热、解毒、祛湿、化痰、活血化瘀等法。赵文霞教授认为清热解毒法可有效降低患者转氨酶水平，降低拉米夫定的耐药率，提高 HBeAg 的转阴率。现代医学研究表明清热利湿法可对抗自由基损伤，防止肝细胞变性坏死，控制炎症反应，从而保护肝细胞。慢性乙型肝炎日久会出现肝纤维化，近年来"痰、瘀"作为肝纤维化发展病理因素的观点被广泛认同，化痰、活血消瘀法治疗慢性乙型肝炎肝纤维化疗效显著。赵文霞教授认为慢性乙型病毒性肝炎始于气滞湿阻，久病气滞血瘀，聚湿生痰，痰湿与瘀血相互搏结阻滞经络，脏腑气血失调，故强调"活血要化痰，化瘀要软坚"，活血化痰需贯穿肝病治疗始终。

总之，慢性乙型肝炎的病程较长，疾病不同阶段正虚、邪实的侧重亦不同。疾病初期多为邪实，当以祛邪为主，但不可一味攻伐，以免进一步损伤正气，减弱免疫功能，不能祛邪外出。疾病中期，邪实正虚并重，故祛邪与扶正应当并重，否则容易导致祛邪则正亦虚，扶正则邪亦恋的恶性循环。疾病后期以正虚为主，但亦不可专肆补益，以免闭门留寇。故在慢性乙型肝炎的整个治疗过程中需根据病情权衡标本缓急，分清主次，应把握扶正与祛邪的合理时机。

2. 病证结合

（1）注重辨证与辨病相结合：辨证论治是中医治疗疾病的核心思想和根本手段，辨病施治是中医辨证的必要和有益补充。赵文霞教授认为，慢性乙型肝炎的治疗，首先要坚持辨证与辨病相结合，慢性肝病往往证型交错，病机复杂，因此，辨证处方首先要分清主次，并多法联用。如疏肝健脾、清热解毒化湿多用于慢性乙型病毒性肝炎肝纤维化之轻度患者，健脾益肾、疏肝理气多用慢性乙型肝炎之中度患者，而补肾柔肝、活血化瘀较多用于慢性乙型肝炎之重度患者，清热解毒化湿多用于慢性乙型肝炎活动期。

（2）强调分期辨证：赵文霞教授认为慢性乙型肝炎的治疗矛盾是多方面、多层次的，既要分清患者病情处于哪一期、哪一阶段，亦要明确矛盾的主次及其变化，深刻把握病机，力求用药精准。疫毒初犯，正邪交争，邪毒未能及时清除，缠绵不去，留恋不解，势必首先影响脾之运化，渐至脾失健运，水谷精微化生气血无力,肝脏无以滋养,加之邪毒困遏,肝失疏泄,肝气郁结,终使脾虚以致肝郁。故初期治疗当以健脾化湿,清热解毒为主,兼以疏肝。随着病情慢性迁延进展,脾虚之本失治日久,邪毒与人体的相互斗争使得矛盾主次发生了变化,肝郁加重,使得肝脾失调,脾之升降无度,肝之疏泄无常,至中期往往为肝郁脾虚,继而治疗当以疏肝实脾,兼以活血柔肝。病至后期邪毒久聚,困于人体,以致气机阻滞、津液煎灼、气血耗伤,终致肝肾亏虚。当以补养肝肾以滋先天,健脾和胃以安后天。总之,慢性乙型肝炎的治疗健脾助运当贯穿始终,初期立足健脾和胃之上加以祛邪疏肝,中期疏肝实脾更加关键,活血柔肝适当兼顾,后期补肾柔肝健脾,以安先后天。

(3)倡导个体化治疗:赵文霞教授认为慢性乙型肝炎的治疗,应讲究个体化,因体质而论,根据患者的体质不同而具体用药不同。其中,对于大多数湿热体质患者,坚持清热利湿解毒是关键;对于临床证候多样、主证明确、病机复杂者,应舍病从证,解决主要矛盾;对于平和体质者,应舍证从病,用药应严格抓住病机,主次兼顾,掌握扶正祛邪的火候。另外,对于特殊群体,如备孕妇女,有抗病毒指征者,首选抗病毒,同时选择比较安全的中草药或中成药进行整体调节以达到养肝、护肝的目的。已孕妇女,在遵从慢性乙型肝炎防治指南的前提下,注重顾护脾胃,补养气血,酌以祛邪,并密切监测随访患者情况。对儿童更加注重调节免疫,扶助正气,兼以清热利湿解毒。年龄较大(>65岁)的患者大多有抗病毒指征,首选抗病毒治疗,且均施以中草药或中成药辨证论治,或因各种原因无法抗病毒者,多以中草药或中成药的整体调理,同时定期行甲胎蛋白(AFP)、B超、MRI等检查密切随访,做到早期筛查。有家族史的慢性乙型肝炎患者,肝功能即使有轻度异常,也要建议尽早抗病毒治疗。有多种基础疾病的患者用药需谨慎,须根据患者的具体情况而定。

(4)坚持中西医互助互补:赵文霞教授认为,对于慢性乙型肝炎的治疗,中西医各有优势,两者应取长补短,优势互补。目前现代医学对于慢性乙型肝炎的治疗主要包括抗病毒、免疫调节、抗炎保肝等,虽然这些治疗手段在很大程度上降低了慢性乙型肝炎对人类健康的危害,但仍然不能有效地阻抑慢性乙型肝炎向肝硬化、肝癌演变和进展。而中医药具有调节机体的免疫状态,有一定抗病毒作用等明显优势,尤其是在改善症状、保护肝功能、抗肝纤维化方面更是体现了中医特色。鉴于此,运用以中医辨证论治和西医抗病毒治疗相结合的方法不仅能够提高对慢性乙型肝炎治疗的疗效,且可有效防止慢性乙型肝炎向肝纤维化、肝硬化,甚至肝癌发展。首先,赵文霞教授认为,对于慢性乙型肝炎有抗病毒指征者,是否立即行抗病毒治疗,应根据患者既往肝功能情况而定,如患者既往有反复转氨酶异常,建议尽早抗病毒治疗,如果仅为一次转氨酶异常升高,可以暂缓抗病毒治疗,观察患者是否处于免疫活动期,有无自发清除病毒的可能性,如果患者 HBV-DNA 或 HBeAg 有自发清除或转换的倾向,同时施以中药扶正祛邪以增强疗效,加速病毒清除。对于一些无抗病毒指征或者因经济、主观意愿等因素不愿意使用西药抗病毒治疗,但有相关临床症状者,多以中草药或中成药制剂辨证施治、整体调节以达到抗病毒治疗的目的。

3.内外结合　外治法是中医有效治疗手段之一,是运用非口服药物的方法,通过刺激经络、穴位、皮肤黏膜、肌肉、筋骨等,以达到防病治病目的一种传统医学特色疗法。清代著名医家吴师机的《理瀹骈文》提出"外治之理,即内治之理;外治之药,亦内治之药,所异者,法耳。医理药性无二,而法则神奇变幻"。赵文霞教授十分推崇中医外治疗法,认为中医外治法源自中医数千年的临床积累,是内治法的有益补充,二者相互为用,共同达到提高疗效的目的,有着简、便、廉、验之特点,在慢性肝病的治疗上具备一定优势。在选用治疗方法时,赵文霞教授强调应在中医理论指导下辨证论治,循经治疗,反对不辨证、单纯选用阿是穴等方法。赵文霞教授秉承中医外治疗法的精髓,吸纳民间疗法的精华,不断探索中医外治法在慢性肝病治疗中的运用。在针刺、艾灸等传统疗法基础上不断探索创新,先后开展了中药塌渍肝区以解毒化瘀止痛,脐火疗法治疗慢性乙型病毒性肝炎所致的黄疸(阴黄),健脾护肠解毒汤中药直肠滴入治疗高胆红素血症,督灸治疗以提高慢性乙型肝炎患者机体免疫力等多种外治方法,进一步提高了临床疗效。

4.重视养生,药膳导引,身心同治　慢性肝病是疑难顽疾,需要综合治疗方能有效,同时亦要重视养生调摄在该病中的作用。提倡患者有氧运动,以不劳累为度,可选择太极拳、八段锦、快走、慢跑、游泳等有氧运动,赵文霞教授亦重视药膳养肝、情志调养在肝病治疗中的运用。

赵文霞教授认为慢性肝病的治疗是个漫长过程,在治疗期间,因为疗程较长,很多患者会有坚持不下去、治疗用药打折扣的情况,因而应选择灵活多样的治疗方法以提高患者对治疗的依从性和临床疗效。赵文霞教授提出药食同源、药膳养肝的治疗策略。其根据"见肝之病,知肝传脾"的观点,认为药膳养肝,重点在于顾护后天脾胃,使四时脾旺不受邪,宜进健脾补气运湿之品,如薏苡仁、茯苓、山药、大枣、枸杞子、人参、麦冬等。在临证过程中,因人因时因地制宜,给患者制定膳食以提高疗效。赵文霞教授根据多年临床经验,结合传统导引养生的理论,在中国古代健身术八段锦的基础上,改良创立了一套简单易学、功效显著的健身方法,即疏肝健脾养胃操。该操由8个步骤构成,动作连绵柔和、松紧有弛,根据经络循行路线,拍打、刺激相关穴位,达到疏肝理气、健脾和胃、通经活络的功效,可改善慢性肝病患者肝气郁结、脾失健运而引起的两胁胀痛、不思饮食、腹胀肠鸣、大便溏稀等症状,达到治病健身的目的。

赵文霞教授认为,人是一个有机整体,身病可以影响到心,心情亦可影响疾病的进退。因而针对患者不仅医其病,更要医其心,达到身心同治。赵文霞教授提出养肝先养心的观点。所谓养心,即修养心性,培养患者积极向上的心态,感恩宽容的心境,树立仁爱真诚的心念。这种心性的修为作为综合治疗的一部分,在某种程度上可以减少不良情绪对病情的负面影响。在临床实践中,赵文霞教授时常和患者进行沟通交流,进行心理疏导,建议患者正确认识、治疗这一慢性疾病,以更加积极的心态配合治疗。

慢性乙型肝炎是西医的命名方式,根据临床表现和发病特点,将其归属为中医的"胁痛""黄疸""肝着"等范畴。该病病因主要从内、外因两个方面进行阐述,内因主要责之于人体正气的亏虚,外因主要是湿、热、疫毒。病因病机为外感湿热疫毒或先天禀受胎毒,湿热疫毒留滞体内,熏蒸肝胆,导致肝胆失疏,脾失健运而发为本病。病位在肝胆,与脾肾密切相关。在辨证治疗基础上,注意治病求本,病证结合,扶正祛邪,调理气血。合理选用外治方法,以提高临床疗效。

三、验案撷英

案例一:黄疸(阳黄)-热重于湿证

患者:王某,男,40岁。

初诊:2020年9月21日。

主诉:间断右胁不适3年,再发伴身目黄染1周。

现病史:患者3年前出现右胁胀痛、厌油、乏力等症状,在当地医院查乙肝五项提示 HBsAg、HBeAg、HBcAb 阳性,肝功能异常(具体不详),HBV-DNA $4.3×10^6$ IU/mL,肝胆胰脾彩超提示肝实质弥漫性损伤。开始口服恩替卡韦分散片抗病毒治疗,3个月后 HBV-DNA 阴性。4个月前患者停药,未再复查及治疗。1周前劳累后再次出现右胁胀痛,身目黄染,腹胀,乏力,未检查及治疗,症状逐渐加重来求治。

现在症:右胁胀痛,身目黄染,色鲜明,纳食欲差,饭量比平时减少1/3,腹胀,乏力,厌油腻,睡眠可,小便色黄,大便正常,无发热、皮肤瘙痒等。舌质红,苔薄黄,脉弦细。肝掌阳性,蜘蛛痣阴性,皮肤黏膜及巩膜中度黄染,肝脾肋下未触及,肝区叩击痛阳性。

既往史:无特殊。

个人史:无特殊。

辅助检查:2019年9月21日于河南中医药大学第一附属医院查乙肝五项提示HBsAg、HBeAg、HBcAb阳性;肝功能提示总胆红素92 μmol/L,直接胆红素43 μmol/L,总蛋白62.4 g/L,白蛋白38.6 g/L,谷丙转氨酶789 U/L,谷草转氨酶637 U/L,碱性磷酸酶119 U/L,谷氨酰转肽酶209 U/L;血氨24 μmol/L;凝血功能提示凝血酶原时间13.9 s,国际标准化比值1.27;血常规提示白细胞$5.2×10^9$/L,红细胞$4.7×10^{12}$/L,血红蛋白134 g/L,血小板$126×10^9$/L,中性粒细胞百分比71%;HBV-DNA $3.5×10^6$ IU/mL;上腹部CT平扫提示肝实质弥漫性损伤。

诊断:中医诊断为黄疸(阳黄)-热重于湿证,西医诊断为HBeAg阳性慢性乙型肝炎(中度)。

治法:清热利湿退黄。

方药:茵陈蒿汤加减。茵陈30 g,炒栀子9 g,大黄6 g,郁金15 g,金钱草30 g,海金沙30 g,醋柴胡6 g,垂盆草15 g,虎杖15 g,陈皮15 g,清半夏9 g,牡丹皮15 g,焦三仙各15 g,鸡内金15 g,炒白术15 g。14剂,水煎服,日1剂。

西医治疗以抗病毒、保肝降为主要措施。口服恩替卡韦分散片抗病毒,复方甘草酸苷片抑制肝炎症反应。

二诊:2019年10月6日复诊。患者右胁胀痛减轻,仍纳差、乏力、厌油腻症状,睡眠可,小便黄程度稍减轻,大便正常。舌质红,苔薄黄,脉弦细。

中药守一诊方,加太子参15 g、茯苓15 g以益气健脾。14剂,水煎服,日1剂,早晚服。

三诊:2019年10月21日复诊。患者精神可,食欲改善,进食量较一诊时增加,厌油腻消失,右胁胀痛减轻,仍感乏力,口干欲饮水,睡眠可,小便色黄减轻,大便正常。舌暗红,苔薄少,脉弦细。

中药守二诊方,加炒白芍 15 g 以养阴柔肝,14 剂,水煎服,日 1 剂,早晚服。

四诊:2019 年 11 月 5 日。患者精神可,诸症消失,饮食复常,小便色正常,大便正常。中药守三诊方,未再加减,14 剂,水煎服,日 1 剂,早晚服。

复查肝功能提示总胆红素 28.3 μmol/L,直接胆红素 10.4 μmol/L,总蛋白 60.4 g/L,白蛋白 37.2 g/L,谷丙转氨酶 58 U/L,谷草转氨酶 56 U/L,碱性磷酸酶 78 U/L,谷氨酰转肽酶 63 U/L;HBV-DNA $3.4×10^3$ IU/mL。

继续守上方巩固治疗 3 个月后复查肝功能正常,HBV-DNA 阴性。

按语:黄疸的病名最早见于《黄帝内经》。《素问·平人气象论》记载:"溺黄赤,安卧者,黄疸……目黄者曰黄疸。"黄疸辨证,首辨阴阳。阳黄起病急,病程短,黄色鲜明如橘色,伴有湿热证候;阴黄起病缓,病程长,黄色晦暗如烟熏,伴有寒湿诸侯。阳黄由于感受湿邪与热邪程度的不同,机体反应的差异,需要进一步辨别湿热孰轻孰重,使治疗层次分明,各有侧重。赵文霞教授认为,该患者身目黄染,黄色鲜明,小便色黄,舌质红,苔薄黄,脉弦细,当属湿热为患,辨证属阳黄-热重于湿证。治疗以清热祛湿退黄为主法。茵陈蒿汤乃治疗湿热发黄的经典方剂,茵陈最善清利湿热,退黄疸;炒栀子清泄三焦湿热;大黄降泄瘀热。三药相合,清利降泄,引湿热由二便而去,给病邪以出路。同时加垂盆草、虎杖加强清热祛湿功效,金钱草、海金沙利胆退黄;治疗过程中始终注意顾护脾胃,使脾气健旺,则水温运化得力,黄疸易除。

案例二:黄疸(阳黄)-湿重于热证

患者:李某,男,45 岁。

初诊:2017 年 6 月 7 日。

主诉:间断右胁胀痛 3 年,身、目黄染进行性加重 10 余天。

现病史:患者 3 年前劳累后出现右胁胀痛,在当地医院查乙肝五项提示 HBsAg 阳性、HBeAb 阳性、HBcAb 阳性,HBV-DNA 阳性,肝功能轻度异常,口服保肝药治疗 2 周后复查肝能功正常。1 年前再次出现右胁胀痛,在我院门诊查乙肝五项提示 HBsAg、HBeAb、HBcAb 阳性,HBV-DNA $2.2×10^6$ IU/mL,肝功能提示 ALT 215 U/L、AST 176 U/L、ALP 134 U/L、GGT 67 U/L,余正常,肝、胆、胰、脾彩超提示肝实质弥漫性损伤,口服恩替卡韦片抗病毒、保肝护肝及中医辨证治疗后,症状减轻、肝酶复常出院。口服抗病毒药物3个月后复查HBV-DNA阴性。4个月前患者自行停用抗病毒药物治疗。10余天前患者再次出现右胁胀痛,伴身、目黄染,恶心,呕吐胃内容物,乏力,尿黄,大便黏滞不爽,日2次。

现在症:右胁胀痛,身、目黄染,黄色鲜明,乏力,纳食欲差,厌油腻,恶心,呕吐胃内容物,口苦,口渴,小便黄,大便黏滞不爽,日2次。舌质暗红,苔黄腻,脉弦细。皮肤黏膜及巩膜重度黄染,肝掌阳性、蜘蛛痣阳性,腹部平坦,未见腹壁静脉曲张显露,肝脾肋下未触及,肝区叩击痛阳性,移动性浊音阴性。

既往史:无特殊。

个人史:无特殊。

辅助检查:血常规提示白细胞5.3×10^9/L,红细胞4.4×10^{12}/L,血红蛋白129 g/L,血小板128×10^9/L,中性粒细胞百分比71%;肝功能提示总胆红素161 μmol/L,直接胆红素45 μmol/L,总蛋白62.4 g/L,白蛋白32.4 g/L,谷丙转氨酶774 U/L,谷草转氨酶575 U/L,碱性磷酸酶139 U/L,谷氨酰转肽酶202 U/L;血氨33 μmol/L;凝血功能提示凝血酶原时间14.5 s,国际标准化比值(INR)1.32。HBV-DNA 3.3×10^5 IU/mL;乙肝五项提示HBsAg阳性、HBeAb阳性、HBcAb阳性;上腹部CT平扫提示肝实质弥漫性损伤、肝源性胆囊炎。

诊断:中医诊断为黄疸(阳黄)-湿重于热证,西医诊断为HBeAg阴性慢性乙型肝炎(重度)。

治法:除湿化浊、泻热除黄。

方药:茵陈五苓散加减。茵陈30 g,茯苓15 g,炒白术15 g,泽泻15 g,猪苓15 g,桂枝6 g,金钱草30 g,醋郁金15 g,延胡索15 g,海金沙30 g,炒枳壳12 g,姜厚朴15 g,太子参30 g,白茅根15 g,赤芍15 g,炙甘草6 g。14剂,水煎服,日1剂,分早晚2次饭后温服。

二诊:2017年6月20日复诊,患者身、目黄染较前减轻,未再呕吐,仍有恶心、乏力、右胁胀痛,食欲欠佳,睡眠差,无口干口苦,无皮肤瘙痒,无发热,小黄如茶水,大便偏稀,3~5次/d。舌体胖大,边有齿痕,舌质暗红,苔白厚稍腻,脉弦细。

守一诊方,加砂仁6 g、炒薏苡仁30 g加强化湿之力。14剂,水煎服,日1剂,分早晚2次饭后温服。

三诊:2017年7月3日复诊,患者身、目黄染较前明显减轻,恶心基本消失,食欲改善,右胁疼痛、乏力减轻,大便质软,1~3 次/d。舌体偏胖,边无明显齿痕,舌质暗红,苔白厚稍腻,脉弦细。

湿邪黏滞不爽,缠绵难愈,守二诊方,加草果 6 g 以燥湿。14 剂,水煎服,日 1 剂,分早晚 2 次饭后温服。

上方加减治疗 3 个月余,2017 年 10 月 10 日复诊,患者无特殊不适,纳眠可,精神体力较前好转,舌暗红,苔薄白,脉弦。复查肝功能正常,HBV-DNA 阴性。

按语:《金匮要略·黄疸病脉证并治》:"黄家所得,从湿得之。"黄疸的发病是由于内外之湿阻滞于中焦脾胃肝胆,导致脾胃运化功能失常,肝失疏泄,或结石、积块瘀阻胆道,胆液不循常道,随血溢于脉外而成。病理属性与脾胃阳气盛衰密切相关,中阳盛,湿从热化,发为阳黄;中阳不足,湿从寒化,发为阴黄。结合该患者症状及舌质脉象当属湿热为患,辨证为阳黄(湿重于热)。而阳黄治疗当以清热化湿利小便,给邪以去路。化湿有助于退黄,湿去则热无以附。正如《金匮要略·黄疸病》说:"诸病黄家,但利其小便。"故湿重于热型黄疸的治疗应以化湿清热为主,方用茵陈五苓散加减。方中茵陈清热利湿,利胆退黄;炒白术健脾燥湿;桂枝温阳化气,内助膀胱气化;茯苓、猪苓、泽泻健脾行气、利水渗湿。海金沙利水通淋,给邪以去路,金钱草清理肝胆湿热,醋郁金利胆退黄、清热;炒薏苡仁健脾化湿;赤芍凉血活血;炒枳壳、姜厚朴行气除胀;砂仁化湿;白茅根利尿;同时给予太子参加强健脾益气,防寒凉药物伤正。全方共奏清热化湿、利胆退黄之功,使邪去而正不伤。

案例三:胁痛-肝胆湿热证

患者:李某,女,33 岁。

初诊:2018 年 8 月 22 日。

主诉:间断右胁胀痛 4 年,再发 1 周。

现病史:患者 4 年前因生气后出现右胁胀痛,自诉查乙肝五项提示 HBsAg 阳性,HBeAb 阳性,HBcAb 阳性,HBV-DNA 1.45×10^6 IU/mL,肝功能正常,肝胆胰脾彩超未见明显异常。在当地医院间断口服中成药及中草药治疗,症状可缓解。1 周前熬夜后右胁胀痛再发,当地医院查肝功能提示 ALT 164 U/L、AST 176 U/L、TBIL 23.0 μmol/L、DBIL 10.7 μmol/L、间接胆红素(IBIL) 12.3 μmol/L、GGT 117 U/L。乙肝五项提示 HBsAg 阳性,HBeAb

阳性,HBcAb 阳性;HBV-DNA $1.2×10^6$ IU/mL;血常规正常;肝胆胰脾彩超提示肝实质弥漫性损伤。为求诊治来我院门诊求治。

现在症:右肋胀痛,口苦口干,偶有反酸,神倦乏力,纳食欲差,饭量较平时减少,睡眠可,二便正常。舌质红、苔黄腻,脉弦细。形体肥胖,肝掌阳性,蜘蛛痣阴性,肝区叩击痛阳性。

既往史:无特殊。

个人史:无特殊。

辅助检查:肝功能提示 ALT 164 U/L、AST 176 U/L、TBIL 23.0 μmol/L、DBIL 10.7 μmol/L、IBIL 12.3 μmol/L、GGT 117 U/L。乙肝五项提示 HBsAg 阳性,HBeAb 阳性,HBcAb 阳性;HBV-DNA $1.2×10^6$ IU/mL;血常规正常;肝胆胰脾彩超提示肝实质弥漫性损伤。

诊断:中医诊断为胁痛-肝胆湿热证,西医诊断为 HBeAg 阴性慢性乙型肝炎。

治法:清利肝胆湿热。

方药:茵陈五苓散加减。茵陈 15 g,茯苓 15 g,炒白术 15 g,垂盆草 30 g,厚朴 12 g,肉豆蔻 6 g,砂仁 3 g(后下),醋柴胡 6 g,炒白芍 15 g,赤芍 15 g,鸡内金 15 g,当归 10 g,丹参 15 g,五灵脂(包煎)10 g,陈皮 12 g,生甘草 6 g。14 剂,水煎服,日 1 剂。

西医治疗以抗病毒及保肝护肝为主。恩替卡韦片抗病毒,甘草酸二铵肠溶胶囊抑制肝炎症反应、保肝降酶。

二诊:2018 年 9 月 7 日复诊,患者右肋胀痛稍减,时有腹胀,仍有神疲倦怠肢困,无口苦口干,进食较前好转,舌质红、苔黄腻,脉弦细。

守一诊方加黄芪 15 g。21 剂,水煎服,日 1 剂。

三诊:2018 年 9 月 30 日复诊,右胁下隐痛时作,腹胀缓解,纳食可,舌质红,薄苔黄,脉弦细。

守二诊方去肉豆蔻、砂仁、黄芪,加红花 15 g。

以上方为主加减治疗 3 个月,患者右胁不适消失,纳食可,复查肝功能正常,乙肝五项提示 HBsAg 阳性、HBeAb 阳性、HBcAb 阳性、HBV-DNA 阴性。

按语:患者青年女性,营养过剩,形体肥硕,兼夹痰湿,且平素嗜食肥甘厚味,易内生湿热,湿热蕴结中焦,熏蒸肝胆,灼伤阴液,则临床常见口干口苦等症状;厥阴之脉疏布于两胁,气郁则为痛胀;肝木乘土,肝失疏泄,气机不畅,横逆克脾,脾失健运,临床多见纳食欲差、腹胀等症状;肝木郁热挟胃之宿饮上泛,故见泛酸;肝郁横逆克脾,脾失健运,气血生化不足,清阳不升,湿浊蒙蔽清窍,临床则见神疲倦怠乏力等症。该方选用茵陈、垂盆草清热化湿为主药。二诊右胁胀痛减轻,气机渐有舒达之意,但患者食欲仍不佳,故加黄芪以补气养血,夯实中焦。三诊患者仍有胁痛,食欲尚可,故去肉豆蔻、砂仁、黄芪,佐以红花以活血通经而祛脉络瘀滞。后辨证加减服用,患者诸症消失,病情趋于稳定。

案例四:肝着-肝郁脾虚兼热毒内蕴证

患者:王某,女,36 岁。

初诊:2019 年 9 月 22 日。

主诉:间断右胁疼痛 3 年,再发伴乏力 1 周。

现病史:3 年前体检发现乙肝五项提示 HBsAg、HBeAg、HBcAb 阳性,HBV-DNA 阳性,肝功能正常,肝胆胰脾彩超未见异常。曾在当地医院口服中成药治疗(具体不详),症状改善。近 2 年来未见检查与治疗。1 周前因劳累后右胁疼痛再发,伴乏力,未治疗,症状持续存在,今故来我院门诊就诊。

现在症:右胁疼痛,乏力,纳食欲欠佳,二便调。查体:舌质暗红,苔黄腻,脉弦滑。赤掌阳性,蜘蛛痣阴性,肝区叩击痛阳性。

既往史:无特殊。

个人史:无特殊。

辅助检查:2019 年 9 月 22 日于我院查肝功能提示 ALT 1 120 U/L,AST 974 U/L,PA 88.9 mg/L。乙肝五项提示 HBsAg、HBeAg、HBcAb 阳性,HBV-DNA 提示 3.24×10^6 IU/mL;彩超提示肝实质弥漫性损伤、胆囊炎。血常规、凝血功能均正常。

诊断:中医诊断提示肝着-肝郁脾虚兼热毒内蕴证,西医诊断为 HBeAg 阳性慢性乙型肝炎(病毒性)。

治法:疏肝健脾,清热解毒。

方药:柴芍六君子汤合茵陈蒿汤加减。醋柴胡 6 g,炒白芍 15 g,赤芍 15 g,郁金 30 g,茵陈 30 g,败酱草 15 g,白豆蔻 9 g,黄芪 15 g,炒栀子 6 g,淡豆豉 9 g,茯苓 30 g,炒薏苡仁 30 g,片姜黄 15 g,黄连 9 g,鸡内金 15 g,炒麦芽 15 g,甘草 3 g,10 剂,水煎服,日 1 剂,分早晚 2 次服用。

配合西药恩替卡韦分散片(0.5 mg 口服,日 1 次)抗病毒治疗,复方甘草酸苷针抑制肝脏炎症反应,还原型谷胱甘肽针护肝解毒。

二诊:2019 年 10 月 3 日复诊。患者右胁疼痛减轻,乏力减轻,食欲改善不明显,大便稍偏稀,日 2 次,大便前后无不适,小便正常。查体:舌质暗红,苔薄黄腻,脉弦滑。复查肝功能提示 ALT 446 U/L,AST 341 U/L,前白蛋白(PA) 94.5 mg/L。

在一诊方上加炒山楂 15 g 以消食,炒白术 15 g 以益气健脾。15 剂,水煎服,日 1 剂,早晚分服。

三诊:2019 年 10 月 19 日复诊。患者诉偶有右胁疼痛,乏力减轻,食欲改善,大便正常,小便正常。复查肝功能示提示 ALT 56 U/L,AST 48 U/L,PA 129 mg/L。继续口服二诊中药以巩固疗效。

3 个月后复查肝功能正常,HBV-DNA 阴性。

按语:慢性乙型肝炎的特点为病情迁延难愈,因而该类患者在整个患病及治疗过程中多伴有情绪低落、信心不足,甚则悲观厌世等性格改变,因而对这类患者不仅要治病,更要治心,增强患者战胜疾病的决心,同时让患者对疾病有一个理性认识,以平和的心态面对病情,从而提高患者生活质量。中医认为该病的病因病机多为"杂气""疫毒",杂气乃天地间别有一种异气,物质性、致病性、传染性、潜伏性等为其致病特点,因而治疗过程更应长期性及持久性。

该病通过四诊合参,中医辨证准确,因而在精准辨证前提下,选方用药,收效甚佳。

第五节 自身免疫性肝病

一、概念

自身免疫性肝病是一组由异常自身免疫介导的肝脏和胆道炎症性损伤,包括自身免疫性肝炎(autoimmune hepatis, AIH)、原发性胆汁性胆管炎(primary biliary cholangitis, PBC)、原发性硬化性胆管炎(primary sclerosing cholangitis, PSC)、IgG4 相关硬化性胆管炎(IgG4 - related sclerosing cholangitis,IgG4-SC)等,以上疾病中任意两者同时出现称为重叠综合征,目前临床以自身免疫性肝炎重叠原发性胆汁性胆管炎的重叠综合征最为常见。不同类型的自身免疫性肝病,其发病机制尚不清楚,可能与遗传易感基因、免疫紊乱和环境因素有关。但该类疾病进展均可导致肝纤维化、肝硬变、肝癌,甚至肝衰竭,治疗上往往颇为棘手,因此,临床上及早较好地控制病情的进展,是临床治疗的关键点。

（一）西医概念

AIH 是以血清氨基转移酶水平升高、高免疫球蛋白 G（IgG）血症、血清自身抗体阳性,肝组织学上存在中重度界面性肝炎等为临床特点。可呈急性发作,但大多起病隐匿缓慢,严重者可进展为肝硬化和肝衰竭。多数 AIH 患者无明显症状或仅出现乏力等非特异性症状。近年我国对 1 020 例 AIH 患者的单中心回顾性观察研究显示,患者的峰值年龄为 55（6~82）岁,在 20 岁有小的波峰,男女比例为 1∶5。目前该病标准治疗方案为泼尼松（龙）联合硫唑嘌呤治疗或者泼尼松（龙）单药治疗。但至少有 10%~15% 的患者对标准治疗方案应答不佳,可选择二线或三线治疗方案,药物包括吗替麦考酚酯、他克莫司、环孢素、甲氨蝶呤、6-巯基嘌呤、西罗莫司、英夫利西单抗和利妥昔单抗等。对于已进展肝硬化终末期或急慢性肝衰竭时的 AIH,应当尽早评估后考虑行肝移植术。AIH 患者获得生化缓解后预后较好,生存期接近同龄普通人群。预后不佳的危险因素与确诊时进展到肝硬化和治疗后未能获得生化缓解密切相关。

PBC 是一种慢性自身免疫性肝内胆汁淤积性疾病。多见于中老年女性,发病率为 0.23/10 万~5.31/10 万。最常见的临床表现为乏力和皮肤瘙痒,但随着疾病进展,可出现胆汁淤积,以及肝硬化相关并发症和临床表现,合并其他自身免疫病者,可有相应的临床症状。其血生物化学指标特点是血清碱性磷酸酶、γ-谷氨酰转移酶升高,免疫学特点是抗线粒体抗体阳性、血清免疫球蛋白 M 升高,病理学特点是非化脓性破坏性小胆管炎。治疗上熊去氧胆酸是本病的首选药物。当熊去氧胆酸生化应答不佳者可考虑二线药物,如奥贝胆酸、贝特类药物、布地奈德等。若 PBC 进展至失代偿性肝硬化（腹水、食管-胃底静脉曲张破裂出血或肝性脑病）,且终末期肝病模型（model of end-stage liver disease,MELD）评分>15 可考虑行肝移植。该病预后差异大。早期熊去氧胆酸治疗完全应答的患者长期预后良好。如初诊时已有肝硬化、老年、血清总胆红素升高、肝合成功能下降、药物治疗无效等情况,则提示患者预后不良。

PSC 是一种以特发性肝内外胆管炎症及胆管纤维化改变导致多灶性胆

管狭窄、慢性胆汁淤积的自身免疫病,发病机制可能与遗传、环境、免疫、胆汁酸代谢及肠道菌群等多种因素共同参与所致。PSC 好发于男性,约占 2/3,平均确诊年龄为 20 ~ 57 岁,欧美患病率率达 3.85/10 万 ~ 16.2/10 万,亚洲患病率为 0.95/10 万 ~ 1.3/10 万。临床表现多样,早期多无症状,部分患者体检或因炎症性肠病筛查时得以确诊,约 50% 患者表现为间断右上腹疼痛、黄疸、瘙痒、乏力、发热和体重下降。主要诊断依赖胆管影像学和肝组织病理学。目前尚无有效治疗 PSC 的药物,如熊去氧胆酸、糖皮质激素和免疫抑制剂可能对临床生化学指标有所改善,仍不能改善其长期预后。除此之外,药物治疗效果不佳,则还可以选择经内镜逆行胆胰管成像(endoscopic retrograde cholangiopancreatography,ERCP)、经皮肝穿刺胆道引流(percutaneous hepatic puncture biliary drainage,PTCD)、肝移植等治疗方法。因 PSC 患者的临床进程异质性很高,一些患者很快进展至肝硬化等终末期肝病,而有些患者的疾病状态则长期保持稳定。

IgG4-SC 是一种自身免疫性硬化性胆管炎。其发病率为 2.18/10 万,男女比例约为 4∶1,发病高峰年龄为 60 ~ 80 岁。IgG4-SC 常伴有其他器官累及,约 80% 以上患者合并自身免疫性胰腺炎。根据是否合并自身免疫性胰腺炎,IgG4-SC 可分为孤立性 IgG4-SC、合并自身免疫性胰腺炎的 IgG4-SC。根据胆管影像学表现可分为 4 型,1 型主要表现为胆总管下段狭窄,因此,需要与胆管癌和胰腺癌鉴别;2 型表现为肝内外胆管弥漫性狭窄,需要与 PSC 鉴别;3 型主要为肝门部病变和胆管下段狭窄;4 型仅表现为肝门部胆管狭窄。IgG4-SC 临床表现多样,约 75% 的患者表现为慢性或反复发作的梗阻性黄疸,其他非特异性症状包括皮肤瘙痒、腹痛、体重下降,以及继发胆管炎症所致的发热、寒战等。约 1/4 患者可能无症状,因偶然发现肝功能或影像学异常,或因其他组织、器官的系统性 IgG4 相关疾病行系统性筛查时确诊。目前来说,该病的一线药物仍是糖皮质激素。而该病的预后也取决于是否对糖皮质激素反应良好,糖皮质激素应答良好者与 PSC 相比临床预后相对良好。

(二)中医概念

中医古籍无自身免疫性肝病的病名的记载,根据自身免疫性肝病的临床表现如上腹部不适、胁肋隐痛、乏力、黄疸等,该病可列入中医的"黄疸""胁痛""积聚""鼓胀""虚劳"等范畴。因疾病发生的轻重缓急及病程所处阶段的不确定性,加之机体自身对疾病的反应程度的复杂性,所以自身免疫性肝病在不同机体或者发病的不同阶段可有多种临床表现。赵文霞教授认为该病发病多与先天禀赋不足有关,加之后天六淫、七情、饮食、劳逸,引起肝脾肾等脏腑功能失职,伤及肝络所致。"虚"为其根,"湿热痰凝"为其标,"血瘀内停"贯串始终。分期辨证而治,分虚实而治。疏肝健脾补肾以扶正,清热祛湿解毒以祛邪,疏肝理气、活血化瘀、滋阴补肾以固本为治疗总则。此外更是采用内病外治,药膳加持,多法合用,调补肝脾,达到了较为满意的效果。

二、赵文霞教授对自身免疫性肝病病因病机认识

赵文霞教授认为该病起病隐匿,病程较长,病因多样,病机复杂,但大体是在先天禀赋不足的前提下,加之六淫、七情、饮食失调、劳逸失度,引起肝脾肾等脏腑功能失调,气血阴阳失衡,伤及肝脏,损及肝络,诱发本病。久则气滞血瘀,水湿内停,炼津成痰,痰湿瘀凝结,渐成肝积。肝络疏泄不利,气滞血瘀,进而横逆乘脾,致脾运化失健,水湿内聚,继而土壅木郁,以致肝脾俱病。脾运失常,肝失疏泄,使胆汁泛溢肌肤,形成黄疸;病久及肾,肝肾同源,子病及母,致肾关开阖不利,水湿不化,则出现鼓胀、水肿。先天不足、禀赋薄弱之体,加之前述多种因素,使得正气难复,脏腑气血阴阳亏虚,一脏受病,累及他脏,气虚不能生血,血虚无以生气。气虚者,日久阳也渐衰;血虚者,日久阴也不足;阳损日久,累及于阴;阴虚日久,累及于阳。以致肝病之势日渐发展,而病情趋于复杂,缠绵反复,难以痊愈。

(一)"虚"是自身免疫性肝病的起始病因

"虚"涵盖较广的范畴,既分气血阴阳、五脏六腑的"虚",又有先天、后天两个方面的原因。先天禀赋不足,后天劳心、劳肾、劳神、营养失衡等,或久病多病伤及脏腑。在自身免疫性肝病的整个病程中,先天禀赋不足,后天脾胃失养,因虚至损,"虚"贯穿于整个疾病过程中。自身免疫性肝病为一种具有遗传倾向的疾病,而原发性胆汁性胆管炎家族史的发病率要达到4%~6%,是普通人群的100倍。因此,遗传因素是该病发病的最大因素。张景岳《类经》云:"夫禀赋为胎元之本,精气之受于父母者是也。""先"禀受于父母之精,为人体生命的本原。肾精充足,真气充盛,形体健壮,抗病力强;肾精不足,则元真亏虚,形体虚衰,易于为病。因此,先天不足是自身免疫性肝病

的"启动因子"。

《自身免疫性肝炎诊断和治疗指南(2021)》中指出该病的男女发病比为1：5,而原发性胆汁性胆管炎女性的患病数约为男性10倍。《灵枢·天年》篇载:"五十岁,肝气始衰。"《素问·上古天真论》曰:"女子七岁,肾气盛,齿更发长……七七,任脉虚,太冲脉衰少,天癸竭,地道不通,故形坏而无子也。"因此,自身免疫性肝病患者多为年龄在更年期的妇女,绝经前后,多经历了妊娠、怀孕、哺乳等阶段,加之家庭生活压力,劳心劳力,耗伤气血,损伤肝肾;肾阴不足,水不涵木;或肝郁化火,灼伤阴液;或肾精不足,肝血亏虚而致肝失濡养,胆疏泄失常,最终发病。

因此,综合上述因素,赵文霞教授认为肝郁耗气、年老体弱、用药不当、饮食内伤等原因均可损耗肝气,使得肝"体"亏损而致气虚,气虚久延,渐至肝"用"不足,肝血亏虚。疾病早期表现为胸胁虚闷或坠胀、懈怠、忧郁、胆怯、头痛麻木、四肢不温等。病程迁延日久,肝肾同源,木得水生,当少阴肾水不足,厥阴肝木失养,水浅不养龙,火失其制,虚阳浮越而形成上热之证,表现出一派阴虚火热之象。故此总结出自身免疫性肝病的病机特征是早期存在肝虚的征象,随着疾病的进展则呈现血虚,发展至终末期时则表现为阴虚征象。

(二)血瘀内停贯穿自身免疫性肝病发病始终

赵文霞教授认为,自身免疫性肝病的发病与血瘀密切相关,随着自身免疫性肝病的进展,血瘀程度愈来愈重。《血证论》云:"肝属木,木气冲和条达,不致郁遏,则血脉得畅。"肝主疏泄,对于气的升降出入运动的协调平衡起着调节作用。肝藏血,贮藏血液,调节血量,濡养肝体。肝的疏泄功能和藏血功能是相辅相成、相互为用的。肝疏泄功能正常,气机调畅,血运通达,藏血功能才有保障;肝藏血功能正常,则发挥血的濡养作用,不使肝气亢逆,才能保持全身气机疏通畅达。若肝的疏泄功能减退,必然导致气血异常。故若平素忧思易怒,肝气失于条达,气机失调,血行不畅,停于脉内,则瘀血内生;另一方面则因脾气虚损,无力推动血液在脉内运行,血运不畅,瘀滞脉中。肝之疏泄失职,肝气郁滞,"木郁土壅",脾气受戕,健运失职,水液代谢障碍,水湿内停,或成痰浊、成湿热,然湿热与瘀血相互蕴结,留于胁下,日久形成肝脾大之癥积,晚期气滞、瘀血、水湿互结于腹内,终成鼓胀,表现为腹胀大而四肢枯瘦、皮色苍黄、腹壁青筋显露等。若瘀血久滞肝脏使得阴血耗损进一步加重,肝体亏损、肝用不足形成虚瘀胶着的病理状态。以上病机均与肝微循环障碍导致的门静脉高压症产生有关。血瘀既是本病发展过程中的病理过程,又是导致本病演进的重要因素。

(三)湿热痰凝是自身免疫性肝病的主要病理变化

赵文霞教授认为,自身免疫性肝病病因病机虽以正虚血瘀为要,但其发病,可因外感六淫、或七情内伤、或饮食不节等因素,导致脏腑功能失调,气化不利,水液代谢障碍,水液停聚而形成痰浊。《素问·调经论篇》言"夫邪之生也,或生于阴,或生于阳",感于阴脏或阴分之邪,多得之"饮食居处,阴阳喜怒"。本病病位在肝,为其内属脏,如感于阳脏或阳分之邪,多得之"风雨寒暑"。而故其病因多从内因考虑,多为七情失调、饮食失宜、男精女血受损等方面。且中医学之"肝"为刚脏,体阴用阳,《素问·五常政大论篇》言其具有"木德周行,阳舒阴布,五化宣平"之功。故其感邪后多致使布运失职,进而影响五脏气化,以及血运,致其失常,其中尤以脾为甚。基于此,可见本病因虚致实,由实累虚,恶性循环,终致"阴成形"而见湿热、痰浊裹挟而生,是本病早中期主要病理改变。

三、诊治特色

(一)辨证及用药原则

自身免疫性肝病的治疗着眼于肝脾肾三脏,分期辨证而治,分虚实而治。不论肝炎或是肝硬化阶段,首先辨寒热、辨瘀血轻重、辨痰浊、辨虚实气血阴阳而治,实证宜理气、活血通络、清热祛湿之法;虚证宜滋阴益气养血柔肝为主。以疏肝健脾补肾以扶正,清热祛湿解毒以祛邪,疏肝理气、活血化瘀、滋阴补肾以固本为治疗总则。根据其是否出现"黄疸""鼓胀""肝昏"等兼加证进行辨证施治。

1.辨寒热 外感时邪、内伤饮食、劳倦失宜,患者则表现为寒热不同属性。若热邪偏盛,或素体热盛,蕴久成毒,化为湿热之毒;症见身目尿黄,口苦,便干,目眵多,舌质红,苔黄厚腻,脉弦滑等,治疗上常用茵陈、栀子、大黄、虎杖、黄芩、黄连、叶下珠、垂盆草等清热利湿解毒之品。若湿邪偏重,阻遏阳气,或素体阳虚,或因寒凉药品所伤,寒湿凝聚,化为寒湿之毒;症见乏力,纳呆,便溏,舌质淡暗,苔白厚腻,脉濡缓等,药用薏苡仁、川木瓜、威灵仙、藿香、草果、白豆蔻等温化寒湿。

2.辨血瘀轻重　自身免疫性肝病的肝炎阶段及肝硬化早中期,因其不同病因,导致气滞血瘀,结与胁下,阻于肝络,表现为胁肋胀痛或刺痛,胁下积块固定不移,体征表现为赤掌,颈胸部蛛丝纹缕,腹壁青筋暴露,舌质暗,舌下络脉增粗。治疗应以活血化瘀、软坚散结为主,化瘀则血行更畅,血行则瘀无所留,使肝脏血行通畅,瘀血化除。治疗上多选活血之品,血瘀兼热者,用赤芍、牡丹皮、生地黄、郁金、丹参;血瘀兼寒象者,用桂枝、细辛、当归、艾叶;血瘀兼水者,用泽兰、益母草、川牛膝;血瘀兼虚者,阳气虚用黄芪、太子参,阴虚者用麦冬、生地、黄精、枸杞。

一旦该病进入肝硬化晚期,机体气血阴阳失调,各种致病因素终至毒瘀痰结于脏腑,血瘀程度更重。患者表现出胁下积块坚硬如石,表面凹凸不平,面色黧黑,形体消瘦,肌肤甲错,赤掌,颈胸部蛛丝纹缕明显,腹壁青筋暴露,舌质暗,舌下络脉迂曲扩张呈结节状。此时治疗以活血化瘀、通络消癥为主,多选用干漆、刘寄奴、虻虫、炮穿山甲、三棱、莪术、水红花籽、守宫、土鳖虫、水蛭等活血通络、软坚消癥之品。但该类药物性峻猛,短时间用以汤剂,荡涤控病;病情缓解后改以丸散之剂口服,缓而投之,防峻剂伤正。但用药期间,不可忽略匡扶正气,以免药性峻烈伤及正气。

3.辨痰浊　自身免疫性肝病发病过程中,因痰浊凝聚为其主要病理变化,故辨证见痰浊凝聚者,表现为头身困重,纳呆,便溏或便秘,舌苔腻,脉弦滑。治以理气化痰散结,兼热者,用竹茹、明矾、浙贝母等;兼寒者,用苏子、白芥子、莱菔子等;兼瘀者,用莪术、三棱等;痰浊胶结者,用皂角、海浮石等;痰蒙清窍者,用石菖蒲、郁金等。

4.辨虚实气血阴阳　本病正气亏虚者,临证常见纳差、乏力、消瘦、舌质色淡或紫,舌苔灰糙或舌光无苔,脉弦细或细数等症。用药分气、血、阴、阳四端,如气虚明显者,常选用人参、党参、白术、茯苓、山药等药;血虚明显者,用当归、炒白芍、熟地黄、龙眼肉等;阴虚明显者,常用生地黄、玄参、麦冬、五味子、玉竹等;阳虚明显者,用附子、肉桂、补骨脂、菟丝子等;精血阴阳俱虚者,可用紫河车等血肉有情之品。赵文霞教授强调,在养血、补阴药中,需加行气药及和胃药,以防药过滋腻碍气,壅滞中焦,影响药物吸收。

(二)内病外治,多法合用

《温证指归·望色论》中曰"有诸内必形诸外,观其外可知其内",人体是一个有机整体,内外互相联系。机体内脏的变化必然由外表显示出来;治疗疾病时可依据体表的征象,司外揣内,由表及里,从而诊察出病因病机和病位等,为治疗夯实基础。赵文霞教授认为,运用非口服药物的方法,通过刺激经络、穴位、皮肤黏膜、肌肉、筋骨等,可以达到治疗内脏疾病目的。因此,外治疗法在防治自身免疫性肝病的胁痛、腹水、黄疸、肝昏等方面起到协同治疗作用。应用时当在中医理论指导下辨证论治,循经治疗。如脐火疗法温阳化气、祛湿退黄,治疗脾肾阳虚之黄疸、鼓胀病;中药直肠滴入清肠解毒、辟秽开窍,治疗肝昏病;中药敷脐逐水消胀治疗鼓胀;督灸温补脾肾,扶正去邪,治疗本病中乏力的虚劳之症。上述方法与方药并用,综合治疗均可达到满意的治疗效果。

(三)药膳养肝,重在健脾

自身免疫性肝病为临床治疗上较为复杂的疾病,且病情反复难以根治,因此,治疗是长期过程,其治疗方法讲究灵活多样,根据《黄帝内经》中"五谷为养,五果为助,五畜为益,五菜为充"的理论和五味归五脏等观点,赵文霞教授提出了药食同源、药膳养肝的治疗策略。

药膳养肝,关键在于顾护脾胃,使四时脾旺不受邪。宜进健脾补气运湿之品,诸如薏苡仁、云茯苓、山药、大枣、人参等肝病患者均可食用。其中怀山药具有气阴双补、平补肺、脾、肾、三焦之功能,既是健脾补肾良药,又是上等食材,长期食用可使脾胃健运,中焦气旺,可增强机体免疫功能。参类中人参、红参偏温燥可补元气,西洋参、太子参性偏凉润有补气养阴之功,药膳中根据辨证加入可培补元气。针对自身免疫性肝病患者不论肝炎或肝硬化阶段,脾胃虚弱、湿浊内蕴,可用薏苡仁 50 g 以研磨成浆,取其汁饮之,可健脾祛湿。自身免疫性肝病肝硬化阶段的患者以乏力等虚劳诸症为表现,建议患者以红皮花生、枸杞、赤小豆、大枣煮水,纳入红糖,配合服用具有升高白细胞及血小板等功效。遇肝硬化低蛋白血症,证属脾肾阳虚的患者,主张长期服用羊奶以温补脾肾,提升血清白蛋白。

四、分期分型施治

(一)肝炎阶段(早期)

1. 肝郁脾虚

症状:胁肋胀满疼痛,胸闷善太息,精神抑郁或性情急躁,纳食减少,脘腹痞闷,神疲乏力,面色萎黄,大便不实或溏泻。舌质淡有齿痕,苔白,脉沉弦。

治则：疏肝健脾，益气活血。

方药：逍遥散加减。

组成：柴胡、当归、白芍、白术、茯苓、陈皮、炙甘草、生姜、薄荷。

方解：本方柴胡疏肝解郁，以顺肝性，又有当归、白芍养血柔肝，尤其当归之芳香可以行气，味甘可以缓急，更是肝郁血虚之要药。白术、茯苓健脾祛湿，使运化有权，气血有源。炙甘草益气补中，缓肝之急，虽为佐使之品，却有襄赞之功。生姜烧过，温胃和中之力益专。薄荷少许，助柴胡疏肝郁而生之热。如此配伍既补肝体，又助肝用，气血兼顾，肝脾并治，立法全面，用药周到。

加减：若气滞及血，胁痛重者，酌加郁金、川楝子、延胡索、青皮以增强理气活血止痛之功；若兼见心烦急躁，口干口苦，尿黄便干，舌红苔黄，脉弦数等气郁化火之象，酌加栀子、黄芩、胆草等清肝之品；若伴胁痛、肠鸣、腹泻者，为肝气横逆、脾失健运之证，酌加白术、茯苓、泽泻、薏苡仁以健脾止泻；若伴有恶心呕吐，是为肝胃不和，胃失和降，酌加半夏、陈皮、藿香、生姜等以和胃降逆止呕。

2. 肝胆湿热

症状：胁肋不适或胀痛，口苦心烦，小便短赤，呕恶腹胀，或皮肤巩膜黄染。舌质红，苔薄黄或黄腻，脉滑数。

治则：清热利湿，理气通络。

方药：龙胆泻肝汤加减。

组成：龙胆草、栀子、黄芩、木通、泽泻、车前子、柴胡、甘草、当归、生地。

方解：方中龙胆草大苦大寒，既能清泻肝胆实火，又能清利肝经湿热，故为君药。黄芩、栀子苦寒泻火，燥湿清热，共为臣药。泽泻、木通、车前子渗湿泄热，导热下行；实火所伤，损伤阴血，当归、生地养血滋阴，邪去而不伤阴血，共为佐药。柴胡舒畅肝经之气，引诸药归肝经；甘草调和诸药，共为佐使药。凉肝泻火，导赤救阴，泻中有补，利中有滋，降中寓升，祛邪不伤正，泻火不伤胃。

加减：脘腹胀甚加枳实、大腹皮以疏利气机；胁痛甚加当归、白芍、延胡索、川楝子等疏肝养血、理气止痛；湿重者从藿朴夏苓汤、三仁汤中化裁；热重者从甘露消毒饮加减。

(二)肝硬化代偿阶段(中期)

1.气滞血瘀证

症状:胁下可触及明显积块,硬痛不移,面色晦暗,蛛丝赤缕,赤掌,纳呆体倦,月事不行,毛发稀疏无华,舌质紫暗,或有瘀斑,脉弦细或细涩。

治则:行气化瘀,软坚散结。

方药:膈下逐瘀汤加减。

组成:当归、川芎、赤芍、牡丹皮、红花、桃仁、枳壳、香附、乌药、延胡索、五灵脂、甘草。

方解:方中以当归养血活血,赤芍、丹皮、川芎、红花、桃仁活血化瘀,通利血脉;乌药、枳壳、香附行气散结,疏达气机;延胡索、五灵脂行气止痛;甘草调和诸药,益气和中。群药配伍,气行血活,瘀散结消,气畅血行。

加减:若两胁胀痛、肝郁气滞明显者,可选加白芍养血柔肝,柴胡、郁金、佛手疏肝理气;腹部胀满、大便溏薄、脾虚明显者,选加黄芪、党参、茯苓、炒白术健脾益气;夹有痰浊者,酌加远志、半夏、浙贝。

2.脾虚湿盛证

症状:胁肋胀满,胁下积块,脘腹痞闷,倦怠乏力,口淡乏味,面色萎黄,大便不实或溏泻,舌体胖大,舌质暗淡,苔薄白腻,脉沉迟。

治则:健脾益气,燥湿除满。

方药:香砂六君子合二陈汤加减。

组成:药用人参、茯苓、白术、半夏、陈皮、木香、砂仁、甘草等。

方解:方中人参、白术、茯苓、甘草益气健脾;砂仁、木香理气化痰;半夏、陈皮除理气化痰之功外,尚有燥湿行滞之用。

加减:腹胀甚者加大腹皮、莱菔根理气消胀。

3.气虚血瘀证

症状:胁肋部隐痛或刺痛,胁下积块,神疲乏力,面色萎黄晦暗,大便不坚但难下,舌色淡暗、舌下络脉迂曲,苔薄白,脉弦细。

治则:补中益气,活血化瘀。

方药:补阳还五汤加减。

组成:黄芪、当归、赤芍、地龙、川芎、红花、桃仁。

方解:方重用生黄芪,补益元气,意在气旺则血行,瘀去络通,为君药。当归尾活血通络而不伤血,用为臣药。赤芍、川芎、桃仁、红花协同当归尾以活血祛瘀;地龙通经活络,力专善走,周行全身,以行药力,亦为佐药。方用补气药与少量活血药相伍,使气旺血行以治本,祛瘀通络以治标,标本兼顾;且补气而不壅滞,活血又不伤正。合而用之,则气旺、瘀消、络通,诸症向愈。

加减:血虚者,可合四物汤,主方中加白芍、熟地黄,白芍酸微寒,养血敛阴,与柴胡、当归配伍,补肝之体,助肝之用,使血和则肝和,血充则肝柔,与熟地、当归相伍,滋阴养血之功显著,并柔肝缓急止痛。川芎辛温,入血分,理血中之气,调畅气机,与当归配伍,则行气活血之力益彰。

4. 痰湿阻滞证

症状:胁肋胀痛,胁下积块,乏力、脘腹痞闷、腹胀、口干渴、纳差、肝脾大、舌淡或微红、苔白腻、脉弦滑。

治则:健脾燥湿化痰。

方药:二术二陈汤合涤痰汤加减。

组成:苍术、炒白术、半夏、陈皮、南星、枳实、茯苓、石菖蒲、人参、竹茹。

方解:二术补脾燥湿,以助其散精归肺;半夏降逆,陈皮顺气;人参、茯苓、甘草补心益脾;南星、菖蒲祛痰开窍,枳实破痰利膈,竹茹清燥开郁。

加减:热毒偏盛者加板蓝根、虎杖清热解毒;寒湿者,加用干姜、肉桂、苍术、生姜、大枣等以温阳化湿。

(三)肝硬化失代偿阶段(晚期)

1. 脾肾阳虚证

症状:胁下积块,脘闷纳呆,身疲畏寒,肢冷浮肿,小便短少,大便溏薄,少腹冷痛,面色苍黄或黧黑,舌质淡胖水滑,脉细沉微。重则腹部膨隆,青筋暴露,周身发黄,黄色不泽或如烟熏。

治法:温补脾肾。

方药:实脾饮合真武汤加减。

组成:附子、干姜、桂枝、黄芪、人参、白术、茯苓、猪苓、泽泻、车前子、木香、厚朴。

方解:方取附子、干姜温补脾肾;黄芪、人参、白术益气健脾培元;茯苓、猪苓、泽泻、桂枝气化膀胱,淡渗利水;木香、厚朴行气以助水下行。脾肾同治,使阳气得振,寒湿得化,水道得通,水湿自化。

加减:若腹水显著可选加大腹皮、茯苓皮、葫芦,并重用车前子、牛膝。若黄疸者,可加茵陈术附子汤,茵陈利胆退黄,附子、干姜温中散寒,佐以白术、甘草健脾和胃。胁痛或胁下积块者,可加柴胡、丹参、泽兰、郁金、赤芍以疏肝利胆,活血化瘀。便溏者加茯苓、泽泻、车前子。黄疸日久,身倦乏力者加党参、黄芪。

2.肝肾阴虚证

症状:胁下积块,面色黧黑,形体消瘦,五心烦热,心悸少寐,齿衄鼻衄,口舌干燥,小便短少或滴沥,甚至无尿,舌质红绛少津,脉细或数,按之无力。重则腹大如鼓,按之不坚,身目俱黄,黄色晦暗如烟熏。

治则:滋养肝肾。

方药:滋水清肝饮加减。

组成:山药、山茱萸、丹皮、泽泻、茯苓、柴胡、栀子、当归、茵陈、赤芍、生地、鳖甲、牡蛎、鸡内金、三棱、莪术。

方解:方中"三补三泻"滋补肝肾,填精益髓;配以白芍、柴胡、当归、栀子、枣仁疏肝养血,清热敛阴,其奏滋补肝肾,清热疏肝凉血之效。鳖甲、牡蛎、鸡内金、三棱、莪术破血消积,软坚散结。

加减:腰膝酸软重者,加女贞子、旱莲草滋补肝肾;两目干涩重者,加桑葚、枸杞子、石斛滋阴养肝;胁肋隐痛者,加白芍、川楝子养阴柔肝;心烦不寐者,加酸枣仁、柏子仁、夜交藤安神;午后低热者,加银柴胡、地骨皮、知母清虚热;津伤口渴者,加石斛、花粉、芦根清热生津;齿、鼻衄血,加紫草、茜草凉血止血;皮肤瘙痒,加白蒺藜、地肤子祛风止痒。

自身免疫性肝病为临床慢性肝病,是逐渐进展的一组疾病,其肝积、黄疸、鼓胀、肝昏等为痼疾重症,需重视方药、外治、药膳的综合治疗的作用,对于该病肝炎阶段或代偿性肝硬化的患者在辨证施治基础上,综合治疗配合八段锦和太极拳,可达疏肝理气、健脾和胃、通经活络的功效。那么对于该病肝硬化失代偿阶段,建议卧床休息为主,适当短距离慢走,达到导引养生的目的。此类疾病患者往往发病、久病多伴有情志因素,在开始治疗阶段,做好患者情绪疏导工作,耐心讲解病情,取得其理解和配合,疗效较单纯用药治疗更为显著和稳固。

五、验案撷英

案例一:肝着-湿热瘀结证

患者:梁某某,女,52 岁。

初诊:2017 年 3 月 18 日。

主诉:双侧胁肋部不适6个月余。

现病史:6个月前无明显诱因出现双侧胁肋部不适、腹部胀急及小便颜色发黄,患者未予重视及治疗,3个月后症状加重,当地就医后行相关检查,肝功能提示谷丙转氨酶331 U/L、谷草转氨酶213 U/L、谷氨酰转肽酶89 U/L、白蛋白30.3 g/L、总胆红素54.8 μmol/L、直接胆红素29.3 μmol/L;尿胆原阴性;自免肝全套提示抗线粒体抗体M2弱阳性;肝胆脾胰彩超提示肝弥漫性回声改变。考虑为"原发性胆汁性胆管炎",予每日3次口服"牛磺熊去氧胆酸胶囊250 mg"及"甘草酸二胺胶囊150 mg"控制病情,症状有所缓解,但时有反复加重情况。

现在症:双侧胁肋部不适、腹部胀急及小便颜色发黄,眼干眵多,乏力肢倦,纳可,睡眠一般,大便秘结,日1次,舌红苔厚略黄少津,舌下络脉增粗,脉弦滑。

既往史:无特殊。

个人史:无特殊。

辅助检查:血常规提示 WBC 4.02×10⁹/L, RBC 3.54×10¹²/L, HGB 115 g/L, PLT 66×10⁹/L;肝功能提示 TBIL 26.8 μmol/L, DBIL 7.3 μmol/L, ALB 25.3 g/L, ALT 64 U/L, AST 71 U/L, ALP 128 U/L;凝血功能提示 PT 15.3 s, INR 1.42, D-二聚体 1.5 mg/L;抗线粒体抗体阳性,抗线粒体抗体M2阳性;彩超提示肝实质弥漫性回声改变,肝源性胆囊炎。

诊断:中医诊断为肝着-湿热瘀结证,西医诊断为原发性胆汁性胆管炎。

治法:清热利湿、活瘀通络。

方药:龙胆泻肝汤加减。龙胆10 g,黄芩片10 g,通草10 g,泽泻15 g,醋北柴胡9 g,炒栀子12 g,车前子15 g,当归10 g,法半夏15 g,陈皮12 g,生地20 g,威灵仙15 g,葛根30 g,姜黄15 g,莪术15 g,甘草6 g,太子参10 g,大枣5枚,7剂,水煎服,日1剂。

嘱其剂上方无明显不适可继服1个月,配合牛磺熊去氧胆酸胶囊250 mg 每日3次,畅情志,适当活动锻炼。

二诊:1个月后我院门诊复查肝功能提示谷丙转氨酶87 U/L、谷草转氨酶123 U/L、谷氨酰转肽酶23 U/L、白蛋白35.8 g/L、总胆红素27.7 μmol/L、直接胆红素19.6 μmol/L。腹部彩超提示肝实质回声增粗,胆囊炎。患者仍有恶心、厌油情况,故在一诊方药基础上,去威灵仙、葛根、姜黄、莪术,加丹参20 g,垂盆草15 g,方药7剂,水煎服,日1剂。

三诊:2 周后门诊复诊上述症状均消失。患者坚持服药 1 个月后来我院复测,肝功能基本恢复正常、腹部彩超未见异常,已无明显不适症状,精神可,二便调。

按语:患者以"双侧胁肋部不适、腹部胀急及小便颜色发黄,眼干眵多,乏力肢倦,纳可,睡眠一般,大便秘结,日 1 次,舌红苔厚略黄少津,脉弦滑"为主要不适症状,结合舌脉,辨病为肝着,辨证为湿热瘀结证。因胁下为肝之所居,且肝经自下而上循胁走行;《素问·调经论篇》中述"形有余则腹胀,泾溲不利;不足,则四肢不用",故出现乏力肢倦、腹胀痞满等症;肝胆疏泄失常,肝木妄行而可见胁肋不适、口干口苦;经气血津液输布失调,久而蕴结则见舌下络脉增粗或迂曲;胁肋失荣或不通,亦可见其肝区不适。治以清热利湿、活瘀通络。临证当注意与肝阴不足之肝着相鉴别,二者证候均可见热证之象,但湿热瘀结型肝着为实热之证,临证以胸胁满闷、口干口苦、大便秘结等实证表现;而肝阴不足型肝着可见头晕眼花、五心烦热、颧红盗汗等阴虚之候,因此,临证不难鉴别。

肝着的发生,以湿热、浊毒胶固难解,瘀阻血脉而发病。因湿热邪盛助其毒势,毒盛湿热鸱张,两者成为互助之势。浊毒之邪不去,湿热难解,瘀阻难消,故清热化瘀为关键。方中"清"即用龙胆泻肝汤为基方,清热燥湿、行气利水,陈皮、法半夏理气健脾、燥湿化痰;"消"即用莪术、赤芍、姜黄、葛根类药物,活血化瘀、消坚磨积;"补"即采用补益脾气类药物治"生痰之源",又结合河南当地气候偏干燥的地理气候特点,而常用太子参、大枣等药物以健脾益气。后二诊增加丹参及垂盆草,凉血活血,清心除烦。赵文霞教授强调,本病多本虚标实,治疗需中病即止,不可攻伐太过,防止伤正,故在用方时顾护胃气贯穿始终。

案例二:肝积–肝郁气滞兼脾肾阳虚证

患者:张某,女,54 岁。

初诊:2019 年 6 月 14 日。

主诉:右胁不适 3 个月,腹胀 1 个月余。

现病史:3 个月前无明显诱因出现右胁肋部不适,伴脱发,乏力,目干,口干,饮水不可缓解,就医某三甲医院住院后行相关检查,球蛋白 34.2 g/L,A/G 1.3,谷氨酰转肽酶 44 U/L,ALT 25 U/L,AST 32 U/L。病毒性肝炎化验未见异常,自身免疫性抗体检测提示抗核抗体阳性,核颗粒型 1:300 阳性,胞质颗粒型1∶3 500(+++),抗SSA抗体阳性,抗Ro52抗体阳性,抗SSB抗体阳性。彩超提示肝硬化、脾大、少量腹水、胆囊壁胆固醇结晶沉积。考虑为"自身免疫性肝炎肝硬化",建议激素控制病情,患者拒绝,随后3个月来症状有所加重,伴颈肩腰背及关节时有疼痛,手脚凉,畏寒,天气转冷时加重,大便间或不成形。1个月前上述情况加重,伴有腹胀及下肢浮肿,遂来我院就诊。

现在症:腹胀难忍,胸脘满闷,影响进食,食量约为日常1/2,每日少量稀粥,量400 mL左右,身困肢肿,难以下地行走,颈肩腰背及关节时有疼痛,畏寒肢冷,尿少,日约800 mL,大便溏稀,日1～2次。舌质暗红,苔白稍腻,脉沉。

既往史:有药物性肝损伤病史。

个人史:无特殊。

辅助检查:红细胞沉降率35 mm/h;血常规提示白细胞$3.77×10^9$/L,红细胞$2.10×10^{12}$/L,血红蛋白62 g/L,血小板$68×10^9$/L,中性粒细胞比率76.9%;乙肝五项提示乙肝表面抗体阳性,余均阴性;血凝四项提示纤维蛋白(原)降解产物8.88 μg/mL,D-二聚体0.54 mg/L;肝功能提示总蛋白47.8 g/L,白蛋白25.2 g/L,球蛋白22.6 g/L;肾功能提示尿素氮17.45 mmol/L,肌酐164.0 μmol/L;C反应蛋白24.30 mg/L。

诊断:中医诊断为肝积-肝郁气滞兼脾肾阳虚证、鼓胀,西医诊断为自身免疫性肝炎失代偿性肝硬化Child-Pugh C级合并腹水。

治法:益气扶正、疏肝健脾、利湿化浊。

方药:生黄芪30 g,当归12 g,白术20 g,陈皮15 g,柴胡20 g,白芍20 g,茯苓30 g,桂枝10 g,苍术15 g,枸杞子30 g,麦冬20 g,菊花15 g,生地黄15 g,鸡内金20 g,厚朴20 g,玄参15 g,丹参15 g,海螵蛸30 g,淡附片9 g,炙甘草10 g,14剂,水煎服,早晚饭后温服。

患者仍坚持拒绝口服激素,配合西医继续保肝护肾、隔日补充同型血浆200 mL等治疗。配合中医特色治疗脐火疗法,每日1次,10 d为一个疗程。

二诊:2019年6月28日就诊,患者右胁不适症状明显好转,目干口干症状减轻,仍有手脚凉,膝关节疼痛恶风,手关节晨僵症状。腹胀、下肢水肿明显改善,舌淡红,边有齿痕及瘀斑,脉沉弱。予熟地、杜仲、牛膝、当归、白芍、车前子、苍术、黄柏、枸杞子、菟丝子、山药、山萸肉各20 g,川芎、地龙、穿山甲(鳖甲代)各15 g,附子9 g,14剂。带药出院,巩固治疗。

三诊:2019 年 7 月 12 日就诊,患者右胁不适症状基本消失,关节疼痛及手脚凉有所减轻,纳可,睡眠可,便可,舌质淡红稍暗滞,苔白腻,脉滑尺弱。上方去黄柏、苍术,白芍改为赤芍 20 g,加女贞子 20 g,五味子 15 g,红花 10 g,15 剂。并改复方甘草酸苷片 75 mg,2 次/d。1 个月后电话随访患者自述诸症好转。

按语:患者为中年女性,其先天肾精不足,平素体质较差,常年营养摄入不足,致使后天脾胃虚弱,运化水湿之力不足。因药食伤及肝脏,导致肝胆失于疏泄,进一步导致了本病的发生与发展。肝气不舒,气机阻滞,久而气郁肝脏,积于肝络,发为肝积;久病所伤,以至脾肾亏虚,脾虚则运化失职,清气不升,清浊相混,水湿停聚;肾虚则膀胱气化无权,水不得泄而内停,发为鼓胀。脾虚不运,肾精衰减,致肾阳不足,命门火衰,故见畏寒肢冷。肾阳受损,脾失温煦,运化失职,水谷不化,则见纳呆便溏。临证当注意寒湿困脾型鼓胀与脾肾阳虚型鼓胀鉴别。寒湿困脾型鼓胀是因水湿停聚,湿从寒化,临证可见腹胀按之如囊裹水、周身困重等一派实证表现。而脾肾阳虚型鼓胀可因病久迁延不愈,久则寒水伤阳,由实转虚,临证则见腹大胀满,但撑胀不甚,畏寒肢冷、尿少腿肿等虚证表现。

首方中可见补中益气汤化裁,患者口干饮水不解,右胁不适并见苔白稍腻,为痰湿困脾之象,关节疼痛恶风,亦因风寒湿困着关节,失于运化导致。《素问·至真要大论》曰"劳者温之""损者益之"。运用利水化湿之法,常伤及脾土,单用健脾扶正,易至覆水难收,因此,攻补兼施,补中益气,健脾行水是为妙法。方中陈皮、柴胡疏肝解郁。而患者手足肢冷、畏寒加重,《素问·阴阳应象大论》:"形不足者,温之以气;精不足者,补之以味。"遂用生黄芪、淡附片等起补气温阳之用;白术、苍术、茯苓、厚朴等健脾燥湿;生地黄、白芍养血敛阴止痛,麦冬养阴益胃,同用防止药物过燥伤阴;桂枝温通经脉,助阳化气;枸杞子、菊花一清一补,清肝明目。二诊时以关节疼痛为主症,观其舌脉有痰瘀交阻之象,以四物汤理气活血,三妙丸燥湿缓解痹痛,杜仲、枸杞子、菟丝子等补益肝肾,强壮筋骨,再加以地龙、穿山甲活血通络,宣痹止痛。三诊时上述诸症已减轻,加以赤芍、红花、女贞子增强其活血行瘀之力。观三诊之用药遣方,把握中医整体观念,清肝与柔肝举药同施,祛邪与扶正标本兼顾,疾病由此得以缓解。积极采取中医综合治疗,提高疗效。脐火疗法,以火助阳,通过具有健脾祛湿功用的药物,以神阙穴为枢纽,达到振奋中焦阳气、驱逐湿邪的效果。赵文霞教授强调鼓胀治疗,应肝脾肾同调,辨别虚实,攻补兼施,气血水同治,因势利导,祛邪外出,方见卓效。

案例三:肝积-肝肾阴虚证

患者:潘某,女,60 岁。

初诊:2015 年 7 月 9 日。

主诉:间断右胁疼痛 10 年余,加重 1 周。

现病史:10 年前无明显诱因出现右胁疼痛不适,于当地医院查肝功能异常(具体不详),未查明病因,给予保肝降酶及对症处理,症状无明显改善,后至解放军 302 医院行肝穿刺病理检查,明确诊断为原发性胆汁性肝硬化,药用熊去氧胆酸胶囊、复方牛胎肝提取物、龟甲养阴片,患者症状好转后出院。半年前右胁不适症状加重,腹胀,伴双下肢重度水肿,在河南中医学院第一附属医院住院治疗查彩超提示肝硬化、肝源性胆囊炎、脾大。肝功能提示胆红素轻度升高,白蛋白 30 g/L,碱性磷酸酶 137 U/L。自免肝全套提示抗核抗体阳性 1∶300 浆颗粒型、抗线粒体抗体阳性。以保肝降酶为治则,症状好转后出院。近 1 周无明显诱因上述症状加重,伴口干咽燥,五心烦热,眼干眵多,胸闷气短,咳唾黄痰,乏力肢倦,为求系统治疗收入我院。

现在症:右胁下癥积,胁肋隐痛绵绵,口干咽燥,心烦热,眼干眵多,胸闷气短,咳唾黄痰,乏力肢倦,纳差,食量减少 1/2,睡眠一般,大便秘结,日 1 次,小便正常。舌质红,苔少,舌下络脉迂曲,脉弦细。

既往史:无特殊。

个人史:无特殊。

辅助检查:血常规提示白细胞 $7.7×10^9$/L,血小板 $51×10^9$/L,中性粒细胞比率 72.5%,淋巴细胞比率 18.2%;肝功能提示总胆红素 34.0 μmol/L,直接胆红素 13.4 μmol/L,间接胆红素 20.6 μmol/L,白蛋白 31.0 g/L,谷丙转氨酶 21 U/L,谷草转氨酶 36 U/L,碱性磷酸酶 181 U/L;凝血提示凝血酶原时间 15.1 s,国际标准化比值 1.40;彩超提示双侧甲状腺未见明显异常、肝硬化、门静脉附壁血栓形成(门静脉 12 mm)、肝源性胆囊炎、脾大(厚 42 mm,长 130 mm)。

诊断:中医诊断为肝积-肝肾阴虚证,西医诊断为原发性胆汁性失代偿性肝硬化 Child-Pugh B 级。

治法:滋补肝肾,软坚散结。

方药:六味地黄丸加减。生地黄 15 g,酒萸肉 15 g,山药 15 g,茯苓

15 g,牡丹皮 12 g,泽泻 15 g,丹参 20 g,炒桃仁 10 g,土鳖虫 10 g,牡蛎 30 g,醋鳖甲 10 g,炮山甲 5 g,3 剂,日 1 剂,水煎服,早晚分服。

制马钱子 20 g,山柰 30 g,醋延胡索 60 g,白矾 60 g,芒硝 30 g,醋乳香 30 g,醋没药 30 g,青黛 20 g,炒川楝子 30 g,冰片 10 g,诸药粉碎,混合均匀后,以蜜调成糊状,敷肝区,用荷叶覆盖,多头腹带包扎,4～6 h 后取下,每日 1 次。

西医继续保肝、调节免疫等对症治疗。

二诊:2015 年 7 月 12 日,患者仍有右胁隐痛、胸闷气短、咳唾黄痰、乏力肢倦,口干咽燥、五心烦热、眼干眵多稍缓解,大便稍干,2 d 一行,舌质红,苔少,舌下络脉迂曲,脉弦细。在原方上合用葶苈大枣泻肺汤,加葶苈子 15 g、大枣 10 枚,3 剂,水煎服,日 1 剂。

三诊:2015 年 7 月 12 日,患者右胁隐痛、胸闷气短、咳唾黄痰、乏力肢倦减轻,咽痛、口干咽燥、五心烦热、眼干眵多消失,大便秘结缓解,日 2 次,小便色正常,舌质红,苔少,舌下络脉迂曲,脉弦细。上方基础上加大黄 10 g,5 剂,水煎服,日 1 剂。

四诊:2015 年 3 月 11 日,诸症均减,舌体淡红、边尖红,舌面少量薄白苔,舌下络脉迂曲,脉弦细。予以上方巩固治疗。

按语:患者以右胁下癥积、疼痛不适为主症,属中医"肝积"范畴。伴胁肋隐痛绵绵,口干咽燥,五心烦热,眼干眵多,胸闷气短,咳唾黄痰,乏力肢倦,纳差,食量减少 1/2,睡眠一般,大便秘结,日 1 次,小便正常。舌质红,苔少,舌下络脉迂曲,脉弦细。结合舌脉,辨证属肝肾阴虚证。患者老年女性,先天禀赋不足,体质所致,肝失疏泄,肝脉不畅,气机阻滞,可见右胁不适症状。肝病日久,精血不足,水不养木,肝阴不足,气血痰瘀结于肝络,日久形成肝积。肝气郁结,久而化热伤阴,肝阴不足,致肾阴亏虚,阴津耗伤,遂见口干咽燥、心烦热、眼干眵多、大便秘结;中焦气机不畅则见乏力肢倦。临证当注意与肝胆湿热型之肝积相鉴别,二者证候均可见热证之象,但肝胆湿热型肝积伴见脘闷纳呆、口干口苦、大便秘结等实证表现;而肝肾阴虚型肝积可见腰膝酸软、五心烦热等虚证表现。

本病系肝病日久迁延,或失治误治所致,为临床之难症,治疗上较为困难。赵文霞教授以为肝肾阴虚之肝积,一般多为肝病终末期多见,久病正气亏虚为重,常在肝脾肾亏虚基础上因虚致实。故首诊辨证以六味地黄丸为基方,增加丹参、炒桃仁、土鳖虫以活血化瘀;牡蛎、醋鳖甲、炮山甲软坚散结。全方共奏养阴清热,滋补肝肾,软坚散结之功效。二诊因患者胸闷气短,咳唾黄痰,故加葶苈大枣泻肺汤以泻肺祛痰,利水平喘。配合中药荷叶封包,通过具有活血散结功用的药物,以肝区为枢纽,达软坚化瘀的效果。赵文霞教授强调肝肾阴虚之肝积多见于肝病晚期,多虚实夹杂,虚实当先辨,"见肝之病,知肝传脾",调补脾胃基础上,重补肝肾,但用药当中病即止,防补益过度而滋腻碍胃,而加重脾胃虚损。

第六节 肝衰竭

肝衰竭是多种因素引起的严重肝损伤,导致其合成、代谢、解毒和生物转化等功能发生严重障碍或失代偿,出现以黄疸、凝血功能障碍、肝肾综合征、肝性脑病、腹水等为主要表现的一组临床症候群。其病情重,进展快,并发症多,死亡率高,属于中医"黄疸""急黄""瘟黄"等范畴,目前仍是临床治疗的棘手问题。

我国2018年《肝衰竭诊疗指南》根据病理组织学特征和病情发展速度,将肝衰竭分为急性肝衰竭(acute liver failure,ALF)、亚急性肝衰竭(subacute liver failure,SALF)、慢加急性(亚急性)肝衰竭[acute(subacute)-on-chronic liver failure,ACLF 或 SACLF]和慢性肝衰竭(chronic liver failure,CLF)4 类。我国目前临床上以慢加急性(亚急性)肝衰竭为主,疾病进展快,病死率较高。慢加急性(亚急性)肝衰竭是指在慢性肝病基础上,由各种诱因引起以急性黄疸加深、凝血功能障碍为肝衰竭表现的综合征,可合并包括肝性脑病、腹水、电解质紊乱、感染、肝肾综合征、肝肺综合征等并发症,以及肝外器官功能衰竭。表现为患者黄疸迅速加深,血清 TBIL>10×ULN或每日上升≥17.1 μmol/L;有出血表现,PTA≤40%(或 INR≥1.5)。我国肝衰竭的病因主要是 HBV 感染,这也是我国最常见的肝疾病死亡原因,临床表现以慢加急性肝衰竭为主,其次是药物及肝毒性物质(如乙醇、化学制剂等)导致的肝衰竭。目前肝衰竭的内科治疗尚缺乏特效药物和手段。原则上强调早期诊断、早期治疗,针对不同病因采取相应的病因治疗措施和综合治疗措施,并积极防治各种并发症。肝衰竭患者诊断明确后,应进行病情评估和重症监护治疗。有条件者早期进行人工肝治疗,视病情进展情况进行肝移植前准备。

一、赵文霞教授对肝衰竭病因病机认识

中医古籍中并无"肝衰竭"病名的记载,根据其临床表现可归属于中医学"黄疸""急黄""瘟黄"等范畴,肝衰竭是邪实极盛导致肝脏功能在短时间内急剧受损所致,其基本病机为本虚邪实。《素问·平人气象论》曰"溺黄赤,安卧者,黄疸……目黄者曰黄疸"中记载了黄疸的病名,指出黄疸最具诊断意义的临床表现是"目黄"。《黄帝内经》时期,医家认识到黄疸发生的关键在脾与湿,如《素问·五藏生成篇》说"黄当脾",《素问·阴阳应象大论》曰"中央生湿,湿生土,土生甘,甘生脾……在藏为脾,在色为黄"。在《金匮要略·黄疸病》强调:"黄家所得,从湿得之","阳明病,发热汗出者,此为热越,不能发黄也。但头汗出,身无汗,齐颈而还,小便不利,渴饮水浆者,此为瘀热在里,身必发黄,茵陈蒿汤主之。"即无汗、小便不利,致使湿热郁滞不解是产生黄疸的根本原因。"伤寒发汗已,身目为黄,所以然者,以寒湿在里不解故也。以为不可下也,于寒湿中求之。"可见,黄疸的形成与湿热、寒湿有关,隋代巢元方《诸病源候论》谓:"因为热毒所加,故卒然发黄,心满气喘,命在顷刻,故云急黄也。"指出急黄的病因病机为热毒与血瘀互结。

赵文霞教授认为肝衰竭的主要病因为外感疫毒之邪、内伤饮食劳倦及病后续发,病机为邪气聚于中焦,湿热、寒湿中阻。病性为本虚标实,实证以毒、热、湿、瘀为主,虚证包括气虚、阳虚、阴虚。病位主要在肝,与心、脾、肾有关。对于急性肝衰竭,赵文霞教授认为本病为邪毒炽盛、来势汹汹而正气难以抵抗所导致。

二、诊治特色

(一)截断逆挽,尽早治疗

《黄帝内经》中提出了"治未病"的理念,核心是"未病先防,既病防变,瘥后防复",张仲景在《金匮要略》提出"见肝之病,知肝传脾,当先实脾",指出应依据脏腑的传变理论阻断病势的传路,强调疾病的早期治疗。名医姜春华在20世纪70年代初首先提出了"截断"概念,"截断疗法"原指对于多种急性传染病应先证用药,早期截断病情的传变,遏制疾病的发展。赵文霞教授在"治未病"理念以及"截断疗法"的启发下,认为在临床上对于有肝衰竭倾向或疑似肝衰竭患者,可以根据患者症状、生化指标、凝血功能

等早期进行评估,一旦考虑肝衰竭诊断,需尽早治疗,阻断病势进展。在治疗上,入院当天需全面评估患者的整体情况,包括病因、病势及治疗方案等;入院1周需采取全面积极的中西医治疗方案,遏制病情的进一步发展,必要时可采用人工肝等治疗手段;入院1个月需时刻关注病情变化,根据病情趋势做下一步判断,或是恢复、或是恶化,都需要充分重视,此外也需积极防治并发症。

(二)辨病因,祛除致病因素

赵文霞教授认为肝衰竭的主要病因为外感疫毒之邪、内伤饮食劳倦及病后续发,病位在肝,与心、脾、肾有关。所有的肝衰竭患者都需明确病因,并给予必要的病因特异性治疗:我国是慢性乙型病毒性肝炎大国,慢性乙型病毒性肝炎是引起肝衰竭的病因之一,所以核苷酸类抗病毒药物应及早应用;对于酒精性肝病引起的肝衰竭,戒酒是其必要措施;药物性肝损伤引起的肝衰竭患者则需要避免再次使用同类药物;对于由自身免疫性肝炎引起的肝衰竭患者,在排除禁忌证的情况下,可考虑应用糖皮质激素治疗。

(三)分期辨治

1. 进展期重视祛邪 本病在进展期多因热毒猖獗、邪气壅盛,正气难支,病势暴急,其主要矛盾在于邪毒炽盛,故治疗以祛邪解毒为主。赵文霞教授认为其毒邪以热毒、疫毒为主,同时兼有湿毒、浊毒、瘀毒,故解毒之治以清热凉血解毒法、开窍解毒法为主,同时联合祛湿解毒法、泻浊解毒法、化瘀解毒法。以热毒为主,患者可见身目黄染,色泽鲜明,发热、口渴口干、大便干、小便黄赤、舌红苔黄或燥,多选用茵陈、黄芩、白花蛇舌草、重楼、蒲公英、龙胆草、赤芍、白茅根等,并在临床上创立退黄合剂以清热利湿,化瘀通腑退黄;兼夹湿热,可见胸脘满闷、恶心欲呕、厌油、舌苔白腻等,可选用法半夏、陈皮、茯苓、豆蔻、生薏苡仁等;浊毒重者,可见面色晦浊、大便黏腻不爽、舌苔白厚或滑腻,可在湿毒用药基础上,选用藿香、佩兰、苍术、草果、槟榔等;兼夹瘀毒者,可见身面部赤丝红缕、舌质暗红或紫暗、舌下络脉迂曲、增长增粗等,可选用丹参、当归、川芎、桃仁、红花、赤芍等药。

2. 稳定期扶正祛邪并举 肝衰竭急性期经治疗,病情有所缓解,但往往会经过病情胶着阶段,此时多正气渐亏,而湿、热、毒、瘀胶着。赵文霞教授认为此期应在祛邪基础上,兼顾正气,此时患者热毒之势已不如进展期炽盛,故应适当减少寒凉药物的应用,在清热祛湿、化瘀凉血解毒的基础上,辅以益气生津、健脾和胃的药物以促进疾病的恢复;同时在此阶段,往往会出现黄疸稽留不退,赵文霞教授认为其和痰、瘀关系密切,肝失疏泄、脾失健运,津液水湿蓄积,凝聚成痰,痰瘀互结,胶着不散,瘀滞于内,致肝胆气机不畅,胆汁疏泄失职,则黄疸难以速去,甚或缠绵不愈,故在治疗时应当注重化痰活瘀,常用化痰散结之品,如半夏、陈皮、竹茹、浙贝母、皂角刺、白矾等,使痰化结散,水湿易化,胆汁循正道而行。张仲景曰:"诸黄虽多湿热,然经脉久病,不无瘀血阻滞也。"无形之邪热必附于有形之瘀血,瘀血不祛,则邪热不易化解,黄疸亦无以消退。故在治疗方面多配伍活血化瘀之品,如川芎、丹参、郁金、三七、水红花子、土鳖虫等药,通过活血化瘀药物的应用,使瘀血祛,胆络畅,有利于黄疸的消退,但应当注意,肝衰竭患者往往凝血功能较差,瘀血和容易出血的矛盾并存,化瘀药物宜选用化瘀止血、养血活血、凉血活血药物,峻下破血药物不宜选用。

3.恢复期注重扶正　从肝脾肾入手,详辨脏腑阴阳气血之不足,从气血入手,扶助正气,辅以祛邪。肝病日久,疏泄失常,脾胃运化失权,肝失濡养,阴血渐耗,加之肝衰竭患者往往合并腹水,祛湿利尿药物的应用,这些都会耗伤阴津,导致肝肾不足,此时应注意养肝肾之阴,调补肝血,可选用白芍、当归、枸杞子、女贞子、墨旱莲等药;同时肝脾相关,"见肝之病,知肝传脾,当先实脾",在治疗本病过程中,要始终注意固护脾胃,在疾病早期,大部分患者正气尚足,毒邪炽盛,多为阳黄。然由于病程日久,正气渐耗,加之寒凉药物的应用,部分患者可从阳黄转为阴黄,甚或介黄,此时应当注意固护中焦,温补脾阳。病情迁延,出现肝肾不足则更为常见,此时应当滋补肝肾、调整阴阳,可选用枸杞、女贞子、旱莲草、生地、山萸肉、杜仲、续断,或血肉有情之品如鳖甲、龟甲等药。

(四)内剂外用,综合治疗

《理瀹骈文》记载:"外治之理,即内治之理,外治之药,亦即内治之药。所异者,法耳。"现代医学证实肝衰竭时往往存在肠源性内毒素血症,它是引起疾病进展和加重的进展因素。赵文霞教授在治疗慢加急性肝衰竭时,注重中药内剂和外疗的联合运用,并且基于肝肠循环理论,应用清肠健脾解毒汤直肠滴入治疗肝衰竭,可有效降低肠源性内毒素血症,预防肝性脑病、自发性腹膜炎等并发症,提高临床疗效。方中有茵陈、薏苡仁、茯苓清热退黄,健脾利湿;赤芍、紫草凉血清热;大黄既能清热利湿,又能化瘀通下,使瘀破湿去热走；诸药合用，共奏清热利湿、解毒退黄之效。同时，对于阴黄或脾胃虚寒的患者，赵文霞教授联合运用脐火疗法进行治疗，起到平衡阴阳、调和气血的作用，可明显缓解黄疸患者身目黄染、腹胀、畏寒等症状。

（五）药膳加餐，加强营养

肝衰竭时患者普遍营养不良，机体能量消耗显著增加，饮食摄入不足，消化吸收障碍，影响肝细胞的再生及机体的免疫功能，从而导致肝性脑病、腹水等并发症的发生率明显增高，导致疾病的进一步恶化。赵文霞教授基于"药食同源"的理论，将中药与食物有机结合，制定药膳粥进行个体化的营养干预，所选中药多为健脾理气、消食开胃之品，如太子参、茯苓、薏苡仁、山药、莲子、佛手、鸡内金等。上述药物研碎后加入红枣、粳米熬制成粥，睡前或夜间23∶00—3∶00服用，根据患者不同的症状可适当加减中药组成。21∶00—22∶00是子时、丑时，正是肝胆经当令时间，肝主藏血，入卧则血归于肝，此时营养物质经过人体吸收，以供养肝脏，可以有助于疾病的恢复，并可减少患者自身蛋白的分解，减少肝性脑病的发生。经过多年临床实践，证实运用药膳粥夜间加餐能够有效地改善失代偿性肝硬化患者的营养状态。

（六）并发症的辨治

目前慢加急性肝衰竭并发症的治疗仍存在许多难点，直接影响患者的生存质量，如何攻克这些并发症，成为临床有效治疗慢加急性肝衰竭的重点。赵文霞教授在诊治慢加急性肝衰竭并发症时思维独特，经验丰富，疗效颇佳。

1.顽固性黄疸　少数患者经治疗后，肝功能检查示转氨酶基本恢复正常，达到临床治愈或好转，而血清胆红素仍轻度升高，出现尿黄和巩膜轻度黄染，甚者持续数月乃至数年。个别肝病恢复期患者胆汁色素产生活跃或再生旺盛，使肝内胆汁蓄积，疏泄受阻，也可致血清胆红素轻度升高。除此之外，黄疸稽留不退还可表现为：黄疸持续不降、降低缓慢或胆红素反弹，黄疸缠绵难退。赵文霞教授认为其病机本质为：残留湿热瘀毒未清，久病入络，肝脉瘀阻，脉络不通，脾气不足，运化失司，胆汁贮藏排泄失职。治疗应首分阳黄、阴黄、瘀黄，根据疾病缓急轻重、正邪盛衰、病程长短分期论治。早期宜清热利湿、利胆通腑，常选用浙贝母、明矾等清热利湿药以清热散结，消瘀除浊。中期宜调补中焦、行气活血，常选用郁金、赤芍、葛根、皂角刺等活血药以通利经络，使胆汁循常道运行；或据证选用茵陈、栀子、丹皮、大黄等清热化瘀药以清热泻下,通大肠、利膀胱、清热散瘀通络,使邪有出路。后期宜滋补肝肾、健脾活血,选用沙参、麦冬、枸杞子、女贞子、生地、黄精等滋阴固肾药以养阴生津,固肾不忘理气,免助湿碍脾,壅塞气机。

2. 腹水　赵文霞教授提出治疗腹水应分阶段论治,调摄相关脏腑以消除腹水之源,中晚期腹水在补肾养阴利尿的同时,应注意养阴勿腻,配合理气、清热之法。

(1)分阶段论治:早期气滞湿阻,形成"气鼓",治宜疏肝健脾、行气利水。中期脾阳素虚,湿从寒化,寒湿困脾,脾肾阳虚,或阳热素盛,湿从热化,湿热蕴结,耗伤阴津,肝肾阴虚,形成"水鼓",治宜健脾补肾、化湿利水或补益肝肾,养阴利水;气滞湿阻日久亦可致肝脾血瘀,形成"血鼓",治宜活血化瘀,滋阴利水。

(2)调理脏腑,消除腹水之源:肝硬化腹水应重视调理脏腑,据腹水"正损、气滞、阴阳失衡"成因用药。常选用健脾渗湿药如薏苡仁、茯苓、茯苓皮利水不伤正,理气利水药如大腹皮、防己、冬瓜皮以行气利水,养阴利水药如白茅根、泽泻、猪苓利水不伤阴,温阳利水药如生姜皮、椒目、桂枝化气行水,攻下逐水药如牵牛子、大戟、芫花以除脘腹胀满之大量腹水,应用时应注意中病即止,不可过用以伤正气。

(3)中晚期肝硬化腹水治疗要点:肝、脾、肾阴虚是中晚期肝硬化腹水的病机特点,治疗当以补肾养阴利水为要。同时应注意:①养阴勿腻。养阴药物大多具有滋腻性,若太过则易助湿碍脾,脾胃运化失职,土壅木郁,致肝气郁滞,故应选用滋而不腻、补而不滞之柔肝养血之品为佳。②重视理气。肝主疏泄,体阴而用阳,性喜柔润,故选用酸甘、柔润、轻灵、缓和之品。③配合清热。中晚期肝硬化阴液亏少,机体失却濡润滋养,阴不制阳,易生内热,故应适当使用清热之品。

三、辨证论治

(一)肝衰竭(早中期)

1. 毒热瘀结证

症状:起病急骤,黄疸迅速加深,其色如金,高热口渴,或口渴但饮水不多,胁痛腹满,大便秘结,甚则神昏谵语,或见衄血、便血,或肌肤瘀斑、瘀点,舌质红绛或紫暗,或有瘀斑、瘀点,苔黄而燥,脉弦滑或数。

治则：清热解毒、凉血开窍。

方药：千金犀角散加减，药用水牛角、栀子、黄连、升麻清热凉血解毒，茵陈利湿清热退黄。

加减：如神昏谵语，加服安宫牛黄丸以凉开透窍；如动风抽搐，加服紫雪丹以息风止痉；如出现衄血、便血，可加地榆炭、侧柏叶、紫草以凉血止血；如腹大有水，可加白茅根、车前草以通利小便。

2. 湿热蕴结证

症状：身目俱黄，发热或身热不扬而口渴，或口渴而饮水不多，口干口苦，恶心呕吐，脘腹胀满，食欲减退，大便黏滞秽臭或先干后溏，小便黄，舌质红，苔黄厚腻，脉弦滑或弦数或濡数。

治则：清热利湿，健脾化瘀。

方药：甘露消毒丹加减。药用藿香、白蔻仁、陈皮芳香化浊、行气悦脾，茵陈、车前子、茯苓、薏苡仁、黄芩、连翘利湿清热退黄。

加减：湿阻气机、胸腹痞胀、呕恶纳差等症较著，可加入苍术、厚朴、半夏，以健脾燥湿、行气和胃。

3. 脾虚湿困证

症状：身目俱黄，黄色晦暗，脘腹胀满，头身困重，纳谷减少，恶心呕吐，大便不实，神疲畏寒，口淡不渴，小便不利，舌质淡，苔白腻，脉濡缓或弦滑。

治则：健脾利湿、清热利胆。

方药：茵陈四苓汤加减。茵陈利湿退黄，猪苓、茯苓、泽泻、白术健脾化湿。

加减：若右胁疼痛较甚，可加柴胡、香附、郁金以疏肝理气止痛；若脘闷腹胀，纳呆厌油，可加陈皮、半夏、厚朴等以健脾燥湿、行气和胃。

（二）肝衰竭（晚期）

1. 脾肾阳虚证

症状：多为疾病后期，可见身目俱黄，黄色晦暗，畏寒肢冷，脘腹胀满，恶心呕吐，食欲缺乏，腰膝酸冷，下肢浮肿，大便溏，或有朱砂掌、蜘蛛痣、胁下痞块。舌质淡胖，或舌边有齿痕，苔白腻，脉沉迟无力。

治则：健脾温阳、化湿解毒。

方药：茵陈四逆汤加减。药用茵陈清利湿热，利胆退黄；附子回阳救逆,助阳补火;干姜温中散寒,回阳通脉;炙甘草益气补中,调和药性。

加减:若脾气虚弱者,加黄芪、茯苓、白术等健脾益气;若出现腹水者,加大腹皮、茯苓、莱菔子等行气利水;若胁下积块明显者,加赤芍、茜草、鳖甲等活血化瘀、通络软坚。

2.肝肾阴虚证

症状:多为疾病恢复期,面目及肌肤淡黄,甚则晦暗不泽,胁肋隐痛,腰膝酸软,形体消瘦,腹胀如鼓,头晕目涩,五心烦热,舌红少苔,脉细数。

治则:滋补肝肾、健脾化湿。

方药:一贯煎合六味地黄丸加减,药用地黄、山萸肉滋阴养血、补益肝肾;北沙参、麦冬滋养肺胃、养阴生津;当归、枸杞子养血滋阴柔肝;山药、茯苓、泽泻健脾祛湿;丹皮清热凉血;佐以少量川楝子,疏肝泄热,理气止痛。

加减:若津伤口干,加石斛、玄参、花粉、芦根等养阴生津;若潮热、烦躁,可加银柴胡、鳖甲、地骨皮、白薇以清退虚热;若齿衄鼻衄,可加白茅根、仙鹤草等凉血止血。

慢加急性肝衰竭是肝疾病中的危急重症,病死率较高,内科治疗目前尚缺乏特效药物和手段,赵文霞教授通过综合治疗,在疾病的不同阶段,采用不同的治法,早期祛除病因、截断逆挽;中期扶正祛邪,稳定病势;晚期调补肝肾,补益脾气,中西结合、内外同治、注重营养,极大提高了临床疗效,改善了疾病预后。

四、验案撷英

案例一:黄疸(急黄)-毒热瘀结证

患者:赵某,男,39岁。

初诊:2018年5月20日。

主诉:间断右胁不适伴腹胀4年,身目黄染1个月。

现病史:患者4年前在我院诊断为乙肝肝硬化,HBV-DNA阳性,给予恩替卡韦片抗病毒治疗,服用半年后HBV-DNA阴转。10个月前患者自行停药,未再复查及治疗,1个月前患者出现身目黄染,未检查治疗,后皮肤及巩膜黄染症状明显加重,伴纳差腹胀乏力,故来我院求治。

现在症:精神差,烦躁,右胁不适,身目黄染,腹胀,纳差,厌食油腻,乏力,睡眠晨昏颠倒,小便色黄,大便干,2 d未排。舌质红,苔黄燥,脉滑。查体:皮肤及巩膜黄染,腹部饱满,腹软,无压痛及反跳痛,肝区叩痛阳性,脾肋下 2 cm 可触及,墨菲征阴性,移动性浊音阳性。双下肢轻度水肿,肝掌阳性,蜘蛛痣阳性。扑翼样震颤阳性。

既往史:既往发现乙型肝炎病史 20 余年,4 年前开始恩替卡韦片抗病毒治疗,10 个月前停药。

个人史:母亲有乙型肝炎病史。

辅助检查:肝功能提示总胆红素 348.9 μmol/L,直接胆红素 194.6 μmol/L,间接胆红素 154.3 μmol/L,白蛋白 28.4 g/L,球蛋白 34.2 g/L,谷丙转氨酶 361 U/L,谷草转氨酶 253 U/L,碱性磷酸酶 207 U/L,谷氨酰胺转肽酶 89 U/L;血氨 109 μmol/L;凝血功能提示凝血酶原时间 24.7 s,国际标准化比值(INR)2.07;HBV-DNA $3.14×10^5$ IU/mL。腹水常规提示颜色黄色,透明度微浑,凝块无凝块,李凡他试验阴性,白细胞计数 $176×10^6$/L,多核细胞比率 30%。彩超提示肝硬化,肝源性胆囊炎,脾稍大,腹水。

诊断:中医诊断为黄疸(急黄)-毒热瘀结证,肝积;西医诊断为慢加急性肝衰竭(中期),肝性脑病 2 期,肝炎肝硬化(乙型,失代偿性,活动性,Child-Pugh C 级)。

治法:清热解毒,凉血开窍。

方药:茵陈蒿汤合清营汤为主加减。茵陈 30 g,栀子 10 g,大黄 10 g,水牛角 30 g,生地黄 15 g,连翘 20 g,玄参 12 g,黄连 9 g,白花蛇舌草 30 g,赤芍 30 g,牡丹皮 15 g,炒麦芽 30 g,鸡内金 12 g,生姜 6 g,7 剂,水煎服,日 1 剂。

并配合清肝健脾解毒汤中药直肠滴入治疗,药物由茵陈、薏苡仁、茯苓、赤芍、紫草、大黄组成,具有清热退黄、凉血健脾通腑的功效。

在一般营养支持情况下给予药膳夜间加餐,予粳米 20 g、薏苡仁 30 g、茯苓 20 g、赤小豆 15 g,加水适量煮粥,每晚睡前服。

西医治疗上给予抗病毒、保肝降酶退黄、降血氨、利尿、纠正水和电解质紊乱及补充白蛋白、血浆等措施。

二诊:2018 年 5 月 25 日。患者精神较前好转,无烦躁,睡眠颠倒症状消失,扑翼样震颤阴性,仍觉乏力腹胀,大便 1~2 次/d,软便或糊状便,舌质红,苔黄厚,脉弦滑。

治疗上在上方基础上加金钱草 30 g、枳壳 12 g、厚朴 12 g,中药直肠滴入及药膳加餐措施不变。

三诊:2018 年 6 月 1 日。患者身目黄染较前减轻,乏力纳差症状好转,无恶心呕吐,夜眠可,大便 2~3 次/d,舌质红,苔薄黄腻,脉弦滑,复查肝功能提示总胆红素 258.5 μmol/L, 直接胆红素 147.3 μmol/L, 间接胆红素 111.2 μmol/L, 白蛋白 31.8 g/L, 谷丙转氨酶 113 U/L, 谷草转氨酶 87 U/L, 碱性磷酸酶 186 U/L, 谷氨酰胺转肽酶 75 U/L, 血氨 62 μmol/L, 凝血酶原时间 21.7 s。

中药以清热祛湿、利胆退黄为法, 方改茵陈四苓散加减。茵陈 30 g, 茯苓 15 g, 猪苓 30 g, 泽泻 30 g, 薏苡仁 30 g, 金钱草 30 g, 郁金 12 g, 垂盆草 15 g, 叶下珠 15 g, 炒白术 15 g, 山药 30 g, 白茅根 30 g, 大腹皮 30 g。

嘱夜间加营养粥, 粳米 20 g, 薏苡仁 30 g, 茯苓 20 g, 山药 30 g, 加水适量煮粥, 每晚睡前服。

四诊: 2018 年 6 月 12 日。上方随症加减, 目前患者身目黄染逐渐减轻, 黄色较前暗淡, 纳食改善, 稍感乏力, 食后腹胀, 大便不成形, 2～3 次/d, 舌质淡暗, 舌下络脉迂曲, 苔白腻, 脉弦细。复查肝功能提示总胆红素 112.7 μmol/L, 直接胆红素 77.3 μmol/L, 间接胆红素 35.4 μmol/L, 白蛋白 37.6 g/L, 谷丙转氨酶 53 U/L, 谷草转氨酶 37 U/L, 碱性磷酸酶 156 U/L, 谷氨酰胺转肽酶 71 U/L, 凝血酶原时间 17.6 s。

中药以健脾祛湿、化痰散结为法, 具体处方如下: 党参 15 g, 炒白术 15 g, 茯苓 20 g, 炒山药 30 g, 薏苡仁 30 g, 茵陈 30 g, 郁金 10 g, 陈皮 15 g, 姜半夏 12 g, 姜竹茹 15 g, 丹参 15 g, 川芎 10 g, 三七 3 g, 土鳖虫 10 g, 白矾 1 g, 鸡内金 15 g。

停用中药直肠滴入, 夜间仍给予药膳粥加餐。

五诊: 2018 年 6 月 19 日。患者纳食基本正常, 身目黄染明显减轻, 仍稍觉乏力, 舌质淡红, 苔薄白, 脉沉细。复查肝功能提示总胆红素 78.2 μmol/L, 直接胆红素 48.5 μmol/L, 间接胆红素 29.7 μmol/L, 白蛋白 39.4 g/L, 谷丙转氨酶 39 U/L, 谷草转氨酶 30 U/L, 碱性磷酸酶 124 U/L, 谷氨酰胺转肽酶 68 U/L, 凝血酶原时间 17.1 s。

之后, 中药辨证治疗 2 个月余停药, 继续抗病毒及抗肝纤维化治疗, 患者一般情况可, 随访至今, 病情稳定。

按语: 该患者以腹胀、身目黄染为主诉入院, 黄疸起病急, 进展快, 伴见烦躁, 纳差, 厌油, 乏力, 睡眠晨昏颠倒, 小便色黄, 大便干, 舌质红, 苔黄燥, 脉滑, 属于中医"黄疸-阳黄"范畴; 患者感染疫毒之邪, 邪毒凝聚于肝, 致肝失疏泄, 肝络不舒, 气机阻滞, 日久血行不畅, 致气滞血瘀; 肝气横逆犯脾, 脾失健运, 水湿不化, 痰湿内生, 气滞、血瘀、痰凝, 痰湿瘀阻于胁下, 肝失所养,发为肝积。复因劳累、外感等因素,引动内蕴湿热疫毒之邪,熏蒸肝胆,胆汁不循常道而外溢,致身目发黄、尿黄;热毒之邪炽盛,传变迅速,内传心包,上扰清窍,可见烦躁、睡眠晨昏颠倒等症,进一步发展可致"肝厥"。

本病传变迅速,病情危笃,其病情加重直接原因为自行停用抗病毒药物,致乙肝病毒反弹所致,故赵文霞教授在第一时间嘱患者加用恩替卡韦片抗病毒,尽快抑制病毒复制、减轻肝损伤;患者为病情进展期,治疗上西医给予抗炎保肝、营养支持等措施,中医辨证属于黄疸,阳黄中的急黄,且热入营血,上扰清窍,属于热毒为患,故一诊中药以清热解毒、凉血开窍为法,以茵陈蒿汤合清营汤为主进行加减,以直折病势,截留逆挽;同时内剂外治相结合,根据脏腑相关理论,运用清肝解毒健脾中药灌肠,以通腑泄浊、祛湿健脾,加速毒素排出;二诊患者仍以热毒为主,故在原方基础上加用金钱草清热利胆,枳壳、厚朴斡旋中焦气机,恢复脾胃功能;三诊患者热毒炽盛之势已有所缓解,湿热之邪显著,故方药调整为茵陈四苓散清热祛湿,利胆退黄,同时加用薏苡仁、白术、山药健运脾胃;四诊患者病情已进入稳定期,生化指标好转,消化道症状减轻,此时舌质淡,苔白腻,食后腹胀,大便不成形,前期热毒已清,此时痰瘀互结,脾胃失健,故此期以益气健脾、化痰散结为主;五诊患者已至恢复期,邪气亏其大半,正气尚有不足,故以扶正固护脾胃为主,兼以化瘀祛邪。在治疗的整个过程中,赵文霞教授一直强调营养支持的重要性,提倡药膳加餐,根据药食同源的理论,加用健脾中药以健运患者中焦功能,调理后天之本,促进气血生化之源功能的恢复,取得了良好的效果。

案例二:黄疸(急黄)-湿热蕴结证

患者:孙某,男,56 岁。

初诊:2019 年 5 月 5 日。

主诉:身目黄染 2 周,加重伴乏力 1 周。

现病史:患者 2 周前无明显诱因出现身目尿黄,纳食欠佳,在当地医院查肝功能提示总胆红素 211.4 μmol/L,直接胆红素 124.9 μmol/L,谷丙转氨酶 930 U/L,谷草转氨酶 1 849 U/L,谷氨酰胺转肽酶 156 U/L;上腹部 CT 提示胆囊炎并胆囊结石。给予保肝降酶、抗感染及营养支持等措施,2 d 前复查肝功能提示总胆红素 536.8 μmol/L,直接胆红素 391.3 μmol/L,谷丙转氨酶 258 U/L,谷草转氨酶 267 U/L,凝血酶原时间 21.2 s,今日遂来我院求治。

现在症:神志尚清,精神差,反应稍迟钝,身目黄染,乏力纳差,厌食油腻,小便色黄,大便软,1次/d,舌质红,苔薄白腻,脉滑。查体:皮肤及巩膜黄染,腹部饱满,腹软,无压痛及反跳痛,肝区叩痛阴性,肝脾肋下未触及,墨菲征阴性,移动性浊音阴性。扑翼样震颤阳性,肝掌阴性,蜘蛛痣阴性。

既往史:否认乙型肝炎、丙型肝炎病史,无长期饮酒史,甲状腺功能亢进病史5年,间断口服药物控制,2个月前改服"甲状腺丸""养阴丸""黄精胶囊"。

个人史:无特殊。

辅助检查:总胆红素588.1 μmol/L,直接胆红素493.7 μmol/L,白蛋白32.4 g/L,谷丙转氨酶176.7 U/L,谷草转氨酶198.2 U/L,碱性磷酸酶134 U/L,谷氨酰胺转肽酶796 U/L,凝血酶原时间20.4 s。

诊断:中医诊断为黄疸(急黄)-湿热蕴结证,西医诊断为亚急性肝衰竭(中期),肝性脑病1期,药物性肝炎?

治法:清热利湿,健脾化瘀。

方药:甘露消毒丹加减。滑石30 g,黄芩12 g,茵陈30 g,石菖蒲15 g,浙贝母10 g,通草9 g,藿香10 g,连翘15 g,白蔻仁12 g,郁金15 g,茯苓15 g,炒白术15 g,金钱草30 g,薏苡仁30 g,赤芍15 g,炒麦芽30 g,日1剂,水煎分2次服。

并给予中药清肝健脾解毒汤直肠滴入,日1次,药物组成为大黄9 g,黄芩12 g,白及15 g,紫草15 g,茯苓30 g,薏苡仁24 g,赤芍24 g,炒白术15 g,枳实10 g,厚朴10 g,儿茶6 g。

西医治疗上给予保肝降酶退黄、促进肝细胞再生,纠正水和电解质紊乱及营养支持等措施,并行人工肝血浆置换治疗。

二诊:2019年5月12日。患者精神较前好转,身目黄染较前有所减轻,乏力症状改善,无厌食油腻,计算力、定向力基本正常,大便2次/d,不成形,舌质暗红,苔白腻,脉弦滑。患者已行2次人工肝血浆置换治疗,复查肝功能提示总胆红素383.7 μmol/L,直接胆红素212.4 μmol/L,间接胆红素171.3 μmol/L,白蛋白30.5 g/L,谷丙转氨酶81.8 U/L,谷草转氨酶119.7 U/L,碱性磷酸酶196 U/L,凝血酶原时间15.2 s,国际标准化比值(INR)1.4。

治疗上中药在上方基础上加山药30 g,改赤芍为30 g,继续给予中药直肠滴入,并行第3次人工肝血浆置换治疗。

三诊:2018 年 5 月 19 日。患者身目黄染较前明显减轻,乏力腹胀症状好转,无厌食油腻,夜眠可,大便 1~2 次/d,舌质暗红,苔薄白腻,脉弦细,复查肝功能提示总胆红素 146.2 μmol/L,直接胆红素 128.9 μmol/L,白蛋白 32.2 g/L,谷丙转氨酶 90.4 U/L,谷草转氨酶 123.1 U/L,碱性磷酸酶 180.4 U/L。

患者病情好转,中药以祛湿健脾,利胆退黄为法,在上方基础上加党参 15 g,车前子 20 g。嘱夜间加营养粥,予粳米 20 g,薏苡仁 30 g,茯苓 20 g,山药 30 g,加水适量煮粥,每晚睡前服。以内科治疗为主,停用人工肝血浆置换。

四诊:2019 年 5 月 28 日。患者身目黄染明显减退,纳食可,无腹胀,稍乏力,大便 1~2 次/d,舌质红,苔薄白腻,脉弦细。复查肝功能提示总胆红素 108.0 μmol/L,直接胆红素 48.7 μmol/L,白蛋白 34.1 g/L,谷丙转氨酶 51.6 U/L,谷草转氨酶 57.4 U/L,凝血酶原时间 13.0 s。

中药继服原方调理善后,出院后随访,患者胆红素继续下降,1 个月后复查肝功能提示胆红素降至 46 μmol/L,谷丙转氨酶、谷草转氨酶均正常。

按语:该患者起病急,进展快,属于中医黄疸"急黄"范畴,患者既往无肝病病史,发病前有多种药物服用史,结合相关检查,此次发病考虑药物性肝损伤可能性大,中医认为药物性肝损伤主要责之于肝胆,且与脾、肾相关。本病的形成和发展过程中,大多虚实夹杂,初病多实,久则多虚实夹杂,后期则正虚邪实,病机转化较为复杂,该患者初起以湿热为主要表现,以黄疸为主要症状,湿邪在黄疸的起病发病中起关键作用,故治疗上初始以清热祛湿为主,使湿热从小便而去,同时加用利胆退黄之品,以利于黄疸的消退;患者入院时有肝性脑病表现,基于肝肠循环的理论,运用清肝健脾解毒汤灌肠,以解毒化湿,理气健脾通腑,有助于肠道毒素的清除;肝衰竭病情危重,肝细胞大量坏死,需要中西结合,多法并用,在病情进展期联合人工肝血浆置换可以清除炎症因子及内毒素,降低高胆红素血症,为肝细胞再生恢复创造时机。该患者考虑药物性肝损伤,所以在治疗过程中,中药宜轻灵为主,药量不宜过大,药味不宜过多,以调肝理脾为主,同时注意固护中焦脾胃功能,经过中西医结合治疗,患者病情逐渐恢复,趋向稳定。

案例三:黄疸(急黄)-脾虚湿困证

患者:王某,男,47岁。

初诊:2018年7月15日。

主诉:间断右胁不适1年,身目黄染进行性加重2周。

现病史:患者1年前大量饮酒后出现右胁不适,乏力腹胀,至当地医院求治,查彩超示:肝硬化,脾大,腹水;肝功能异常,胆红素升高(具体数值不详),排除乙型肝炎、丙型肝炎,考虑酒精性肝病,给予保肝降酶退黄等治疗,病情好转出院,出院后患者仍间断饮酒,近3个月来每周饮酒4~5次,每次酒精摄入量60~120 g,近2周来出现尿黄、皮肤及巩膜黄染,且呈进行性加重,故来我院求治。

现在症:右胁不适,身目黄染,腹胀,乏力,纳食、睡眠差,小便色黄,大便日2~3次。舌质淡暗,苔白厚腻,脉滑。皮肤及巩膜黄染,腹部饱满,腹软,无压痛及反跳痛,肝区叩痛阳性,肝脾肋下未触及,墨菲征阴性,移动性浊音阳性。双下肢轻度水肿,肝掌阳性,蜘蛛痣阳性。

既往史:否认乙型肝炎、丙型肝炎病史,饮酒史20余年,每周饮酒3~7次,乙醇摄入量40~120 g/次不等。

个人史:无特殊。

辅助检查:总胆红素305.9 μmol/L,直接胆红素174.6 μmol/L,间接胆红素131.7 μmol/L,白蛋白29.5 g/L,球蛋白34.2 g/L,谷丙转氨酶231 U/L,谷草转氨酶353 U/L,碱性磷酸酶227 U/L,谷氨酰胺转肽酶778 U/L,凝血酶原时间24.6 s,国际标准化比值(INR)2.07,钾3.69 mmol/L,钠136 mmol/L,氯106 mmol/L,钙1.87 mmol/L,白细胞7.33×10^9/L,红细胞4.18×10^{12}/L,血小板102×10^9/L,中性粒细胞比率54.6%,上腹部CT提示肝硬化、脾大、腹水。

诊断:中医诊断为黄疸(急黄)-脾虚湿困证。西医诊断为慢加急性肝衰竭(中期),酒精性肝硬化-失代偿性-活动性。

治法:健脾利湿,清热利胆。

方药:茵陈四苓汤合二陈汤为主加减。茵陈30 g,茯苓15 g,泽泻30 g,猪苓20 g,金钱草30 g,法半夏15 g,陈皮15 g,炒白术15 g,竹茹12 g,荷叶15 g,郁金12 g,炒麦芽30 g,鸡内金12 g,砂仁6 g,生姜6 g。

在一般营养支持情况下给予药膳夜间加餐,予粳米20 g、薏苡仁30 g、茯苓20 g、赤小豆15 g,加水适量煮粥,每晚睡前服。

西医治疗上给予保肝降酶退黄、促进肝细胞再生,纠正水、电解质紊乱及补充白蛋白、血浆等措施,并配合人工肝血浆置换治疗。

二诊:2018 年 7 月 20 日。患者精神较前好转,身目黄染,食后腹胀,稍乏力,大便2 次/d,不成形,舌质暗红,苔白腻,脉弦滑。第1 次血浆置换术后3 d复查肝功能提示总胆红素236.5 μmol/L,直接胆红素131.6 μmol/L,间接胆红素104.9 μmol/L,白蛋白32.5 g/L,谷丙转氨酶132 U/L,谷草转氨酶243 U/L,碱性磷酸酶205 U/L,谷氨酰胺转肽酶638 U/L,凝血酶原时间21.6 s,国际标准化比值(INR)1.89。

治疗上在上方基础上加生薏苡仁30 g、苍术10 g、姜厚朴10 g。并行第二次人工肝血浆置换治疗。

三诊:2018 年 7 月 23 日。患者身目黄染较前减轻,乏力腹胀症状好转,无恶心呕吐,夜眠可,大便1 ~2 次/d,不成形,舌质淡暗,苔薄白腻,脉弦细,复查肝功能提示总胆红素158.5 μmol/L,直接胆红素107.3 μmol/L,间接胆红素51.2 μmol/L,白蛋白33.8 g/L,谷丙转氨酶78 U/L,谷草转氨酶137 U/L,碱性磷酸酶169 U/L,谷氨酰胺转肽酶599 U/L,血氨52 μmol/L,凝血酶原时间20.3 s;彩超提示肝硬化,脾大,腹水(少量)。

中药以健脾祛湿、利胆退黄为法,方用参苓白术散加减。党参15 g,炒白术15 g,茯苓15 g,炒白扁豆15 g,薏苡仁30 g,炒山药30 g,陈皮15 g,砂仁6 g,丹参15 g,当归10 g,茵陈30 g,垂盆草15 g,焦山楂15 g,神曲15 g,炒麦芽15 g,生姜6 g。

嘱夜间加营养粥,予粳米20 g、薏苡仁30 g、茯苓20 g、山药30 g、荷叶15 g,加水适量煮粥,每晚睡前服。以内科治疗为主,停用人工肝血浆置换。

四诊:2018 年 7 月 30 日。患者身目黄染逐渐减轻,纳食改善,无腹胀,稍乏力,大便1 ~2 次/d,舌质淡暗,舌下络脉迂曲,苔薄白腻,脉弦细。复查肝功能提示总胆红素82.7 μmol/L,直接胆红素57.3 μmol/L,间接胆红素25.4 μmol/L,白蛋白36.8 g/L,谷丙转氨酶49 U/L,谷草转氨酶77 U/L,碱性磷酸酶136 U/L,谷氨酰胺转肽酶571 U/L,凝血酶原时间17.9 s。

中药在上方基础上,去垂盆草、茵陈,加柴胡10 g、炒白芍15 g、枳壳10 g、土鳖虫10 g,并加用鳖甲煎丸软坚散结。

按语:该患者以右胁不适,身目黄染为主诉入院,既往有长期大量饮酒史,属于中医"黄疸""酒疸"范畴。《金匮要略》最早提出"酒疸"病名,曰"心中懊侬而热,不能食,时欲吐,名曰酒疸","酒疸,心中热,欲呕者,吐之愈"。嗜酒无度为本病长期致病之因,而脾胃虚弱为发病的内因,酒为热毒之品,早期由于嗜酒过度可致湿热蕴结中焦,损伤脾胃,脾胃运化失司,壅滞气机,气机升降失调,发为"胁痛""伤酒"。中期因酒毒蕴而不化,凝而为痰,痰阻气滞,瘀血内停,气、血、痰相互搏结,结为痞块,停于胁下,而为"酒癖"。末期,病情日久迁延累及多脏,致使肝脾肾诸脏功能失调,三焦气化不利,津液输布失常,水湿内停,气、血、水结于腹中发为"酒鼓"。该患者酗酒无度,已至"酒鼓"阶段,经治病情有所缓解,然仍未戒酒,此次发病来势汹汹,犹如大厦之将倾,故联合人工肝血浆置换,以及早清除毒素,给机体以喘息之机。赵文霞教授强调肝衰竭早期的综合治疗,中西结合,多法并举,以尽快阻断病势,故早期的人工肝治疗能够给肝细胞再生及肝功能恢复创造条件。患者长期饮酒,正气已亏,脾胃运化乏力,湿邪困脾,水湿不化,故治疗上首诊给予健脾利湿、清热利胆为法,以祛除湿热浊邪,使肝脾调和,肝主疏泄、脾主健运的功能得以恢复;二诊患者症状有所缓解,继续原治则不变,加用生薏苡仁健脾祛湿,苍术燥湿健脾,厚朴燥湿消痰,下气除满;三诊患者黄疸明显下降,病势已折,此时以固护正气,健运中焦为主,同时瘀血在"酒鼓"的发病中有重要作用,在健脾祛湿的基础上,加用当归、丹参活血养血;四诊患者黄疸渐退,病情趋于平稳,此时以健脾疏肝、化瘀散结收功。

案例四:黄疸(急黄)-脾肾阳虚证

患者:李某,男,44岁。

初诊:2017年6月12日。

主诉:间断右胁不适5年,加重伴身目黄染3个月余。

现病史:患者5年前因右胁隐痛不适,在当地医院检查发现乙肝"大三阳",诊断为"乙肝肝硬化",开始服用恩替卡韦分散片抗病毒治疗,其间曾因腹水在当地住院治疗,3个月前患者劳累后出现皮肤及巩膜黄染,在当地医院给予保肝退黄等措施,效果欠佳,近1个月来黄疸明显加重,伴腹胀乏力,为求系统治疗,来我院求治。

现在症:面色晦暗,右胁隐痛不适,身目尿黄,腹胀,乏力,纳差,皮肤瘙痒,睡眠差,小便色黄,大便1~2次/d,质稀溏。舌质暗红,苔白厚腻,脉弦滑。查体:面色晦暗,皮肤及巩膜黄染,腹部饱满,腹软,无压痛及反跳痛,肝区叩痛阳性,肝脾肋下未触及,墨菲征阳性,移动性浊音阳性。双下肢无水肿,肝掌阳性,蜘蛛痣阳性。

既往史:无特殊。

个人史:无特殊。

辅助检查:总胆红素 391.4 μmol/L,直接胆红素 266.1 μmol/L,间接胆红素 125.3 μmol/L,白蛋白 25.6 g/L,谷丙转氨酶 144 U/L,谷草转氨酶 287 U/L,碱性磷酸酶 262 U/L,谷氨酰胺转肽酶 778 U/L,凝血酶原时间 20.1 s,国际标准化比值(INR)1.85,HBV-DNA $6.55×10^3$ IU/mL。上腹部 MR 提示肝硬化、肝内弥漫 RN 结节;胆囊炎,脾大、腹水。

诊断:中医诊断为黄疸(急黄)-脾肾阳虚证,西医诊断为慢加急性肝衰竭(早期)、肝炎肝硬化(乙型,失代偿性,活动性 Child-Pugh C 级)。

治法:健脾温阳,化湿解毒。

方药:茵陈四逆汤为主加减。茵陈 30 g,附子 9 g,干姜 6 g,柴胡 12 g,郁金 10 g,赤芍 15 g,茯苓 15 g,泽泻 30 g,车前子 30 g,党参 15 g,炒薏苡仁 30 g,生姜 6 g,鸡内金 12 g。日 1 剂,水煎分服。

同时患者脾阳不足,寒湿困脾,给予脐火疗法治疗,药饼由黄芪、党参、白术、炒薏苡仁、附子、肉桂等组成,将药饼放在神阙穴进行灸法治疗,每日 1 次。

西医治疗上给予抗病毒、保肝降酶退黄、纠正低蛋白血症等措施。

二诊:2017 年 6 月 17 日。患者精神较前好转,身目黄染较前稍减轻,乏力,纳食较前改善,大便 2 次/d,不成形,舌质暗红,苔薄白腻,脉弦滑。

患者症状较前有所好转,中药在上方基础上加苍术 10 g、佩兰 10 g,加强祛湿之力。

三诊:2017 年 7 月 01 日。患者身目黄染较前明显减轻,乏力症状好转,无恶心呕吐,夜眠可,大便 1～2 次/d,软便,舌质淡红,苔薄白腻,脉弦细,复查肝功能提示总胆红素 173.5 μmol/L,直接胆红素 70.0 μmol/L,白蛋白 32.3 g/L,谷丙转氨酶 40 U/L,谷草转氨酶 87 U/L,碱性磷酸酶 181 U/L,谷氨酰胺转肽酶 81 U/L,凝血酶原时间 15.2 s。

患者症状及生化指标明显好转,中药以健脾益气、疏肝利胆为法,以六君子汤合逍遥散加减。党参 15 g,炒白术 15 g,茯苓 15 g,陈皮 15 g,清半夏 12 g,柴胡 12 g,枳壳 12 g,当归 15 g,炒白术 15 g,薏苡仁 30 g,炙甘草 6 g,山楂 15 g,神曲 15 g,炒麦芽 15 g。水煎服,日 1 剂。

四诊:2017 年 7 月 10 日。患者身目黄染减轻,纳食改善,无腹胀,稍乏力,大便 1 次/d,成形,舌质淡暗,苔薄白,脉弦细。复查肝功能提示总胆红素78.2 μmol/L,直接胆红素 46.3 μmol/L,白蛋白 37.8 g/L,谷丙转氨酶32 U/L,谷草转氨酶 67 U/L,凝血酶原时间 14.3 s。

中药在上方基础上加丹参 20 g、川芎 10 g、土鳖虫 10 g,以巩固疗效。

按语:黄疸的发病,从病邪来说,主要是湿浊之邪,病理属性与脾胃阳气盛衰有关,中阳偏盛,湿从热化,则致湿热为患,发为阳黄;中阳不足,湿从寒化,则致寒湿为患,发为阴黄。阳黄易识,但难在辨热之轻重、湿之多少。辨热看大便,辨湿看舌苔,该患者肝硬化病史多年,此次出现急黄,经治病势渐衰,加之素体正气亏虚,脾阳不足,入院时表现为大便稀溏、舌淡苔腻等寒湿表现,故治疗上依据其病理属性给予温中化湿,健脾利胆为法,以振奋脾阳,恢复其运化水湿之力,同时中药内剂和外治法相结合,联合脐火疗法温振中焦阳气,通过温热刺激配合药物使药物药性达到有效的渗透吸收,经过经络的输布,深入于内,疏通经络,起到平衡阴阳、调和气血的作用,可明显缓解黄疸患者的身目黄染、腹胀、畏寒等症状。二诊患者症状有所缓解,但湿邪仍著,故加用苍术燥湿健脾、佩兰芳香化湿。及至病情稳定期,患者脾阳渐复,则以调理脾胃中焦、疏肝利胆为主,脾胃运化功能恢复、气机调和顺畅则病情向愈。同时瘀血是黄疸病的重要病机,仲景《金匮要略·黄疸病脉证并治》曰:"脾色必黄,瘀热以行。"无论湿热、寒湿,均深入血分才可发黄。故治疗上注意从治血入手,即在清热祛湿或温化寒湿基础上,加用活血、凉血、养血的药物,达到"祛瘀生新、黄疸自除"的目的,因此该患者治疗后期在健脾疏肝的基础上加用养血活血之品善后。

第七节 肝硬化

肝硬化(liver cirrhosis)是临床常见的慢性、进行性肝病,是由一种或多种病因长期、反复作用形成的一种弥漫性、纤维性,以及坏死性肝损害,在病理组织学上主要表现为肝脏弥漫性纤维化、再生结节和假小叶形成。临床以肝损伤和门静脉高压症为主要表现,并伴有多器官多系统受累。早期肝硬化,肝功能正常或轻度异常,可有门静脉高压症,常没有典型的症状和体征;晚期易引起上消化道大出血、继发感染、肝性脑病、肝肾综合征等严重、致死性并发症,且具有难以逆转的特点。该病年发病率约为 17/10 万,治疗上往往颇为棘手,代偿性肝硬化患者 5 年生存率为 80%～86%,失代偿性肝硬化患者预后差,5 年生存率为 14%～35%,在疾病致死原因中占第 6 位,对国民经济发展造成重大影响。

祖国医学并无"肝硬化"这一名字,但根据肝硬化的特点及临床表现,相当于祖国医学的"肝积""鼓胀""积聚"等范畴。

一、赵文霞教授对肝硬化病因病机认识

赵文霞教授认为肝硬化其病因多为疫毒之邪侵袭机体,加之外感六淫、或七情内伤、或饮食不节等,伤及肝脏,损及肝络,久则气滞血瘀,水湿内停,炼津成痰,痰湿瘀凝结渐成肝积。肝病疏泄不利,气滞血瘀,进而横逆乘脾,致脾运化失健,水湿内聚,进而土壅木郁,以致肝脾俱病。病久及肾,肝肾同源,子病及母,致肾关开阖不利,水湿不化,则出现胀满甚,其类似现代医学的肝硬化腹水。具体分述如下。

(一)毒邪内伏是肝硬化的起始病因

肝炎肝硬化的主要病因是乙型肝炎、丙型肝炎等病毒性肝炎。乙型肝炎、丙型肝炎病毒有传染性,为嗜肝病毒,符合中医学"疫毒"所致之疫病。赵文霞教授认为:肝炎肝硬化"毒邪"之来源有两个方面,一是先天不足,感受母体疫毒之邪;二是后天摄生不当,感受外来疫毒之邪。

(二)血瘀内留贯穿肝硬化始终

肝主疏泄,对于气的升降出入运动的协调平衡起着调节作用。肝藏血,贮藏血液,调节血量,濡养肝体。肝的疏泄功能和藏血功能是相辅相成、相互为用的。肝疏泄功能正常,气机调畅,血运通达,藏血功能才有保障;肝藏血功能正常,则发挥血的濡养作用,不使肝气亢逆,才能保持全身气机疏通畅达;若肝的疏泄功能减退,必然导致气血异常。赵文霞教授认为肝气郁滞,可导致血瘀证,瘀血可阻滞气机,反过来影响肝的疏泄。在肝炎肝硬化病程中,血瘀贯穿始终,肝硬化越重,血瘀的程度越重。

(三)痰浊凝聚是肝硬化的主要病理变化之一

外感六淫,或七情内伤,或饮食不节等均可导致脏腑功能失调,气化不利,水液代谢障碍,水液停聚而形成痰浊。赵文霞教授认为:肝硬化患者痰浊凝聚原因有感受疫毒之邪,留滞体内,或从热化火炼津为痰,或从寒化凝液为痰;肝失疏泄,气机郁滞,津液停聚而为痰;"见肝之痰浊凝聚病,知肝传

脾",肝郁乘脾,脾失健运,水湿内生,也可凝聚生痰。肝炎肝硬化病症虽不见痰,实则痰浊留滞于脏腑经络,阻滞气机,妨碍血行,痰瘀互结于胁下,发为肝积。

(四)正气亏虚是肝硬化形成和演变的内因

赵文霞教授认为正气亏虚是肝炎肝硬化形成、演变的内在因素,正如《素问·刺法论》所说:"正气存内,邪不可干,邪之所凑,其气必虚。"正气不足是肝炎肝硬化进展的前提和根据,居于主导地位。只有正气虚弱,抗邪无力,才使母体或外来疫毒之邪留驻体内,导致肝、脾、肾等脏腑功能失调,气滞、血瘀、痰结,痹阻肝络,形成肝积。在病程演变过程中,先是正虚受邪,后是邪气侵袭,损伤正气。正如《医宗必读·积聚》曰:"积之成也,正气不足,而后邪气踞。"另一方面,治疗中使用的理气、化痰、活瘀、消积之品,攻伐太过,亦重创正气。上述多种原因常交错夹杂,导致正气亏虚,终成正邪交织,正虚邪实之证。

总之,肝硬化其病位均在肝,涉及脾肾,疫毒侵袭是主要病因,病机关键在于正虚血瘀,此病为本虚标实之证。其中正虚为本,邪实为标。本虚即气血阴阳亏耗,临证可见脾气虚、肝血虚、肝肾阴虚、脾肾阳虚诸种证候;标实即气滞、血瘀、痰阻、水停等,标既是病理产物,又是新的致病因素,最终导致虚实夹杂,正气日虚,而邪气日盛,终成顽病重疾。

二、诊治特色

(一)临证辨别疾病虚与实,尤重瘀血致病

赵文霞教授认为本病为正虚邪实、虚实夹杂之证,其中正虚为本,邪实为标,气滞血瘀贯穿于疾病始终,随着疾病加重,瘀血证逐渐加重。而本虚又可具体分为气血阴阳亏虚,临证可见脾气虚、肝血虚、肝肾阴虚、脾肾阳虚诸种证候;标实即血瘀、气滞、痰阻、水停等。因此,临证尤其重视辨别虚与实、瘀血轻重,此外又要辨别寒热及痰浊。

1.辨虚分气血阴阳 肝硬化正气亏虚者虚,终成正邪交织,正虚邪实之证。临证常见纳差、乏力、消瘦、舌质色淡或紫、舌苔灰糙或舌光无苔,脉弦细或细数等症。具体用药又分气、血、阴、阳四端,如气虚明显者,常选用人参、党参、白术、茯苓、山药等;血虚明显者,用当归、炒白芍、熟地黄、龙眼肉等;阴虚明显者,常用生地黄、玄参、麦冬、五味子、玉竹等;阳虚明显者,用附

子、肉桂、补骨脂、菟丝子等,其中附子用量较轻,常 1~3 g;精血阴阳俱虚者,可用紫河车等血肉有情之品。赵文霞教授强调,在养血、补阴药中,需加行气药及和胃药,以防药过滋腻碍气,壅滞中焦,影响药物吸收。

2.辨血瘀轻与重 肝硬化早中期,气滞血瘀,结于胁下,阻于肝络,肝体失于濡养。临床症见右胁胀痛不适,或刺痛,胁下积块固定不移,可见赤掌、颈胸部蛛丝纹缕,腹壁青筋暴露,舌质暗,舌下络脉增粗。治疗应以活血化瘀、软坚散结为主,化瘀则血行更畅,血行则瘀无所留,使肝脏血行通畅,瘀血化除。多在辨证论治基础上选用活血药物,血瘀兼热者,用赤芍、牡丹皮、生地黄、郁金、丹参;血瘀兼寒象者,用桂枝、茜草、艾叶;血瘀兼水者,用泽兰、益母草、川牛膝。

肝硬化晚期,机体气血阴阳失调,各种致病因素终至毒瘀痰结于脏腑,血瘀程度更重。临床症见胁下积块坚硬如石,表面凹凸不平,面色黧黑,形体消瘦,肌肤甲错,赤掌、颈胸部蛛丝纹缕明显,腹壁青筋暴露,舌质暗,舌下络脉迂曲扩张呈结节状。治疗以活血化瘀、通络消癥为主,多选用牡蛎、龟板、鳖甲、炮穿山甲、莪术、水红花子、守宫、土鳖虫、水蛭等活血通络、软坚消癥之品。因此类药物性多峻猛,常短时间用以汤剂,病情改善后改以丸散剂口服,峻剂缓投以防伤正。

3.辨寒热 赵文霞教授认为疫毒之邪侵袭人体后留而不去,根据患者体质、治疗情况等而具寒热属性。若外感热邪偏盛,或素体热盛,蕴久成毒,化为湿热之毒,症见身目尿黄、口苦、便干、目眵多、舌质红苔黄厚腻、脉弦滑等,治疗上常用茵陈、栀子、大黄、虎杖、白花蛇舌草、黄芩、胡黄连、叶下珠、垂盆草等清热利湿解毒之品。若湿邪偏重,阻遏阳气,或素体阳虚,或用药寒凉,蕴久成毒,化为寒湿之毒,症见乏力、纳差、腹胀、便溏、舌质淡暗、苔白厚腻、脉濡缓等,药用薏苡仁、川木瓜、威灵仙、藿香、草果、白豆蔻等温化寒湿。

4.辨痰浊 肝硬化痰浊凝聚者,症见胁肋胀痛,便秘,纳呆,舌苔腻,脉弦滑,治以理气化痰散结之法。兼热者,用竹茹、明矾、浙贝母等;兼寒者,用苏子、白芥子、莱菔子等;兼瘀者,用莪术、三棱等;痰浊胶结者,用皂角、海浮石等;痰蒙清窍者,用石菖蒲、郁金等。

(二)观舌下络脉辨瘀血轻重

正常人的舌系带两侧有两条青紫色静脉和一些微细小血管,中医称之为络脉和细络。舌下络脉是脏腑经络与舌体直接相通的脉络,故脏腑经络的虚实寒热可表现于舌下络脉。舌下络脉望诊是中医舌诊的重要组成部分。

舌下络脉望诊具有快速、直观、无损伤等优点,尤其可以随时观察以了解病情之进退。一直以来赵文霞教授都非常重视和提倡肝硬化患者的舌下络脉望诊。赵文霞教授认为舌下络脉的综合改变程度与肝硬化病情进展呈正相关,通过对患者舌下络脉的观察可以对患者肝硬化程度做出直观的预判。肝硬化患者舌下络脉改变越明显,其血瘀程度越重,肝硬化程度也随之加重。因此,通过对舌下络脉的观察,可以对患者肝硬化程度作出直观的预判,作为影像资料的参照和补充。

经过长期观察实践,赵文霞教授归纳制定了舌下络脉随血瘀程度改变的量化分级标准:以舌下络脉主干中段的直径<2.7 mm,舌下络脉主干长度不超过舌尖至舌下肉阜长度的3/5为正常范围。并具体分:轻度血瘀者,主干外径增粗(宽度3~4 mm),长度略有延长(≥舌下肉阜至舌尖连线的3/4但<4/5),主干无或轻度迂曲,细络隐现;中度血瘀者,主干外径增粗(宽度4~5 mm,长度有延长(≥舌下肉阜至舌尖连线的4/5),主干中度迂曲,细络明显可见,但属枝较少;重度血瘀者,主干外径增粗(宽度>5 mm),长度延长(接近舌尖),主干重度迂曲,细络明显可见,且属枝较多。

(三)治病求本,调养脾胃

肝疏泄一身之气机,主人身血之藏泻,肝硬化辨证必本于气血,气血失调是肝硬化病机之基础,治疗重视顺应肝"体阴用阳"特性,疏肝气、补肝血、化肝瘀。肝主疏泄、脾胃主气机升降,两者共同协调周身气机之升降出入平衡。肝藏血,调节血液之藏泻,脾生血,乃气血生化之源头,两者共同协调可使血液生化运行有度。木郁克土,肝病常殃及脾胃,脾病更进一步加重肝病。因此,赵文霞教授认为调理脾胃是肝硬化治疗的根本,代偿性肝硬化,肝病传脾先甘温实脾;肝硬化失代偿性,脾已病时当淡渗实脾,脾肾衰惫宜温热实脾。

(四)分期辨证论治

赵文霞教授认为肝硬化主要是在原有慢性肝病基础上,肝气郁结,气滞血瘀,脾不运化,水湿内聚而成。治疗经验主要是根据疾病分期及具体证候之不同来分期辨证论治,灵活采用活血化瘀、疏肝健脾、养阴等方法治疗。

赵文霞教授治病重视证、法、方、药的一致性,遣方用药不开无名之方、无法之药。依据本病中医证候及西医临床分期,将肝硬化分为2期6型。代偿性肝硬化分为肝郁脾虚、气滞血瘀2型,治疗重点在于阻止病情进展,防止失代偿发生,治法以疏肝健脾、活血软坚散结为主,同时密切观察肝硬化结节变化,防止癌变,研制出中药"软肝丸",临床应用有软肝缩脾的疗效。失代偿性肝硬化分为脾虚湿盛、湿热蕴结、脾肾阳虚、肝肾阴虚4型,治疗重点在于低蛋白血症、门静脉高压症、腹水、出血、肝性脑病、感染等并发症的治疗。常采用健脾补肾法,提升白蛋白,在常规治疗基础上,根据"药食同源"理论,配合中药药膳、夜间加餐的方法,药食同补治疗顽固性腹水取得了较好疗效,并在本区域率先开展了腹水浓缩回输联合中药治疗顽固性腹水,疗效满意。

1.代偿性肝硬化

(1)肝郁脾虚证

症状:两胁胀痛,胁下积块,脘腹痞满,疲乏无力,食欲缺乏,面黄无华,大便溏薄,舌胖质暗淡,舌下络脉显露,苔薄白或薄白腻,脉沉弦。

治法:疏肝理气、健脾和胃。

方药:逍遥散加减。

组成:柴胡、郁金、香附、白术、茯苓、陈皮、枳壳、麦芽、当归、白芍。

方解:方以柴胡、香附、郁金等疏肝解郁,行气止痛;白术、茯苓、陈皮、枳壳、麦芽健脾和胃;当归、白芍养血敛阴,柔肝缓急。

加减:兼见瘀血者加泽兰、桃仁及失笑散活血通络,散瘀消积。若见血瘀明显者,可加三棱、莪术、水红花子、土鳖虫。

(2)气滞血瘀证

症状:胁下可触及明显积块,硬痛不移,面色晦暗,蛛丝赤缕,赤掌,纳呆体倦,月事不行,毛发稀疏无华,舌质紫暗,或有瘀斑,脉弦细或细涩。

治法:行气化瘀,软坚散结。

方药:膈下逐瘀汤加减。

组成:当归、川芎、赤芍、牡丹皮、红花、桃仁、枳壳、香附、乌药、延胡索、五灵脂、甘草。方中以当归养血活血,赤芍、丹皮、川芎、红花、桃仁活血化瘀,通利血脉;乌药、枳壳、香附行气散结,疏达气机;延胡索、五灵脂行气止痛;甘草调和诸药,益气和中。群药配伍,气行血活,瘀散结消,气畅血行。

加减:若两胁胀痛、肝郁气滞明显者,可选加白芍养血柔肝,柴胡、郁金、佛手疏肝理气;腹部胀满、大便溏薄、脾虚明显者,选加黄芪、党参、茯苓、炒白术健脾益气;夹有痰浊者,酌加远志、半夏、浙贝母。

2．肝硬化失代偿性

（1）脾虚湿盛证

症状:腹部胀满,如囊裹水,朝宽暮急,倦怠乏力,面色苍黄,下肢浮肿,纳呆便溏,舌体胖大,舌质暗淡,苔薄白腻,脉沉迟。

治则:益气健脾,行湿散满。

方药:四君子汤合胃苓汤加减。

组成:党参、白术、苍术、厚朴、陈皮、桂枝、猪苓、茯苓、泽泻、生姜、大枣。

方解:方中党参、白术健脾益气;苍术、厚朴、陈皮燥湿行气;茯苓、泽泻、猪苓合桂枝化气利水。

（2）湿热蕴结证

症状:腹大坚满,疼痛拒按,身目俱黄,色黄如橘,烦热、口渴欲饮,口苦口臭,小便短赤,大便秘结,舌质红,苔黄腻或灰黑,脉滑数。

治法:清热化湿,行气利水。

方药:茵陈蒿汤合中满分消饮加减。

组成:茵陈、大黄、栀子、金钱草、黄芩、黄连、知母、枳实、厚朴、大腹皮、砂仁、陈皮、半夏、姜黄、茯苓、泽泻、猪苓、车前子。

方解:方中以茵陈、栀子、金钱草、大黄、黄芩、黄连清泻肝胆湿热;枳实、厚朴、大腹皮、砂仁行气宽中;陈皮、半夏、姜黄燥湿化痰;茯苓、猪苓、泽泻、车前子淡渗利水消肿。

（3）脾肾阳虚证

症状:腹部膨隆,青筋暴露,脘闷纳呆,身疲畏寒,肢冷浮肿,小便短少,大便溏薄,少腹冷痛,面色苍黄或黧黑,舌质淡胖水滑,脉细沉微。

治法:温补脾肾,行气利水。

方药:实脾饮合真武汤加减。

组成:附子、干姜、桂枝、黄芪、人参、白术、茯苓、猪苓、泽泻、车前子、木香、厚朴。

方解:方取附子、干姜温补脾肾;黄芪、人参、白术益气健脾培元;茯苓、猪苓、泽泻、桂枝气化膀胱,淡渗利水;木香、厚朴行气以助水下行;脾肾同治,使阳气得振,寒湿得化,水道得通,水湿自化。

加减:若腹水显著,可选加大腹皮、茯苓皮、葫芦,并重用车前子、牛膝。

（4）肝肾阴虚证

症状：腹大如鼓，按之不坚，面色黧黑，形体消瘦，五心烦热，心悸少寐，齿衄鼻衄，口舌干燥，小便短少或滴沥，甚至无尿，舌质红绛少津，脉细或数，按之无力。

治则：滋养肝肾，养血利水。

方药：六味地黄丸合当归芍药散加减。

组成：熟地黄、山药、山萸肉、麦冬、茯苓、泽泻、白术、大腹皮、丹皮、白芍、当归、川芎、鳖甲、牡蛎、鸡内金、三棱、莪术。此方以熟地黄、山药、山萸肉、麦冬滋补肝肾，养阴润燥；当归、白芍、川芎养血活血；茯苓、泽泻、白术健脾化湿利水；鳖甲、牡蛎、鸡内金、三棱、莪术破血消积，软坚散结。

（五）内外同治，外治调肝

外治法是中医特色治疗手段之一，是运用非口服药物的方法，通过刺激经络、穴位、皮肤黏膜、肌肉、筋骨等，以达到防病治病目的的一种传统医学特色疗法。清代著名医家吴师机的《理瀹骈文》提出"外治之理，即内治之理；外治之药，亦内治之药，所异者，法耳。医理药性无二，而法则神奇变幻"。赵文霞教授十分推崇中医外治疗法，认为中医外治法源自中医数千年的临床积累，是内治法的有益补充，二者相互为用，共同达到提高疗效的目的，有着简、便、廉、验之特点，在防治慢性肝胆病引起的胁痛、腹水、黄疸、肝厥等方面起协同治疗作用。在运用针刺、艾灸等传统疗法的基础上不断探索，先后开展脐火疗法温阳化气、祛湿退黄，治疗脾肾阳虚之黄疸、鼓胀；中药直肠滴入清肠解毒、辟秽开窍，治疗肝硬化、肝性脑病；中药敷脐疗法治疗肝硬化顽固性腹水、督灸铺灸治疗肝硬化导致的免疫低下等外治方法，并且取得较好的疗效。

1. 脐火疗法治阴黄　脐火疗法是脐疗和火疗相结合的一种方法，通过"脐""火""药""蜡"四者协同作用，祛湿退黄、温运脾肾，达到治疗疾病的目的。脐是人体经脉的特殊部位，为任脉神阙穴所在，又为冲脉经过部位。任脉统全身之阴，督脉司周身阳气，任督经气相通，与冲脉一源三歧，内连五脏六腑，外合筋骨皮毛，故有"脐为五脏六腑之体，元气归藏之根"之说。脐火疗法就是借助于脐（神阙穴），把药物以不同的途径进入体内，达到治疗作用。本疗法源自吴氏《理瀹骈文》，赵文霞教授结合临床实践经验，进行理论创新，规范操作流程，从蜡筒、蜡线的制作，药物的用量，药饼的大小，药物的厚薄,到整个治疗操作过程,都进行严格的精细化、标准化、规范化管理,完全克服了中医不能量化的缺点。蜡筒制作流程:①将桑皮纸裁剪成 12 cm× 16 cm 的纸片。②用模具将纸片卷成直径 1 cm、高 12 cm 的纸筒。③将石蜡在器皿中加热融化,纸筒放入石蜡液中,使其均匀浸润。④取出蜡筒,晾干备用。蜡线制作流程:①将直径 3 mm 的棉线放入石蜡液中,使其均匀浸润。②取出蜡线,晾干,将蜡线剪成长 30 cm 的线段,备用。操作时将药饼放置患者脐部,上置带孔圆木板,孔心正对脐心,孔心上置蜡筒,使蜡筒直接接触药饼。用蜡线从上端点燃蜡筒,使其自然燃烧,燃尽后用镊子取下灰烬,换第 2 根,7 根为 1 次量,温度以患者能够承受为度。实践证明脐火疗法可以改善肝硬化黄疸(阴黄)患者的乏力、胁痛、纳差、腹胀的症状,降低总胆红素水平。

2. 中药直肠滴入治疗肝性脑病 肝性脑病的患者,常因不能配合服用中药而影响疗效。基于此,赵文霞教授创新性的运用中药直肠滴入治疗肝性脑病。中药直肠滴入疗法是将特定的中药液体输入患者结直肠部位,让中药有效成分从整体及局部发挥治疗作用的疗法。赵文霞教授订立泻浊开窍方直肠滴入,通腑泻浊、理气活血、醒神开窍。药选石菖蒲 15 g、郁金 15 g、大黄 10 g、厚朴 20 g、枳壳 20 g、白芍 20 g、乌梅 10 g、五味子 10 g,浓煎,取药液 200 mL,适温(40~45 ℃),直肠滴入,日 1 次。药液在直肠局部可刺激肠壁血管神经,引起排便反射,从而促使腐秽败血及时排出体外。同时,本药液呈弱酸性,既可酸化肠道、抑制肠道菌群过度生长,部分有效成分也可进入体循环发挥开窍醒神的作用,用于预防自发性腹膜炎、防治肝性脑病。中药直肠滴入使用注意事项:①灌肠管插入直肠深度以 20 cm 为宜;②灌肠药液量遵循个体耐受原则,初始治疗患者可从 50 mL 开始逐渐加量至 200 mL,防止不耐受,过早将药液排出体外;③药液温度适度,以 40~45 ℃ 为宜,过热或过冷都不利于药液保留;④肝性脑病患者应排大便后再做治疗,以较长时间保留药物(以保留 2 h 以上为好)。

3. 中药敷脐疗法治疗肝硬化腹水 穴位贴敷疗法是以中医经络学说为理论依据,把药物研成细末,用介质调成糊状,贴敷在腧穴上,通过对穴位的刺激与调节,以及直接吸收药物的作用,用来治疗疾病的一种外治疗法。穴位贴敷避免了腹水患者胃纳较差、限制液体入量等局限性,具有方便、有效、无创等特点。

临床中,常有部分肝硬化腹水患者,通过常规治疗不能有效缓解,或者病情缓解后又反复发作。此类患者肝脏基础极差,体内水液代谢悖逆混乱,口服汤药会增加液体入量,而加重腹水。赵文霞教授经过长期总结并经临床验证,提出运用中药敷脐疗法治疗肝硬化腹水。药物在脐部作用机制:①脐乃"神阙"穴,敷脐可疏通经脉,推动气血运行;②脐部表皮角质层最薄,无脂肪组织,和筋膜、腹膜直接相连,利于药物的透皮吸收,脐下腹膜有丰富的静脉网,药物透脐后,直接扩散到静脉网或腹下静脉分支而进入体循环;③肝硬化时门静脉压力增高,侧支循环开放,脐周静脉怒张,更有利于药物通过该侧支循环进入血液。赵文霞教授在运用本疗法时,通过中医辨证,大体将本病分为寒、热两型。两型均以甘遂、砂仁、牵牛子、汉防己、葶苈子、肉桂、木香、大黄、枳实、麝香、泽漆诸药加减,寒证加用葱白烤热揉碎敷于脐部,以通阳化气行水;热证加冰片以清热通窍、载药入内。赵文霞教授师于古而不拘泥于古,在内剂药物治疗肝硬化的基础上,不断探索中医外治疗法。除上述疗法外,还开展了中药塌渍治疗肝脾大等多种外治疗法,极大提高了临床疗效。

三、肝硬化兼证治疗

在肝硬化病变过程中,常出现腹水、肝性脑病、消化道出血等病证,时常危及生命,赵文霞教授对上述兼证的治疗也积累了丰富的临床经验,兹简单介绍如下。

(一)肝硬化腹水

赵文霞教授认为肝硬化腹水(鼓胀)以单腹胀急为主要表现,而腹为肝、脾、肾三脏聚集之地,其病变涉及以上诸脏。鼓胀之病位在肝,肝之气血失调、脉络瘀阻,终致诸脏受损;木郁克土,肝病传脾,脾为三阴之长,为阴中之至阴,故鼓胀病本在脾;肝脾损伤不复,病久及肾,肾不主水,水液停蓄,故鼓胀病根在肾。总之,鼓胀病变复杂,涉及肝、脾、肾诸脏,总属虚实夹杂之证。因此,其治疗以养正消积利水为基本治法。对于肝硬化腹水的治疗理念如下。

1.分阶段论治 早期以气滞湿阻为主,形成"气鼓",病位在肝,治宜疏肝健脾,行气利水;中期病位在脾,脾阳素虚,湿从寒化,寒湿困脾,或阳热素盛,湿从热化,湿热蕴结,形成"水鼓",治宜健脾化湿利水;气滞湿阻日久亦可致肝脾血瘀,形成"血鼓",治宜活血化瘀,滋阴利水。晚期在肾,治当温补肾阳、化气行水,以济生肾气丸或真武汤为主方加减,若见肾阴虚不足,治宜滋肾柔肝、疏利气机、养阴利水,以一贯煎合达郁宽中汤加减。

2. 调理脏腑,消除腹水之源 肝硬化腹水应重视调理脏腑,据腹水"正损、气滞、阴阳失衡"成因用药。常选用健脾渗湿药如薏苡仁、茯苓、茯苓皮利水不伤正;理气利水药如大腹皮、防己、冬瓜皮以行气利水;养阴利水药如白茅根、泽泻、猪苓利水不伤阴;温阳利水药如生姜皮、椒目、桂枝化气行水;攻下逐水药如牵牛子、大戟、芫花以除脘腹胀满之大量腹水者,应用时应注意中病即止,不可过用以伤正气。

3. 中晚期肝硬化腹水在补肾养阴利水的同时应注意养阴勿腻,配合温阳健脾治法 肝、脾、肾阴虚是中晚期肝硬化腹水的病机特点,治疗当以补肾养阴利水为要。同时应注意:①养阴勿腻,养阴药物大多具有滋腻性,若太过则易助湿碍脾,脾胃运化失职,土壅木郁,致肝气郁滞,故应选用滋而不腻,补而不滞之柔肝养血之品为佳,宜选生地黄、麦冬、玄参、沙参等滋而不腻、补而不滞之品,慎用鳖甲、龟板滋腻之药以防壅阻气机。②以阳行阴利小便,近人曹炳章云:"凡润肝养血之药,一得桂枝,化阴滞而阳和。"在大队养阴药中少佐桂枝3g温通经脉,以助气化、行水湿,即"善补阴者于阳中求阴",气行则水行。③重视调理脾胃,使阴生化有源。④慎用峻下逐水剂。赵文霞教授注重攻补兼施,在治疗肝硬化腹水时认为应慎用峻下逐水剂,主张应"衰其大半而止",中病即可,切勿过用,以防伤津竭阴加重病情。

4. 以三焦水湿之邪为契入点,运用分消走泻法治疗肝硬化腹水 三焦是人体水液运行的主要通道,《素问·灵兰秘典论》曰:"三焦者,决渎之官,水道出焉。"赵文霞教授认为,水液代谢异常,必然三焦决渎失司,故主张在针对病机治疗的基础上,相机运用宣上、畅中、渗下诸法分消走泄。

(1)宣上以开水之上源:肺气通过宣发肃降功能,参与调节周身水液代谢,肺气郁闭,通调水道失司,则可加重脾肾水液代谢的异常,从而促进肝硬化腹水的生成,并进一步妨碍肺气宣降。临证对肝硬化腹大如鼓,胸闷喘促、不能平卧,小便不利者,常选苏叶、橘皮、桔梗、杏仁等宣通肺气利水。即可通过肺的宣发功能促使湿邪从表而出,同时也因肺为水之上源,通过开宣肺气,肺的肃降有权、通调水道功能健运,又可使湿邪下行入膀胱,通过气化排出体外。

(2)畅中以调水湿之运化:脾胃是中焦气机升降出入的枢机。水湿阻滞中焦必致气机升降失调,进而困厄脾土之运化。临证见腹部胀大、按之不坚,胁下疼痛或胀满,纳差,食后腹胀,甚则呕恶,大便溏薄,尿量减少,舌苔白腻,脉弦细。水湿困于中者,治以苦热,佐以酸淡,以苦燥之。赵文霞教授常用陈皮、半夏、白术、苍术、白蔻仁、草果、大腹皮等辛苦温燥之品畅达中焦气机,使脾土恢复健运之能。

(3)渗下以利水之下泻:肾主水,司二便。肝硬化腹水后期,肾衰微,水湿泛滥,或外溢肌肤,或蓄于膀胱。临证可见脘腹绷急,腹大坚满,外坚内胀,拒按,下肢浮肿,尿少,皆为下焦水湿停聚征象,治应淡渗利湿,让湿邪自小便而去。常用猪苓、茯苓、生薏苡仁、泽泻、车前子、白茅根、滑石、椒目等淡渗利湿之品。

(二)肝性脑病

根据其临床表现与体征,赵文霞教授认为肝性脑病可归于"肝厥"病范畴,为肝硬化晚期的一种恶性转归,有闭证、脱证两端。其中,闭证以邪实为主,治疗及时得当尚有回转之生机;脱证以正虚为主,为正气衰竭,阴阳离决之象,多为危亡候。肝性脑病当采用中西医结合综合治疗措施。对于肝厥之闭证,赵文霞教授认为常见阴阳两证,即痰浊内闭证、痰热蒙心证。痰浊内闭证,常见精神呆滞,表情淡漠,神智迷糊,渐趋昏迷,语无伦次,懒言嗜睡,口中秽气,苔黄腻浊,脉细弦滑。治疗以化湿泄浊,醒神开窍为治则,方用菖蒲郁金汤合苏合香丸。痰热蒙心证,常见发热烦躁,甚则怒目狂叫,双手震颤或抽动;神昏深重,胡言乱语,甚则重度呼吸气粗;喉中痰鸣,面色晦暗;舌质红,苔黄腻,脉滑数。治疗以清热化痰、息风开窍为治则,方用黄连清胆汤合安宫牛黄丸。对于肝厥之脱证多为气阴两竭证,常见精神萎靡,嗜睡呓语,神志模糊,渐入昏迷,循衣摸床,汗出黏手,呼吸急促,舌质淡红,苔薄白,脉沉细数。当以益气养阴、固脱开窍为治法,以生脉饮合参附龙牡汤加减。

(三)门静脉高压性上消化道出血

上消化道出血中医属于血证、呕血、便血范畴,赵文霞教授主张出血活动期应禁食不禁药,在西医止血、降低门静脉压力、保护胃黏膜等治疗方法基础上,早期使用中医药干预。现将赵文霞教授治疗肝硬化合并门静脉高压性胃病出血的经验介绍如下。

1.临证详辨火、瘀、虚 肝硬化合并门静脉高压性胃病出血临床多见便血,严重者可见吐血。赵文霞教授认为该病原发病为肝积,而血瘀是肝积的基本病机,肝气横逆犯胃,可致胃络瘀阻,血溢脉外而成出血。除瘀血之外,肝积所致血证的共同病机还有火和虚,在火热之中又有实火、虚火之分。肝积患者情志过极,忧思恼怒过度,肝气郁结化火,或因饮食不节、饮酒过多及过食辛辣厚味,滋生湿热化火,为实火。劳倦过度,心主神明,神劳伤心,耗伤阴液,则阴虚火旺;或久病或热病,使阴精耗伤,以致阴虚火旺,为虚火。火热之邪侵犯血脉,轻则加速血行,甚则可灼伤脉络,迫血妄行,引起出血。虚主要有气虚、阴虚之别。肝积患者疾病早期多为正盛邪实,而久病或热病使正气亏损或阴液耗伤,气虚不摄,血溢脉外而致出血,在气虚之中亦有气虚和气损及阳之别。阴虚不能制阳,则阳气偏亢而虚热内生。因此,火、瘀、虚是肝硬化合并门静脉高压性胃病出血的主要病理因素,其中血瘀贯穿病程始终,为中心环节,火和虚皆可致瘀,为导致出血的关键病机,临证应首当辨火、瘀、虚何为主要病机。

肝火犯胃而致出血者,一般症见出血色红或紫暗,口苦胁痛,心烦易怒,寐少梦多,舌质红绛,脉弦数。以阴虚火旺为主者,通常出血量少,反复不止,颧红,心烦,口渴,手足心热,或有潮热,盗汗,舌质红、苔少,脉细数。气虚血瘀导致出血者,出血缠绵不止,或量少而不畅,血色暗,或可见赤掌、颈胸部蛛丝纹缕,或腹壁青筋暴露,右胁胀痛不适,或刺痛,舌质暗、舌下络脉增粗,脉弦细。

2. 标本缓急精施治　赵文霞教授精于妥善处理标本虚实关系,出血时"急则治其标",止血为急。根据标本缓急,在本病的不同阶段,采取不同的中药剂型、不同的给药途径,随症加减化裁中药,提高抢救成功率。

出血活动期当"急则治其标",以止血为主。此期不宜大量口服药物,在西医对症治疗基础上,阴虚为主者给予康复新液以养阴生肌止血,血瘀为主者予云南白药以化瘀生肌止血,或以白及、三七溶水少量频服。赵文霞教授认为,白及、三七粉联合应用具有协同作用,可广泛应用于门静脉高压性胃病、食管-胃底静脉曲张、胃十二指肠溃疡等多种原因引起的消化道出血。常用量为白及 6～15 g,与三七粉 3 g 联合使用,其中三七粉冲服。为迅速控制出血,还可运用中医药的特色止血药炭剂,如大黄炭、荆芥炭、棕榈炭、茜草炭等药物,可在胃肠黏膜形成保护层,防治胃酸对胃肠黏膜的侵蚀,促进止血。

赵文霞教授认为,出血稳定 24 h 后,治疗当以控制原发病、预防再出血为主,应以"缓则治其本"为主要原则,四诊合参,根据辨证给予汤药治疗。

如肝火犯胃型,以泻肝清胃、凉血止血为治法,方选丹栀逍遥散合十灰散加减,常用药物有柴胡、当归、白芍、牡丹皮、栀子、黄芩、白术、茯苓、侧柏叶、白茅根、藕节、大黄、茜草等;以阴虚火旺为主要病机者,治以滋阴降火、宁络止血,方选知柏地黄汤或茜根散加减,常用药物有知母、黄柏、生地黄、麦冬、山萸肉之类,配养阴止血药,如墨旱莲、阿胶珠等。若兼有气虚者予以太子参、甘草健脾益气生津,以促进气阴相生。气虚血瘀导致出血者,治以益气活血止血,急则用独参汤,缓则用当归补血汤合四君子汤加减,常用药物有白术、黄芪、人参、三七、白及、茜草、生大黄、木香、当归、炙甘草等。脾胃虚寒证患者表现为血色淡暗,形寒肢冷,腹痛绵绵,喜暖喜按,纳少便溏,舌质淡胖、苔白,脉细弱,治宜健脾温阳止血,方以黄土汤为主方加减。

3. 辨证调摄防复发　肝硬化合并门静脉高压性胃病出血的常见诱因主要有进食粗糙质硬及辛辣刺激食物、饱餐、饮酒、服用非甾体抗炎药、情绪激动、用力排便等,因此,饮食及生活调摄是防治出血复发的关键。赵文霞教授强调,该类患者应注意饮食有节,起居有度,调畅情志,配合治疗,避免进食粗糙质硬、辛辣刺激食物,避免饮酒,适量进食避免饱餐;避免情志过极,尽量消除紧张、恐惧、忧虑等不良情绪;劳逸适度,注意休息;避免使用非甾体抗炎药等易诱发消化道出血的药物;同时定期复查是防止出血复发的重要保障。

(四)自发性细菌性腹膜炎

自发性细菌性腹膜炎(spontaneous bacterial peritonitis,SBP)是在肝硬化基础上发生的腹腔感染,是指无明确腹腔内病变来源(如肠穿孔、肠脓肿)的情况下发生的腹膜炎,是病原微生物侵入腹腔,造成明显损害引起的感染性疾病,是肝硬化等终末期肝病患者常见并发症(40% ~70%);约1/3患者具有典型腹膜炎的症状与体征,表现为发热、腹痛或腹泻,腹部压痛和(或)反跳痛。大部分患者无典型的腹膜炎症状与体征,可表现为顽固性腹水、休克、肝性脑病等。肝是机体重要的免疫器官之一,肝 Kupffer 细胞和肝窦内皮细胞在吞噬病原体和清除大分子中起重要作用。随着肝硬化程度的加深,患者的肝实质细胞受损和肝结构遭到破坏,Kupffer 细胞数量逐渐减少,机体吞噬病原体功能减弱。此外,随着肝纤维化进展,肝血管逐渐扭曲变形,影响肝窦和邻近肝实质之间的血液循环,导致肝机体内血管活性物质增加,门静脉压升高,肠黏膜血管扩张淤血,肠黏膜通透性增加,肠道菌群失调,易位的细菌侵入腹腔,机体因肝实质细胞受损而无法对病原体进行有效吞噬清除,导致患者并发自发性细菌腹膜炎的概率明显升高。

自发性细菌性腹膜炎是肝硬化严重并发症,具有高发病率、高复发率、高死亡率的特点。近年来由于细菌耐药性增加,使得从肠论治SBP的非抗生素疗法成为当前的研究热点,基于调整肠道微生态的益生菌、益生元制剂及肠道菌群移植(fecal microbiota transplantation,FMT)能抑制肠道细菌过度生长、促进肠屏障功能恢复、改善免疫功能、纠正肠道菌群紊乱、恢复肠道微生态平衡,已成为防治肝硬化SBP的重要策略。

自发性细菌性腹膜炎属于中医"鼓胀""腹满痛""发热""结胸证""蓄血证"等范畴,早在《灵枢·水胀》记载:"腹胀,身皆大,大与肤胀等也,色苍黄,腹筋起。"赵文霞教授认为本病病因病机为肝病既久,乘脾犯胃及肾,致肝、脾、肾俱损,其病位在肝、脾和肾,病机为肝失疏泄、脾运化失职和肾气化失司,气滞、血瘀及水停是其主要病理因素,同时合并湿热毒浊痰瘀等致病因素。治疗多从肝脾肾论治,注重调节与恢复气血水的功能。

1. 辨证论治尤为重要

(1)辨致病因素:鼓胀离不开气、血、水,辨治自发性细菌性腹膜炎在辨清气、血、水的同时,还应辨清湿、热、毒、瘀。阴阳虚实、肝脾肺肾自当明辨,临床多为相兼证型,其中瘀血、湿热、水湿等为最常见病因。疾病初期,多见湿热内蕴兼血瘀证,水湿内停兼血瘀证,热毒炽盛、阳明腑实等证型。疾病中后期、治疗后,肝肾阴虚,脾虚湿盛,血瘀证、痰瘀互结证等证型多见。

(2)分期辨治:初期病性以实证为主,中后期多向虚实夹杂证转化。临床病机转化规律为初期病性多实,病机重点在邪气盛,表现为湿热内蕴、热毒炽盛、水湿内停等,中后期病性多为虚实错杂,病机关键为肝肾阴虚、痰瘀互结、阴虚血瘀等。

(3)脏腑辨治:赵文霞教授认为,自发性细菌性腹膜炎以单腹胀急或伴腹胀痛为主要表现,而腹为肝、脾、肾三脏聚集之地,其病变涉及诸脏。鼓胀之病位在肝,肝之气血失调、脉络瘀阻,终致诸脏受损;木郁克土,肝病传脾,脾为三阴之长,为阴中之至阴,故鼓胀病本在脾;肝脾损伤不复,病久及肾,肾不主水,水液停蓄,故鼓胀病根在肾。总之,鼓胀病变复杂,涉及肝、脾、肾诸脏,总属虚实夹杂之证。因此,其治疗以养正消积利水为基本治法。初病治肝,治当调气活血利水,以当归芍药散为主方加减;续病在脾,治当健脾化湿利水,以实脾饮为主方加减;终则在肾,治当温补肾阳,化气行水,以济生肾气丸或真武汤为主方加减,若见肾阴虚不足以六味地黄汤加减。善用清半夏、半枝莲、垂盆草化浊解毒散结;泽泻、车前草利水去湿而不伤阴;合并少阳证者,加柴胡、黄芩,柴胡为少阳专药,疏肝理气、调畅气机,黄芩苦寒,善清少阳相火,一散一清,共解少阳之邪;厚朴、枳实行气散结、消痞除满,白术健脾益气、祛湿化浊,可达健脾而不滞邪,化浊而不伤阴之功;当归、白芍柔肝养血,能入肝补益肝体,养血合营、补益肝阴。

(4)三焦辨治:赵文霞教授认为,自发性细菌性腹膜炎的病机是在鼓胀病机基础上出现三焦决渎失司,故仍然主张运用分消走泄之法以宣上、畅中、渗下。肺通过宣发肃降、通调水道,调节周身水液代谢,肺功能失常,促进肝硬化腹水的生成,并进一步发展为SBP,如有胸闷喘促兼无汗者,需开水之上源,使邪从表出,水道通调,常选苏叶、桔梗、杏仁等宣肺利水;此外脾胃位于中焦,是气机升降枢纽,中焦气机失调必导致水湿阻滞,如有腹部胀大或胀满、纳差、食后腹胀、大便溏薄者,需以辛苦温燥之品如陈皮、半夏、白术、苍术、白蔻仁、草果等以健脾运湿、燥湿以畅达中焦;终末期肝病,病累及肾脏,肾属下焦,肾主水,司二便,肾衰微,水湿泛滥、外溢肌肤,如遇脘腹绷急,下肢甚至周身浮肿,尿少,用猪苓、茯苓、生薏苡仁、泽泻、车前子、白茅根、滑石、椒目等淡渗利湿之品,湿从小便而去。

2.中医特色疗法发挥独特优势　治疗方法包含了中药口服、中药灌肠、中药贴敷和针灸等,疗效确切。

(1)中药保留灌肠:中药灌肠是通过直肠或结肠黏膜的给药方式,达到黏膜局部高渗状态,从而发挥"透析样作用",通过肠肝循环抑制肠内毒素的产生和吸收,有利于肝功能的恢复,同时采用直肠给药的方式提高了生物利用度。中药灌肠疗法通常选择具有通腑降浊、通调三焦和清热活血的药物。中药灌肠联合西医治疗能够较好地改善腹水白细胞、中性粒细胞计数,推测机制可能在于有效清除肠内的细菌和毒素,减轻自发性腹膜炎症状。

(2)中药敷脐法:是在经络理论指导下,将中药直接贴敷在脐部,药物可通过皮肤透入或经经络穴位传导发挥作用。脐部为神阙穴,具有温补下元、利尿消肿和补肾益气的功效。选择敷脐中药仍要遵循辨证论治的原则,同时配用辛香走窜和引经活络之品。中药敷脐可避免对肝毒性作用,又可避免过多使用利尿剂所引起的不良反应,与内治法共用可以提高疗效,受到历代医家的重视。纵观大量文献,发现鼓胀敷脐疗法中多用甘遂、商陆、大戟、芫花等药物,此类药物中部分药物内服有较大毒性,但敷脐疗法可克服上述弊端,发挥其逐水作用。同时多用麝香、生姜、葱白、皂角等辛味走窜的药物,可帮助其他药物直达病所,又可起行气利水的作用。这些药物研末后或捣烂后多是直接敷脐,或与葱白、醋调敷,或铺在棉花上敷贴,加以热敷促进药物的吸收,可谓简、便、验、廉,患者易于接受。神阙穴,总司全身经气。现代研究表明脐下无脂肪组织而有丰富的静脉网与门静脉连接,其皮肤筋膜和腹膜直接相连,故渗透性很强,药物从脐下透入血管,吸收快,与静脉给药相似。中医药内服外治法联合西医治疗对肝硬化腹水具有较好的疗效,能有效改善肝硬化腹水症状,降低自发性细菌性腹膜炎的复发率及不良反应的发生风险。临床使用中药内服外治时需注意,肝硬化发展过程中易出现湿热伤阴、血(津)亏伤阴、辛燥伤阴。治疗要慎用滋腻之品以防内生湿热,进一步加重阴伤;慎用逐水药以防津随水去伤阴;慎用苦寒之品以防寒凉败胃;慎用温热辛燥之品以防燥伤津液。

总之,赵文霞教授认为肝硬化的病因多为疫毒之邪侵袭机体,损及肝络,久则气滞血瘀,水湿内停,炼津成痰,痰湿瘀凝结渐成肝积。其中毒邪内伏是肝硬化的起始病因,正气亏虚是肝硬化形成和演变的内因,痰浊凝聚是肝硬化的主要病理变化之一,而血瘀贯穿肝硬化始终。临证强调辨别疾病虚实,尤重瘀血致病。同时注重观舌下络脉辨瘀血轻重。依据本病中医证候及西医临床分期,将肝硬化分为2期6型,强调根据疾病分期及具体证候之不同来分期辨证论治,灵活采用活血化瘀、疏肝健脾、养阴等方法治疗。同时注重肝硬化腹水、肝性脑病、肝硬化消化道出血等变证的治疗。

四、验案撷英

案例一:肝积-肝郁脾虚证

患者:杨某,男,34岁。

初诊:2015年3月28日。

主诉:右胁癥积3个月,两胁胀痛1周。

现病史:3个月前无明显诱因出现右胁不适,伴有乏力,纳差,消瘦,大便溏薄,日2~3次,至商丘市某医院彩超提示肝硬化、脾大,肝功能提示GGT 266 U/L,ALP 176 U/L,TBIL 67.8 μmol/L,DBIL 21.1 μmol/L,余皆正常,给予对症治疗,具体用药不详。2个月前至中国人民解放军某医院查彩超提示肝硬化、胆囊炎性改变、脾大,丙肝抗体阴性,乙肝表面抗体阳性,自免肝全阴性;肝功能提示 GGT 149 U/L, ALP 197 U/L, TBIL 50.1 μmol/L, DBIL 22.1 μmol/L。结合患者个人饮酒史,诊断酒精性肝硬化,给予熊去氧胆酸胶囊、复方甘草酸苷片、鳖甲软肝片等治疗,口服 1 个月后症状缓解不明显。1 周前因两胁胀痛症状加重,至我院门诊给予中药治疗 1 周,症状缓解不明显,今日复查肝功能提示 GGT 154 U/L, ALP 172 U/L, TBIL 54.2 μmol/L, DBIL 20.2 μmol/L,血常规提示 PLT 82×10^9/L,余皆正常,上腹部 CT 提示肝硬化、脾大、胆囊壁稍厚,为求进一步系统治疗,遂入住我科。

现在症:右胁下癥积,胀痛,乏力肢倦,动则尤甚,嗳气频作,纳可,睡眠一般,大便稍溏,日 2~3 次,无黏液脓血,小便正常。舌质淡红,舌体胖大,舌边齿痕,苔薄白,舌下络脉增粗,脉濡缓。

个人史:饮酒史 10 余年,平均每日半斤白酒。吸烟 10 余年,平均每日 10 支。

辅助检查:血常规提示 PLT 82×10^9/L,余皆正常;肝功能提示 GGT 154 U/L, ALP 172 U/L, TBIL 54.2 μmol/L, DBIL 20.2 μmol/L,余皆正常;上腹部 CT 提示考虑早期肝硬化、脾大、胆囊壁稍厚。

体格检查:肝掌阳性,颈部可见蜘蛛痣,腹部平坦,腹壁静脉显露,肝脾肋下未触及。

诊断:中医诊断为肝积-肝郁脾虚证,西医诊断为酒精性代偿性肝硬化。
治法:疏肝健脾,化瘀散结。
方药:逍遥散加减。醋北柴胡 10 g,当归 10 g,炒白芍 15 g,茯苓 15 g,麸炒白术 15 g,薄荷 10 g,麸炒枳壳 10 g,醋香附 15 g,川芎 15 g,甘草 6 g,泽泻 15 g,荷叶 10 g,大腹皮 15 g,生姜 3 g,大枣 5 枚,3 剂,日 1 剂,早晚分服。

中药肝区封包治疗,制马钱子 20 g,山柰 30 g,醋延胡索 60 g,白矾 60 g,芒硝 30 g,醋乳香 30 g,醋没药 30 g,青黛 20 g,炒川楝子 30 g,冰片 10 g。诸药粉碎混合均匀后,蜜调成糊状,敷肝区,用荷叶覆盖,多头腹带包扎,4~6 h 后取下,每日 1 次。

西医继续保肝等对症治疗。

二诊:2015 年 3 月 31 日。患者仍有右胁胀痛,乏力肢倦、脘腹胀满稍缓解,大便稍溏,日 2 次,小便正常,舌质淡红,舌体胖大,苔薄白,舌下络脉增粗,脉濡缓。在原方上改白术 20 g,加炒山药 20 g、车前子 15 g,3 剂,水煎服,日 1 剂。

三诊:2015 年 4 月 3 日。患者右胁胀痛减轻,乏力肢倦、脘腹胀满消失,大便成形,日2次,舌质淡红,舌体胖大,苔薄白,舌下络脉增粗,脉濡缓。上方基础上去枳壳、香附、川芎,加山甲5 g,土鳖虫10 g,生牡蛎20 g,5剂,水煎服,日1剂。

四诊:2015年4月8日。诸症均减,舌质淡红,舌体胖大,苔薄白,舌下络脉显露,脉濡缓。予以上方巩固治疗。

按语:患者以右胁下癥积、胀痛难忍为主症,属中医"肝积"范畴。伴乏力肢倦,动则尤甚,脘腹胀满,嗳气频作,纳可,睡眠一般,大便稍溏,日2～3次,无黏液脓血,小便正常。舌质淡红,舌体胖大,舌边齿痕,苔薄白,舌下络脉增粗,脉濡缓。结合舌脉,辨证属肝郁脾虚证。患者中年男性,嗜酒过度,损伤脾胃,致肝气疏泄失调,气血瘀阻,肝郁横逆脾土,致脾虚运化失常,痰湿内阻,气滞、血瘀、痰湿互结,肝失所养,日久形成肝积;脾气亏虚,中气不足,健运失职,气机不利,则见脘腹胀满,嗳气频作;脾胃受损,不能受纳水谷、运化精微,聚水成湿,积谷为湿滞内生,清浊不分,混杂而下,则见便溏。湿性黏滞,阻遏气机,中焦气机不畅则见乏力肢倦。临证当注意肝郁脾虚型肝积与肝郁气滞型肝积鉴别,二者皆是因肝气郁结,气机阻滞,积于肝络,导致发病。但前者肝郁横逆犯脾,可见脾虚不运情况,临证可见乏力肢困、脘腹胀闷、大便溏薄情况。

本病系肝病日久迁延,或失治误治所致,为临床之难症,治疗上较为困难。赵文霞教授以为肝郁脾虚型肝积的发生,以湿热、浊毒胶固难解,肝气不疏,横逆犯脾,瘀阻血脉而发病。因而首诊选取逍遥散为基方,原方加川芎、醋香附、麸炒枳壳三药合用行气开郁,理气宽中,行滞消胀。泽泻、大腹皮、荷叶合用化湿祛浊。全方共奏疏肝健脾、益气养血之功。因患者为肝积,后病症同治,酌加山甲、土鳖虫、生牡蛎以活血化瘀,软坚散结。配合中药荷叶封包,通过具有活血散结功用的药物,以肝区为枢纽,达到软坚化瘀的效果。赵文霞教授强调肝郁脾虚型肝积治疗,可遵循疏泄不可太过,补脾不可太壅,祛湿不可太燥,清热不可太寒,祛瘀不可太破,养阴不可太腻。谨守病机,中病即止,调补结合,方见卓效。

案例二:肝积-气滞血瘀证

患者:袁某某,男,48岁。

初诊:2012年10月5日。

主诉:间断两胁刺痛2年。

现病史:2年前患者生气后出现两胁刺痛,左胁下积块如鸡蛋大,固定不移,乏力,在当地县人民医院检查诊断为乙型肝炎肝硬化、脾大,间断予以鳖甲煎丸等药口服,症状时作时止,故来求治。

现在症:胁下积块,按之较硬,固定不移,饮食减少,体倦乏力,二便正常。舌体大,舌质暗,有瘀点,舌下络脉迂曲呈结节状,脉细涩。

既往史:有慢性乙肝病毒携带史20余年。

个人史:无吸烟及饮酒嗜好。

辅助检查:乙肝五项提示 HBsAg、HBeAb、HBcAb 阳性。PCR HBV-DNA 1.03×10^6 IU/mL。肝功能提示 TBIL 38 μmol/L, ALB 31 g/L,胆碱酯酶(CHE) 1200 U/L。血常规提示 WBC 2.3×10^9/L, PLT 21×10^9/L, HGB 103 g/L。上腹部彩超提示肝硬化、脾大(厚 47 mm,长 136 mm)。

体格检查:面黯消瘦,颈部及胸部散见赤丝红缕,赤掌可见,胸腹部青筋暴露,左胁下积块固定不移。

诊断:中医诊断为肝积–气滞血瘀证,西医诊断为乙型肝炎肝硬化(代偿性活动性)。

治法:行气化瘀,软坚散结。

方药:膈下逐瘀汤合四君子汤加减。当归 10 g,川芎 15 g,赤芍 30 g,牡丹皮 15 g,枳壳 15 g,香附 10 g,延胡索 15 g,水红花子 10 g,桃仁 10 g,乌药 9 g,鳖甲(醋)10 g,土鳖虫 10 g,穿山甲(炮)5 g,牡蛎(煅)30 g,党参 15 g,白术(炒)15 g,茯苓 15 g,海螵蛸 30 g,甘草(炙)6 g,7 剂,早晚分服。

西医治疗给予拉米夫定片(100 mg、日 1 次)口服以抑制乙肝病毒复制。

二诊:2012 年 10 月 12 日。患者两胁疼痛稍减轻,仍纳差,舌脉同上。在上方基础上加炒麦芽 15 g,14 剂,水煎服,日 1 剂。

三诊:2012 年 10 月 26 日。患者两胁疼痛稍减轻,饮食、体倦乏力改善,舌质暗减轻,瘀点减少,脉细涩。在上方基础上去海螵蛸,加白及 15 g,水煎服,日 1 剂。

随访:2012 年 12 月 27 日。患者胁下积块,按之较硬,疼痛不明显,饮食接近正常量,乏力减轻,可做一般工作,面黯减轻,体重增加 2 kg,舌质暗减轻,瘀点减少,舌下络脉迂曲,脉细涩。上腹部彩超提示肝硬化、脾大(厚 40 mm,长 126 mm),改为鳖甲煎丸和六君子丸口服。

按语:患者以两胁刺痛为主症,胁下积块固定不移,伴有饮食减少,体倦乏力,面黯消瘦,腹部青筋暴露,舌质暗,有瘀点,舌下络脉迂曲呈结节状,脉细涩。辨病属中医学"肝积"范畴,证为气滞血瘀。积证病在血分,以活血化瘀、软坚散结为基本治则,重在活血。要注意区分不同阶段,掌握攻补分寸,处理好攻法与补法的关系,正如《景岳全书·积聚》所说:"治积之要,在知攻补之宜,而攻补之宜。当于孰缓孰急中辨之。"在治疗中应注意"治实当顾虚""补虚勿忘实",可根据具体情况,或先攻后补,或先补后攻,或寓补于攻,或寓攻于补。积证初期,积块不大,软而不坚,正气尚可,治疗以攻邪为主,予以行气活血、软坚消积;中期积块渐大,质渐坚硬,而正气渐伤,邪盛正虚,治宜攻补兼施;末期积块坚硬,形瘦神疲,正气伤残,治宜扶正培本为主,酌加理气、化瘀、消积之品,切忌攻伐太过。本病处于疾病中期,瘀血瘤结,正气渐伤,方用膈下逐瘀汤加减活血化瘀、行气止痛。本方中用水红花子,主要取其祛瘀消癥、化痞散结、消积止痛之效,可使脉道通利,减轻肝瘀血。现代药理研究发现,水红花子具有活血化瘀的作用,可有效地扩张肝血管,改善肝血液循环,防止肝细胞的坏死,抑制肝纤维化、肝硬化的进程。加用醋鳖甲、煅牡蛎、炮穿山甲等血肉有情之物软坚散结、破瘀通经,海螵蛸、白及收敛止血,以防活血药动血之虞;四君子汤一方面益气健脾扶正,使气血生化有源,一方面增强气的固摄功能,防止大剂量活血化瘀药迫血妄行,共同组成攻补兼施之剂。治疗1周后,患者仍纳差,予以炒麦芽消食和中。症状改善后改丸剂以峻剂缓投,取长久之功。本案例病机复杂,辨证准确,组方周全,疗效显著。

案例三:肝积-脾虚湿盛证

患者:董某,女,52岁。

初诊:2012年9月19日。

主诉:间断腹胀1年,加重伴双下肢肿1周。

现病史:1年前劳累后出现腹部胀大,乏力,在某市人民医院检查诊断为乙型病毒性肝炎肝硬化并腹水,给予恩替卡韦分散片(0.5 mg/d)抗乙肝病毒治疗,间断予以螺内酯片、呋塞米片口服、人血白蛋白针静滴等治疗,腹水反复发作。1周前腹胀再发并加重,伴双下肢肿,纳差,故来求治。

现在症:腹部胀大,双下肢肿,纳差,乏力,小便量少(日约800 mL),大便溏,日1~2次,睡眠差。舌体大,舌质暗淡,苔白腻,脉沉迟。

既往史:否认高血压、糖尿病、冠心病病史。

个人史:无吸烟及饮酒嗜好。

辅助检查:乙肝五项提示 HBsAg、HBeAb、HBcAb 阳性。PCR HBV-DNA 未检出。肝功能提示 TBIL 38 μmol/L,ALB 27.5 g/L,CHE 2 300 U/L。血常规提示 WBC 3.3×10⁹/L,PLT 80×10⁹/L,HGB 98 g/L。肝胆脾胰彩超提示肝硬化、脾大、腹水(大量)。

体格检查:肝病面容,肝掌及蜘蛛痣均阳性,扑翼样震颤阴性。腹大胀满,状如蛙腹,腹壁静脉显露,腹部柔软,腹无压痛及反跳痛。腹部未触及包块,肝肋下未触及,脾脏于左肋下 5 cm 处可触及,质韧,无触痛,移动性浊音阳性,双下肢重度指凹性水肿。

诊断:中医诊断为肝积-脾虚湿盛证、鼓胀,西医诊断为乙型肝炎肝硬化(失代偿性活动性)、腹水。

治法:健脾化湿利水。

方药:四君子合胃苓汤加减。党参 15 g,白术(炒)15 g,茯苓 15 g,甘草(炙)6 g,山药(炒)30 g,陈皮 15 g,桔梗 10 g,厚朴 10 g,猪苓 10 g,泽泻 30 g,大腹皮 30 g,白茅根 30 g,赤小豆 30 g,生姜 3 片,大枣 5 枚,7 剂,水煎服,日 1 剂,早晚分服。

西药治疗给予呋塞米片 40 mg/d,螺内酯片 100 mg/d 利尿。给予输注人血白蛋白针 10 g/d,同时口服肝病营养素(纽娃)。

二诊:2012 年 9 月 26 日,复查肝功能提示 TBIL 41 μmol/L,ALB 30.2 g/L,CHE 2 400 U/L。患者腹胀、下肢浮肿明显消退,仍觉乏力、食欲欠佳,日尿量 2 500 mL,体重每日下降 0.3 kg,舌质暗淡,苔薄白腻,脉沉细。在上方基础上去赤小豆、猪苓,加枳壳 12 g,焦山楂 15 g,神曲 15 g,炒麦芽 15 g,鸡内金 15 g,继服 7 剂。西医治疗停用人血白蛋白针,呋塞米片改为 20 mg/d,螺内酯片改为 40 mg/d。

三诊:2012 年 10 月 6 日,复查肝功能提示 TBIL 26 μmol/L,ALB 32.1 g/L,CHE 2 700 U/L。患者纳食增加,乏力减轻,大便软,日尿量 2 500~3 000 mL,体重每日下降 0.5~0.7 kg,体重接近正常水平。腹部平坦、内踝轻度水肿。病情好转出院。此后门诊用四君子汤合复方鳖甲软肝片巩固疗效,以善其后。

随访:2013 年 1 月 3 日,复查肝功能提示 TBIL 32 μmol/L,ALB 34.1 g/L,CHE 3 100 U/L。患者出院至今未再出现腹水,乏力症状改善,食欲增加,睡眠可,二便正常。

按语:患者以腹部胀大为主症,按之如囊裹水,胁下积块固定不移,结合兼证及舌脉,辨病属"肝积""鼓胀"范畴。患者腹部胀满如蛙腹,伴有纳呆,乏力倦怠、大便稀溏、下肢浮肿,舌体胖大,舌质暗淡,苔白腻,脉沉迟,一派脾气亏虚、湿浊阻滞之象,辨证当属脾虚湿盛。患者乏力、腹胀、纳差、便溏、下肢浮肿,皆因脾虚运化失职,水湿停聚于腹中所致,符合前人"鼓胀为病在脾",宜从脾论治原则。故以四君子汤为主方健脾益气以助水湿的布化。因"腰以下肿者,当利小便",以大腹皮、泽兰、猪苓、白茅根、赤小豆利水药物为辅,诸药相配既可理气活血,又能清利下焦,有利于水液排出。不仅加强利水功效,且无伤阴伐气之弊。

《素问·灵兰秘典论》曰:"三焦者,决渎之官,水道出焉。"三焦是人体水液运行的主要通道,赵文霞教授认为水液代谢异常,必然三焦决渎失司,故主张在针对病机治疗的基础上,相机运用宣上、畅中、渗下诸法分消走泄治疗肝硬化腹水。本方中应用桔梗宣肺利水,通过肺的宣发功能促使湿邪从表而出,同时也因肺为水之上源,通过开宣肺气,肺的肃降有权、通调水道功能健运,又可使湿邪下行入膀胱,通过气化排出体外,达"提壶揭盖"之功。方中应用四君子汤畅达中焦气机,使脾土恢复健运之能。同时应用猪苓、泽泻、白茅根等淡渗利湿之品达到淡渗利湿,让湿邪自小便而去。故该方也体现了赵文霞教授应用分消走泄法治疗肝硬化腹水的理念。

二诊患者腹胀、下肢浮肿明显消退,此时以乏力、食欲差为主,故治疗在一诊基础上去赤小豆、猪苓等利水之品,加焦山楂、神曲、炒麦芽、鸡内金以健脾消食导滞。气行则血行,气滞则血瘀,水、湿、瘀互结,更加影响气机畅通,故加用疏肝理气之枳壳助气血流转,恢复肝疏泄之功。三诊患者腹水消退,为巩固疗效,提高远期治疗效果,减少腹水复发,继续给予四君子汤口服以健脾益气,恢复患者脾胃运化功能,使机体先后天之本得以充养。同时该案例为鼓胀、肝积同时存在,鼓胀是肝积的进一步发展,积证是引发鼓胀的主要原因。应先治急、重之鼓胀,缓解后再治疗积证。故三诊在患者腹水消退后给予复方鳖甲软肝片口服以活血软坚散结,以治疾病之本。治疗鼓胀,仲景早有明训:"衰其大半而止。"决不可图一时之快,大量利水则伤阴伐气。水去后以成药巩固疗效。

案例四:肝积-肝肾阴虚证

患者:吴某某,男,49 岁。

初诊:2020 年 4 月 16 日。

主诉:间断腹胀1年,加重10 d。

现病史:患者1年前连续饮酒后出现腹部胀满,伴乏力、纳差,在河南省中医院住院治疗,查CT、彩超提示肝硬化、腹水,给予输注血浆、白蛋白、利尿、腹水浓缩回输等治疗。此后患者因多次腹水复发于河南省多家医院治疗。10 d前患者自觉腹部胀满再发加重,于河南中医药大学第三附属医院求治,给予呋塞米片、螺内酯片利尿及中药辨证治疗,自觉效果差。求治于赵文霞教授门诊处,由门诊收住入院。

现在症:腹部胀满,腹壁青筋暴露,右胁刺痛,面色晦暗,下肢酸软乏力,纳差,餐后腹胀加重,夜眠差,小便短少,大便可。舌质红绛少津,舌下络脉迂曲,苔薄少,脉弦细数。

既往史:否认高血压、糖尿病、冠心病病史。

个人史:饮酒史20余年,平均每日摄入200 g酒精。吸烟20余年,平均每日20支。

辅助检查:传染病筛查、自免肝抗体均阴性。肝功能提示 TBIL 26 μmol/L,ALB 25.2 g/L,ALT 15 U/L,AST 35 U/L,CHE 1 600 U/L。血常规提示 WBC 2.3×10^9/L,PLT 80×10^9/L,HGB 101 g/L。彩超提示肝硬化、门静脉高压症(门静脉主干10 mm,流速20 cm/s),脾大(脾长130 mm,厚40 mm),大量腹水(肝前深约46 mm,脾窝深约56 mm,左侧腹部深约138 mm,右侧腹部深约102 mm,下腹部深约125 mm)。肝脏弹性纤维化提示硬度值35.78 kPa。腹水常规提示色淡黄、清亮、李凡他实验阴性、腹水白细胞15×10^6/L。

体格检查:肝病面容,肝掌及蜘蛛痣药阳性,扑翼样震颤阴性。腹部膨隆,腹壁静脉显露,腹部柔软,腹部无压痛及反跳痛。腹部未触及包块,肝脾脏肋下未触及,移动性浊音阳性,双下肢重度指凹性水肿。

诊断:中医诊断为肝积-肝肾阴虚兼夹血瘀证、鼓胀,西医诊断为酒精性脂肪性肝硬化(失代偿性)、腹水。

治法:滋肾柔肝、养阴利水。

方药:知柏地黄汤加减。生地黄15 g,牡丹皮15 g,酒萸肉12 g,山药15 g,茯苓12 g,知母10 g,黄柏6 g,地骨皮15 g,桂枝3 g,泽泻30 g,冬瓜皮30 g,白茅根30 g,车前子15 g,水红花子9 g,赤芍10 g,郁金15 g,生姜3片,大枣5枚,4剂,日1剂,水煎早晚分服。

配合中药敷脐以攻逐水饮,甘遂20 g,牵牛子20 g,葶苈子30 g,葱白

60 g,肉桂 10 g,防己 30 g,枳实 30 g,冰片 10 g,以上药物粉末蜂蜜调和后敷于神阙穴,每日 1 次。

西药治疗给予呋塞米片 40 mg/d,螺内酯片 100 mg/d 利尿。给予输注人血白蛋白针 10 g/d。

二诊:2020 年 4 月 20 日,患者尿量增加,腹部胀满、下肢浮肿减轻。舌质红,舌下络脉迂曲,苔薄少,脉弦细数。继服上方 7 剂。西医治疗停用人血白蛋白针。

三诊:2020 年 4 月 27 日,复查肝功能提示 TBIL 18 μmol/L,ALB 30 g/L,ALT 10 U/L,AST 43 U/L,CHE 2.1 KU/L。患者下肢水肿完全消退。自觉腹胀缓解,查体仍可见移动性浊音阳性。但觉食欲欠佳,乏力,大便软,日尿量 2 000～2 500 mL。舌质红,舌下络脉迂曲,苔薄少,脉细数。中药调整为生地黄 15 g,南沙参 12 g,枸杞 15 g,当归 10 g,麦冬 10 g,太子参 15 g,白术 30 g,山药 15 g,泽泻 15 g,白茅根 15 g,丹参 10 g,赤芍 10 g,郁金 15 g,生姜 3 片,大枣 5 枚,甘草 6 g,7 剂,日 1 剂,水煎分服。同时改呋塞米片 20 mg/d,螺内酯片 40 mg/d。

四诊:2020 年 5 月 2 日。复查肝功能提示 ALB 32 g/L,ALT 11 U/L,AST 42 U/L。患者腹水完全消退。腹胀缓解,食欲、乏力改善,大便可,日尿量 2 000 mL 左右。舌质红,舌下络脉迂曲,苔薄少,脉细数。患者病情好转出院,嘱其院外口服六味地黄丸、龟甲养阴片。

随访:2020 年 10 月 31 日,复查肝功能提示 ALB 39 g/L,ALT 42 U/L,AST 38 U/L。彩超提示肝硬化,门静脉高压症,脾大(脾长 128 mm,厚 38 mm),少量腹水(肝前深约 9 mm,下腹部深约 11 mm)。患者出院至今未再住院,生活可自理,自觉无明显不适,纳食及眠可,二便正常。

按语:该患者长期大量饮酒 20 余年,平均 200 g 酒精/d,入院排查乙肝表面抗原及丙肝抗体、自免肝抗体均阴性,根据以上资料,该患者肝硬化原因为长期大量饮酒所致,当诊断为酒精性脂肪性肝硬化。我国幅员辽阔,人口基数大,自古以来盛行酒文化,各地又有饮酒风气,因此,饮酒人数颇多,故因饮酒导致肝硬化患者在我国非常常见。

该病例充分体现了赵文霞教授辨证论治、多法并用治疗肝硬化腹水的理念。

(1)紧抓病机,辨证论治。该患者以腹部胀满为主症,中医辨病当属于"鼓胀"范畴,结合患者腹壁青筋暴露,下肢酸软乏力,舌质红绛少津,苔薄少,脉弦细数等资料,该患者辨证主证属于肝肾阴虚证。此外患者又有血瘀表现,具体表现为右胁刺痛,面色晦暗,舌下络脉迂曲。故该患者中医诊断为鼓胀、肝肾阴虚兼夹血瘀证。患者长期饮酒,损伤肝脾两脏,肝脾损伤不复,病久及肾,导致肾不主水,水液停蓄,发为鼓胀。治疗当从肾、肝、脾着手。初诊给予知柏地黄汤,配伍泽泻、冬瓜皮、白茅根、车前子利水而不伤阴液之品。同时给予水红花子、赤芍、郁金活血化瘀。二诊,患者诸症悉减,中药守原方以巩固疗效。三诊,患者阴虚火旺的症状消失,此时表现为气阴两虚之象,故给予一贯煎合健脾益气之品。四诊,患者腹水完全消退,治疗调整为给予龟甲养阴片口服以活血软坚散结,以治疾病之本。给予六味地黄丸使用便捷等优势的中成药巩固疗效。

(2)养阴勿腻,配合温阳健脾治法。赵文霞教授认为对于阴虚水停型肝硬化腹水患者,在补肾养阴利水同时应注意:①养阴勿腻。养阴太过易助湿碍脾,导致脾胃运化失职,土壅木郁,故应选用滋而不腻、补而不滞之柔肝养血之品为佳,如生地黄、麦冬、玄参、沙参等滋而不腻、补而不滞之品。②以阳行阴利小便。近人曹炳章云:"凡润肝养血之药,一得桂枝,化阴滞而阳和。"初诊方中少佐桂枝3 g温通经脉,以助气化、行水湿,即"善补阴者于阳中求阴",气行则水行。

(3)水红花子散结利水治鼓胀。水红花子味咸,微寒,无毒,归肝、胃、脾经。功效:化瘀散结,利水消肿,消积止痛。赵文霞教授常将其用于治疗鼓胀(肝硬化腹水)。取其化瘀消癥利水功效,可使脉道通利,减轻肝瘀血,促进腹水消退。本品性寒,尤其适用于肝脾血瘀、兼有水热蕴结之鼓胀患者。

(4)多法并用。赵文霞教授认为大量腹水或顽固性腹水,可配合中医特色治疗方法,如中药穴位贴敷等。穴位贴敷疗法是以中药经络学说为理论依据,把药物研成细末,用介质调成糊状,贴敷在神阙穴上,是利用穴位的刺激与调节,以及药物的直接吸收起作用的,是治疗疾病的一种无创疗法,避免了腹水患者胃纳较差、服药不便等缺点。在该患者治疗过程中,赵文霞教授采用甘遂、牵牛子、葱白等药物敷脐以攻逐水饮,收到奇效。

第八节 原发性肝癌

原发性肝癌是临床常见的恶性肿瘤之一,死亡率较高。根据全球癌症状况（GLOBOCAN）2020 公布的新数据,全球肝癌的年新发病例数达到90.6 万人,居于恶性肿瘤第 6 位,死亡 83 万人,居于恶性肿瘤的第 3 位。原发性肝癌在我国尤其高发,是第 5 位的常见恶性肿瘤和第 2 位的肿瘤致死病因,2020 年新增病例 41 万,死亡病例 31.9 万。肝癌总体预后很差,我国5 年生存率不足 15%,对我国人民的生命和健康造成了严重威胁。目前肝癌的治疗方法有肝移植、外科手术、局部射频消融、肝动脉化疗栓塞等手段。我国肝患者群众多,加之人民平时体检意识较弱,多数患者因疼痛难忍就诊,因而早期肝癌诊断率较低,在发现时已是中晚期肝癌,造成治疗方法有限,临床治疗效果较差。中医对此病认识较早,在改善肝癌患者症状、提高生活质量方面有一定疗效。

一、赵文霞教授对原发性肝癌病因病机认识

在古医籍中,并无肝癌之说,而是结合临床特点予以相应论述,如"积聚""癥瘕""黄疸""肥气""鼓胀"。针对其病因病机,古代医家多认为肝癌为机体正气虚损,加之感受邪毒、七情内伤、饮食失调、素有旧疾等导致脏腑功能失调、气血津液运行失常,气滞、血瘀、痰凝、湿浊、热毒等病理产物相互搏结终成有形之物。巢元方《诸病源候论·积聚病诸候》认为:"诸脏受邪,初未能积聚,留滞不去,乃成积聚。"在继承前人思想的同时,现代医家对其也有相关论述。国医大师周仲瑛认为正气亏虚为决定因素,气滞、血瘀、痰浊等病理产物蕴结而成的癌毒为必要条件,最终肝、脾、肾三脏同伤,发为本病。王灵台教授提出瘀痰热毒滞结与脾肾脏腑亏虚相互影响,渐积成块。周岱翰教授认为肝木过旺克伐脾土,肝郁化火伤阴,肝肾精血亏虚导致热、瘀、虚的病理特点,日久机体发生恶变。虽然各位医家对肝癌的发病机制有独到的见解,但大都认为肝癌是一种全身属虚、局部属实的本虚标实的疾病。

赵文霞教授认为肝癌的发病是因机体正气不足、脏腑气血亏虚,加之平素饮食失调、情志不畅、六淫邪毒入侵等导致邪毒凝结,最终形成气、血、湿、热、毒、瘀互结于肝脏,渐成癥积。病位在肝,与脾肾关系密切。病性属本虚标实,其中以正气内虚为本,以气滞、血瘀、湿阻热结、邪毒为标,虚实夹杂。肝癌病位在肝。因肝与胆相表里,肝与脾有密切的五行生克制化关系,脾与胃相表里,肝肾同源,故肝癌与胆、脾、胃、肾密切相关。其病性早期以气滞、血瘀、湿热等邪实为主,日久则兼见气血亏虚,肝肾阴虚,终致阴阳两虚,而

成为本虚标实、虚实夹杂之证。虚、瘀、毒是肝癌总的病机特点，其互为因果，恶性循环，贯穿肝癌全程。其病机演变复杂，肝失疏泄为病机演变的中心环节。肝失疏泄则气血运行阻滞，可致气滞、血瘀，出现胁痛、胁腹积块；肝失疏泄，脾失健运，致气血生化乏源，而见纳差、乏力、消瘦；致水失运化而湿聚，而见腹大胀满、水肿；湿蕴化热，湿热郁阻肝胆，肝失疏泄，胆汁不循常道，出现黄疸；日久则肝病及脾、肾，肝不藏血、脾不统血而合并血证；肝、脾、肾三脏受病而转为鼓胀；邪毒炽盛，蒙蔽心包而合并昏迷等。

二、诊疗特色

（一）治疗原则

赵文霞教授在治疗原发性肝癌过程中提出"不断扶正，适时攻邪，随证治之"的治疗理念，在扶正为主的基础上，随肝癌的不同阶段，予以祛邪。同时重视舌下络脉、甲胎蛋白、T细胞亚群等临床特征、指标在早期肝癌诊断中的意义，取得了较好的临床疗效。

（二）治疗方案

1. 未病先防，既病防变——重视肝脏原发疾病与肝癌的关系 《素问·四气调神大论》载："圣人不治已病治未病；不治已乱治未乱……夫病已成而后药之，乱已成而后治之，譬如渴而穿井，斗而铸锥，不亦晚乎。"体现了中医学治未病的治疗理念。所谓治未病，可以概括为在治疗疾病中的未病先防、既病防变原则。赵文霞教授认为，在防治原发性肝癌方面，尤其要重视肝脏原发疾病的治疗。肝脏原发疾病的治疗可以延缓甚至阻止肝癌的发病。因此，要积极治疗肝脏原发疾病，做好防治肝癌发病的第一道屏障。赵文霞教授认为，脂肪肝是导致肝癌发病的一大危险因素，同时，随着我国脂肪肝患病率的增长，脂肪肝进展至肝癌的发病率势必进一步上升。因此，对于脂肪肝应及早治疗，严嘱患者戒酒、降脂、运动，逆转脂肪肝。赵文霞教授认为，针对病毒性肝炎，如患者符合抗病毒标准则应积极给予抗病毒治疗。若合并肝脏炎症，则应积极保肝抗炎治疗，切勿拖延治疗，以免形成肝纤维化、肝硬化。同时主张在常规西医治疗基础上，中医中药要及早参与治疗。此阶段的中医中药治疗主要是在辨证治疗基础上加用活血化瘀、软坚散结之品。如鳖甲、龟甲、穿山甲、牡蛎、地龙、丹参、川芎等活血软坚类药物。也可给予中成药口服，如鳖甲煎丸、软肝丸、复方鳖甲软肝片、丹参滴丸等，以达到减轻肝脏炎症,改善肝脏纤维化、肝硬化,延缓并阻止肝癌发生的目的。

2. 见微知著,及早识别——重视舌下络脉与早期肝癌的关系 "有诸内而必形诸外",肝癌患者发病前多会伴发相关症状与体征,但因早期症状不明显,患者体检意识差,加之患者、医师的忽视而导致肝癌的漏诊,多数一经诊断已是肝癌晚期。因此,在早期识别肝癌方面要见微知著,不放过一切线索,做到及早识别、及早诊断、及早治疗。五脏六腑通过经络联属与舌下络脉发生关联,舌下络脉与五脏六腑的这种生理上的联系,导致了病理上的相互影响。脏腑的病变可以影响舌下络脉,同时也可以通过舌下络脉的变化来诊断脏腑的疾病。现代研究表明,恶性肿瘤患者舌下络脉的长短、粗细和颜色均有改变,不仅可作为辨证论治的依据,而且可以辅助诊断、判断预后。赵文霞教授认为,肝癌具有"久病入络""内结为瘀血"的特点,瘀血为肝癌发病的重要因素。肝癌患者由于血瘀证的存在常常会表现出不同程度的舌下络脉改变,随着肝癌病程的进展,舌下络脉会出现相应形态颜色等的改变。因此,认为若有慢性肝病病史的就诊患者出现舌下络脉迂曲、延长等改变时要特别注意患者有无肝硬化、肝癌病变,建议患者检查甲胎蛋白、谷氨酰转肽酶、血清 α-L-岩藻糖苷酶及肝彩超、CT 等检查。同时建立慢性肝病患者信息资料,建立健全慢性肝病患者工作站,专人专职负责,做到定期随访。目的是系统观察患者病情变化,做到定期复查,及早发现肝癌。

赵文霞教授把舌下络脉分为粗张、迂曲、延长、细络瘀血四种形态。粗张是指静脉主干外径超过 2.7 mm,甚至可达约 10 mm,血液充盈饱满;迂曲常与粗张同时显现;延长是指静脉主干长度超过舌下肉阜至舌尖连线的 3/5;细络瘀血是指位于舌腹面黏膜固有层的毛细血管及微小静脉显现,呈现为细网、树枝或绊状。根据这些变化把其分为 3 级,轻度:主干外径增粗(宽度 3~4 mm),长度略有延长(≥舌下肉阜至舌尖连线的 3/4,但<4/5),主干无或轻度迂曲,细络隐现;中度:主干外径增粗(宽度 4~5 mm),长度有延长(≥舌下肉阜至舌尖连线的 4/5),主干中度迂曲,细络明显可见,但属枝较少;重度:主干外径增粗(宽度>5 mm),长度延长(接近舌尖),主干重度迂曲,细络明显可见,且属枝较多。赵文霞教授指出随着患者病情加重,舌下络脉在主干粗张、延长、迂曲程度及细络显现方面的改变越明显。同时,赵文霞教授根据患者舌下络脉的改变程度指导疾病的治疗,认为舌下络脉迂曲较轻者,治疗时多在辨证治疗基础上加用香附、郁金、川芎、柴胡、佛手等理气活血之品;舌下络脉迂曲重者,多选用破血逐瘀药物,如水蛭、土鳖虫、三棱、莪术等。

3.着眼整体，扶正固本——重视机体免疫功能在肝癌治疗中的作用 相关学者认为，原发性肝癌患者的免疫功能主要为细胞免疫缺陷或紊乱，机体内细胞因子与肿瘤细胞的对抗决定机体恢复预后。原发性肝癌患者肝细胞受到严重破坏，导致机体内 CD4+和 CD4+/CD8+比值下降，而 CD8+相对升高，自然杀伤(NK)细胞也明显降低，T 淋巴细胞亚群和 NK 细胞的变化均与肝癌的发展程度密切相关。赵文霞教授认为，肝癌不单单是肝脏单个脏器的病变，更是一种慢性全身性疾病，提出对肝癌的治疗要着眼整体，扶正固本，一定要重视机体免疫功能在肝癌发病、治疗中的作用，通过观察患者 T 细胞亚群情况来判断患者肿瘤进展及预后情况。提出治疗肝癌时不能单纯注意肝脏局部病灶的大小、多少，更要注重整体调节，尤其是患者免疫水平。对于 T 细胞亚群 CD4+和 CD4+/CD8+比值下降的肝癌患者，赵文霞教授主张及早应用胸腺肽 α-1 来调节患者机体免疫功能。此情况的中医中药治疗主要是在辨证治疗的基础上加用健脾补肾之品，如西洋参、黄芪、白术、鸡血藤、续断、淫羊藿、鹿茸、紫河车、黄精、山萸肉等。

4.攻补兼施，辨证论治——分阶段运用扶正与祛邪攻毒治疗 原发性肝癌中医古籍中并无肝癌病名，根据其临床表现可归属于癥积、鼓胀、肝积等范畴。赵文霞教授认为本病的发病是因脏腑气血亏虚，加之平素饮食失调，情志不畅，六淫邪毒入侵等导致邪毒凝结，最终形成气、血、湿、热、毒、瘀互结于肝脏，渐成癥积。病位在肝，与脾肾关系密切。病性属本虚标实，其中以正气内虚为本，以气滞、血瘀、湿阻热结、邪毒为标，虚实夹杂。治疗应以扶正为主，兼顾祛邪。提出肝癌的治疗需要遵循"不断扶正，适时攻邪，随证治之"的理念，在扶正为主的基础上，随肝癌的不同阶段，予以祛邪。肝癌初期正气未损，机体可耐受攻伐，此时治疗应祛邪攻毒为主，常选用解毒抗肿瘤类药物，如白花蛇舌草、半枝莲、猕猴桃根、夏枯草等。并配合化痰散结、活血化瘀类药物，如丹参、川芎、地龙、穿山甲、牡蛎、陈皮、半夏、水蛭等。肝癌中期患者机体正气受损，正气出现亏损，可出现纳呆、便溏、乏力等体虚证候，此时治疗应当在扶正基础上兼以祛邪攻毒，扶正多选用健脾益气之类药物，如党参、白术、茯苓、山药、当归、砂仁、甘草等。肿瘤晚期患者因癌毒耗夺正气，加之患者多经放化疗、介入等现代手段的干预，正气进一步虚损，此时患者多表现为肝肾阴虚、气血阴阳俱虚之证，治疗当以滋补肝肾、调理阴阳气血为主，常用药如人参、西洋参、熟地黄、阿胶、续断、淫羊藿、鹿茸、紫河车、黄精、山萸肉等。同时,赵文霞教授指出在肿瘤的治疗过程中,当始终注意固护胃气,以保生命之源不竭,脾胃之气不败。

5.中西结合,多法联用——局部整体治疗相结合、短期和长期治疗相结合　肝癌的治疗是多学科联合治疗,西医治疗多采用手术、肝动脉化疗栓塞术、肝癌射频消融术、粒子植入术等治疗方法,但应用这些局部治疗肝癌的方法可能出现发热、腹痛、肝损伤加重、恶心、呕吐、食欲减退等消化道症状。赵文霞教授认为中医治疗肝癌并不排斥西医治疗肝癌的局部治疗方法,在西医治疗肝癌基础上,加用中医中药治疗可能起到增效减毒的作用,中医认为肝癌介入、射频消融术后,出现发热、腹痛、消化道症状,与中医瘀热毒有关,治疗需加用清热凉血解毒中药,如柴胡、赤芍、黄芩、半夏、竹茹、生姜、水牛角、羚羊角粉、丹皮等。中西医结合治疗肝癌,要注重肝癌的局部治疗与整体治疗相结合,整体治疗包括中医益气扶正、解毒散结等治疗方法。短期治疗需与长期治疗相结合,短期治疗包括肝癌手术、微创等治疗措施,需配合定期复查,长期治疗,才能了解肝癌演变情况,以达到良好的治疗效果。

6.内外结合,减毒增效——中医内治与外治相结合　赵文霞教授治疗肝癌多采用内科治疗与中医外治相结合的办法,如针对肝癌介入术后出现的发热、腹痛,多采用中药封包治疗的办法,应用清热解毒凉血中药外敷于肝区,以达到清热解毒止痛的目的,常用的中药包括大黄、黄连、黄芩、金钱草、乳香、没药、威灵仙、郁金、皂角刺、冰片。对于术后恶心、呕吐、食欲下降等消化道症状明显患者,可以采用中医针刺的办法,如针刺足三里、内关、合谷、胃脘穴、脾俞、胃俞,以和胃止呕。

三、分期分型施治

中医辨证标准采用主症、次症结合舌脉进行诊断。在辨病的基础上施行辨证论治,适应于各期肝癌患者。“扶正”与“祛邪”相结合是中医辨治肝癌的重要治疗原则。扶正重在健脾益气、补益肝肾,祛邪重在活血化瘀、清热解毒、行气化湿等。

(一)肝郁脾虚证

症状:肝区胀痛或刺痛,腹胀纳减。

次症:面色晦暗,少气懒言,嗳气,恶心,进行性消瘦,乏力,便溏。

舌脉:舌淡或紫或有瘀斑瘀点;脉弦或涩。

治法:疏肝健脾,化瘀软坚,清热解毒。

主方:肝复方加减。

组成:党参12 g,黄芪20 g,白术12 g,茯苓15 g,柴胡10 g,香附10 g,陈皮10 g,醋鳖甲(先煎)12 g,桃仁10 g,大黄5 g,三七(冲服)3 g,生牡蛎(先煎)15 g,䗪虫3 g,全蝎(冲服)5 g,重楼20 g,半枝莲20 g,甘草5 g。

方解:方中党参健脾益气,《本草正义》曰:"党参能补脾养胃,健运中气,本与人参不甚相远,其尤可贵者,则健脾胃而不燥,滋胃阴而不湿。"醋鳖甲入肝经,化瘀软坚,《本草药性》云其"主治癥块,下瘀血";重楼入肝经,清热解毒、消滞止痛,三者共为君药。臣以白术、黄芪补脾益胃,助党参益脾胃之气;䗪虫、全蝎、大黄、桃仁功擅活血化瘀,助醋鳖甲化瘀散结;半枝莲清热解毒、散瘀止痛,助重楼解毒。佐以茯苓健脾利湿,以增强脾胃运化之力;三七、生牡蛎活血散结、化瘀软坚;《灵台要览》云"治积之法,理气为先",故用香附、陈皮疏肝理气、和胃降逆,助诸药健运脾胃、活血通络。柴胡为使,其作用有二,一则疏肝解郁,以佐上药;二则引经,使他药直达病所,如《医学启源》所云:"柴胡,少阳厥阴引经之药也。"诸药合用,共奏健脾理气、化瘀软坚、清热解毒之功。

加减:如肝区疼痛,加炒白芍、徐长卿、延胡索;如脾虚泄泻,加干姜、炒薏苡仁、砂仁等;如纳差、乏力,加黄芪、炒麦芽、鸡内金等。

(二)脾虚湿困证

症状:腹大胀满,神疲乏力,身重纳呆,下肢浮肿,尿少。

次症:口黏不欲饮,时觉恶心;大便溏稀。

舌脉:舌淡,舌边有齿痕,苔厚腻,脉细弦或滑或濡。

治法:健脾理气,利湿消肿,化瘀解毒。

主方:四君子汤合五皮饮加减。

组成:人参15 g,白术15 g,茯苓15 g,炙甘草9 g,陈皮9 g,茯苓皮24 g,生姜皮6 g,桑白皮9 g,大腹皮9 g。

方解:方中人参为君,甘温益气,健脾养胃。方中茯苓皮甘淡性平,专行皮肤水湿,以奏健脾渗湿、利水消肿之功,为君药。臣以苦温之白术,健脾燥湿,加强益气助运之力;大腹皮行气消胀,利水消肿;陈皮理气和胃,醒脾化湿,同为臣药。生姜皮散皮间水气以消肿,桑白皮肃降肺气以通调水道,令"肺气清肃,则水自下趋"(《成方便读》),俱为佐药。佐以甘淡茯苓,健脾渗湿,苓术相配,则健脾祛湿之功益著。使以炙甘草,益气和中,调和诸药。本方利水与行气同用,有气行湿化之功;健脾与肃肺并行,开水湿下行之路。五药皆用其皮,借"以皮行皮"而除肌腠皮间水气。

加减:肝区胀满不适,加香附、枳壳疏肝理气,舌质紫暗,瘀相明显,加桃仁、鳖甲(先煎)活血化瘀,肝区癌性疼痛,可加龙葵、半枝莲、白花蛇舌草清热解毒,散结止痛。

(三)湿热毒结证

症状:肝区胀痛灼热,纳呆,脘闷,便结或黏滞不爽。

次症:发热,黄疸,口苦口干,心烦易怒,尿黄。

舌脉:舌红,苔黄腻;脉数或滑。

治法:清热利湿,化瘀解毒。

主方:茵陈蒿汤加减。

组成:茵陈 18 g,栀子 12 g,大黄 6 g。

方解:茵陈蒿汤可以清热利湿退黄。治湿热黄疸,一身面目尽黄,黄色鲜明,发热,但头汗出,身无汗,口渴,腹微满,大便秘,小便短赤等;《伤寒论》用治瘀热发黄,《金匮要略》用治谷疸,其病因皆缘于湿热交蒸,热不得外越,湿不得下泄,湿邪与瘀热郁蒸于肌肤,故而一身面目俱黄,小便不利。治宜清热利湿,逐瘀退黄。方中重用茵陈为君药,以其善能清热利湿退黄,为黄疸之主药。臣以栀子清热降火,通利三焦,引湿热自小便而出。佐以大黄泻热逐瘀,通利大便,导瘀热由大便而下。三药合用,以利湿与泄热相伍,使二便通利,前后分消,湿热得行,瘀热得下,则黄疸自退。黄疸的发生与消退,和小便通利与否有密切关系。《金匮要略》云:"脉沉,渴欲饮水,小便不利,皆发黄。"本方后注云:"小便当利,尿如皂角汁状,色正赤,一宿腹减,黄从小便去也。"从而说明小便不利,则湿热无从分消,故郁蒸发黄;小便通利,则湿热得以下泄,而黄疸自退。

加减:患者口苦,加柴胡、黄芩以清肝热;如便秘,加枳实、厚朴、桃仁、当归,加大大黄用量以通腑泄浊;腹胀、腹水明显,加猪苓、茯苓、泽泻、大腹皮、白茅根等以利水消肿。

(四)肝肾阴虚证

症状:肝区隐痛或灼痛,腰膝酸软,低热或手足心热。

次症:心烦,头晕失眠,低热盗汗,口渴或渴不欲饮。

舌脉:舌红少苔或剥苔或光苔;脉细或细数。

治法:滋养肝肾,解毒化瘀。

主方:一贯煎加减。

组成:熟地黄 24 g,山萸肉 12 g、山药 12 g,泽泻 9 g、牡丹皮 9 g、茯苓 9 g(去皮)。

方解:方中熟地滋肾填精为君药;以山萸肉养肝肾而涩精、山药补益脾肾而固精为臣药,三药同用,以达到三阴并补之功;并配以茯苓淡渗脾湿,助山药之益脾,且防山药敛邪,泽泻清泄肾浊,防熟地之滋腻敛邪,且可清降肾中虚火;丹皮清泄肝火,制山萸肉之温,且防酸涩敛邪,共为佐使药。各药合用,三补三泻,大开大合,使滋补而不留邪,降泄而不伤正,乃补中有泻,寓泻于补,相辅相成之剂。

加减:口干明显,低热盗汗,加生地黄、沙参、当归、枸杞子、女贞子滋养肝肾;牙龈出血,加仙鹤草收敛止血;针对肝癌治疗,加半枝莲、白花蛇舌草清热解毒。

四、中医药辨证论治肝癌综合治疗相关病症

(一)围手术期气血不足

围手术期患者由于先天不足,或因病致虚,或因手术失血,常表现为神疲乏力、少气懒言、头晕目眩、唇甲色淡等。中医辨证多属气血亏虚。治宜气血双补。推荐方剂:八珍汤加减。药物组成:人参、白术、茯苓、当归、三七、白芍、熟地黄、甘草等。若辨证属脾胃虚弱证者,治宜补中益气,健脾益胃。推荐方剂:补中益气汤加减。药物组成:黄芪、白术、陈皮、升麻、柴胡、当归、生姜、大枣。

(二)肝功能异常

很多肝癌患者因肝功能异常而导致各类手术无法开展,同时手术、介入治疗、局部消融等治疗后常伴发肝功能异常,临床多表现为食欲减退、厌食油腻、恶心、乏力、易倦、嗜睡等。中医辨证多属脾虚肝旺证。治宜健脾平肝。推荐方剂:柴芍六君子汤加减。药物组成:柴胡、白芍、党参、白术、茯苓、法半夏、陈皮、甘草等。

(三)介入术后消化道反应

肝癌介入术后,因化疗药物的消化道毒性反应,容易发生消化道相关不良反应,表现为脘腹胀满痛、呕吐痞闷、不思饮食等。中医辨证多属脾胃不和证。治宜健脾和胃。推荐方剂:香砂六君子汤加减。药物组成:木香、砂仁、党参、白术、茯苓、法半夏、陈皮、姜竹茹、炒山楂、炒麦芽、甘草等。若辨证属脾胃虚寒证者,治宜温中散寒,补气健脾。推荐方剂:理中汤加减。药物组成:人参、白术、干姜、甘草。

(四)介入术后骨髓抑制

肝癌介入术后,由于化疗药物引起患者骨髓抑制而出现白细胞、血小板等下降,属于中医学"血虚""虚劳"范畴。中医辨证多属脾肾亏虚,气血不足。治宜健脾益肾,补气养血。推荐方剂:脾肾方加减。药物组成:人参、黄芪、白术、茯苓、女贞子、墨旱莲、枸杞子、菟丝子、淫羊藿、灵芝、鸡血藤、甘草等。

(五)介入术后发热

发热是介入术后常见的不良反应之一。中医辨证多属肝脾不和,郁热内生。治宜疏肝清热,健脾和营。推荐方剂:丹栀逍遥散加减。药物组成:牡丹皮、栀子、白芍、茯苓、当归、柴胡、黄芩、金银花、青蒿、白术、甘草等。若辨证属湿热蕴结证者,治宜清热解毒,利湿化浊。推荐方剂:甘露消毒饮加减。药物组成:滑石、黄芩、茵陈、石菖蒲、川贝母、木通、藿香、连翘、白蔻仁、薄荷、射干。

(六)靶向药物相关性皮疹

靶向药物产生的皮肤毒性,常容易引起药物相关性皮疹。中医辨证多属风热血燥证。治宜清热凉血,养血润燥。推荐方剂:四物消风散加减。药物组成:防风、蝉蜕、苦参、黄芩、野菊花、牡丹皮、生地黄、当归等。若辨证属湿热蕴肤证者,治宜清热渗湿解毒。推荐方剂:萆薢渗湿汤加减。药物组成:萆薢、薏苡仁、赤茯苓、黄柏、牡丹皮、泽泻、滑石、通草。

(七)靶向药物相关性腹泻

靶向药物相关性腹泻,中医属"泄泻"范畴,临床辨证多属脾虚湿盛证,治宜渗湿止泻,健脾益气。推荐方剂:参苓白术散加减。药物组成:白扁豆、白术、茯苓、甘草、桔梗、莲子、人参、砂仁、山药、薏苡仁。若辨证属肝郁脾虚证者。治宜疏肝行气,健脾止泻。推荐方剂:痛泻药方加减。药物组成:陈皮、白术、白芍、防风、香附、柴胡、茯苓、甘草等。

TACE 是中期肝癌最主要的治疗方式,其中以肝动脉药物灌注和栓塞应用最广。目前临床上已开展运用中药注射剂作为动脉灌注药物的临床研究,随着研究的广泛深入进行,将对中药注射剂在肝动脉药物灌注及灌注加栓塞方面的作用提供更好的循证医学依据。免疫药物近来逐渐被应用于肝癌的系统治疗,显示了良好的临床疗效,但存在一个不容忽视的问题,即免疫相关毒性反应,可发生在皮肤、神经内分泌、胃肠道、肝、肺、心脏、肾等各个系统。免疫性肠炎、肺炎、肝炎和心肌炎等严重不良反应,常可危及患者生命。面对类似的问题时,许多中医专家学者开始尝试应用中医药防治免疫药物不良反应。随着免疫药物在肝癌治疗的推广应用,以及中医药防治免疫药物不良反应经验的积累,有效的针对性防治方药将会出现。中医药辨证论治肝癌综合治疗相关病症,可在辨证论治服用汤药基础上,配合中成药、中医外治法、情志疏导法等,改善肝功能、增强治疗疗效、改善生活质量。

五、验案撷英

案例一:肝积-脾虚湿盛证

患者:宋某,男,42 岁。

初诊:2016 年 11 月 4 日。

主诉:发现肝硬化并肝脏结节 6 d。

现病史:患者 6 d 前因右上腹疼痛行彩超检查提示肝硬化并脾大,肝内实性占位,周边可见点状血流信号,考虑肝癌。CT 检查提示肝右后叶异常强化灶,考虑肝脏肿瘤,大小约 3.06 cm×2.92 cm。甲胎蛋白(AFP)1 697.01 ng/mL。乙肝五项提示乙肝病毒表面抗原(HBsAg)、乙肝病毒 e 抗原(HBeAg)、乙肝病毒核心抗体(HBcAb)均阳性。乙肝病毒脱氧核糖核酸(HBV-DNA)$1.50×10^5$ IU/mL。肝功能提示总胆红素 46 μmol/L,白蛋白31.2 g/L,谷丙转氨酶(ALT)78 U/L,谷草转氨酶(AST)69 U/L,谷氨酰转肽酶(GT)89 U/L,碱性磷酸酶(ALP)230 U/L。T 淋巴细胞亚群提示 CD4+210/μL,CD4+/CD8+ 0.95。诊见右上腹隐痛,腹胀,乏力困倦,食欲差,纳食量明显下降,小便色黄,量偏少,大便稀溏。舌体胖大、舌质淡红,苔白腻,脉滑。

现在症:右上腹隐痛,腹胀,乏力困倦,食欲差,纳食量明显下降,小便色黄,量偏少,大便稀溏。舌体胖大、舌质淡红,苔白腻,脉滑。

既往史:既往有乙型肝炎病史 20 余年,未规律治疗。

个人史:有饮酒史,平均每周 3 次,每次半斤白酒。

辅助检查:CT 检查提示肝右后叶异常强化灶,考虑肝肿瘤,大小约 3.06 cm×2.92 cm。甲胎蛋白(AFP)1 697.01 ng/mL。乙肝五项提示乙肝病毒表面抗原(HBsAg)、乙肝病毒 e 抗原(HBeAg)、乙肝病毒核心抗体(HBcAb)均阳性。乙肝病毒脱氧核糖核酸(HBV-DNA)提示 $1.50×10^5$ IU/mL。肝功能提示总胆红素 46 μmol/L,白蛋白 31.2 g/L,谷丙转氨酶(ALT)78 U/L,谷草转氨酶(AST)69 U/L,谷氨酰转肽酶(GGT)89 U/L,碱性磷酸酶(ALP)230 U/L。T 淋巴细胞亚群提示 CD4+210/μL,CD4+/CD8+0.95。

诊断:中医诊断为肝积-脾虚湿盛证,西医诊断为原发性肝癌 BCLC 分期 A 期,乙型肝炎肝硬化-失代偿性-活动性。

治法:健脾利湿,兼活血软坚散结。

方药:以五苓散为主方加减,茯苓 15 g,炒白术 15 g,陈皮 15 g,猪苓 12 g,泽泻 30 g,薏苡仁 30 g,桂枝 9 g,清半夏 10 g,土鳖虫 10 g,地龙 10 g,丹参 20 g,穿山甲 3 g。7 剂,水煎服,日 1 剂。

二诊:2016 年 11 月 11 日。服用 1 周后,患者腹胀、纳差、乏力症状明显改善,复查 HBV-DNA $1.50×10^3$ IU/mL,AFP 118 ng/mL。肝功能提示总胆红素 21 μmol/L,白蛋白 36 g/L,ALT 56 U/L,AST 32 U/L,GT 51 U/L,ALP 108 U/L。T 淋巴细胞亚群提示 CD4+ 862/μL,CD4+/CD8+1.32。在原方的基础上加用白花蛇舌草 30 g,半枝莲、猕猴桃根各 15 g,继服 10 剂。

三诊:2016 年 12 月 16 日。患者诉纳差,乏力,在原方基础上加炒麦芽 15 g、鸡内金 15 g、党参 15 g、黄芪 20 g,出院后予上方中药服用 1 个月余,患者临床症状改善,纳食量增加,无明显不适。

四诊:2017 年 3 月 27 日。患者无明显不适,复查磁共振未提示肿瘤复发、残留,肝功能基本恢复正常,HBV-DNA 及 AFP 均正常。

按语:患者腹痛以隐痛为主,结合乏力困倦,食欲差,大便稀溏。舌体胖大、舌质淡红、苔白腻,脉滑。以上均提示该患者以脾虚为主,兼有湿阻,故治疗主要以健脾利湿为主,因肝癌具有"内结为瘀血"的特点,故在健脾化湿基础上加用活血软坚散结之品,同时给予胸腺肽针提高机体免疫力。因此阶段患者体质及肝功能较差,暂未予祛邪攻毒之品。二诊时患者肝功能改善,体质较前增强,提示正气恢复,故治疗加用祛邪攻毒之品。体现了赵文霞教授治疗肝癌整体治疗、攻补兼施、辨证论治的理念。原发性肝癌是一种严重威胁人类健康的恶性肿瘤,因早期诊断率较低,病情进展快,导致本病不能得到有效的治疗。因此,应积极治疗肝脏原发疾病,规律复查,提高早期肝癌的诊断率。在肝癌介入、射频消融等局部治疗基础上,更应重视机体整体调节,同时,中医中药应及早参与肝癌的治疗,根据病情分阶段应用扶正与祛邪攻毒治疗。

案例二:肝积-肝胆湿热证

患者:侯某某,男,69 岁。

初诊:2021 年 9 月 14 日。

主诉:确诊肝癌 1 年余。

现病史:1 年余前患者以"头晕 15 d,急性加重伴胸闷 2 h"为主诉就诊于郑州市某医院,行彩超(2020 年 4 月 8 日)检查提示肝实质弥漫性回声改变,考虑肝硬化,肝占位,肝囊肿,脾大,左肾高回声,考虑错构瘤。行上腹部增强 CT(2020 年 4 月 10 日)检查提示肝内多发低密度影,考虑肝右后叶肝 CA 并肝内多发转移或多发肝癌;肝右后叶另见低密度影,考虑错构瘤,请结合临床;肝硬化、脾大、门静脉高压症;胆囊壁厚;肝门部淋巴结增大;双肾结石;左肾低密度影,考虑错构瘤,未行进一步治疗。其间症状加重,就诊于郑州某医院,排除相关禁忌证后,继予患者行局部放射治疗、深部热疗等综合抗肿瘤治疗。后定期至郑州某医院行甲磺酸阿帕替尼靶向治疗及升血小板、护肝等药物对症支持治疗。4 个月前来我科住院治疗,2021 年 3 月 4 日在介入室行肝癌动脉栓塞化疗术,肝右后动脉注入"氟尿嘧啶 750 mg,卡铂 100 mg,地塞米松 5 mg",罂粟乙碘油 10 mL 与吡柔比星 20 mg 混合均匀后共注入约 8 mL 栓塞瘤体再以适量栓塞微粒球(300~500 μm)栓塞供血支,术后恢复尚可,出院后长期口服"恩替卡韦片、华蟾素、双歧杆菌片"以抗病毒、解毒止痛、调节肠道菌群等对症治疗。2021 年 5 月 12 日及 2021 年 7 月 12 日两次于我院介入室行肝癌动脉栓塞化疗术。今患者为求进一步治疗,遂来我院,门诊以"原发性肝癌"为诊断收入我院。

现在症:肝区隐痛,食欲一般,乏力,呃逆,口苦,睡眠正常,大便干,排泄困难,近期体重无明显变化。舌质红,苔黄厚腻,脉弦滑。

既往史:既往有乙型肝炎病史 10 余年,未治疗。

个人史:有饮酒史,平均每周 5 次,每次半斤白酒。

辅助检查:(2021年5月9日本院)肝胆脾胰平扫+增强3.0T提示肝实质内多发异常信号影,考虑为术后改变并肝内多发转移灶可能,建议结合临床及病理学检查,动态观察;肝右后叶上段包膜下小结节,考虑可能为错构瘤,不除外其他,建议随诊复查;肝硬化、脾大、腹水、门静脉高压症;胆囊炎;胆囊内胆固醇沉积;左肾中部异常信号影,考虑错构瘤可能;双肾小囊肿;右侧心膈角异常信号,考虑可能为肿大淋巴结;腹部右侧后壁软组织肿胀。彩超提示肝硬化,肝内实性占位,肝囊肿,肝源性胆囊炎,胆囊泥沙样结石,脾大,腹水(少量)。上腹部及肺部轴位平扫(16排)提示右肺上叶尖段小结节,较前相仿,建议动态观察;右肺下叶局限性轻度肺间质改变;右肺下叶肺气囊;右侧心膈角结节,较前明显增大,考虑转移灶;肝硬化、脾大;肝源性胆囊炎;肝内多发碘油沉积灶。甲胎蛋白1 300.7 g/mL,CA 125 45 IU/mL。乙肝五项定量提示乙型肝炎病毒表面抗原>125(阳性)U/mL,乙型肝炎病毒核心抗体<0.01(阳性)S/CO。肝功能提示总胆红素16.4 μmol/L,直接胆红素4.9 μmol/L,总蛋白60.1 g/L,白蛋白33.0 g/L,丙氨酸氨基转移酶24.4 U/L,天冬氨酸氨基转移酶32.8 U/L,碱性磷酸酶207.6 U/L,谷氨酰转肽酶104.9 U/L,葡萄糖3.24 mmol/L,钾3.11 mmol/L。血型测定(ABO+RH)RH血型阳性,ABO血型A型。T细胞亚群提示T细胞CD3+ 348/μL,T细胞CD3+ CD4+ 204/μL,T细胞CD3+ CD8+ 135/μL。HBV-DNA荧光定量低于检测下限IU/mL。

诊断:中医诊断为肝积-肝胆湿热证,肝癌;西医诊断为乙型肝炎后肝硬化-失代偿性-活动性(门静脉高压症、脾大、脾功能亢进、腹水),原发性肝癌,高血压病3级,2型糖尿病,胆囊结石,原发性肝癌介入术后。

治法:清热化湿,解毒散结。

方药:龙胆泻肝汤加减。北柴胡10 g,龙胆草15 g,炒栀子9 g,白术15 g,茯苓15 g,牡丹皮12 g,海螵蛸30 g,黄芩12 g,白及6 g,黄芪15 g,蛇六谷30 g,蕹葵15 g,全蝎9 g,蜈蚣2条,泽泻15 g,党参15 g,续断15 g,杜仲15 g,炒当归10 g,生地黄20 g,6剂,水煎服,日1剂。

二诊:2021年9月26日。患者诉口苦、乏力、尿黄,中药在原方基础上去龙胆草、栀子、生地,加茵陈30 g,服药10 d。

三诊:2021年10月6日。患者诉乏力,纳差,舌质淡红,苔白腻,脉沉。考虑中气不足,中药在原方基础上加炒麦芽、鸡内金、神曲,黄芪加量改为30 g以健脾益气,消食化积。继续服药1个月,患者食欲明显改善,乏力改善,身目黄染较前减轻。

按语:患者感染湿热疫毒之邪,湿热内生,表现为肝区隐痛,乏力,口苦,大便干,舌质红,苔黄厚腻,脉弦滑,辨证为肝胆湿热证,此种类型肝癌常见于肝癌早中期,正虚邪盛,正气亏虚为本,湿热蕴结为标,治疗需标本同治。方中龙胆草、炒栀子清利肝胆湿热,北柴胡疏肝解郁,海螵蛸收敛制酸,蛇六谷、菝葜、全蝎、蜈蚣清热解毒,抗肿瘤治疗,又加用白术、茯苓健脾益气,杜仲、续断补肾,以益气扶正,同时需要注意,应用清热解毒药物可能会损伤人体正气,导致中气亏虚,需加用健脾补肾之品。

案例三:肝积-肝肾阴虚证

患者:刘某某,男,48 岁。

初诊:2021 年 10 月 7 日。

主诉:间断右胁不适 3 年余,再发 2 d。

现病史:患者 3 年前无明显诱因出现右胁隐痛不适,至当地医院就诊查丙型肝炎病毒(HCV)抗体、HCV-RNA 阳性,后至我院查 HCV 基因 1b 型,查彩超提示肝硬化、脾大、门静脉高压症,口服索磷布韦、利巴韦林抗病毒治疗半年,HCV-RNA 转阴。1 年前患者于我院住院查 HCV-RNA 1.06×10^6 IU/mL。肝胆脾胰平扫+增强提示肝硬化、肝内弥漫性 DN 结节;肝右后叶上段近包膜下异常信号,考虑为 HCC,与 2020 年 1 月 23 日片对比,较前有所增大;肝顶部异常信号,考虑可能为 SHCC;脾大、腹水、门静脉高压症;胆囊炎;腹腔多发小淋巴结影。给予索磷布韦、维帕他韦抗病毒治疗 6 个月,并于 2020 年 4 月 29 日行肝动脉栓塞化疗术。术后患者病情好转出院。后患者多次于我院治疗,病情稳定。2021 年 5 月 31 日在我院复查肝胆脾胰平扫+增强 3.0T 提示肝右后叶上段包膜下异常信号,结合病史,考虑 HCC 介入术后改变,较前 2021 年 1 月 5 日片病灶周围可见异常强化,考虑肿瘤复发。于 2021 年 6 月 2 日行肝癌射频消融术,术后给予护肝、抗感染治疗病情好转出院。2 d 前自觉肝区隐痛、腹部胀满再发,症状进行性加重,伴乏力,纳差,今患者为求进一步系统治疗,门诊以"肝硬化、原发性肝癌"为诊断收入我科。

现在症:神志清,精神差,肝区隐痛,腹部胀满,反酸烧心,纳差,乏力,口干,睡眠差、入睡困难、睡后易醒,夜间盗汗,手足心热,二便可。舌质红,苔少,脉沉细。

既往史:3 年前查 HCV 抗体、HCV-RNA 阳性,口服索磷布韦、利巴韦林抗病毒治疗半年,HCV-RNA 转阴。

个人史:无饮酒史。

辅助检查:(2021.05.31 我院)肝胆脾胰平扫+增强 3.0T:肝右后叶上段包膜下异常信号,结合病史,考虑 HCC 介入术后改变,较前 2021 年 1 月 5 日片病灶周围可见异常强化,考虑肿瘤复发。

诊断:中医诊断为肝积-肝肾阴虚证,西医诊断为丙型肝炎肝硬化-失代偿性-活动性(门静脉高压症、脾大并脾亢),门静脉高压性胃病,原发性肝癌动脉栓塞化疗术后。

治法:滋补肝肾、软坚散结。

方药:六味地黄汤加减。生地黄 20 g,酒萸肉 12 g,山药 20 g,泽泻 15 g,牡丹皮 15 g,茯苓 15 g,麸炒白术 15 g,黄柏 10 g,麸炒枳壳 10 g,黄芪 12 g,太子参 10 g,半枝莲 15 g,全蝎 5 g,菝葜 15 g,蜈蚣 2 条,知母 10 g,蛇六谷 15 g,5 剂,水煎服,日 1 剂。

二诊:2021 年 10 月 12 日,患者口干较前减轻,出现腹泻,乏力,舌质转淡红,苔白腻,考虑脾气亏虚。中药在原方基础上加人参 10 g,干姜 9 g,炒薏苡仁 30 g。

三诊:2021 年 10 月 19 日,患者诉腹泻缓解,乏力改善,偶有流鼻血,肝区疼痛。中药在原方基础上加花蕊石 15 g 以凉血化瘀止血,炒白芍 15 g、炙甘草 9 g 以柔肝止痛。续服中药 30 剂,患者未见流鼻血,肝区疼痛减轻。

按语:肝肾阴虚证多见于肝癌的晚期,患者感受先天疫毒之邪,气滞血瘀痰凝,积聚肝,形成肝积,肝积日久,损伤肝阴,肝肾同源,导致肝肾阴虚证。患者肝区隐痛,腹部胀满,乏力,口干,睡眠差、入睡困难、睡后易醒。舌质红,苔少,脉沉细。四诊合参,本病属于中医"肝积"范畴,辨证属于肝肾阴虚证。治疗在滋补肝肾同时,需注意加用疏肝理气药物,以防滋补肝肾药物滋腻肝气。同时需注意扶助正气,肝癌后期以正气亏虚为主,治疗应以扶正为主,祛邪为辅。

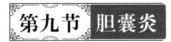

第九节 胆囊炎

胆囊炎(cholecystitis)是临床常见的消化系统疾病,包括急性胆囊炎

（acute cholecystitis）和慢性胆囊炎（chronic cholecystitis），是由多种因素引起的胆囊急性或慢性炎症过程。胆囊炎与胆石症密切相关。研究显示，慢性结石性胆囊炎占所有慢性胆囊炎的 90% ~95%，这与胆囊黏膜的机械损伤、胆道梗阻、胆汁淤积，以及继发的细菌感染有关。其他常见原因包括肠道细菌逆行感染、寄生虫感染、病毒感染，以及其他疾病引起的胆囊排空障碍、胆囊缺血等，也可见于某些代谢异常。反复的胆囊炎症又可促进胆石形成，诱发胆道梗阻而形成恶性循环。随着社会进步、人们饮食结构的改变、人口老龄化，胆囊炎发病率呈不断上升趋势。

急性胆囊炎主要临床表现为右上腹剧痛或绞痛，可放射至右肩背部，伴恶心、呕吐、发热、纳差、腹胀或黄疸，进食油腻食物可诱发或加重。查体可见右上腹肌紧张，压痛或反跳痛，墨菲征阳性。实验室检查：急性胆囊炎时，血常规检查可见白细胞计数及中性粒细胞计数增高；腹部彩超检查可见胆囊体积增大，胆囊壁水肿、增厚或毛糙；也可行腹部 X 射线平片检查、放射性核素检查等协助诊断。急性胆囊炎是临床常见急腹症之一，严重者可危及生命，临床应注意和急性胰腺炎、急性胆管炎、上消化道溃疡穿孔、肝脓肿、急性阑尾炎等相鉴别。慢性胆囊炎表现为反复发作的右上腹不适或疼痛，腹胀、嗳气、厌油腻等，也可无明显症状。查体可见右上腹轻度压痛及叩击痛，或无任何阳性体征。实验室检查：腹部彩超检查可见胆囊体积缩小或正常，也可见胆囊体积略有增大，胆囊壁增厚或毛糙；胆囊收缩功能检查可见胆囊收缩幅度减小；其他如腹部 X 射线平片、胆囊造影、纤维腹腔镜检查等可协助诊断。治疗方面，急性胆囊炎易发生胆囊坏疽、胆囊穿孔、并发腹膜炎等急危重症，目前以手术治疗为主；慢性胆囊炎则以利胆、溶石等药物治疗为主，但疗效并不理想且容易复发。中医药在治疗胆囊炎尤其在预防慢性胆囊炎复发方面具有独特优势。

胆囊炎属现代医学病名，根据中医古典医籍相关记载，如《灵枢·五邪第二十》曰"邪在肝，则两胁中痛"；《素问·缪刺论篇第六十三》云"邪客于足少阳之络，令人胁痛不得息"；《素问·热论篇第三十一》中说"三日少阳受之，少阳主胆，其脉循胁络于耳，故胸胁痛而耳聋"；《素问·胀论第三十五》云"肝胀者，胁下满而痛引小腹""胆胀者，胁下痛胀，口中苦，善太息"等，可将胆囊炎归属于"胆胀""胁痛""肝胀"等范畴。急性胆囊炎以右上腹或右侧胁肋下剧痛或绞痛为主要表现，多属"胁痛"范畴，并发身目黄染者，也可参考"黄疸"辨证论治；慢性胆囊炎以右上腹不适或疼痛、腹胀、嗳气等为主要表现,可归属于中医"胆胀"范畴。《伤寒论》中则不仅有相关症状描述,还明确给出了治疗方剂方法,如第 123 条"呕不止,心下急,郁郁微烦者,为未解也,与大柴胡汤,下之则愈";第 266 条"本太阳病,不解,转入少阳者,胁下硬满,干呕不能食者,往来寒热,尚未吐下,脉弦紧者,与小柴胡汤"等。

一、赵文霞教授对胆囊炎病因病机认识

赵文霞教授认为,胆囊炎病位在胆,与肝、脾、胃关系密切。胆为六腑之一,主贮藏和排泄胆汁,"盛精汁三合",其所藏胆汁为清纯、清净的精微物质,有"中精之腑""中清之腑"之称。胆腑气机以通为用,以降为顺,故胆病的发生责之于气机不利,胆腑蕴热,失于清肃,表现为胁痛、胁胀、嗳气、口苦、恶心等症。如病久不愈,由气及血,则会出现气滞血瘀,或气郁化火、肝阴耗损、湿热内蕴,蕴久成石、胆汁泛溢肌肤等变证,反复发作,或失治误治,伤及脾胃,更致正气虚馁,病情缠绵。其病因主要有情志失调、饮食起居不节、外邪内侵及虫石阻滞等,尤与情志和饮食起居关系密切。

(一)胆病不离肝,气机是关键

胆囊炎症与肝的关系密切。肝主疏泄,调畅气机,调节情志,胆汁的分泌、贮存和排泄有赖于肝的疏泄作用,故气机的升降失常是胆囊炎发生发展的病机关键。

1.肝胆五行均属木,木曰曲直,具有升发、条达的特性　肝主疏泄,其气以升为和,胆主贮存和排泄胆汁,传化物而不藏,其气以降为顺,二者共同调节着气机的升降出入和胆汁的排泄。肝的疏泄功能正常,则气机调畅,胆汁分泌、排泄畅达;肝失疏泄,则气机的疏通畅达受阻,影响胆汁的分泌和排泄,进而导致胆汁淤滞,胆腑失于通降,胆气失于清肃,发为胁痛、胸闷、乳房或少腹胀痛、嗳气、善太息等。同时胆囊炎症时,胆汁排泄不畅,胆气升降失常,胆腑疏泄失职,也可影响肝的气机条畅,二者辨证往往不能截然分开,常肝胆同病。气为血之帅,肝胆疏泄不利,气机郁滞日久,还可导致血行不畅,瘀血内停,出现胸胁刺痛、胁下痞块、面色晦暗、女性痛经、经色紫暗有块等。

2.足厥阴肝经属肝络胆,足少阳胆经属胆络肝,二者相互络属,互为表里,共同循行于两胁部位　当情志不舒、饮食起居失常、外感湿热及感染寄生虫、结石阻滞等原因影响肝胆疏泄功能时,就会出现胁肋部等肝胆经气循

行部位痛胀不适等表现。

3.肝胆脏腑相连,功能相关 胆囊位于肝脏被面的胆囊窝内,胆汁由肝细胞产生并分泌,经过肝内胆管、肝总管、胆囊管进入胆囊进行浓缩并储存。《难经·四十二难》曰:"胆在肝之短叶间,重三两三铢,盛精汁三合。"《脉经》云:"肝之余气,泄于胆,聚而成精。"肝出现问题时,其合成、分泌胆汁功能就会受影响;反之,胆囊炎症或胆石等引起胆道梗阻时,胆汁可反流入肝,引起肝内胆汁淤积,或因胆囊感染,细菌、病毒逆行进入肝脏,影响肝脏功能。有研究发现乙型肝炎病毒并发胆囊炎发病率为47%,非乙型肝炎病毒并发胆囊炎发病率仅为5.1%,有肝病基础的胆囊炎发病率明显增高。

4.肝主情志,喜条达而恶抑郁 《素问·灵兰秘典论篇第八》中"肝者,将军之官,谋虑出焉",《素问·宣明五气篇第二十三》谓"肝藏魂",肝与情志变化、精神调节有关。赵文霞教授指出,现代社会人们普遍工作、生活压力大,容易精神紧张、情志抑郁或生气暴怒,出现肝气郁结,失于条达舒畅,疏泄功能失职,影响胆汁的分泌、排泄。而胆亦能助肝之疏泄以调畅情志,《素问·灵兰秘典论篇第八》中"胆者,中正之官,决断出焉",胆囊病变时,胆腑的降泄功能失常,胆汁排泄不畅,也可导致肝的气机不畅,并加重对情志的影响,出现肝气郁结,化火生热,消灼阴液,致肝阴不足,出现口咽干燥、心烦、失眠等。可见,肝主谋略,胆主决断,二者对情志调节有协同作用。

5.起居不节,生活不规律,长期熬夜、失眠,也是胆囊炎的重要诱发因素,与肝的藏血功能有关 《素问·调经论篇第六十二》云"肝藏血",《素问·五脏生成篇第十》"人卧血归于肝",肝体阴而用阳,长期失眠或熬夜,过子时不睡,导致肝阴不足,肝气失和,疏泄功能受损,进而影响胆汁的分泌、排泄,胆腑失荣,发为胁肋隐痛、视物不清、爪甲不荣、烦躁易怒、失眠、多梦等。

(二)胆腑蕴热是胆囊炎的主要病理变化

胆汁由肝之精气所化生后,贮于胆,泄于小肠,以助脾胃运化。脾胃之升清降浊、运化腐熟水谷赖肝之疏泄和胆之精汁参与,即"土得木而达"。脾胃位居中州,脾主升,胃主降,总司中焦气机的升降,脾胃功能正常,则肝随脾升,胆随胃降,肝胆气机畅达。如饮食不节、恣食、嗜食肥甘厚味,或饮酒过度等损伤脾胃,湿热内生,中焦气机斡旋失司,胆为中清之腑,以降为顺,以通为和,通降失常,土壅木郁,湿热蕴郁,熏蒸肝胆,则胆腑失于清肃和降,发为胁痛、脘胀、纳呆、口苦、口干、心烦、小便黄等;或外感湿热毒邪,湿热由表入里,由浅入深,内蕴中焦,湿热蕴郁日久,胆内精汁受其熬蒸,凝结成石,阻塞胆道,并发胆石,出现胁痛、口干、肌肤黄染等;或因饮食不规律、不吃早饭或长期素食,胆囊的收缩和胆汁的排泄失去正常节律,肝胆疏泄不及,胆汁失其中清,气机郁滞,日久化热,蕴郁胆腑,发为情志抑郁、胸胁胀痛、心烦、口干、嗳气等;进而脾胃升降受困,气血生化乏源,正气虚馁,发为腹胀、纳差、倦怠乏力,病情反复,缠绵难愈。

二、诊治特色

(一)重视情志调理,注重调畅气机

肝胆疏泄失司、气机不利是胆囊炎的病机关键。肝主情志,胆能助肝之疏泄以调畅情志,情志因素与胆囊炎关系密切。赵文霞教授治疗胆囊炎时,尤其重视情志的调摄,心理疏导和药物治疗并重,还常配合刮痧、耳穴压豆、针灸等疏通肝胆经络,疏肝解郁以治胆病。药物治疗时,注重疏肝药物的应用,舒畅气机,肝胆同治,而不是就胆治胆,这又包括两个方面的内容:一是胆囊炎证属气机郁滞者,以疏肝理气为主,通过疏肝而利胆,使肝气升,胆气降,胆腑清肃,以防肝郁化火,蕴热烁阴,或气滞血瘀;二是辨证暂无明显肝气郁滞者,也时时不忘气机的条畅,稍加疏肝药物,以防肝郁脾虚,中焦斡旋失常,进而影响胆汁的分泌、贮存和排泄。

(二)注重生活调摄,未病既病共防

《素问·宝命全形论篇第二十五》云"人以天地之气生,四时之法成",不能顺应自然规律,饮食、起居不节是人体生病的根本原因,也是胆囊炎发生的重要因素。饮食不节包括进食不规律和饮食不节制。进食不规律多因工作所迫,或作息不规律,导致进餐时间不规律,使胆汁排泄失常,脾胃功能受损。饮食不节制包括暴饮暴食、嗜食肥甘厚味、生冷刺激、饮酒过度等,更致湿热内生,脾胃受损。起居不节包括作息不规律、熬夜、缺乏运动等,使气血阴阳亏损,正气虚绥,易感外邪,最终导致肝胆疏泄失常,胆腑失于清肃和降。所以,赵文霞教授强调,健康的饮食和良好的生活起居习惯,在预防胆囊炎的发生和治疗上起着重要的作用。临床重视宣教,普及健康的饮食生活习惯,生活调摄配合药物、非药物疗法,协同治疗胆囊炎和预防胆囊炎复发,充分体现中医"未病先防,既病防变"的"治未病"思想。胆囊炎患者应食饮有节,起居有常,一日三餐规律进食,避免饥饱无常、暴饮暴食,应多食蔬

菜瓜果,营养均衡,避免油腻肥甘及辛辣刺激之品,尽量按时作息,少熬夜,适当运动锻炼,减轻体重。

(三)治分轻重急缓,临证中西并重

轻重缓急包括胆病本身缓急诊治和胆与肝同病、胆与脾胃同病的治分先后。

1.胆囊炎 根据发病缓急,分为急性胆囊炎和慢性胆囊炎,以及慢性胆囊炎急性发作,需要医者有丰富的临证经验,准确判断是否有发生胆囊坏死、积脓,穿孔,急性腹膜炎,严重感染或休克等危险,选择合适的治疗方案。赵文霞教授不仅中医功底深厚,熟练运用望、闻、问、切四诊合参,能准确辨证、知常达变,还有丰富的西医理论与临床经验,熟知人体解剖、生理、病理和药理,临证时中、西两种方法并重,既重视中医辨证,也重视西医诊断和病理病机,把握肝胆疾病的轻重缓急,选择合适的治疗方案。对于慢性胆囊炎者则以中药辨证治疗为主;对于急性胆囊炎伴有危重风险者,及时转外科手术治疗,以防贻误病机;对于急性胆囊炎不需或不能行手术治疗者仍以中药辨证治疗为主,配合西医消炎治疗;急性胆囊炎手术治疗后,再行中医或中西医结合治疗,利于术后康复和预防复发,可参考慢性胆囊炎辨证施治。

2.肝胆同病 如胆囊炎伴有脂肪肝、酒精肝、慢性病毒性肝炎等肝病变者,根据病情先后缓急,或利胆为先,胆气通降,胆腑"中精",则肝气畅达,利于肝病的恢复;或疏肝利胆,在利胆治疗基础上,给予相应的肝病治疗,肝气条达疏泄,则胆汁分泌、排泄通畅,胆气得以通降,胆腑因而"清净",胆囊炎症得消;或脏腑同调肝胆同治,以上各法的选择,皆取之于病情先后缓急和中医辨证,机圆法活,不拘一格。同时根据情况选择保肝、降酶、抗病毒等西医治疗,注意保护肝功能。

3.胆与脾胃同病 如胆囊炎伴胃炎、肠炎等脾胃病变者,则根据患者脾胃功能强弱情况,或先健运脾胃,再疏利肝胆,或疏利肝胆同时健脾和胃,始终以顾护中气为要。

(四)非药物疗法应用,中医特色鲜明

除辨证内服用药外,赵文霞教授治疗胆囊炎还非常重视中医特色的非药物疗法应用。根据具体情况,常辨证选用耳穴压豆、针刺、脐针、刮痧、中药外敷等方法,轻症者可单独应用,较重者配合口服药物应用,以疏利肝胆经络、清热利湿、活血止痛,共同达到减轻胆囊炎症、加强胆囊收缩、促进胆

囊功能恢复、预防炎症复发的目的。所选中医特色疗法均有明确的中医理论支撑,临床能增强疗效,缩短疗程,且操作简单,便于推广和应用。具体方法:①耳穴压豆。根据辨证选取耳部相应穴位,以王不留行籽贴敷于穴位上,每日三餐前自行按压、揉捏 20～30 次,产生酸、麻、胀、痛等刺激感应,轻重以能耐受为度。每次取单侧耳穴,两耳交替进行,每周更换 1 次,10 次为一疗程。有刺激胆囊收缩,促进炎症吸收,预防胆囊炎复发的作用。②中药贴敷。辨证选用柴胡、枳壳、延胡索、川楝子、栀子、郁金、大黄、芒硝、乳香、没药、冰片等中药,研细末,醋或蜂蜜调成糊状,适量外敷于右上腹胆囊区,以纱布覆盖并固定,每次敷 4～6 h,每日 1 次,10 次为一疗程。功效:疏肝利胆、清热利湿,解痉止痛。③针刺。以辨证为依据选取相关穴位针刺,常用穴有阳陵泉、胆囊穴、胆俞、中脘、足三里等,每日 1 次,10 次为一疗程。其他还有"虎符铜砭"刮痧、易医脐针等治疗方法,临床应用广泛,效果较好,具体方法不再一一详述。

三、分期辨证施治

(一)急性胆囊炎

1.胆腑郁热证

症状:右胁灼热疼痛或绞痛,甚则痛引肩背,拒按,口苦咽干,恶心,呕吐,心烦失眠,小便短赤,大便秘结,舌红苔黄,脉弦数。

治则:清热利湿,利胆止痛。

方药:大柴胡汤加减。

组成:柴胡、黄芩、芍药、枳实、大黄、半夏、生姜、大枣。

方解:大柴胡汤出自《伤寒论》,由小柴胡汤、小承气汤合方化裁而来,少阳阳明两解。方中柴胡、黄芩和解少阳,清热祛湿;枳实、大黄行气导滞,通腑泻热;芍药柔肝止痛;半夏、生姜燥湿和胃,降逆止呕;大枣、生姜补益脾胃,调和诸药。诸药合用,共奏清泄湿热、利胆止痛之功。

加减:胁痛剧烈者,加金铃子散、郁金等以行气活血止痛;伴胆石者,加鸡内金、郁金、金钱草、海金沙以清热利胆排石;兼见黄疸者,加茵陈、炒栀子以清热利湿退黄;小便短赤涩痛者,酌加滑石、海金沙、车前子等清热利湿通淋。

2.热毒炽盛证

症状:右胁疼痛剧烈,壮热烦躁,甚或神昏、惊厥,口干咽燥,身目发黄,黄色鲜明,小便黄赤,大便秘结,舌质红绛,苔黄燥,脉弦数。

治则:清热解毒,凉血散瘀。

方药:茵陈蒿汤合犀角地黄汤。

组成:茵陈、栀子、大黄、犀角(水牛角)、生地、芍药、丹皮。

方解:方中茵陈清热利湿退黄,栀子清心泻火除烦,大黄泄热逐瘀通腑,共奏清热利湿、利胆退黄之功,但解毒清营之力不足,本证热毒炽盛,热入营血,已见热扰心神、热毒伤阴之象,有津耗血凝之虞,"入血就恐耗血动血,直须凉血散血",故合犀角地黄汤清热养阴、凉血散瘀。全方共襄清热解毒、凉血散瘀之举。

加减:大便秘结者,加瓜蒌仁、火麻仁、芒硝等清热润肠通便;小便黄赤涩痛者,加滑石、淡竹叶、车前草、龙胆草等清热利湿通淋。

(二)慢性胆囊炎

1.肝郁气滞证

症状:胁肋胀痛或胀闷,胸闷,善太息,情绪不稳定,生气时发作或加重,烦躁焦虑或抑郁,食欲下降,纳食减少,失眠多梦,大便正常或干稀不调。舌淡红,苔薄白,脉弦。

治则:疏肝解郁,健脾益气。

方药:加味柴胡四逆散加减。本方为赵文霞教授临床经验方。

组成:醋柴胡、炒白芍、炒枳壳、黄芩、党参、清半夏、焦三仙、鸡内金。

方解:本方由四逆散、小柴胡汤、半夏泻心汤加味化裁而来。四逆散出自《伤寒论》第316条:"少阴病,四逆,其人或咳,或悸,或小便不利,或腹中痛,或泄利下重者,四逆散主之。"透邪解郁,疏肝理脾,主治肝气郁结,气机不得疏泄诸症,被誉为疏肝解郁,调和肝脾之祖方。本方中以炒枳壳易枳实,理气而不破气。小柴胡汤出自《伤寒论》第96条:"……胸胁苦满,默默不欲饮食,心烦喜呕,或胸中烦而不呕,或渴,或腹中痛,或胁下痞硬……小柴胡汤主之。"和解少阳,益气健脾,主治少阳经气不利诸症。半夏泻心汤原为小柴胡汤证误治成痞而设,调和肝脾,寒热并治,主治脾胃虚弱,客邪入里,寒热错杂诸症。三方均为和解之剂,合方更是突出一个"和"字,既照顾到肝胆的疏泄,又兼顾到脾胃的升降,加减化裁,可用于治疗多种肝胆脾胃疾病。

加减:若气郁化火,兼有心胸烦热、急躁易怒,口苦咽干,失眠,小便黄,舌红苔薄黄,脉弦数等,酌加钩藤(后下)、炒栀子、丹皮、知母、龙胆草等清热平肝、养阴生津;若兼见胁肋刺痛,拒按,面色晦暗,舌质紫暗,脉弦涩等,为气滞血瘀之象,酌加川楝子、延胡索、郁金、香附等理气活血,散瘀止痛;若肝郁气滞,横逆乘脾,出现肠鸣、腹痛、泄泻等症者,加茯苓、炒白术、陈皮、防风等补脾柔肝,祛湿止泻;若肝气犯胃,肝胃不和,见胃痛、胃胀、嗳气、反酸、恶心、呕吐等症者,酌加左金丸、丹参饮、佛手、香橼等疏肝和胃,理气止痛。

2.气滞血瘀证

症状:胁肋胀痛或刺痛,夜间加重,或胁下触及包块,面色晦暗,女性痛经、经色紫暗有块,舌质紫暗,或有瘀斑瘀点,脉弦或弦涩。

治则:行气活血,利胆止痛。

方药:膈下逐瘀汤加减。出自清代《医林改错》卷上。

组成:当归、川芎、桃仁、红花、赤芍、丹皮、枳壳、五灵脂、香附、乌药、延胡索、甘草。

方解:方中枳壳、香附、乌药、延胡索疏肝理气,散瘀止痛;当归、川芎、丹皮、红花、桃仁、赤芍养血活血,化瘀止痛;甘草调和诸药,缓急止痛。诸药合用,活血祛瘀,行气止痛。

加减:原方主治血瘀膈下,形成积块,或小儿痞块,肿块疼痛,痛处不移,卧者腹坠等病证。治疗胆囊炎可加柴胡清热疏肝,并引药少阳;若气郁化火,兼有口苦心烦、急躁易怒、耳鸣、失眠,舌红,苔薄黄,脉弦数等,酌加黄芩、龙胆草、金钱草等清热利胆;若脾胃素虚或病久正伤,纳差食少,腹胀,泄泻者,去五灵脂,加党参、炒白术、茯苓等补脾益气。

3.肝胆湿热证

症状:两胁胀痛,目赤口苦,胸闷呕恶,烦躁易怒,肢体困重,脘腹胀满,小便黄,大便不爽,舌红,苔黄腻,脉弦滑数。

治则:清热利湿,清肝利胆。

方药:龙胆泻肝汤加减。龙胆泻肝汤出自(《医方集解》)。

组成:龙胆草、黄芩、炒栀子、木通、泽泻、车前子、当归、柴胡、生地、甘草。

方解:方中龙胆草泻火除湿,上泻肝胆实火,下清肝胆湿热,两擅其功;栀子、黄芩苦寒泻火,清热燥湿;木通、泽泻、车前子利湿清热,配合龙胆草使肝火湿热从小便排出;生地养阴,当归养血,使邪去而不伤正;柴胡疏肝清热,并引药少阳;甘草调和诸药,缓急止痛。全方共奏清肝利胆、清热除湿之功。

加减:伴胆石者,加鸡内金、郁金、金钱草、海金沙以清热利胆排石;胃肠积热、阳明腑实者,见口干舌燥、大便秘结、腹胀、腹痛、口臭、舌苔黄厚腻等,酌加大黄、枳实、厚朴、芒硝通腑泻热;湿热蕴郁、熏蒸肌肤、身目发黄、黄色鲜明、小便黄赤、大便秘结者,可用茵陈蒿汤加减;若黄色晦暗、头身困重、胸脘痞闷、呕恶纳呆、大便稀溏者,可用茵陈五苓散加减。

4. 肝阴亏虚证

症状:胁肋隐痛,眼干眼涩,口干咽燥,手足心热,纳少,失眠多梦,舌红少津,苔少,脉弦细。

治则:养阴柔肝,利胆清热。

方药:一贯煎加减。出自清代《续名医类案·心胃痛门》。

组成:北沙参、麦冬、当归、生地、枸杞、川楝子。

方解:方中生地滋阴养血,补益肝肾为君,麦冬、北沙参、枸杞子、当归养血柔肝,滋养肝阴为臣,佐以川楝子疏肝理气止痛。诸药合用,使肝体得养,肝用得畅,胁痛等症可除。

加减:若阴虚津亏、肠道干涩、大便难解者,加知母、玄参、瓜蒌仁、火麻仁以增液行舟,润肠通便;阴虚发热、潮热多汗、五心烦热者,酌加地骨皮、银柴胡、青蒿以滋阴清热;虚火内生、心神被扰、烦躁失眠者,加炒枣仁、柏子仁、夜交藤、黄连等滋阴清火,养心安神。

5. 脾胃气虚证

症状:右胁隐痛,脘腹胀满,面色少华,神疲懒言,头晕,纳差食少,大便溏薄,舌质淡,苔薄白,脉细无力。

治则:健脾益气,化湿通络。

方药:补中益气汤加减。出自元代《内外伤辨惑论》。

组成:黄芪、人参(党参)、白术、陈皮、升麻、柴胡、炙甘草、当归。

方解:方中黄芪补气为君,为补脾益气要药,人参、白术为臣,补气健脾,增强黄芪补益中气之功。气能生血,气虚血亦虚,配当归养血,同时,气为血之母,养血亦助黄芪、人参补气;脾虚运化无权,易生水湿,阻碍气机,陈皮配白术补气健脾,燥湿利水并防黄芪、人参等壅滞气机;佐以升麻、柴胡助黄芪升提中气,柴胡又能引药入肝胆经;炙甘草调和诸药,缓急止痛为使药。诸药相伍,共奏补气健脾、祛湿通络、止痛之功。

加减:若脘腹胀甚者,加枳实、厚朴、槟榔理气除胀;脘腹痞满明显者,加枳壳、砂仁、木香以行气消痞;便溏泄泻者,加茯苓、山药、薏苡仁、诃子肉等,以健脾益气,涩肠止泻。

胆囊炎为临床常见病、多发病,根据发病急缓可分为急性胆囊炎和慢性胆囊炎,根据胆囊内有无结石分为结石性胆囊炎和非结石性胆囊炎,结石性胆囊炎占绝大多数。中医将胆囊炎归属于"胆胀""胁痛"范畴,通过辨证给予中药内服及配合耳穴压豆、刮痧、中药外敷等治疗,在缓解症状、减少胆囊炎复发方面有良好疗效,而情志疏导、饮食起居生活调摄、适当锻炼等在预防胆囊炎发作和胆囊炎治疗过程中起到重要作用。

四、验案撷英

案例一:胆胀–肝郁气滞证

患者:柴某某,女,56 岁。

初诊:2012 年 9 月 25 日。

主诉:间断右胁胀闷不适 8 个月。

现病史:患者近 8 个月间断右胁胀闷不适,在当地医院断续治疗,效果一般。

现在症:右胁胀闷不适,有气上冲顶感,气上冲时咽部不适,耳内胀闷,纳可,睡眠一般,二便调。舌质淡红,边有齿痕,苔黄腻,舌下络脉显露,脉沉弦。

既往史:无特殊。

个人史:无特殊。

辅助检查:心理测试提示可能有焦虑,中度抑郁;C13 呼气试验提示幽门螺杆菌(HP)阳性,DOB 值 19.8;彩超提示胆囊壁毛糙。

诊断:中医诊断为胆胀–肝郁气滞证,西医诊断为慢性胆囊炎、HP 相关性胃炎、焦虑抑郁状态。

治法:疏肝解郁,祛湿化瘀。

方药:加味柴胡四逆散加减。柴胡 10 g,白芍 15 g,枳壳 10 g,黄芩 10 g,党参 15 g,半夏 30 g,郁金 15 g,佩兰 15 g,白及 15 g,三七粉 3 g(冲剂),海螵蛸 30 g,煅瓦楞子 30 g,焦三仙各 15 g,鸡内金 10 g,刀豆子 30 g,柿蒂 30 g,川楝子 6 g,延胡索 15 g。7 剂,水煎服,每日 1 剂,分早晚两次温服。

二诊:2012 年 10 月 3 日。右胁胀闷不适好转,已无气上冲感,耳内胀闷消失,微感胃纳欠佳,睡眠可,二便调。舌质淡红,苔薄腻,脉弦。

上方去川楝子、延胡索、三七粉,加白术 30 g、茯苓 30 g 以健脾化湿,10 剂,水煎服,每日 1 剂。

三诊:2012 年 10 月 13 日。诸症悉除,调以参苓白术散 7 剂,水煎服,每日 1 剂巩固治疗。嘱平时调畅情志,间断服用逍遥丸、参苓白术散调理。

按语:肝为将军之官,性喜条达而恶抑郁,足厥阴肝经"属肝,络胆,上贯膈,布胁肋,循喉咙之后……与督脉会与巅",故肝气不舒,横逆上犯,则胁胀,气上冲顶感,咽部不适;足少阳胆经"其支者,从耳后如耳中,别走耳前",故见耳内胀闷;气为血之帅,气行则血行,气滞则血瘀,气滞日久,血行瘀滞,则舌下络脉显露,脉见弦象。综上,辨为肝郁气滞,兼有血瘀。方中柴胡配白芍散敛相合,柴胡配黄芩升降相因,半夏配黄芩辛开苦降,枳壳配白芍气血两调,诸药相和,使肝郁得解,脾运得健。气滞血瘀,湿停化热,故加金铃子散、三七等行气化瘀,泄热止痛;气滞食停,加焦三仙、鸡内金、佩兰、郁金以消食化痰,加海螵蛸、煅瓦楞子制酸止痛。二诊肝气已舒,脾胃需健,故减去川楝子、延胡索、三七粉,加白术、茯苓以健脾化湿,诸症好转后再以参苓白术散健脾化湿收功。全方紧扣病机,标本兼顾,随症加减,选药精当,故 3 次尽收全效。

加味柴胡四逆散为赵文霞教授临床经验方,基本组成为醋柴胡 6 g,炒白芍 15 g,炒枳壳 10 g,黄芩 10 g,党参 15 g,清半夏 15 g,焦三仙各 15 g,鸡内金 10 g。

案例二:胆胀-肝气郁结兼湿热内蕴证

患者:刘某某,男,58 岁。

初诊:2014 年 10 月 13 日。

主诉:两胁胀闷疼痛 1 年余,加重 2 个月。

现病史:患者 1 年前因情绪刺激渐出现两胁胀闷、疼痛不适,近 2 个月来又因情志不和而疼痛加重,于社区医院给予输液消炎治疗(具体不详),效差。

现在症:两胁胀闷疼痛不适,痛甚及腹,手足易出汗,纳可,失眠烦躁,大便 1 次/d,不成形,小便黄少。舌质红,胖大,边有齿痕,苔薄黄,脉沉细。

既往史:发现左肾结石 5 年。

个人史:饮酒 30 余年,每日 2~5 两。

辅助检查:彩超提示胆囊壁毛糙,肝囊肿,左肾结石,前列腺体积稍大。

诊断:中医诊断为胆胀-肝气郁结兼湿热内蕴证,西医诊断为慢性胆囊炎、肝囊肿、左肾结石。

治法:疏肝解郁,利胆清热。

方药:丹栀逍遥散加减。丹皮 15 g,炒栀子 10 g,炒当归 6 g,炒白芍 15 g,醋柴胡 10 g,茯苓 15 g,炒白术 30 g,薄荷 10 g,延胡索 15 g,郁金 15 g,炒枳壳 10 g,黄芩 10 g,川楝子 10 g,茵陈 15 g,金钱草 15 g,海金沙 15 g,鸡内金 10 g,焦三仙各 15 g。10 剂,水煎服,每日 1 剂。嘱患者戒酒,饮食清淡,忌肥甘厚味及辛辣之品。

二诊:2014 年 10 月 24 日。诉药后胁痛明显减轻,胃脘不适,纳减,睡眠可,小便可,大便溏,2~3 次/d,舌质淡红,苔薄黄,脉弦细。上方减去丹皮、炒栀子,加炒山药 30 g、海螵蛸 30 g、煅瓦楞子 30 g,10 剂,水煎服,每日 1 剂,分早晚两次温服。

三诊:2014 年 11 月 3 日。诸症消失。上方减延胡索、川楝子,加钩藤 3 g,继服 7 剂,水煎服,每日 1 剂。随症化裁调理 2 个月余,复查彩超提示肝囊肿,前列腺体积稍大。余无异常。

按语:本案以两胁胀闷疼痛为主苦,伴见手足易出汗,失眠烦躁,大便不成形,小便黄少,舌质红,舌体胖大,边有齿痕,苔薄黄,脉沉细,辨证属"胆胀"范畴,符合肝气郁滞、湿热内蕴之证。治以疏肝解郁,利胆清热。丹栀逍遥散由逍遥散加丹皮、炒栀子组成。逍遥散出自《太平惠民和剂局方》,肝脾同治,气血兼顾,体用并调,是治疗肝郁脾虚名方,但清热之力稍弱。该患者失眠烦躁,小便黄少,有肝郁化火,热扰心神之象,故加丹皮、炒栀子既疏肝健脾,又清解郁热;加金铃子散疏肝泄热,活血止痛;湿热内蕴,加茵陈、黄芩、金钱草、海金沙清利湿热;肝气郁滞,胆腑失和,加之中焦湿热熏蒸,胆内精汁熬蒸易凝结成石,方中金钱草、海金沙、郁金、鸡内金共成四金汤,乃治疗结石常用方,赵文霞教授用于本案,一是清热利湿通淋排石,为肾结石而来,二是取其清热利湿,行气解郁之功,使邪有出路,预防胆结石形成,同时嘱患者戒酒,清淡饮食,忌肥甘厚味及辛辣之品,使脾胃健运,湿热不生,也是寓"见肝知脾"之意。药后症减,胃脘不适,纳减,便溏,有苦寒伤阳之虞,即酌减清热之品,注意健脾和胃,顾护胃气。随症治疗,获效满意。

本案患者有两个特点,其一有长期饮酒史,中焦湿热蕴郁,其二起病于情志失调,肝气不舒。临证要兼顾这两点。

案例三:胆胀-脾胃气虚证

患者:孟某某,女,39岁。

初诊:2017年4月10日。

主诉:纳差3年余,伴右上腹隐痛不适2个月。

现病史:患者3年多前因服用苦瓜汁出现泄泻,迁延不愈,渐至纳差,曾至我院就诊,查C13呼气试验提示幽门螺杆菌阴性,上消化道造影提示浅表性胃炎。给予治疗胃炎中药口服,效欠佳。近2个月出现右侧上腹隐痛不适、嗳气,故来诊。

现在症:右上腹隐痛不适,食欲缺乏,不知饥,伴恶心,嗳气,口淡无味,口涎多,夜晚尤甚,睡眠一般,倦怠乏力,四肢沉重。平素易急躁,眼干涩,视力无影响,大便不成形,夹杂未消化食物,1～2次/d,近日小便有排尿不畅感,无尿痛尿急。舌质暗红,边尖点刺,苔薄黄,舌下络脉稍迂曲,脉沉细。

既往史:发现乳腺增生10年;反复尿路感染史;月经量少有血块。

个人史:无特殊。

辅助检查:2016年3月于本院查上消化道造影提示浅表性胃炎;2017年2月本院彩超提示胆囊壁毛糙、胆囊结石(多发,较大者7 mm×5 mm)、肝内钙化灶、肾脏未见明显异常。

诊断:中医诊断为胆胀-脾胃气虚证,西医诊断为慢性胆囊炎、胆囊结石、浅表性胃炎。

治法:健脾和胃,祛湿通络。

方药:生黄芪15 g,太子参15 g,陈皮15 g,玉竹15 g,石斛15 g,姜竹茹15 g,生白术15 g,枳壳10 g,钩藤3 g,枸杞子15 g,菊花15 g,丹参15 g,佛手15 g,甘松10 g,焦三仙各15 g,鸡内金10 g,黄精15 g,水蛭6 g。颗粒剂9剂,水冲服,每日1剂。

二诊:2017年4月19日。诉服药后食欲改善,饮食不注意进食稍多时则消化不良,口干,时觉舌发热,眼屎多,眼稍干,大便头干,有解不尽感,1次/d,小便正常,舌质暗红,舌边有黑斑,苔薄黄,舌下络脉稍迂曲,脉沉细。上方去姜竹茹,加茵陈15 g、郁金15 g,9剂颗粒剂,水冲服,每日1剂。

三诊:2017年4月28日。右上腹隐痛不适减轻,眼干涩,无口干口苦,纳眠转佳,大便 1 次/d,初头稍干,小便正常,舌脉基本同前。中药守上方去玉竹、石斛、姜竹茹、黄精,加金钱草 15 g、海金沙 15 g,9 剂,颗粒剂,每日1 剂,水冲服。

四诊:右上腹隐痛不适等症已完全消失,复查彩超提示胆囊多发结石(较大者 4 mm×2 mm)。继续治疗 2 月余,复查彩超未见胆囊结石。嘱规律进食,避免生冷、油腻及辛辣刺激,间断香砂养胃丸善后调理。

按语:赵文霞教授认为,胆囊炎的发生与饮食关系密切。该患者正是食用苦瓜汁后损伤脾胃,久之土壅木郁,气机受阻,致肝胆疏泄不畅,肝气失和,胆气失于通降,出现右上腹隐痛、食欲缺乏、恶心、嗳气等症。饮食不慎损伤中阳,脾失健运,胃失受纳腐熟,故纳差,口淡无味,口涎多,腹泻或大便不成形,或夹不消化食物。脾胃为后天之本,后天失养,气阴两虚,气虚则倦怠乏力,四肢沉重;阴虚肝热则易急躁,眼干涩,睡眠欠佳。久病入络,故见诸症入夜尤甚,舌脉及月经量少有血块亦为瘀血内阻之象。故初诊以黄芪甘温补中益气,配伍太子参、白术、黄精补气健脾,加玉竹、石斛生津养胃,姜竹茹和胃止呕,陈皮、枳壳理气和胃,使补而不滞;枸杞子、菊花滋补肝肾,清肝明目,少量钩藤平肝清热,佛手、甘松疏肝理气,丹参、水蛭活血通络,焦三仙、鸡内金消食化积,改善食欲,全方共奏健脾和胃、养阴清肝、活血通络之功。二诊时脾胃功能已复尚弱,肝经郁热稍减,瘀血阻络征象仍存,故加茵陈、郁金清肝经郁热,理气活血。三诊后脾运已健,胃气已和,因去玉竹、石斛、姜竹茹、黄精,加金钱草、海金沙以加强清热利湿,利胆排石之力。

本案的治疗,必以健脾益气、和胃生津、养阴通络为先,待脾胃纳化功能恢复,逐渐加用利胆清热排石之品,只可缓缓图功,不可性急早投苦寒而重伤脾阳,瘥后再以香砂养胃丸调理以善后,避免病情反复。

第十节　胆石症

胆石症(cholelithiasis)又叫胆结石(gallstones),是指胆道系统包括胆囊和胆管内(又分肝内和肝外胆管)发生结石的一类疾病。主要是由于各种原因导致的胆汁淤积、胆道感染或胆固醇代谢失调引起,与饮食习惯、情绪、地域环境、水质、遗传等因素也有关,是临床常见病、多发病。随着社会进步、人们生活水平提高,饮食结构发生了变化,以及人口老龄化的发生,本病的发病率呈逐年上升趋势。资料显示,我国胆囊结石发病率随年龄增长而升高,女性发病率高于男性,发病高峰为 50 岁以后。由于结石对胆囊黏膜的刺激,胆石症常合并有胆囊炎,长期的慢性刺激还有发生癌变的风险。胆石症多无明显症状,或仅有轻度的右上腹不适、胁胀、隐痛、嗳气、纳差、腹胀等症状;如果有结石梗阻、嵌顿,则会出现上腹部剧烈疼痛、恶心呕吐、黄疸、发热寒战等症状,严重者可出现休克。查体可见右上腹压痛、叩击痛,有时可扪及肿大的胆囊。

根据结石所在的位置不同,可分为胆囊结石、肝外胆管结石和肝内胆管结石;根据结石形态不同,可分为单发或多发颗粒状结石和泥沙样结石;根据结石的化学成分不同,可分为胆固醇结石、胆色素性结石、混合性结石、胱氨酸结石、碳酸钙结石、磷酸钙结石以及棕榈酸钙结石等,其中以胆固醇结石、胆色素结石、混合性结石较为常见。有研究显示中国人群中胆固醇结石占多数,但另有研究显示,在国内混合性色素泥沙样结石多于胆固醇性结石,这可能与所调查人群地域、年龄分布等不同有关。

影像学检查可以帮助诊断结石的位置、数量、大小、形态、组成成分等,进而协助判断结石的性质,指导临床治疗方案的制定,常用的影像学检查有彩超、CT、MRCP 等,其中彩超应用最为广泛。彩超下胆结石显示强回声光团,其后伴声影,如果光团比较明亮,多提示为钙盐结石,而胆固醇结石不如钙盐结石的强回声光团亮。需要注意的是,胆固醇结石常常在彩超下可见而 X 射线、CT 检查却不易显影。泥沙样结石为小的颗粒沉积,多为胆色素沉积或胆固醇成分沉积,彩超下有一定的流动性。另外胆囊收缩功能检查有助于胆石症的疗效观察和预后判断,在胆结石治疗过程中有着重要作用。

现代医学治疗胆石症主要有消炎、解痉止痛、溶石、排石、碎石以及手术等方法,以手术治疗为主,包括胆囊切除术、腔镜微创手术,根据具体病情选用适当的手术方式,但均有一定的局限性和手术风险,并存在术后残石、结石复发等问题。中医药治疗在预防胆结石形成、改善临床症状、减少术后并发症和降低结石复发率等方面具有显著优势,现代药理研究证实中药通过改善胆道动力学和减少致石性胆汁成分来发挥作用。

中医并无"胆石症"病名,根据其临床表现,符合《素问·缪刺论篇第六十三》"邪客于足少阳之络,令人胁痛不得息"、《素问·胀论第三十五》"胆胀者,胁下痛胀,口中苦,善太息"等经典描述,现代中医将之归属于"胁痛""胆胀""腹痛""结胸"等范畴。因胆石症与胆囊炎病位相同,症状类似,又常相互伴随,其中医归属也相似。为更明确辨病辨证,赵文霞教授将胆石症归属于"胆石"范畴,如果合并急性感染或梗阻,临床表现为腹痛或右胁下剧烈疼痛、发热或身目黄染等,也可参考"胁痛""腹痛""黄疸""胆胀"等辨证治疗。

一、赵文霞教授对胆石症病因病机认识

赵文霞教授认为胆石症病因多样,病发多端,病机复杂,与情志失调、饮食不节、外感湿热毒邪、虫积等有关,以情志和饮食因素尤为重要,与肝和脾胃关系密切,病机责之气滞和湿热。胆石阻滞,胆道不通,不通则痛,出现胁痛、胁胀;肝气郁滞不舒,可见情绪不稳,易怒,常因生气诱发或加重;肝郁化火,热扰心神,可见心烦急躁、口苦口干、失眠多梦;气为血之帅,气滞则血行不畅,出现血瘀症状,见胁肋刺痛、口唇发绀、舌质紫暗等;胆气不降,胆腑不清,湿热内蕴,可见胁胀胁痛、口苦口粘、呕恶纳呆等;胆汁疏泄受阻,不循常道,外溢肌肤,可见身目发黄、小便黄等。

(一)胆石症病位在胆,与肝和脾胃关系密切

1. 与肝的关系 胆与肝一腑一脏,一表一里,通过经脉相互络属,生理上互相配合,病理上相互影响。贮藏和排泄胆汁是胆腑的主要生理功能,胆汁的分泌和排泄有赖于肝主疏泄功能的控制和调节,《东医宝鉴》云:"肝之余气,溢入于胆,聚而成精。"肝气失于条达舒畅,可致胆道不利,胆汁的排泄受到影响,胆内精汁郁积,日久化热凝结成石;同时,胆石内阻,胆汁排泄不畅,也可影响肝气的条达舒畅,进而更进一步影响胆汁的正常分泌和排泄。

2. 与脾胃的关系 五行关系上,肝胆属木,脾胃属土,"木能疏土"。《医医病书·小便论》云:"胆无出路,借小肠以为出路。"肝胆气机调畅,胆汁有序泄入小肠,协助脾胃对饮食物的消化,脾升胃降功能正常,中焦气机和畅,则肝胆气机条达,胆汁疏泄有序,"木得土则达";反之,如脾胃功能受损,升降运化失司,则湿热痰浊内生,进而影响肝胆疏泄,胆内精汁凝结,日久成石。

(二)气滞和湿热是胆石症发生的基本病机

胆形态中空,贮存和排泄胆汁,帮助食物消化,其形态特征与六腑相似,属腑;其所藏胆汁由肝之余气所化生。《灵枢·本输第二》云"胆者,中精

之腑"，《备急千金要方·胆腑脉证第一》云"胆者，中清之腑也"，《难经·三十五难》云"胆者，清净之腑也"，《难经·四十二难》曰胆"盛精汁三合"，皆言胆所藏为清纯、清净的精汁，是精微物质，功能似五脏"藏精"，故又称奇恒之腑。这样的形态特征和生理功能，决定了胆气需常保持通降畅达，胆腑需常维持清净精纯。无论外感、内伤等原因导致肝胆疏泄失常，胆气失于通降，胆腑失于中清，均可致胆汁浑浊郁积，湿热内生，蕴郁日久，结而成石，阻塞胆道。气滞和湿热是胆石症发生的基本病机。

1. 情志失调　赵文霞教授指出，社会进步给人们带来富足、便利的同时，也带来了更多的生活和工作压力，长期的精神压力会导致情志失调，出现抑郁、焦虑等情志疾病。肝主情志，"喜条达而恶抑郁"，情志与肝的关系最为密切，情志失调会影响肝气的条达舒畅，进而影响胆汁的生成和排泄，胆汁郁积，失其精纯、清净，化湿生热，湿热不泄，蕴郁日久，结而成石。

2. 饮食不节　饮食不节包括饮食没有节律和饮食没有节制。没有节律体现在不能按时一日三餐，早一顿晚一顿，没有规律，使得胆囊的收缩也没有规律，疏泄失序，久之影响胆囊功能，胆气通降失常。尤其不吃早餐，胆汁郁久不泄，胆道淤阻，化湿生热，胆汁煎熬成石。饮食没有节制体现在对食物的恣食嗜食、惘然不顾，如恣食生冷或暴饮暴食，"饮食自倍，脾胃乃伤"，脾胃运化失常，痰湿内生，郁而化热；或嗜食肥甘厚味、饮酒等，酿生湿热，阻碍中焦气机，进而影响肝胆疏泄，胆内精汁淤塞热蒸，久而凝结成石。按时进餐，荤素搭配，避免全素食，适当脂餐，对维持胆囊的正常收缩、胆汁节律排泄、预防胆石症有着非常重要的意义。

3. 外感湿热邪毒　素体不强，易受外邪，湿热邪毒乘虚而入，蕴郁肝胆，肝气疏泄受阻，胆汁分泌排泄失常；或本为湿热体质，感受外邪，易入里化热，湿热蕴郁，气机不畅，肝胆疏泄失常，胆气不降，胆汁受热黏滞，久而成石。

4. 虫积　包括肠道蛔虫及肠道微生物。肠道蛔虫扰动，进入胆道，逆乱气机，阻塞胆道，胆气通降失常，胆腑失去清净精纯，酿生湿热毒邪。随着社会进步，卫生条件提高，蛔虫寄生及相关疾病已逐渐减少。肠道微生物主要是肠道内生存的数目庞大、种类繁多的细菌群落，也称肠道菌群，不同菌种之间相互依存，相互制约，维持动态平衡，保持健康的肠道微生态。肠道菌群是目前比较热门的话题，除了消化系统疾病外，许多慢性代谢性疾病如肥胖、糖尿病、高脂血症、高血压等以及一些过敏性疾病、阿尔茨海默病、自闭症、抑郁症等也都被证实与肠道菌群失调有关。在胆石症相关研究发现,肠道菌群失调,影响胆汁酸的肝肠循环和胆固醇的代谢,与胆结石尤其是胆囊胆固醇结石的形成密切相关。赵文霞教授认为,饮食不节、滥用抗生素等是引起肠道菌群失调、微生态失衡的主要原因,中医而言仍与饮食、药物等损伤脾胃有关,脾胃受损,不能运化水谷精微,气血生化乏源,引起肠道菌群失调;脾失健运,水湿停滞,湿郁化热,形成湿热,更阻碍脾胃气机升降,进而影响肝胆疏泄,胆腑不精,胆气失降,胆汁受湿热熏蒸日久成石。有学者基于多种疾病湿热证候的病理表现均与肠道菌群存在一定相关性,且湿热蕴结是胆石症常见的发病基础和病理表现,提出"肠道菌群可能通过影响胆固醇-胆汁酸代谢相关分子的表达导致胆石症湿热证的发生"并进行了中医辨证论治相关研究,进一步论证肠道菌群、湿热与胆石症存在密切关系。

二、诊治特色

(一)执简驭繁,方随证出

赵文霞教授根据本病的病因病机,将胆石症归于两大临床常见证型,即肝郁气滞证和湿热蕴结证,再根据兼证主次缓急不同,辨证选用适当方剂加减,可谓执简驭繁,方随证出,便于掌握和应用,临床辨证施治也更为灵活。

肝郁气滞证主要症状:右胁或右上腹胀痛,生气诱发或加重,胸闷,嗳气,恶心呕吐,舌苔薄白或薄黄,脉弦或弦数等。治宜疏肝理气,利胆排石。方药以加味柴胡四逆散为主;若兼气郁化热者,以丹栀逍遥散为主;兼有阳明热盛,腑热明显者,以大柴胡汤为主;兼气滞血瘀者,以膈下逐瘀汤为主。湿热蕴结证主要症状:右胁下或右上腹胀满疼痛,胸闷脘痞,恶心,纳差,或身目黄染,尿黄,便秘或黏滞不爽,舌苔黄腻,脉弦或滑数等。治宜清热化湿,利胆排石。方药以龙胆泻肝汤加减;若湿热黄疸为主,以茵陈蒿汤为主加减。各型再辨证加用四金汤清热利湿,行气解郁,化石排石。四金汤由金钱草、海金沙、郁金、鸡内金四种名字里带"金"字的药物组成,其中金钱草、海金沙清热利湿、通淋排石,鸡内金健胃化积消石,郁金行气活血止痛。四药合用,善消湿热蕴结所致中、下焦结石,包括胆结石、肾结石。

(二)大小位置,治不相同

结合结石的大小、成分、所在位置不同和胆囊收缩功能情况,采用相应的治疗方案。①以结石大小来说。正常胆囊管口内径 3~5 mm,胆总管内径

6~8 mm,一般不超过 10 mm。位于胆囊内的结石,外径应小于 5 mm,位于胆管的结石,外径应小于 10 mm,或呈泥沙样,才能采取排石的方法,如果结石直径超过 10 mm,则应以药物溶石、化石为主,结石缩小后再行排石,不宜强行排石,以免造成胆管损伤。②从结石成分来说。若是胆固醇结石,可配合口服熊去氧胆酸,增加胆汁酸的分泌而增强溶石排石的效果;若是其他成分类型如胆红素结石、钙盐结石等,则口服熊去氧胆酸基本无效。③从结石部位来说。胆囊内结石,如果位于胆囊底部,可选用药物溶石、化石;如果位于胆囊颈部,则可配合排石方法促进结石排出。胆管结石包括肝内胆管结石和肝外胆管结石,可根据结石大小选择排石治疗或手术。若结石较大较多,或药物治疗效果不好,或发生结石嵌顿,出现急性梗阻、急性胆囊炎、急性胆管炎、急性胰腺炎等急危重症时,建议选择外科手术治疗。④从胆囊收缩功能来说。胆囊收缩功能在胆石症治疗方案的选择、疗效判断和预后中起到重要作用。胆囊收缩功能检查具体方法是:先空腹状态下彩超测量胆囊的体积大小,做相应记录,然后进食高脂饮食,一般是油煎鸡蛋 2 个,60 min 后再次测量胆囊体积大小,如果胆囊较空腹时缩小,收缩率 80% 以上,提示胆囊收缩功能良好,60%~79% 提示胆囊收缩功能减弱,40%~59% 为明显减弱,40% 以下提示胆囊收缩功能差。若胆囊收缩功能良好,提示治疗效果好,疗程短,预后佳;若胆囊收缩功能欠佳,则需先给予健运脾胃、疏利肝胆等药物治疗,逐步改善胆囊收缩功能,再行利胆排石,疗程相对延长。同时根据胆囊收缩功能监测,便于观察治疗效果,随时调整治疗方案。

(三)中医特色,灵活应用

除药物治疗外,赵文霞教授治疗胆石症常配合中医特色疗法,调整肝胆气机,改善胆囊收缩功能,促进胆汁排泄和化石排石,能增强疗效,缩短疗程,无毒副作用,且简便验廉,便于操作。①耳穴压豆。辨证选用耳穴,以王不留行籽贴于相应穴位处,一般选取胆囊、肝、脾、胃、肠等相关的耳穴反应点,每日三餐后按压、揉捏,产生酸、麻、胀、痛等刺激感应,轻重以能耐受为度,每次按压 20~30 下。每次取单侧耳穴,两耳交替进行,每周更换 1 次,10 次为一疗程。②针刺。辨证选用胆经、脾经等相关穴位,给予针刺补泻治疗,每日或隔日 1 次,10 次一疗程。也可在相应穴位埋线,起到持续刺激经络、调整气机升降、促进胆囊收缩的作用。③刮痧。以刮痧板蘸刮痧油或其他润滑剂,在体表特定部位或按经络巡行路线,采取相应补泻手法进行刮拭治疗,根据病情隔日1次或3d1次,3次为一疗程。④中药外敷。对于伴急性胆囊炎症者,可中药外敷以清热化瘀、止痛消炎,辨证选用清热利湿、凉血解毒等中药,研细末,以醋、蜂蜜调成糊状,或用中成药如意金黄膏,敷于胆区,以纱布覆盖,胶布固定,每次贴敷4~6h,每日2次,7d为一疗程。注意药膏要有一定厚度才可有效,3~5mm为宜,另外注意皮肤局部有破损或对药物过敏者忌用。其他还有脐针、腹针等疗法,依据辨证灵活选用,收效良好。

(四)生活调摄,药食配合

赵文霞教授治疗胆石症,非常重视生活调摄,预防重于治疗。①强调定时进餐、清淡为主。一日三餐要规律,按时进食,避免不吃早餐,避免饥饱无常、暴饮暴食,还要避免纯素食。饮食宜清淡、低脂,避免高脂油腻,比如动物内脏、肥肉、蛋黄、巧克力、鱼卵、油炸油煎食物等;避免辛辣刺激,比如酒、烟、咖啡、辣椒、麻辣烫、烧烤等;宜多吃富含维生素和纤维素食物,比如新鲜蔬菜、水果、谷物粗粮。研究显示,香蕉、南瓜、黑木耳、核桃仁、鸡内金等不仅能保持大便通畅,促进胆汁排泄,还有溶石、排石功效。②调畅情志,按时作息。现代人生活压力大,精神紧张,看电脑玩手机多,运动少,长期熬夜,作息不规律,都是胆石症发生的重要因素。建议胆石症患者适当户外运动,肥胖超重者要减轻体重,释放压力,放松情绪,生活上按时规律作息,避免熬夜。③脂肪餐疗法。脂肪餐可以用作胆囊收缩功能检查,也可以作为胆石症防治的一种辅助方法。在排除结石嵌顿风险条件下,根据具体情况,指导患者2~3d进食1次高脂餐,以增加胆囊收缩,促进胆汁分泌和排泄,利于结石随胆汁排出。另外,在胆石症的治疗过程中,彩超监测结石的大小、位置,选择合适的排石时机,指导患者配合脂肪餐,促进结石的顺利排出。

三、辨证施治

(一)肝郁气滞证

症状:右胁或右上腹胀痛,严重时痛彻肩背,生气诱发或加重,胸闷,嗳气,恶心欲呕,舌苔薄白或薄黄,舌边可见白涎,脉弦或弦数。

治则:疏肝理气,利胆排石。

方药:加味柴胡四逆散合四金汤加减。

组成：醋柴胡、炒白芍、炒枳壳、黄芩、党参、清半夏、焦三仙、鸡内金、金钱草、海金沙、郁金。

方解：方中醋柴胡为君，疏肝解郁，透泄少阳；白芍养血敛阴，柔肝止痛，配柴胡使疏而不燥，黄芩清热燥湿，降泄里热，配柴胡一升一降，和解少阳，共为臣药；炒枳壳理气宽胸、行滞消胀，半夏降逆和胃、燥湿化痰，为佐；"见肝之病，知肝传脾，当先实脾"，以党参、焦三仙、鸡内金补脾益气、消食和胃，顾护脾胃，共为使药。四金汤由金钱草、海金沙、郁金、鸡内金组成，金钱草、海金沙清热利湿、利胆排石；鸡内金化石消积；郁金疏肝解郁、行气活血。诸药配伍，共奏疏肝理气、利胆排石之功，而无伤阴碍胃之虞。

加减：兼气郁化热，伴心烦失眠、急躁易怒，口干苦，小便黄，舌红苔薄黄，脉弦数等，加丹皮、炒栀子、黄连、钩藤（后下）等清肝泻火、养阴除烦，或以丹栀逍遥散为主加减；兼阳明热结，伴烦躁，往来寒热，腹满腹痛，大便秘结，舌红苔黄，脉弦而有力者，加大黄、枳实、厚朴通腑泻热，或以大柴胡汤为主加减。兼气滞血瘀，伴面暗、唇舌发绀，脉弦涩或细涩者，加延胡索、香附、当归等理气止痛，活血化瘀，或以膈下逐瘀汤为主加减；伴身目黄染，黄色鲜明者，加茵陈、栀子清热利湿退黄；伴口燥咽干、舌红少津者，加玄参、天花粉滋阴清热。

（二）湿热蕴结证

症状：右胁下或右上腹胀满疼痛，据按，痛引肩背，胸闷脘痞，恶心、呕吐，纳差，渴不欲饮，不思饮食，或身目黄染，尿黄，大便秘结或黏滞不爽，舌苔黄腻，脉弦或滑数。

治则：清热利湿，利胆排石。

方药：龙胆泻肝汤合四金汤加减。

组成：龙胆草、黄芩、炒栀子、泽泻、木通、车前子、炒当归、生地、柴胡、炙甘草、金钱草、海金沙、郁金、鸡内金。

方解：方中龙胆草苦寒泻热，清肝利胆为君；黄芩、炒栀子清热燥湿，泻火除烦；木通、泽泻、车前子、金钱草、海金沙清热利湿，导湿热下行；鸡内金化石消积，柴胡、郁金行气解郁，引药归肝经；炒当归、生地养血滋阴，以养肝阴；炙甘草缓急止痛。诸药配合，泻肝胆实火，清肝经湿热，利胆排石，使邪去而不伤正。

加减：若湿热困脾，见脘腹胀满，食欲缺乏，口苦口黏，身重倦怠等，酌加陈皮、厚朴、茯苓、石菖蒲等行气除满,化湿醒脾;若肝火犯胃,见胃脘灼痛、烧心、反酸、呕吐等,可加黄连、吴茱萸清肝泻火,降逆止呕;若湿热蕴郁,胆液外溢,身黄、目黄、小便黄,黄色鲜明如橘色,可加茵陈、大黄、虎杖清热化湿退黄,或以茵陈蒿汤为主加减;若兼热结阳明,伴见大便秘结,腹痛腹胀,发热烦渴等,酌可加大黄、厚朴、枳实、芒硝等通腑泻热。

胆石症为临床常见病多发病,且发病率呈逐年上升趋势,与膳食结构、饮食习惯、精神情志,以及性别、年龄、遗传等因素有关。多数胆石症无明显临床症状,也会有急性胆囊炎、急性胆源性胰腺炎、急性化脓性胆管炎、Mirizzi 综合征、结石性肠梗阻、胆囊癌等急危重并发症。赵文霞教授将本病中医归于"胆石"范畴,分属肝郁气滞和湿热蕴结两大临床常见证型,再根据兼证主次缓急不同,辨证选用适当中药方剂加减治疗,或配合中医非药物疗法,临床疗效显著。强调饮食、情志因素与胆石症密切相关,三餐定时,清淡为主,间断脂肪餐,饭后适当活动,调畅情志,稳定的情绪,是维持脾胃运化、肝胆疏泄、胆腑清净、胆气通降正常的保证,在维持胆汁的正常分泌排泄及预防胆石、防止胆石症复发方面起到重要作用。

四、验案撷英

案例一:胆石-湿热蕴结证

患者:张某某,女,68 岁。

初诊:2021 年 1 月 27 日。

主诉:发现胆囊结石 10 余年。

现病史:患者 10 年前体检发现胆囊结石,未进行系统治疗,间断服用利胆片及中药,效不详。

现在症:自觉胃脘部灼热,偶尔胆囊区有不适感,夜间睡觉时头部热胀感,左耳鸣明显,咽中有稠痰,口苦、口干、纳可,睡眠差,因耳鸣明显无法入睡,大便干结,1~2 次/d,小便黄。舌质红,苔厚腻稍黄,舌下络脉增宽。

既往史:发现高脂血症 10 余天,服用药物 1 周(具体药物不详),否认其他病史。

个人史:52 岁停经。体重 60 kg,身高 158 cm。

辅助检查:2021 年 1 月 3 日于某县医院查彩超提示脂肪肝、胆囊结石(32 mm×17 mm)、胆囊大小(42 mm×23 mm)。

诊断:中医诊断胆石,湿热蕴结。西医诊断胆囊结石。

治法:清肝利胆,化湿排石。

方药:龙胆泻肝汤方加减。龙胆草15 g,炒栀子15 g,黄芩15 g,生地15 g,泽泻30 g,郁金15 g,蝉蜕10 g,夏枯草15 g,钩藤10 g,川牛膝15 g,丹参15 g,白僵蚕15 g,白芷15 g,川芎15 g,谷精草30 g,青葙子30 g,决明子10 g,炒麦芽15 g,4剂,水煎服,每日1剂,分早晚两次,饭后1 h温服。嘱清淡、规律饮食,避免生冷油腻。

二诊:2021年2月1日。诉服药后效好,现仍耳鸣,余无不适,纳可,睡眠一般,难以入睡,二便调,舌淡红,苔白腻,舌下络脉增粗延长,脉弦细。复查彩超提示轻度脂肪肝、胆囊结石(胆囊大小65 mm×17 mm,结石26 mm×16 mm,胆总管内径4 mm),门脉内径12 mm,流速23 cm/s,左支8 mm,右支7 mm。中药守上方继服7剂。

三诊:2021年2月8日。胃脘部灼热感、头部热胀感等均减轻,纳减,睡眠好转,舌淡红,苔白略腻,舌下络脉增粗、延长,脉弦细。上方去白芷,龙胆草、黄芩减为10 g,加金钱草30 g、郁金15 g、海金沙30 g、鸡内金10 g,14剂,水煎服,每日1剂,早晚饭后温服。

四诊:2021年2月22日。诸症好转,胃纳欠佳,睡眠可,大便不成形,1次/d,舌淡红,苔白腻,舌下络脉增粗,脉细。上方去黄芩、蝉蜕、白僵蚕,加茯苓15 g、炒白术15 g、炒山药15 g,继服14剂,水煎服,每日1剂。

依方加减调理3个月余,复查彩超提示胆囊结石(9 mm×6 mm),胆囊大小(45 mm×21 mm)。

按语:赵文霞教授认为,胆石症中医属"胆石"范畴,与肝关系密切。本案患者肝火素旺,肝气失于条达舒畅,影响胆汁的分泌和排泄,胆内精汁郁积,久之湿热内蕴,凝结成石。肝经绕阴器,布胁肋,连目系,入巅顶;胆经布耳前,出耳中。肝胆湿热内蕴,故见右胁下不适,胃脘部灼热感,大便干,小便黄;实火上扰头面,故见头部热胀,口苦,口干,耳鸣;热扰心神,故见失眠;舌质红,苔厚腻稍黄,脉弦细均为肝胆实热之象。方选龙胆泻肝汤加减以泻肝胆实火,清肝胆湿热。方中龙胆草味苦性寒,专入肝胆,清泻肝胆实火为君;炒栀子、黄芩苦寒泻火为臣;佐以泽泻利湿、生地养阴,使邪去而不伤正;加夏枯草、钩藤、谷精草、青葙子、决明子清肝泻火,清利头目,蝉蜕、白僵蚕清肝经风热,化痰利咽;川牛膝凉血活血,引热下行;以炒麦芽代柴胡疏肝又可健脾;舌下络脉增粗延长,提示久病入络,瘀血阻滞,加郁金、白芷、丹参、川芎行气活血止痛。二诊、三诊获效后,加四金汤利胆排石。药后胃纳欠佳,大便不成形,逐减苦寒之品,加茯苓、炒白术、炒山药健运脾胃。辨证准确,紧扣病机,层次分明,治疗过程中注意顾护脾胃,补土疏木,并利于坚持剂药,终获良效。另外,赵文霞教授建议中药在饭后 1 h 左右服用,利于结石排出,效果较好。

案例二:胆石-肝郁气滞证

患者:刘某某,男,64 岁。

初诊:2020 年 7 月 7 日。

主诉:右胁胀痛 1 年余。

现病史:患者 1 年前生气后感右侧胁肋部胀痛,时轻时重,未诊治,后体检发现有胆囊结石,在郑州市某医院服用去氧胆酸、胆宁片、茴三硫片治疗,症状仍间断出现。

现在症:右胁部自觉发胀,饱食后胀感明显,嗳气,口干口苦,纳眠可,服上药后大便 2 次/d,质稀,小便调。舌质红,苔黄腻,舌底络脉延长增粗,脉弦数。

既往史:2010 年患轻度脑梗死,无明显后遗症。否认其他病史。

个人史:抽烟 40 余年;否认饮酒史。

辅助检查:2020 年 7 月 6 日于本院查彩超提示胆囊内中等回声,胆囊体积增大(90 mm×39 mm),脾脏下极低回声;肝功能、血常规提示均无异常。2020 年 7 月 6 日于本院查 CT 平扫提示肝内外胆管轻度扩张(胆总管直径约 5 mm),胆囊炎,胆囊多发结石,肝内弥漫性囊性病灶,考虑胆管错构瘤。

诊断:中医诊断为胆石-肝郁气滞证,西医诊断为胆囊多发结石、胆囊炎、胆管错构瘤。

治法:疏肝理气,利胆排石。

方药:加味柴胡四逆散合四金汤加减。柴胡 10 g,炒白芍 15 g,枳壳 15 g,黄芩 10 g,党参 15 g,清半夏 15 g,金钱草 30 g,郁金 15 g,海金沙 30 g,鸡内金 30 g,鸡骨草 30 g,茵陈 30 g,延胡索 15 g,川楝子 10 g,炙甘草 3 g,乌梅 20 g。15 剂,水煎服,每日 1 剂,早晚两次饭后温服。

配合耳穴压豆,于三餐后适度按压,每次不少于 20 下。

二诊:2020 年 7 月 22 日。服药 1 周后即觉右胁下胀感减轻,口干口苦好转,偶有反酸,腹胀,大便 1 次/d,成形,小便正常。舌淡红,苔薄黄,脉弦数。中药守方去乌梅,加厚朴 10 g、海螵蛸 15 g、煅瓦楞子 15 g,15 剂,水煎服,每日 1 剂。

继续配合耳穴压豆,每餐后适度按压,每次按压不少于 20 次。

三诊:2020 年 8 月 5 日。右胁下胀感已消失,食纳增,二便调。复查彩超:胆囊壁毛糙,胆囊大小(48 mm×26 mm),未见结石。要求继续服药巩固疗效,故予消石利胆胶囊口服,一次 3 粒,一日 3 次,连服 2 周。并嘱其调畅情志,避免生气,注意清淡饮食,多饮水,适当活动。

按语:本案以"生气后右侧胁肋部胀痛"为辨证要点。病机关键在于肝郁气滞。肝气郁而不舒,失于条达,进而影响脾的运化和胆的输泄。脾胃气机升降失常,故饱食后胀感明显,嗳气;脾失健运,水湿内停,郁久化热,湿热蕴蒸,见口干,舌红,苔薄黄等;少阳经气不利,胆道疏泄失职,胆汁郁积,胆腑不清,则口苦,症状时轻时重;胆汁蒸熬日久,凝结成石。治以加味柴胡四逆散合四金汤加减疏肝理气,利胆排石。方中柴胡、黄芩和解少阳,清泄肝胆;延胡索、川楝子佐柴胡疏肝理气并活血止痛;枳壳、清半夏和胃降逆,炒白芍缓肝止痛;四金合茵陈、鸡骨草清热利湿,利胆排石;乌梅味酸入肝,与炒白芍、炙甘草相伍,酸甘化阴,能养肝阴、疏肝气。现代药理研究显示,乌梅还有增加胆汁分泌,促进胆囊收缩和胆汁排泄的功效。全方配伍得当,方证相合,再配合耳穴压豆,穴位刺激,故 1 周即获显效,继续治疗,随症加减,胆石消失,再以疏肝利胆,行气止痛之消石利胆胶囊口服善后。耳穴压豆,三餐后自行按压,起到增加疗效、缩短疗程的效果,且方便易行,适合推广。调畅情志、合理饮食等健康宣教亦属必要。

案例三:胆石-气滞湿阻证

患者:张某,男,20 岁。

初诊:2020 年 7 月 1 日。

主诉:发现胆囊结石 6 d。

现病史:患者 6 d 前体检发现胆囊结石,当地服中药(药丸,具体不详)治疗不效。为进一步诊治,今来我院。

现在症:形体偏胖,夜间稍口干、口苦,纳眠可,二便可。舌质淡,舌体胖大,边有齿痕,苔白腻,舌下络脉增粗延长,脉弦滑。

既往史:否认其他病史。

个人史:形体偏胖,喜肥甘厚味,吸烟 3 年,平均每日 15 根;饮酒 5 年,平均 3 个月 1 次、1 次 3 两。

辅助检查:载脂蛋白 B 0.56 mmol/L。2020 年 7 月 2 日于河南中医药大学第一附属医院彩超查胆囊及胆道收缩功能提示胆囊泥沙样结石,胆囊收缩功能差。肝纤维化无创测定提示肝脂肪变 234%、肝硬度值处于 F0 期。2020 年 6 月 29 日查彩超提示肝内钙化灶,较大者 3 mm×2 mm;胆囊壁稍增厚;胆囊结石;胆囊息肉(较大者 4 mm×3 mm;另一大小 3 mm×2 mm)。

过敏史:头孢、布洛芬。

诊断:中医诊断为胆石-气滞湿阻证,西医诊断为胆囊泥沙样结石、脂肪肝(代偿性)、胆囊息肉。

治法:疏肝健脾,利胆排石。

方药:加味柴胡四逆散合四金汤加减。柴胡 10 g,炒白芍 15 g,枳壳 10 g,黄芩 10 g,党参 15 g,清半夏 30 g,金钱草 30 g,郁金 10 g,海金沙 30 g,鸡内金 20 g,薏苡仁 30 g,藿香 10 g,佩兰 10 g,厚朴 10 g,草果 10 g,炒莱菔子 15 g,鸡骨草 15 g,茵陈 15 g。15 剂,水煎服,每日 1 剂,分早晚两次饭后温服。

二诊:2020 年 7 月 17 日。夜间口干好转,仍口苦,余无不适。舌质淡,边有齿痕,苔白,脉弦滑。

中药守方去党参、藿香、佩兰、草果,加大黄 6 g、威灵仙 15 g,14 剂,水煎服,每日 1 剂,分早晚饭后温服。

三诊:2020 年 7 月 31 日。未诉明显不适,大便日 2 次,成形,舌质淡红,边有齿痕,苔薄腻,脉沉细。复查彩超:胆囊壁毛糙,胆囊息肉(较大者 3 mm×2 mm)。胆囊结石告愈。守方继服 7 剂巩固治疗。7 剂服完后以鸡内金粉每日 15 g,冲剂,连用 3 个月。

嘱每日三餐按时进食,清淡为主,戒烟酒,适当运动,减轻体重,可每 3 d 进食一次高脂餐,增加胆囊收缩功能,促进胆汁分泌和排泄。

按语:本案患者为体检发现胆囊结石,临床辨证缺少明显自觉症状,但细审病情,有以下几个特点。

1. 喜肥甘厚味。这是胆囊结石发生的重要因素。过食膏粱厚味,湿热蕴积于中,熬蒸胆内精汁久而成石。调整饮食习惯、戒烟酒尤为重要。

2. 伴有脂肪肝,胆囊收缩功能差。《素问·通评虚实论篇第二十八》曰:"甘肥贵人,则膏粱之疾也。"患者嗜食肥甘厚味,损伤脾胃,脾失健运,胃失和降,痰湿脂膏留积于肝,为脂肪肝的发病机制。进而影响肝气疏泄和胆腑通降,胆汁淤积久而成石,胆囊收缩功能受损。属肝胆同病,并与脾胃相关。

治疗上,赵文霞教授主张肝胆同治,重在利胆排石,兼顾疏肝健脾利湿。胆腑清净,胆气通降,则肝气畅达,脾土健运,痰湿浊邪因而得化,脂肪肝随之而消。

3. 形态偏胖。赵文霞教授从长期临床发现,形体肥胖者以胆固醇结石为多见,偏瘦者、素食者,以钙盐结石为多见。可作为临床诊断参考。

4. 胆囊泥沙样结石。泥沙样结石多为胆色素沉积或胆固醇成分沉积,颗粒细小,彩超下有一定的流动性。因结石直径小易从胆囊排出而发生坎顿、梗阻,引起急性胆囊炎、胆总管梗阻或急性胆源性胰腺炎等病变。如果泥沙充满型且伴有胆囊壁增厚、胆囊萎缩等,则需警惕癌变可能,是比较危险的一类胆结石。中医药治疗泥沙样胆结石具有独特优势。

5. 结合舌质淡,舌体大,边有齿痕,苔白腻,舌下络脉增长,脉弦滑,辨证为气滞湿阻,根本上在肝郁脾虚,故以加味柴胡四逆散疏肝健脾,合四金汤利湿清热,利胆排石,并加大队健脾祛湿、清热利湿、芳香化湿之品,加厚朴、炒莱菔子下气消积。全方肝胆同治,重在利胆排石,兼顾脾胃。二诊湿浊得化,脾运已健,调整为大柴胡汤清肝利胆,通腑泻浊,促进胆囊收缩,增加排石力量,加威灵仙疏肝利胆,软坚散结,并能松弛奥迪括约肌,利于胆石排出。最后嘱以鸡内金粉每日冲剂,消积化石并预防胆石复发,可长期间断服用。其中大黄泄热通腑,有促进胆汁排泄作用,用量上赵文霞教授一般根据患者体质,从 5~6 g 用起,根据大便情况调整,保证大便每日 1~2 次软便即可。

第十一节　胆囊息肉

胆囊息肉又称胆囊息肉样病变,是由胆囊壁向囊腔内呈局限性隆起的一类病变的总称。从病理角度分为胆固醇性息肉、炎性息肉、腺瘤性息肉、腺肌瘤等,以胆固醇性息肉最常见。多数属良性病变,少数有恶变风险,是胆囊癌的诱发因素之一。现代医学治疗本病仍局限手术及对症治疗,术后常合并消化不良、腹泻、胆汁反流性胃炎等诸多并发症,导致患者生活质量下降,临床效果欠佳。中医药治疗胆囊息肉临床疗效确切,在延缓息肉生长速度、缓解患者临床症状、改善患者体质等方面有一定的作用,能有效控制疾病的发展。中医学无胆囊息肉病名,对此病鲜有论述。赵文霞教授认为本病临证常见右胁肋部胀满、隐痛、食少,伴有结石时可出现剧痛、黄疸等症状,根据其病位及临床表现,本病可归属于"胆胀""胁痛""黄疸""积证"等范畴,病位在胆,涉及肝脾。

一、赵文霞教授对胆囊息肉病因病机认识

中医学无胆囊息肉病名,但对于息肉的认识有迹可循,息肉在古代被称作"瘜肉"。《灵枢经·水胀》记载"夫肠覃者,寒气客于外,与卫气相搏,气不得荣,因有所系,癖而内著,恶气乃起,瘜肉乃生",指出息肉系外邪侵袭,气机郁阻,瘀血留着而生。王清任在《医林改错》中也曾提出"气无形不能结块,结块者必有形之血也……"关于"胆胀"的记载最早见于《黄帝内经》,"胆胀者,胁下痛胀,口中苦,善太息。"《症因脉治》中指出其病因病机:"肝胆主木,最喜调达,不得疏通,胆胀乃成。"赵文霞教授认为胆囊息肉属有形之邪,多因胆腑郁滞,痰聚血瘀而化生。本病成因主要与情志郁结、饮食所伤、体质肥胖、肝胆宿疾、胆石症等有关,常合而发病。发病机制为肝气疏泄失常,气机郁滞,脉络不通,胆腑不利,通降失职;饮食不节,或嗜食肥甘或饮食辛辣,损伤脾胃,脾虚失运,湿浊内生,郁而化热,湿热熏蒸肝胆;湿邪久炼成痰,痹阻络脉而成瘀血,痰瘀互结,阻于胁下,日久发为有形之邪,酿成胆囊息肉。主要病理变化为虚、郁、痰、瘀,虚者因脾虚失运,郁者为肝气郁滞,此为内因,痰、瘀为病理产物,又为发病因素,气滞痰阻,瘀结胆腑,病理性质为虚实夹杂。

二、诊治特色

(一)辨证论治

赵文霞教授认为肝胆气机郁滞是本病发生的基础,脾胃虚弱运化失常是发病的关键,痰凝血瘀为发病的核心,因此,疏肝利胆,健脾理气为本病辨治之根本,贯穿始终;化痰祛瘀为辨治之主线,临床分为4型进行辨证论治。

1.肝胆气郁证

症状:常见胁肋胀满,或窜痛不适,连及胃脘甚或肩背,胸闷嗳气,纳呆食少,每因情志诱发或加重,善太息,咽部异物感,女性可有乳房胀痛,月经不调。大便干稀不调,舌淡红,苔薄白,脉弦。

治则:疏肝利胆,理气解郁。

方药:柴胡疏肝散加减。

组成:醋柴胡 9 g,香附 10 g,川芎 10 g,陈皮 12 g,枳壳 10 g,白芍 15 g,炙甘草 6 g。

方解:方中柴胡功善疏肝解郁,用以为君。香附理气疏肝而止痛,川芎活血行气以止痛,二药相合,助柴胡以解肝经之郁滞,并增行气活血止痛之效,共为臣药。陈皮、枳壳理气行滞,芍药、甘草养血柔肝,缓急止痛,均为佐药。甘草调和诸药为使药。诸药相合,共奏疏肝行气、活血止痛之功。

加减:若胀满明显可加青皮、木香、郁金理气解郁之功;若痛甚者,可加川棟子、延胡索理气止痛;若口苦心烦,可加丹皮、黄芩、栀子清解郁火;若嗳气频频,可加旋覆花、代赭石、沉香、半夏等降气解郁;若纳差食少,可加炒麦芽、鸡内金等以疏肝消食;若伴胆石可见鸡内金、金钱草、海金沙等。

2. 肝胆湿热证

症状:常见胸胁胀满或灼痛,口苦口黏,口干不欲饮,或恶心脘闷纳呆,大便黏滞不爽,有解不尽感,舌质红,苔黄腻,脉弦滑或滑数。

治则:疏肝利胆,清热利湿

方药:加味柴胡四金汤加减。

组成:醋北柴胡 9 g,黄芩 10 g,白芍 15 g,党参 15 g,清半夏 12 g,黄连 6 g,炒神曲 15 g,炒山楂 15 g,炒麦芽 15 g,郁金 15 g,海金沙 20 g,金钱草 20 g,鸡内金 30 g。

方解:加味柴胡四金汤为赵文霞教授经验方,为小柴胡汤、四金汤合方加味组成,方中醋北柴胡为君药,入肝胆经,疏泄少阳之邪。臣以黄芩清泄少阳之热。柴胡与黄芩一散一清,同解少阳之邪。佐以白芍养肝柔肝,党参扶正以祛邪、清半夏、黄连平调寒热,焦三仙消食和胃,郁金重于疏肝,海金沙、金钱草、鸡内金利胆清热,对湿热煎熬,并发胆石者还可溶石排石,全方共奏清热利湿、疏利肝胆之效。

加减:若热象较重,可加鸡骨草、栀子、茵陈等;若胁痛甚者,可加延胡索、川棟子等理气止痛;若气机瘀滞明显,可加木香、香附等;若有血瘀之象,可加丹参、赤芍等;若脘腹胀甚,可见大腹皮、莱菔子等;若舌苔厚腻者,加藿香、佩兰、砂仁等芳香醒脾化湿。

3. 肝郁脾虚证

症状:常见胸胁胀满或疼痛,食少纳呆,腹胀,大便溏薄。每因情志诱发或加重,肠鸣矢气,腹痛欲泻,泄后痛减,四肢倦怠,神疲懒言,体倦乏力。舌淡或边有齿痕,苔白或薄白,脉弦或缓。

治则:疏肝健脾,通利胆腑。

方药:加味四逆散或逍遥散加减。

组成:柴胡 6 g,炒白芍 15 g,炒枳壳 10 g,黄芩 10 g,党参 15 g,清半夏 15 g,焦三仙各 15 g,鸡内金 10 g。

方解:加味四逆散为赵文霞教授结合多年临床经验自拟验方,由四逆散、小柴胡汤、半夏泻心汤加味组合而成。本方疏肝解郁,健脾和胃,既促进肝胆疏泄,又兼顾健运脾胃。

加减:若胸胁疼痛甚者,加郁金、香附、木香、醋延胡索等疏肝理气;若神疲乏力、纳呆重、大便稀溏者,加茯苓、白术、炒山药、白扁豆、鸡内金等健脾化湿,切断痰湿源头,抑制息肉生长。

4.痰瘀互结证

症状:常见右胁闷胀刺痛,痛有定处,脘痞胀满,口黏不渴或渴不欲饮,头昏,体重,咳吐黏痰,神疲懒言,大便黏腻不爽,舌质淡黯有瘀点或瘀斑,苔白腻,舌下络脉迂曲或延长,脉濡滑或沉涩。

治则:化痰散结,祛瘀通络。

方药:膈下逐瘀汤合二陈汤加减。

组成:桃仁 10 g,红花 10 g,醋五灵脂 10 g,醋香附 10 g,元胡 15 g,乌药 10 g,枳壳 10 g,赤芍 12 g,丹皮 12 g,当归 10 g,川芎 15 g,清半夏 15 g,陈皮 15 g,茯苓 15 g,甘草 6 g。

方解:方中以桃仁、红花为君药祛瘀活血,五灵脂散瘀止痛,通利血脉,香附、延胡索、乌药、枳壳增强疏肝行气止痛之功效,赤芍、丹皮清热凉血,活血散瘀,配伍当归养血润燥,使辛通而不燥阴,祛瘀而不伤血,活血而不耗血,祛瘀又能生新;川芎养血活血外,还可行血中之气,全方共达破癥消结之力。合二陈汤化痰祛湿,也强调了赵文霞教授化痰散结同时不忘健脾的学术思想。

加减:若胁痛甚者加蒲黄;胀满明显者加陈皮、青皮、大腹皮等;有结石者加郁金、鸡内金、金钱草、海金沙等;若血瘀气滞较甚,正气不衰,可酌加三棱、莪术;若湿痰内生,可加白术、半夏、茯苓、厚朴等以化痰浊,通气机。赵文霞教授还常常佐以牡蛎、土鳖虫、皂角刺、浙贝母、薏苡仁等以活血消积、理气化痰之品,以祛邪透络,消除息肉。

(二)临证要诀

1.利胆必疏肝 赵文霞教授认为本病病位在胆,病源却在肝,肝胆失疏是其发病的根本原因。胆与肝相为表里，生理上同主疏泄，病理上互为影响，胆为中清之腑，以通降下行为顺。肝喜条达，职司疏泄，若肝失疏泄，则胆腑失于通降，中清之腑浊而不清，胆汁排泄失畅，郁积胆腑，久而化瘀，痰瘀互结，脉络滞塞而发生本病。因此，胆病应从肝论治，疏肝气、利胆腑是本病的重要治则，在辨证论治的基础上，疏肝利胆应贯穿治疗的始终，使中精之府清而不浊，息肉无生成之源。

2.治胆重健脾（胃） 《医学衷中参西录》云："肝气宜升，胆火宜降。然非脾气之上行，则肝气不升，非胃气之下行，则胆火不降。"肝胆脾胃同处中焦，生理病理关系密切。肝胆疏泄功能正常发挥全赖于脾胃的运化如常。脾胃运化如常，气机通畅，则水谷精微输布五脏六腑，肝之疏泄功能正常，则胆汁通利，降于肠腑，助于运化，无有形之邪蕴聚胆囊之忧患。脾胃运化失常，肝胆气机阻滞，水谷不布，湿浊内生，痰浊阻于肝胆，胆汁排泄不畅，或蕴而化热，熏蒸肝胆，胆汁郁蒸久而成息肉。而脾胃的升降运动亦有赖于肝胆之气的疏泄，脾无肝胆不能升清，胃无肝胆不能降浊。因此，赵文霞教授强调胆囊息肉治疗过程中要时时重视和胃健脾，临证常常酌加党参、白术、山药等以健脾补中，理气化滞；加茯苓、陈皮、半夏、厚朴之品健脾燥湿，杜生痰之源；若因使用利胆药物出现腹泻者，常加用炒白术、薏苡仁、白扁豆等健脾渗湿止泻；若腹胀不适，可酌加炒麦芽、大腹皮、炒莱菔子等健脾理气消胀。

3.善辨息肉"真假"、大小、部位 赵文霞教授在临床中观察发现，超声诊断的小息肉，尤其是直径<5 mm者，大多数为胆汁稠厚，胆泥附壁，或者是炎性增生，并非是真性息肉，中医药的治疗往往收效显著。如果息肉样病变直径>10 mm，在中药治疗的同时，要重视复查超声，症状虽有改善，但息肉持续增大者，需谨防癌变。如果息肉在短期内快速增长者，或病变位于胆囊颈部，影响胆囊排空及收缩功能者，需及时行手术治疗，不可贪恋一时之功，而贻误病情。

4.重视内病外治 清代著名医家吴师机在《理瀹骈文》中提出："外治之理，即内治之理；外治之药，亦内治之药，所异者，法耳。医理药性无二，而法则神奇变幻。"赵文霞教授推崇并善于应用中医外治疗法，主张内外同治，多法并举。常用耳穴压豆、针灸、推拿、穴位埋线等，通过刺激穴位、经络等，起到疏肝利胆、行气散结的作用，达到治疗胆腑疾病的目的，在改善临床症状、降低复发率等方面具有独特的优势，临床疗效颇著。

5.重视生活调摄 有研究发现高脂血症人群体内存在胆固醇代谢异

常,胆固醇转运至胆囊黏膜上皮过程明显增强,促进了胆囊胆固醇样息肉的生长。而压力紧张等情绪变化也会增加该病的发生率。情志失调、饮食不节是本病发生发展的重要因素。赵文霞教授认为治疗胆囊息肉,避免复发,不单单依靠口服药物治疗,更应当重视生活调摄。指导患者的日常生活方式、饮食习惯等,如戒烟戒酒,饮食规律,吃好早饭,禁食辛辣刺激、肥甘厚腻之物,鼓励患者坚持用药,定期复查,日常注意调畅情志,通过生活调摄,预防本病的发生发展。

胆囊息肉归属于"胆胀""胁痛""黄疸""积证"等范畴,该病诊断不难,往往在B超的检查中发现,多数为良性病变,少数有恶变风险,是胆囊癌的主要诱发因素之一。胆囊息肉临床可无症状或症状较轻,对患者要注意科普宣教。息肉>10 mm 或在短期内息肉快速增大的患者,有恶变的风险。因此,要重视超声的复查,观察息肉大小、形态之变化,防止癌变,对于高风险的胆囊息肉及时手术治疗,万不可贻误病情。另外在慢性病毒性肝炎、脂肪肝及胆囊炎的患者中,胆囊息肉的发病率较高,可能与脂质代谢的异常、肝胆囊的功能状态及胆囊慢性炎症刺激有密切关系。经过多年的临床实践,赵文霞教授总结本病成因主要与情志郁结、饮食所伤、体质肥胖、肝胆宿疾、胆石症等有关,常合而发病。病位在胆,涉及肝脾。认为胆囊息肉发病之本为肝郁气滞、脾失健运,痰凝血瘀为本病之标,主要病理变化为虚、郁、痰、瘀。针对基本病机,赵文霞教授拟疏肝利胆、健脾理气、化痰祛瘀为本病治疗之大法,在辨证论治的基础上,重视标本同治,病证结合,收获良效。

三、验案撷英

案例一:胆胀-肝郁脾虚兼湿热内蕴证

患者:赵某,男,56 岁。

初诊:2018 年 8 月 12 日。

主诉:发现胆囊息肉 4 年余。

现病史:患者 4 年前体检时发现胆囊息肉,当时无明显不适症状,未予重视及治疗,近期时有腹胀,口干口苦,乏力,情绪变化时症状明显,为求诊治,遂来诊。

现在症:腹部胀满,饭后明显,口干口苦,偶有口涩,乏力,动则汗出,纳可,睡眠差,易醒,小便不利,大便正常,舌质淡红,舌体偏大边有齿痕,苔薄黄,脉弦滑。

既往史:有前列腺肥大病史。

个人史:无特殊。

辅助检查:彩超提示胆囊后壁见大小约 5 mm 高回声团,并有泥沙样结石。

诊断:中医诊断为胆胀-肝郁脾虚兼湿热内蕴证,西医诊断为胆囊息肉并胆囊泥沙样结石。

治法:疏肝健脾,清热利湿。

处方:加味四逆散合四金汤加减。柴胡 6 g,炒白芍 10 g,炒枳壳 10 g,黄芩 10 g,党参 15 g,清半夏 15 g,茯苓 15 g,延胡索 10 g,川楝子 15 g,金钱草 15 g,郁金 15 g,海金沙 15 g,鸡内金 10 g,煅牡蛎 20 g,鸡骨草 15 g,炒神曲 15 g,炒麦芽 15 g,10 剂,日 1 剂,水煎早晚口服。

二诊:2018 年 8 月 22 日复诊,服药后腹胀减轻,口苦已无,偶有口干,汗出减少,睡眠欠佳,易醒,二便正常,舌质淡红,舌体偏大边有齿痕,苔薄,脉弦滑。中药守上方,加夜交藤 30 g,炒白芍加至 15 g 养阴柔肝,14 剂,日 1 剂,水煎早晚口服。嘱患者注意饮食清淡,忌食油腻辛辣刺激食物,配合耳穴压豆。

三诊:2018 年 9 月 5 日复诊,腹胀基本消失,口干口苦已无,偶有汗出,夜眠改善,二便正常。舌质淡红,舌质淡红,舌体稍大,苔薄,脉弦。中药守上方,继服 1 月余。继续配合耳穴压豆。嘱畅情志,调饮食,忌油腻辛辣刺激食物。

3 月后随访复查彩超提示胆囊壁欠光滑,未见息肉及结石。

按语:胆囊息肉属于中医"胆胀""胁痛"范畴,是指胆腑气郁,胆失通降所引起的以右胁胀痛不适为主要临床表现的一种疾病,病位在胆腑。但在临床中许多患者并无典型的右胁胀痛等症状,此患者即为 4 年前体检彩超时发现,病史较长,当时并无症状,此次因情绪不遂,肝气不疏,累及胆腑,胆液通达降泄失常,郁滞于胆而发病。赵文霞教授认为胆是六腑之一,因此,胆胀在治法方面以通降下行为顺,为正治。方中柴胡入肝胆经,升发阳气,疏肝解郁,透邪外出,黄芩苦寒,可清泄少阳之热,与柴胡配伍,一清一散,共解少阳之邪;炒白芍敛阴养血柔肝,与柴胡一升一敛,使郁热透,阳气升而阴亦复;炒枳壳行气解郁,与柴胡为伍,加强疏畅气机之功,并奏升清降浊之效;党参益气健脾,清半夏燥湿化痰、调脾和胃,炒神曲、炒麦芽消食和胃,四药实脾和胃以防肝气郁滞,客邪入里;煅牡蛎收敛止汗,鸡内金、郁金、川楝子、延胡索行气化瘀、消积止痛,金钱草、海金沙、鸡骨草可清热利湿,促进胆汁排泄,金钱草、海金沙与鸡内金、郁金合为四金汤,对湿热煎熬并发胆石者,可溶石排石。全方共奏疏肝健脾、清热利湿之功。方药配伍精当,因机证治,考量周详,配合耳穴压豆外治法及饮食指导,患者谨遵医嘱,坚持治疗 2 个月余后症状、胆囊息肉及结石均已消失,疗效颇佳。

案例二:胆胀-肝郁化火证

患者:宋某,男,43 岁。

初诊:2019 年 5 月 15 日。

主诉:右胁部不适 3 d。

现病史:患者 3 d 前无明显诱因出现右胁肋部酸沉不适,伴腹部胀满,视物不清,上午明显,在当地医院检查诊断为脂肪肝,胆囊息肉,肝功能异常,为求中西医结合治疗,遂来我院就诊。

现症见:右胁部酸沉,伴有腹胀,餐后明显,急躁易怒,偶有头晕,时有视物不清,上午明显,食欲可,睡眠差,难以入睡,小便正常,大便不成形,每日 1～2 次。舌质红,苔薄白,舌体胖大,舌面裂纹,舌下络脉增粗,脉弦细。身高 169 cm,体重 76 kg。

既往史:5 月前行头部黑色素瘤切除术。

个人史:饮酒史 10 余年,每周 3～4 次,每次>5 两白酒,否认乙型肝炎、丙型肝炎等传染病史。

辅助检查:当地医院查肝功能提示谷氨酰转肽酶 174 U/L,谷丙转氨酶 50 U/L,肾功能提示尿酸 487 μmol/L,血脂提示甘油三酯 3.93 mmol/L,总胆固醇 7.38 mmol/L,低密度脂蛋白 4.29 mmol/L。彩超提示胆囊息肉(大小约 6 mm×5 mm),胆囊壁增厚(厚约 4 mm),脂肪肝。

诊断:中医诊断为胆胀-肝郁化火证、肝癖,西医诊断为胆囊息肉、胆囊炎、酒精性脂肪肝。

治法:清肝泻火。

方药:丹栀逍遥散加减。丹皮 15 g,炒栀子 6 g,炒当归 6 g,炒白芍 15 g,醋柴胡 6 g,茯苓 15 g,炒白术 15 g,薄荷 10 g,郁金 15 g,五味子 15 g,炒麦芽 15 g,泽泻 15 g,垂盆草 15 g,钩藤 3 g,菊花 10 g,佛手 15 g,枸杞子 15 g,鸡骨草 15 g,14 剂,水煎服,早晚饭后温服。嘱患者戒酒,忌食肥腻之品,适当运动,减脂减重。

二诊:2019 年 6 月 2 日就诊,服药后症状减轻,饮酒进食辛辣食物后复发,现胁下时有隐痛,口干口苦,反流,眼部不适明显,视物模糊不清,晨起较轻,心情烦躁极易怒,偶尔头晕,睡眠差,难以入睡,大便 1～2 次/d,不成形,舌质暗红,中有裂纹,苔薄白,边有齿痕,舌下络脉稍显,脉弦细,复查肝功能提示谷氨酰转肽酶 202.9 U/L、谷丙转氨酶 48 U/L,肾功能提示尿酸 459.4 μmol/L,血脂提示甘油三酯 2.79 mmol/L,总胆固醇 7.385 mmol/L,低密度脂蛋白 4.29 mmol/L。我院查肝瞬时弹性提示 CAP 370 dB/m,肝脂肪变 ≥67%,肝脏硬度 4.2 kPa。心理测试提示可能抑郁状态,肯定有焦虑状态,受试者有重度强迫。在郑州某医院眼科就诊提示老视,慢性结膜炎。中药守上方,加密蒙花 15 g、白芷 15 g、川芎 15 g、葛根 15 g,14 剂。并加用维生素 E 胶丸口服。嘱患者畅情志,调饮食,戒烟酒。

三诊:2019 年 6 月 18 日就诊,患者右胁不适基本消失,视物模糊显著缓解,情绪较前好转,纳可,睡眠差,入睡困难,大便不成形,1～2 次/d,舌质暗红,中有裂纹,苔少,边有齿痕,脉弦细。中药调整为丹皮 15 g,地骨皮 15 g,炒当归 6 g,炒白芍 15 g,醋柴胡 6 g,茯苓 15 g,炒白术 15 g,薄荷 10 g,陈皮 15 g,防风 15 g,炒麦芽 15 g,钩藤 3 g,菊花 10 g,枸杞子 15 g,白芷 15 g,川芎 20 g,炒枣仁 20 g,夜交藤 20 g,合欢皮 20 g,14 剂。

四诊:患者诉右胁不适已无,视物模糊显著好转,纳可,夜眠可,入睡较快,大便 1 次,成形软便,效不更方,守上方继服 1 个月。

2 个月后电话随访患者自述诸症消失,复查肝功能、血脂均正常,彩超提示:轻度脂肪肝,未见胆囊息肉及胆囊炎。嘱患者调畅情志,饮食清淡,忌肥甘厚味及辛辣之品,定期复查。

按语:本案患者以右胁胀痛为主症,伴腹胀,头晕,视物模糊,睡眠差,舌质红,苔薄白,舌体胖大,舌面裂纹,脉弦细。四诊合参,中医诊断为"胆胀""肝癖"范畴,辨证为肝郁化火证。患者为中年男性,平素嗜食肥甘厚味,过量饮酒,酿生湿热,湿热之邪蕴结中焦,脾失健运,湿热熏灼肝胆,肝失疏泄,胆失通降,腑气不通,而出现胁部胀痛、腹胀;肝郁化火,热盛伤阴,目窍失濡,则视物模糊不清;阴虚阳亢,则头晕,睡眠差;腹胀、便溏为肝木克土,脾失健运所致。故赵文霞教授以丹栀逍遥散为基础进行加减,主要功效为清肝泻火,加炒麦芽、郁金、钩藤疏肝健脾,枸杞子、菊花滋阴清热,五味子酸甘敛阴,垂盆草、鸡骨草、泽泻清热利湿泻浊,佛手加强行气解郁之力。二诊中加入密蒙花以清肝泻火、养肝明目,患者依从性欠佳,未能完全戒酒,故加入葛根以解酒毒,白芷、川芎合用以行气活血通络。三诊时加入地骨皮滋阴降火,加炒枣仁、夜交藤、合欢皮以安神助眠,加减调理均以疏肝解郁、清热泻火为主线。该案辨证论治,随证加减,药证相符,疗效显著。

案例三:胆胀-肝胆气郁兼血瘀证

患者:刘某,男,31岁。

初诊:2018年5月21日。

主诉:胆囊多发息肉5年,右胁部胀痛1周。

现病史:患者5年前体检发现多发胆囊息肉(3~4 mm),未重视未治疗。2年前体检复查息肉最大者8 mm×4 mm,未治疗。1周前因生气出现右胁部胀痛不适,伴脐下偶有隐痛,遂于就诊前3 d体检,胆囊多发息肉,最大11 mm×8 mm。为求中西医结合治疗,遂来我院就诊。

现在症:右胁部胀满、隐痛不适,久坐、情绪变化时症状明显,偶有脐下隐痛,纳可,夜眠一般,熬夜多,小便正常,大便溏泻,2~3次/d,便前腹痛。舌质暗红,苔薄白,舌下络脉显露,脉弦。

既往史:甲状腺结节病史5年;腹部脂肪瘤2年;5年前行痔疮手术。否认其他病史。

个人史:平素生活饮食不规律,熬夜多,工作压力较大,偶有饮酒、吸烟,否认乙型肝炎、丙型肝炎等传染病史。

辅助检查:我院彩超提示胆囊壁毛糙,胆囊多发息肉(较大者12 mm×6 mm)。

诊断:中医诊断为胆胀-肝胆气郁兼血瘀证、瘿病,西医诊断为胆囊息肉并胆囊炎、甲状腺结节。

治法:疏肝利胆,活血通络。

方药:柴胡疏肝散加减。醋柴胡10 g,炒白芍15 g,炒枳壳12 g,醋香附15 g,川芎15 g,陈皮15 g,郁金15 g,牡蛎30 g,鸡内金15 g,防风15 g,党参15 g,乌梅6 g,土鳖虫10 g,莪术6 g,炒麦芽15 g,14剂,水煎服,早晚饭后温服。嘱患者调畅情志,规律作息,忌食辛辣肥腻之品,戒烟酒,适当有氧运动。配合耳穴压豆。

二诊:患者诉胁肋、腹部胀满、隐痛显著缓解,服药期间避免熬夜,夜眠较前好转,小便正常,大便溏泻,1~2次/d,舌脉同前,中药守上,加入炒白术15 g。14剂,日1剂,水煎早晚口服。生活饮食调摄继同前,配合耳穴压豆治疗。

三诊：患者不适症状基本消失，纳可，夜眠可，小便正常，大便稍溏，1 次/d，舌质淡红，苔薄白，脉弦，舌下络脉稍显。中药守上方，继服 1 个月巩固疗效。复查彩超提示胆囊壁毛糙，胆囊息肉 4 mm×3 mm。

按语：患者以右胁胀痛为主症，属"胆胀""胁痛"范畴。右胁、脐下胀痛，情绪变化时症状明显，大便溏泻，便前腹痛。结合舌脉，舌质暗红，苔薄白，舌下络脉显露，脉弦。辨证属肝胆气郁兼血瘀。诚如《症因脉治》曰："肝胆主木，最喜条达，不得疏泄，胆胀乃成。"患者青年男性，平素起居饮食失慎，加之情志失调，肝失条达，疏泄不利，气机不畅故胁肋胀痛、腹痛，胆腑失于通降，壅滞脉络而发为息肉，肝郁乘脾，故大便溏泻，便前腹痛，舌质暗红，舌下络脉显露均提示气病及血。《临证指南医案》云："大凡经主气，络主血，久病血瘀。"胆胀初病在经，久病入络，患者宿有息肉，久病不愈导致入血入络。病位在肝、胆，与脾、胃相关。故赵文霞教授选用柴胡疏肝散合化瘀通络药物，方中醋柴胡辛行苦泻、调达肝气为君药、醋香附疏肝理气止痛，川芎行气活血，合为臣药；陈皮、炒枳壳理气导滞，炒白芍柔肝养血、缓急止痛，郁金辛散苦泻、行气活血，鸡内金有化坚消食之功，土鳖虫、牡蛎消积通络，合莪术破瘀散结、通络止痛，乌梅收剔瘀滞、消积腐息，加入党参健脾益气，防风散肝舒脾。二诊中患者胁腹胀痛减轻，仍有便溏，故加入炒白术以增健脾益气之力，固护脾胃，与防风、白芍、陈皮配伍有痛泻要方之意，以补脾土而泻肝木。诸药合用，使肝气得疏，脾胃得养，郁血得散，故而获效。赵文霞教授在治疗肝胆系疾病时，常常联合耳穴压豆外治法，《灵枢·口问》云："耳为宗脉之所聚。"耳穴按压可通过刺激各脏腑相应穴位，增加对应经脉气血的流通，从而调整脏腑，治疗疾病。赵文霞教授认为：对患者的肝、胆、神门、交感、大肠、脾、胃等各反应区中最敏感点进行耳穴埋豆按压，有利于增强胆囊收缩功能，促进胆汁排泄和胆腑通降，对调节情志也大有裨益，且操作简单易行，和中药内服联合应用，疗效甚佳。

第十二节 胆囊癌

胆囊癌是临床常见的胆道系统恶性肿瘤，约占胆道系统肿瘤的 70%。胆囊癌早期无特异性临床症状，部分仅有右胁部胀痛、食少、厌油腻等慢性胆囊炎的表现,很容易与良性胆囊病变如胆结石,胆囊息肉和胆囊炎相混淆。该病一旦出现右胁部或上腹部持续性疼痛、黄疸、腹胀、进行性消瘦等症状时,往往已至晚期。由于其起病隐匿,恶性程度高,极易发生转移等临床特性,患者就医时往往因肿瘤分期较晚,总体预后极不乐观。中医古籍中无胆囊癌的病名,赵文霞教授根据其主要症状,右胁肋部疼痛、纳差、厌油腻、嗳气、黄疸、发热、右上腹积块等,认为本病应归属于"胁痛""黄疸""腹痛""积聚""胆积"等范畴。中医药在本病治疗中主要优势是整体观念,辨证论治,审证求因,对带瘤患者起到延缓进展,提高生存质量的目的;对术后、放化疗患者起到缓解纳差、乏力、恶心、呕吐、腹泻等不适症状,增强体质,预防术后复发之功效。从而有效延长生命,提升生存质量。

一、赵文霞教授对胆囊癌病因病机认识

赵文霞教授认为酒食不节(嗜酒无度、过食肥甘厚腻)、七情失调、他病迁延是胆囊癌发生的主要病因。现代人生活节奏快,压力大,饮食结构变化,恣食辛辣肥甘厚味,饮酒无度,损伤肝脾,肝气郁滞,脾失健运,湿浊内生,蕴久化热,湿热蕴结胆腑,清气不升,浊气不降,日久浊生毒聚而成本病;或情志失调,忧思暴怒,肝气郁结,胆腑失畅,气滞血瘀,胆络痹阻;或素体肥胖、脾虚之体,痰湿内蕴,气血阻滞,痰浊瘀血凝结成块而成胆积;或肝胆病日久,肝失疏泄,胆腑不利,胆汁瘀积,化为癥块。《难经·三十五难》云:"胆者,肝之腑。"《东医宝鉴》曰:"肝之余气,泄于胆,聚而成精。"胆为中清之腑,储胆汁,传化水谷与糟粕,宜疏不宜滞,宜清不宜浊。以通降下行为顺。胆附于肝叶之间,与肝相为表里,同司疏泄,若肝气疏泄正常,则胆汁排泄无阻。因此,赵文霞教授认为不论病因如何,本病的病位在肝胆,与脾胃关系密切。病性属本虚标实,以正气内虚为本,以气滞、血瘀、湿热、痰浊、邪毒为标,其病机的关键在正虚邪实,正邪交争。初病多实,久则虚实夹杂,后期则正虚邪实。治疗应当扶正兼祛邪,辨证施治。

(一)肝胆气机郁滞是胆囊癌发生的基础

《素问·举痛论》云:"百病生于气。"《丹溪心法》亦有云:"气血冲和,万病不生,一有拂郁,诸病生焉。"于人言之,全身之气和则为正气,不和即是邪气。赵文霞教授认为,胆位于右胁下,附于肝之短叶间,肝胆联系密切。且肝与胆由足厥阴经和足少阳经相互属络,互为表里,可谓肝胆相照。胆为六

腑之首,又是奇恒之腑。胆的生理功能主要是贮藏排泄胆汁和主决断。它的生理特点是"泻而不藏""实而不能满",生理功能是"传化物"。胆囊内储存的胆汁由肝的精气所化生,肝的疏泄功能可以控制和调节胆汁的排泄。若七情内伤日久,肝气郁结不解,胆汁淤积,不通则痛,右胁下遂发胀痛或绞痛,气滞日久则发生血瘀,积结于胆而形成癌肿。肝胆气机郁滞,功能失常,可致胆汁化源受阻,或致胆汁排泄不畅,终郁结生变。因此,肝胆气机郁滞是胆囊癌发生的基础。

(二)脾胃虚弱运化失常是胆囊癌发病关键

赵文霞教授崇尚东垣脾胃论,认为脾胃是元气之根本,脾胃内伤则元气不足,元气不足则百病由生。正如《医宗必读》载:"脾为中宫之土,土为万物之母。"说明任何事物的生长均需土地为其提供源源不断的营养支持,草木亦是如此。脾胃是气血生化之源,脏腑组织功能的发挥离不开脾胃为其输送的水谷精微。肝木精血亦依赖脾土运化水谷精微滋养其体,以助其发挥主疏泄功能之用。因此,脾胃健运,脾气散精于肝,则肝藏血、疏泄功能得彰;肝之疏泄正常,则脾之运化功能得调;所以"木赖土以培之""木得土而达",肝胆、脾胃紧密相连。若脾胃虚弱,失于运化,则水液代谢障碍,化湿成痰,加之肝郁气滞,血瘀脉络,痰浊瘀血凝结胆腑而成胆积。因此,脾胃虚弱、运化失常是胆囊癌发生的关键,也是影响本病发展、转归和预后的重要因素。

(三)痰凝血瘀毒结是胆囊癌的发病核心

赵文霞教授认为:胆囊癌的发生与饮食不节、七情内伤、劳倦久病等休戚相关。因此她提出了虚、痰、瘀、毒的病机观点。"虚""痰""瘀""毒"是由于脾胃虚弱、肝气郁结,行血运津功能下降,致气滞、血瘀、痰凝,最终形成顽痰、坏血、浊毒蕴结胆腑导致瘤毒的发生。而邪胜谓之毒,毒由邪气所生,正如清代高秉均《疡科心得集》中所言:"癌瘤者,非阴阳正气所结肿块,乃五脏血瘀、浊气、痰滞而成。"《金匮要略·百合狐惑阴阳毒病脉证治》所述"毒者,邪气蕴蓄不解之谓"。嗜酒无度,过食肥甘厚腻,饮食不节或不洁,戕伤脾胃,或病久则"虚",中焦受损,运化失职,"痰"湿内生;七情失调,六淫作乱,气机郁滞,经络壅阻,气血凝滞,积"瘀"而病;滞气、瘀血、浊痰有形之邪最终胶结裹挟而成浊毒,导致经络及脏腑气血阴阳失调,诱生癌瘤。由此可见,虚、痰、瘀、毒贯穿于胆囊癌发展的整个过程,而痰凝、血瘀、毒结是胆囊癌的发病核心。

二、诊治特色

(一)辨证论治

赵文霞教授认为肝胆气机郁滞是本病发生的基础,脾胃虚弱运化失常是发病的关键,痰凝血瘀毒结为发病的核心,为脾虚、气郁、痰浊、瘀毒共同作用所致,故治疗以攻补兼施、扶正祛邪为基本原则,根据病证的不同,以疏肝利胆、健脾化痰、散结通络、涤浊解毒为主要治法。其中疏肝利胆、健脾理气为本病辨治之根本,贯穿始终;化痰祛瘀、通络散结为辨治之主线,临床分为5型进行辨证论治。

1.肝郁脾虚证

症状:右胁肋部胀满疼痛,胁下积块,脘腹痞胀,疲乏无力,纳差食少,大便稀溏等,舌淡暗或淡胖,舌下络脉显露,苔薄白或薄白腻,脉沉弦。

治则:疏肝理气,健脾和胃。

方药:逍遥散加减。

组成:醋北柴胡 10 g,炒白芍 15 g,炒当归 10 g,茯苓 15 g,炒白术 15 g,薄荷 6 g(后下),生姜 5 g,炙甘草 6 g。

方解:方中柴胡疏肝解郁为君药;当归养血和血,白芍柔肝缓急、养血敛阴,使血充肝柔,共为臣药;茯苓、白术、炙甘草益气健脾,实土以御木侮,使营血化生有源,生姜温运和中,薄荷疏散肝郁之气、透散肝经郁热,共为佐药;炙甘草功兼佐使调和诸药。

加减:赵文霞教授经验性常加鸡骨草 15 g、蛇六谷 15 g、菝葜 15 g,共用以消积解毒。如腹部胀满,大便溏薄,脾虚明显者,可酌加党参、黄芪健脾益气;久病入络,赵文霞教授临证根据瘀血轻重灵活用药,如瘀血轻者常酌加理气活血之品,如川芎、川楝子、蒲黄、五灵脂等活血通络,行气止痛;如瘀血明显者则加化瘀活血之品,如桃仁、红花、三棱、莪术、土鳖虫等;如正气虚甚兼有血瘀者选用养血活血之品,如丹参、三七、水红花子等。

2.湿热蕴结证

症状:右胁肋部出现持续性胀痛或灼热疼痛,常向右肩背部放射,或右胁肋部可触及包块,疼痛拒按,乏力肢倦,午后身热不扬,身目发黄,口苦咽干或痛,泛恶欲呕,纳呆,厌油腻,小便短赤,大便黏滞不爽或秘结,舌质红,苔黄厚腻,脉滑数。

治则:疏肝利胆,清热化湿。

方药:龙胆泻肝汤加减。

组成:龙胆草9 g,黄芩10 g,炒栀子9 g,泽泻12 g,木通9 g,车前子15 g,炒当归9 g,生地黄20 g,柴胡10 g,甘草6 g。

方解:方中龙胆草善泻肝胆之实火,并能清下焦之湿热为君;黄芩、栀子、柴胡苦寒泻火,车前子、木通、泽泻清利湿热,使湿热从小便而解,均为臣药;肝为藏血之脏,肝经有热则易伤阴血,故佐以生地、当归养血益阴;甘草调和诸药为使,配合成方,共奏泻肝胆实火、清肝经湿热之功。该方泻中有补,利中有养,使邪去而正不伤。实火湿热易平,赵文霞教授指出,要把握"中病即止"的原则,清热不可过用苦寒之品,避免损伤脾阳,另过寒则涩而不流,愈使气机闭塞不通,内郁之热无外达之路,则郁热益加炽盛,故常常加用疏肝行气之品,如乌药、枳壳、香附、川芎、佛手等行气散结,疏达气机。

加减:若黄疸较重,可加茵陈、金钱草、大黄、虎杖、猪苓、白花蛇舌草等清热利湿,通腑泻浊;若恶心、呕吐明显,加法半夏、陈皮、竹茹等理气健脾;酌加土鳖虫、全蝎、蜈蚣、牡蛎、炮山甲等血肉有情之物以软坚散结、破瘀通络,抑制癌病的发生发展。

3.痰阻血瘀证

症状:右胁胀痛或刺痛,痛有定处,或扪及肿块,质地坚硬,推之不移,按之疼痛,恶心呕吐,胸闷纳呆,腹胀乏力,或身目俱黄,口干不欲饮,舌质紫黯或有瘀斑,舌体胖大,舌下络脉迂曲增粗,舌苔白厚腻,脉弦滑。

治则:健脾化痰,活血祛瘀。

方药:膈下逐瘀汤合二陈汤加减。

组成:桃仁10 g,红花10 g,醋五灵脂10 g,醋香附10 g,元胡15 g,乌药10 g,枳壳10 g,赤芍12 g,丹皮12 g,当归10 g,川芎15 g,清半夏15 g,陈皮15 g,茯苓15 g,甘草6 g。

方解:方中当归、川芎、赤芍养血活血,与逐瘀药同用,可使祛瘀而不伤阴;丹皮清热凉血,活血化瘀;桃仁、红花、五灵脂破血逐瘀,通利血脉,以消积块;配香附、乌药、枳壳、延胡索行气止痛;川芎不仅养血活血,更能行血中之气,增强逐瘀之力;甘草调和诸药,全方以逐瘀活血和行气药物居多,使气帅血行,更好发挥其活血逐瘀,破癥消结之力。合二陈汤之陈皮、半夏行气散结,燥湿化痰,醒脾和胃。

加减:赵文霞教授常常酌加党参、白术、黄芪、茯苓等健脾益气、燥湿化痰之品,时时不忘固护脾胃;另常加川楝子、香橼、佛手等疏肝行气之品,使气机疏达,血活瘀散。

4.浊毒内结证

症状:常表现为病情进展迅速,右胁部痞块坚硬,进行性增大,疼痛拒按,痛引腰背,有时伴有身目发黄、发热等,肢体困重,脘痞纳少,泛恶欲吐,面色晦浊,大便黏腻臭秽,小便垢浊有味。舌质暗红,苔浊腻或黄腻,脉濡滑或细滑。此证型湿热、痰浊、瘀血等毒邪兼夹搏结,舌脉及症状有兼夹性。

治则:涤浊解毒,通络散结。

主方:苇茎汤加减。

组成:芦根 30 g,薏苡仁 30 g,桃仁 10 g,冬瓜仁 15 g。

方解:方中以芦苇根易苇茎,清泄郁热,生津养阴;薏苡仁甘淡微寒,上能清肺、中能健脾、下能渗湿、冬瓜子清热化浊祛痰,桃仁活血祛瘀通络。方虽平淡,但其化浊祛痰通络,使毒无所依之力,实无所遗。

加减:赵文霞教授常常加用蛇六谷 15 g、半边莲 30 g、半枝莲 30 g、土茯苓 30 g,共用以攻癌毒;另外酌情可加全蝎、蜈蚣、三棱、莪术等散结通络祛瘀浊;加半夏、茯苓、制胆南星等燥湿通腑化痰浊;加入香橼、佛手、川楝子、青皮等理气开郁行气浊。如内毒炽盛、伴发热黄疸等,还可加入茵陈、白花蛇舌草、半枝莲、半边莲、藤梨根等清热利湿解毒之属,以及赤芍、牡丹皮等凉血化瘀之流对症治疗。赵文霞教授认为病魔经久,邪气侵凌,正气消残,当加强补益正气,健运脾胃之力,常佐以党参、黄芪、山药、炒麦芽等扶固人体正气及胃气,防止邪毒继续深入。

5.正虚瘀结证

症状:右胁下积块坚硬,疼痛渐剧,面色萎黄或黧黑,消瘦脱形,倦怠,气短不足以息,语言无力,纳食大减,舌质色淡或紫,舌苔灰糙或舌光无苔,脉弦细或细数。

治则:益气补血,化瘀消积。

方药:化积丸合八珍汤加减。

组成:党参 15 g,白术 15 g,茯苓 15 g,当归 10 g,白芍 15 g,川芎 15 g,熟地黄 15 g,醋三棱 10 g,醋莪术 10 g,香附 9 g,红参 10 g,赤芍 15 g,炙甘草 6 g。

方解：方中党参、白术、茯苓、炙甘草为四君子汤，具有健脾养胃、益气补中的作用，可以改善患者全身乏力、食欲缺乏等症状，主补气；当归、白芍、川芎、熟地黄可发挥益气补血、滋养心肝的作用，主益血；三棱、莪术有活血化瘀的功效；香附可疏肝解郁，理气宽中；红参补元气；赤芍滋养阴血、育阴清热。全方配伍，共奏益气补血、化瘀消积，扶正祛邪之功。

加减：气机郁滞明显者可加柴胡、枳壳、佛手、香橼等理气宽中，疏肝解郁；血瘀者加红花、桃仁、牡丹皮等养血活血；疼痛明显者加蒲黄、五灵脂、延胡索等疏通经络，化瘀止痛；阴虚者可加枸杞子、女贞子等益精补肾。

（二）兼证的治疗

在胆囊癌病变过程中，患者正气亏虚，加之手术、放化疗，损及脾胃，升降运化失职，水谷难消，则常见腹胀、纳差、乏力，消瘦等症状；气滞、湿热、痰浊影响肝的疏泄和胆的中清通降，胆汁不循常道外溢肌肤而发为黄疸；瘀血凝结，胆络滞塞，不通则痛而见右胁肋部或上腹疼痛。因此，黄疸、胁痛、腹胀纳差等病症是胆囊癌后期的主要兼证。赵文霞教授在本病的治疗中始终不忘攻补兼施，消瘤散结，同时注重缓解当前症状，解决当前矛盾，对上述兼证的治疗也积累了丰富的经验。

1.腹胀、纳差　腹胀、纳差、食少是胆囊癌患者另外的常见症状，在胆囊癌的病情发展中，癌肿逐渐增大侵及胆管，胆汁的分泌排泄受阻，加之中焦受损，肝郁脾虚，痰瘀内阻，影响脾胃的受纳腐熟和运化功能，出现腹胀、恶心、呕吐、纳差、厌食等症状。赵文霞教授在治疗时，常常加入莱菔子、厚朴、枳实、大腹皮、焦三仙等，不仅可以通利胆腑，还能理气消积除胀，能有效缓解腹胀、食少等临床症状，对腹胀、胁痛及黄疸都有积极治疗作用。

2.黄疸　胆囊癌最常见的兼证为黄疸。胆为六腑之一，《素问·五藏别论篇》云："六腑者，传化物而不藏，故实而不能满也。"故有"六腑以通为用，以降为顺"之说。胆的生理功能主要是贮藏、排泄胆汁和主决断。在胆囊癌的发展中，若癌肿阻塞或侵犯胆道，胆汁的分泌排泄受阻，就会出现黄疸，胆汁外溢，浸渍肌肤，则发为黄疸，出现目黄、身黄、小便黄及皮肤瘙痒等症状；并且影响脾胃的受纳腐熟和运化功能，多同时伴有恶心、呕吐，纳差、乏力等；若胆气下降不利，气机上逆，则可出现口苦、呕吐黄绿苦水等症状；黄疸常常伴有皮肤瘙痒等。赵文霞教授治疗此类患者，多在辨证论治的基础上加用四金汤，用中药金钱草、海金沙、鸡内金，取其清热利湿之功，加用郁金,取其解郁且有行瘀之功,并且常加入白鲜皮、地肤子等药物以清热燥湿,祛风止痒;重视通利二便,常用茵陈、玉米须、车前子、泽泻、大黄、厚朴、枳实、槟榔等利胆降泻之品,对消退黄疸有重要的作用。赵文霞教授认为痰浊和瘀血互结,也是黄疸形成的重要病机,治疗上常常应用化痰散结之法,常常选用皂角刺、瓜蒌、海藻等药。

3.胁痛 胁痛也是胆囊癌晚期常见临床症状之一,常表现为右胁肋部疼痛,持续性隐痛或钝痛,当发生胆管梗阻,胆汁排泄不畅合并感染时,会伴阵发性剧痛并向右肩放射。赵文霞教授认为:胆为六腑之一,以通为用,不通则痛,疼痛为气机、瘀血、痰浊阻滞而致,故临证治疗时多在应用疏肝理气药的同时,加入化瘀通络之品,如三棱、莪术、延胡索、土鳖虫、全蝎、蜈蚣、牡蛎、夏枯草、穿山甲等。赵文霞教授注重结合现代药理,善于应用具有抗肿瘤功效的中药,如半枝莲、薏苡仁、白花蛇舌草、蛇六谷、太子参、白术、绞股蓝等。半枝莲含有黄酮类和二萜类化合物,具有抗肿瘤、抗氧化、抗菌等多种药理活性,可抑制肿瘤血管生成、诱导细胞凋亡等;薏苡仁通过抑制肿瘤血管形成、促进细胞凋亡和抑制细胞增殖、对酶的抑制调节等方面起到抗肿瘤作用;白花蛇舌草能显著抑制癌细胞的有丝分裂,并可通过刺激机体的免疫系统抵抗肿瘤的生长;蛇六谷所含的甘聚糖成分能够有效干扰癌细胞的代谢活动;太子参对免疫功能有增强作用;白术有降低瘤细胞的增值率,降低瘤组织的侵袭性,提高机体抗肿瘤反应能力及对瘤细胞的细胞毒作用;绞股蓝主要含皂苷类、多糖类等成分,具有调节机体免疫的作用,临床多能获得满意疗效。

(三)临证要诀

1.强调利胆兼疏肝 赵文霞教授认为胆系疾病,必须疏利肝气,肝胆同居右胁下,胆附于肝叶之间,胆汁来源于肝,为肝血或肝之余气凝聚化生而来,胆与肝相为表里,同司疏泄。若肝气疏泄正常,则胆汁排泄无阻,并无湿热、痰浊、瘀毒郁结胆腑之忧患;若肝气郁滞,则胆失和降,进而气血瘀滞,湿热蕴结,痰浊瘀毒,郁结胆腑而成胆积。故其辨证施治首先皆从肝论治,疏肝利胆以求气机条畅、和降通利。常用柴胡、白芍、川芎、香附等疏肝理气利胆之品,配伍三棱、莪术、延胡索、郁金等活血止痛。在辨证论治的基础上选用具有抗癌作用的中草药,加强治疗效果,如清热解毒类的半枝莲、半边莲、重楼、白花蛇舌草、藤梨根、蛇六谷等,软坚散结类的牡蛎、夏枯草、穿山甲等,活血化瘀类的如三棱、莪术、菝葜等。

2.重视健脾益中气　赵文霞教授崇尚李东垣脾胃论,"脾胃内伤,百病乃生"是东垣脾胃论核心思想。脾为后天之本,脾胃为气血生化之源,为五脏六腑之根本,五脏六腑功能的正常发挥全赖于脾胃的运化如常,而且脾胃系全身气机升降之枢纽,肝胆疏泄功能的正常发挥与脾胃息息相关。而从另一方面来讲,胆汁下泄肠腑,腐熟水谷,助脾胃运化化生水谷精微一臂之力,二者关系密切。肝木与脾土相互影响,胆经郁滞成积,积久克土,必损及后天之本,使脾失健运,胃失和降。《外科正宗》中提出了"积之成者,正气之虚也,正气虚而后积成",因此,赵文霞教授强调在胆囊癌的治疗中除了疏肝利胆外,更要时时重视健脾益胃,补益中气,固护后天脾胃之枢纽,同时力避攻伐伤正、滋腻伤中。最终只有脾胃得补,中州得安,中气得复,则邪气自解。从现代医学的角度来讲,是通过自身免疫功能的增强控制病情发展,以求达到控制肿瘤生长、延长生存时间、提高生活质量的目的。临证时常常以四君子汤为基础,酌加陈皮、半夏、焦三仙等以补中益气,理气化滞。若痞满较甚,可加木香、砂仁理气消痞;若嗳气呕吐、舌苔白腻者,可加旋覆花、代赭石重镇降逆、消痰下气;若脾阳不足、畏寒怕冷者,可酌加干姜、九香虫等温阳散寒;若病久胃阴枯竭难复,可加乌梅、木瓜酸甘化阴;若脾虚胆逆,出现口苦、呕吐黄绿胆汁,可加姜厚朴、枳实、青皮、香附等以通腑利胆。

3.善用虫类起沉疴　赵文霞教授认为,肿瘤的发生常为痰浊、瘀毒久伏于脏腑经络,一般的活血化瘀药物难起沉疴。虫类药物擅走功窜,搜剔入络,善除死血顽痰,其祛瘀通络、软坚散结作用是草木、矿石类药物所不及的。吴鞠通曰:"以食血之虫,飞者走络中气分,走者走络中血分,可谓无微不入,无坚不破。"指出虫类药物攻坚通络之功效。赵文霞教授善用如全蝎、蜈蚣化瘀解毒,土鳖虫"破留血积聚,去血积",蝉蜕、僵蚕搜风解毒,蜂房能攻毒散结,亦能补益正气。临床中配伍半枝莲、半边莲、白花蛇舌草、蛇六谷、藤梨根等抗癌解毒涤浊之药,可获良效。在应用中赵文霞教授强调虫类药物的应用要辨证准确,中病即止;要配伍适宜,固护正气;要剂量得当,保证安全。

4.扶正祛邪,标本兼治,辨证立法,随证加减　赵文霞教授认为,癥瘤类疾病属于疑难症疾,而且症候复杂多变,要"不断扶正,适时攻邪",要"法随证立,随证加减"。《素问·评热病论篇》曰:"邪之所凑,其气必虚。"说明只有在正气不足的情况下,邪气才能乘虚而入,从而导致机体气血阴阳失调,脏腑功能紊乱,促使肿瘤形成。赵文霞教授认为胆囊癌的发生和发展与正气亏虚关系紧密,邪实正气不足是疾病发生发展的关键。本病因虚而得,因虚致实,局部属实,全身属虚,正虚为本,邪实为标,扶正祛邪,标本兼治是治疗的基本法则。通过扶正固本遏制邪气侵袭,为祛邪提供基础,通过攻毒治标,防止疾病深入发展。扶正为基础,祛邪为目的,只有既兼顾患者久病体虚,又不纵容留邪,标本兼治,才能达到"人瘤共存"的目的。另外,癌毒胶结蕴内,具有兼夹证候的出现,要根据疾病的不同阶段、不同证候,制定不同的治疗法则,及时随证加减,根据不同病性酌加补泻兼施、温清并用、表里相合、阴阳互求等配伍方法,以期良效。

5.重视内外合治　外治法是中医特色治疗的重要手段,赵文霞教授认为,运用非口服药物的方法,通过刺激经络、穴位、皮肤黏膜、肌肉、筋骨等,可以达到治疗内脏疾病的目的。赵文霞教授推崇并善于应用中医外治疗法,是内治法的有益补充,主张内外同治,多发并举。对于腹胀纳差可应用脐火、推拿、艾灸等;对于胁痛、腹痛可应用局部中药贴敷、针灸等;对于黄疸,可应用中药直肠滴入、脐火疗等通过刺激穴位、经络等,起到疏肝理气、利胆退黄、行气散结的作用,达到治疗胆腑疾病的目的,在改善临床症状、降低复发率、提高生活质量等方面具有独特的优势,临床疗效颇著。

6.重视身心同治　赵文霞教授在癌症患者的治疗中,除了常规治疗之外,常常进行心理上的辅导,重视身心同治。通过多年的临床观察表明,癌症的发生、发展、治疗效果,以及复发、转移、康复等,均与情绪的变化密切相关,健康的身心与健康的身体同样重要,癌症康复需要"身心兼治",不仅包括躯体康复,更应强调心理康复、社会康复,鼓励患者树立战胜疾病的信心,保持积极向上的心态,积极配合治疗。另外,赵文霞教授注意对患者生活、膳食进行调配,胆囊癌患者因胆汁排泄障碍,常常有腹胀、食少、恶心等症状,应选择清淡易吸收并附有营养的食物,如新鲜的蔬菜、水果,少吃或不吃高脂肪的食物,饮食规律,戒烟戒酒等,通过生活调摄,预防本病的发生发展,具有重要的作用和意义。

胆囊癌是常见的胆系恶性肿瘤。近年来,本病的发病率呈逐年递增趋势,而治疗效果却没有明显改善。胆囊癌的病因尚不明确,可能与胆囊息肉、胆囊结石、慢性胆囊炎症、胰胆管汇合异常、遗传、感染等有关。该病起病隐匿,早期常无特异性症状,也无灵敏度高的辅助诊断方法,多数患者在确诊时已属中晚期,失去了最佳手术机会,加之对放、化疗均不敏感,预后较差。通过多年临床实践,赵文霞教授治疗胆囊癌时将辨证、辨病、辨症相结合,既探痰浊瘀毒之机,又灵活辨证施治,随症加减,针对本病多为脾虚、气郁、湿热、痰浊、瘀毒共同作用所致,以攻补兼施、扶正固本为基本原则,根据病证的不同,以疏肝利胆、健脾化痰、清热利湿、散结通络、涤浊解毒为主要治法,扶正与祛邪兼施,辨证论治,随证加减,灵活变通,遣方用药,从药物四气五味、归经入手,并善于结合现代药理学研究等方面选择用药,临床屡获生效。

三、验案撷英

案例一:黄疸-痰阻热结证

患者:刘某,女,76 岁。

初诊:2020 年 12 月 16 日。

主诉:身目黄染 1 月余。

现病史:患者 1 个月前无明显诱因出现身目、小便黄染,在当地医院完善检查提示胆囊恶性肿瘤,患者家属拒绝进一步手术及化疗等,住院行胆道引流术(具体不详)后,黄疸缓解后出院。现时有右胁部不适,时有呃逆,伴纳差,乏力,夜眠一般,小便色稍黄,大便颜色浅淡,为求中医药治疗,遂来我院就诊。

现在症:身目轻度黄染,右胁部时有胀满不适,疼痛不明显,偶有皮肤瘙痒,夜间明显,时有呃逆,纳食量少,食欲欠佳,食后胀满明显,乏力,夜眠一般,小便色黄,大便颜色浅淡,成形软便,日 1 次。舌质红,苔白厚腻,舌下络脉延长,脉沉细。

既往史:无特殊病史。

个人史:无特殊。

辅助检查:2020 年 11 月 4 日驻马店某三甲医院彩超提示胆囊占位,考虑肿瘤性病变侵及胆管并高位胆道梗阻,结合临床;肝门部结构紊乱;门静脉受压变细;腹膜后腹腔内及肝门区多发肿大淋巴结。2020 年 12 月 4 日于当地医院查肝功能提示总胆红素 54.8 μmol/L、直接胆红素 33.85 μmol/L、谷丙转氨酶 52 U/L、谷草转氨酶 49 U/L、谷氨酰转肽酶 96 U/L。

诊断:中医诊断为黄疸-痰阻热结证,西医诊断为胆囊恶性肿瘤。

治法:除湿化浊,泄热退黄。

方药:薏苡仁 30 g,炒冬瓜子 30 g,芦苇根 30 g,金钱草 30 g,郁金

18 g,海金沙 30 g,茵陈 30 g,淡竹叶 15 g,滑石粉 15 g,生黄芪 20 g,炒鸡内金 12 g,浙贝母 9 g,苍术 12 g,鸡骨草 15 g,桂枝 6 g,地肤子 15 g,白鲜皮 12 g,柿蒂 30 g,全蝎 9 g,蜈蚣 3 条,蛇六谷 30 g,蟾酥 0.015 g,7 剂,水煎服,早晚饭后温服。

同时口服谷胱甘肽片 2 粒,3 次/d;水飞蓟宾胶囊 2 粒,3 次/d。

二诊:2020 年 12 月 24 日,患者身目黄染稍减轻,右胁胀满不适症状缓解,乏力改善,纳食欠佳,食后腹胀明显,小便色稍黄,大便正常,舌质淡红,苔白厚腻,舌下络脉延长,脉沉细。守上方,去生黄芪、苍术、白鲜皮、地肤子、滑石粉,炒鸡内金加至 30 g,另加草果 15 g、炒莱菔子 15 g、厚朴 10 g、茯苓 30 g、党参 15 g、陈皮 15 g、焦三仙各 15 g,14 剂。口服西药继同前。

三诊:2021 年 1 月 10 日,患者身目轻度黄染,右胁不适基本消失,乏力明显改善,食欲较前好转,纳可,睡眠可,小便色稍黄,大便正常。舌质淡红,苔白稍腻,脉沉。当地复查肝功能提示 TBIL 35.1 μmol/L,DBIL 20.9 μmol/L,谷氨酰转肽酶 138 U/L,谷丙转氨酶 52 U/L,谷草转氨酶 54 U/L,碱性磷酸酶 172 U/L。患者症状显著改善,效不更方,继续予以上方 14 剂巩固治疗。

西药改为易善复胶囊 2 粒,3 次/d,口服;熊去氧胆酸胶囊 1 粒,2 次/d,口服;五酯软胶囊 2 粒,3 次/d,口服。一个月后电话随访患者自述诸症好转。

按语:胆囊癌为胆道系统原发恶性肿瘤中最常见的疾病。本案患者以身目黄染为主症。肝气郁结,胆腑失畅,加之年老,脾胃虚衰之体,痰湿内蕴,蕴结化热,凝练成痰、湿热、痰浊、瘀血凝结胆腑,胆汁不循常道,外溢肌肤致身目俱黄。患者初诊已为晚期,呈现肝郁脾虚,肝胆湿热,瘀毒内结,虚实夹杂之况,方用苇茎汤加减。方中芦苇根、薏苡仁、炒冬瓜子清热化浊祛痰;茵陈清利热湿,利胆退黄,滑石粉清热解毒,利窍退黄,淡竹叶通利小便,渗湿退黄,与炒鸡内金、郁金、金钱草、海金沙、鸡骨草合用奏除湿化浊、泄热退黄之效;苍术辛温发散,芳香化浊,健脾燥湿,桂枝温经通脉,透达营卫,扶正建中,二药伍用,疏肝和中,健脾祛湿之力益彰;《临证指南医案》曰:"气血不行则发黄。"故加入生黄芪补气行气,亦有扶正固本之意;全蝎、蜈蚣以搜剔透络,除死血顽痰;配伍蛇六谷、蟾酥抗癌解毒涤浊;患者时有皮肤瘙痒,呃逆,加入柿蒂、白鲜皮、地肤子随证加减。全方清消补三法合用,获得良效。二诊时患者病情好转,皮肤瘙痒已无,仍有腹胀,舌质变淡,热象已削,故去滑石粉、黄芪、苍术、白鲜皮、地肤子等药,加草果 15 g、炒莱菔子

15 g、厚朴 10 g、茯苓 30 g、党参 15 g、陈皮 15 g、焦三仙各 15 g 健脾和中,下气消胀。三诊患者黄疸基本消退,病情稳定,效不更方,继续守方治疗。末次复查谷氨酰转肽酶和碱性磷酸酶较前升高,故西药改为保肝并改善胆汁淤积类药物口服。

案例二:胆胀-肝郁脾虚兼浊毒瘀结证

患者:苏某某,男,67 岁。

初诊:2020 年 7 月 6 日。

主诉:发现胆囊腺癌 8 月余。

现病史:患者 8 个月前因右胁疼痛在外院完善检查并手术确诊为胆囊腺癌,术后外院行 8 次化疗,予"奥沙利铂+吉西他滨"。术后时有右胁部不适、纳差、乏力。间断口服中西药(具体不详),症状改善不明显。2020 年 5 月 31 日于外院查 CT 提示胆囊癌术后、肝内多发小囊肿、十二指肠乳头体积稍大、双肺多发小结节、右肺中叶及双侧下叶少许炎症。为求中医药治疗,遂来就诊。

现在症:右胁部不适,食欲减退,乏力,食后右胁下至腹中不适,大便调,小便稍黄。舌质淡红,舌体胖大,苔厚腻根部稍黄,脉弦细,舌下络脉延长、迂曲。

既往史:无特殊。

个人史:平素性格偏于内向,无烟酒等特殊嗜好。

辅助检查:于河南中医药大学第一附属医院查血常规提示白细胞 4.02×10^9/L,红细胞 3.54×10^{12}/L,血红蛋白 115 g/L,血小板 66×10^9/L;肝功能基本正常。2020 年 5 月 31 日于外院查 CT 提示胆囊癌术后、肝内多发小囊肿、十二指肠乳头体积稍大、双肺多发小结节、右肺中叶及双侧下叶少许炎症。

诊断:中医诊断为胆胀-肝郁脾虚兼浊毒瘀结证,西医诊断为胆囊癌。

治法:疏肝健脾,通络祛浊。

方药:加味柴胡四逆散加减。柴胡 6 g,炒白芍 15 g,黄芩 15 g,党参 15 g,清半夏 30 g,鸡内金 15 g,炒麦芽 15 g,茵陈 15 g,郁金 15 g,薏苡仁 30 g,炒冬瓜子 30 g,芦苇根 30 g,乌贼骨 15 g,浙贝母 15 g,菝葜 15 g,藿香 10 g,佩兰 10 g,黄芪 15 g,全蝎 10 g,蜈蚣 3 g,14 剂,日 1 剂,水煎早晚口服;嘱其畅情志,清淡易消化饮食。

二诊:2020 年 7 月 25 日,右胁部、腹中不适明显减轻,食欲较前好转,纳一般,睡眠可,大便日1次,小便调,舌脉同前,在一诊方药基础上,加入蛇六谷30 g,方药7剂,水煎服,日1剂。

三诊:无特殊不适,纳眠可,二便基本正常。患者坚持剂药1个月后于我院复查血常规基本恢复正常,无明显不适症状,精神可,二便调,继服巩固。

按语: 患者为老年男性,平素性格内向,情绪抑郁。《儒门亲事》中曰:"盖五积者……皆抑郁不伸而受其邪。"情志不畅,肝气不疏,胆腑不利,故右胁不适,腹中隐痛;肝木壅滞,伐克脾土,脾失健运,而化疗药物为外来之"邪毒",易戕伤脾胃,使正气更虚,脾胃功能更弱,故不欲饮食,纳差、乏力;结合舌质淡红,舌体胖大,苔厚腻根部稍黄,脉弦细,舌下络脉延长迂曲,四诊合参为肝郁脾虚、浊毒瘀结之证。选赵文霞教授经验方加味柴胡四逆散加减。本方既疏利肝胆,又和胃健脾,合芦苇根、薏苡仁、炒冬瓜子清热化浊;茵陈、郁金清利肝胆湿热;浙贝母、乌贼骨合用散结止酸护胃;藿香、佩兰气味芳香,能醒脾化湿,和中开胃;患者正气亏虚,初诊并未选择抗癌解毒药物中的峻烈之品,选用菝葜,性平,味甘酸,现代药理证明该药可有效抑制肿瘤细胞增殖,有抗血管生成的作用,酌加全蝎、蜈蚣化瘀通络解毒;黄芪,甘温,如《珍珠囊》谓之能"益元气、壮脾胃"。药证相符,治疗有效,故二诊时患者症状明显好转,脾胃功能渐复,故守原方,并酌加蛇六谷,加强化痰散结解毒之力,以增强抗癌功效。三诊时患者不适症状尽消,血常规也恢复如常。赵文霞教授根据病情发展阶段,准确辨证,谨守病机,标本兼治,疗效显著。

案例三:胆胀-肝肾阴虚兼浊毒内蕴证

患者: 禹某,女,76岁。

初诊: 2019年6月3日。

主诉: 胃脘部胀满不适3个月余,确诊胆囊癌2个月。

现病史: 患者近3个月时有胃脘部胀满不适,未重视和治疗。2个月前体检查彩超示胆囊癌,拒绝手术及放化疗,于当地住院保守治疗,症状改善不明显,为求进一步中医药治疗,遂至我院。

现症见: 胃脘部胀满不适,偶有右胁部隐痛不适,口干咽燥,五心烦热,纳食欠佳,食后腹胀明显,嗜睡,偶有头晕,二便正常。舌质暗红,苔少,舌下络脉迂曲,脉弦细。

既往史: 有高血压病史10年,近1年未用药,诉时有血压偏低。

个人史: 无特殊。

诊断：中医诊断为胆胀-肝肾阴虚兼浊毒内蕴证，西医诊断为胆囊癌。

治法：滋补肝肾，涤浊解毒。

方药：六味地黄汤加减。生地黄 20 g，山茱萸 10 g，山药 15 g，牡丹皮 15 g，地骨皮 15 g，芦苇根 30 g，冬瓜子 30 g，黄芪 10 g，太子参 15 g，升麻 6 g，醋柴胡 6 g，炒当归 6 g，半枝莲 15 g，半边莲 15 g，藤梨根 10 g，水红花子 15 g，川牛膝 15 g，五味子 15 g，炒麦芽 15 g，14 剂，日 1 剂，水煎早晚口服。

按语：患者以胃脘部、右胁部胀满不适为主症，结合现代医学检查，明确诊断为胆囊癌，属中医"胆胀"范畴。患者右胁部隐痛不适，口干咽燥，五心烦热，纳差，腹胀，嗜睡，头晕，舌质暗红，苔少，舌下络脉迂曲，脉弦细。结合舌脉，辨证为肝肾阴虚，浊毒内蕴证。患者老年女性，肾阴亏虚，水不涵木，肝失滋养，终成肝肾阴虚证。治疗以六味地黄汤为基础，生地滋阴补肾为君药，伍用山茱萸、山药、五味子以肝脾肾三脏共补，牡丹皮泄浊降火；芦苇根能养阴生津，清泄郁热，冬瓜子化浊降火；患者正气渐虚，中气不足，气阴亏虚无以充营血脉，故血压偏低，时有头晕、嗜睡等，赵文霞教授以补中益气汤之黄芪、太子参、升麻、醋柴胡、炒当归加入其中，以健脾胃益中气，并稍佐川牛膝逐瘀通经，可引血下行以防升发太过；补虚为主，辅以泻实，加入半枝莲、半边莲、藤梨根、水红花子以化瘀通络，抗癌解毒，达到标本兼治的目的。

第四章 用药经验

第一节 对药部分

　　对药又称药对，是临床用药中相对固定的两味药物的配伍形式。对药并非两味中药的简单叠加，而是根据药性七情理论进行配伍，临床合理应用，可以起到协同增效、制约减毒的作用。

　　《内经》中对药对雏形进行了记载。"药对"之名在《神农本草经》中虽未直接提出，但已有"药有阴阳配合，子母兄弟"及"七情和合"等配伍理论的记载。《内经》中已有半夏配秫米治疗失眠，乌贼骨配芦茹治疗血枯等药对雏形的记载。《雷公药对》是有文献可考的最早著录具体药物配伍宜忌的专著，今已亡佚。东汉张仲景在《伤寒论》中运用了四十多组药对。北齐徐之才在其基础上撰写了《徐王药对》，虽已失传，但药对的内容仍散见于历代医药典籍之中。

　　近代论述药对的专著亦不少，如吕景山著《施今墨药对临床经验集》中收载药对277对，陈维华著《药对论》中收载药对400余对，苏庆英著《中医临床常用对药配伍》中收载药对509对，胥庆华《中药药对大全》中收载药对600对，高晓山著《中药药性论》中有关配伍理论部分收载诸医家常用药对750余对。药对配伍规律的研究对于指导实践、提高临床疗效都具有重要意义。此外，可以作为方剂治病机制研究的重要切入点。

一、香附、炒栀子

(一) 应用经验

1. 中药赏析

(1)香附,首载于《本草纲目》,味辛,微苦微甘,性平,归肝、脾、三焦经,具有疏肝解郁、理气和中、调经止痛的作用。《本草纲目》曰:"香附利三焦,解六郁,消饮食积聚、痰饮痞满,胕肿腹胀,脚气,止心腹、肢体、头目、齿耳诸痛……妇人崩漏带下,月候不调,胎前产后百病。"为气病之总司,女科之主帅也。《本草求真》述:"香附,专属开郁散气,与木香行气,貌同实异。"木香气味苦劣,故通气甚捷,香附则苦而不甚,故解郁居多,且性和于木香,故可加减出入,以为行气通剂。《滇南本草》载其调血中之气,开郁,宽中,消食,止呕吐。

临床经常用于多种系统疾病的治疗:消化系统中常用于胃溃疡、功能性消化不良、肝癌、肝硬化的治疗;妇科中常用于痛经、乳腺增生、慢性盆腔炎等疾病;神经系统常用于抑郁症、焦虑症的治疗。

现代药理研究:香附挥发油具有解热镇痛、降温作用;香附生物碱、苷类、黄酮类和酚类化合物的水溶液有强心、减慢心率及降血压作用;香附具有抗菌、保护支气管痉挛及雌激素样作用;香附还具有胃溃疡黏膜保护作用和促胃动力作用。

注意事项:气虚、阴虚、血热者不宜久服,恐耗伤气血。

(2)栀子,首载于《神农本草经》,味苦,性寒,归心、肺、三焦经,具有泻火除烦、清热利尿、凉血解毒的作用。用于热病心烦,黄疸尿赤,血淋涩痛,血热吐衄,目赤肿痛,火毒疮疡;外治扭挫伤痛。《神农本草经》:"主五内邪气,胃中热气,面赤酒疱齇鼻,白癞赤癞疮疡。"《得配本草·卷七》中记载:"上焦、中焦连壳,下焦去壳,洗去黄浆炒用,泻火生用,下焦去壳,止血炒黑,内热用仁,表热用皮,淋证童便炒,退虚火盐水炒,劫心胃火痛姜汁炒,热痛乌药拌炒,清胃血蒲黄炒。"

临床常用于多种系统疾病的治疗:消化系统常用于治疗急性黄疸型肝炎、胆囊结石、急性胰腺炎、肝癌等疾病;心血管系统常用于动脉粥样硬化、高血压的治疗;泌尿系统常用于肾病综合征、糖尿病肾病等疾病。

现代药理研究:栀子能降低血清胆红素含量,减轻四氯化碳引起的肝损伤。栀子及所含环烯醚萜苷等成分均有利胆、退黄作用。栀子及其几种提取物有明显的利胰、利胆及降胰酶效应。栀子有改善肝脏和胃肠系统的功能,以及减轻胰腺炎等药理作用。栀子水提取物及京尼平苷口服给药或十二指肠给药,对动物均有显著的泻下作用。

注意事项:炒栀子苦寒之性强,一般热较甚者可用炒栀子,脾胃较虚弱者可选用焦栀子。

2.对药分析　两药联用,属相使之用,一行气解郁,一清利心、肝、胆经之热,共奏理气止痛清热除烦之功。常用来治疗肝郁日久化热所致的胁痛、目赤肿痛、烦躁易怒等,方药精简,而收效甚著。

(二)典型病案举隅

患者:职某某,女,55 岁。

初诊:2022 年 5 月 31 日。

主诉:间断右胁疼痛 20 余年。

现病史:患者 20 年前无明显诱因出现胁痛,发现乙肝小三阳,未常规治疗,曾行胆囊切除术。2021 年 6 月 1 日因肝功能异常服用保肝降酶药治疗,肝功能恢复正常。

现在症:右胁胀、胁痛,偶有恶心欲吐,口干口苦,畏寒,纳差,睡眠差,二便调。舌淡红,苔白厚干,脉沉细涩。

既往史:无特殊。

个人史:无特殊。

诊断:中医诊断为胁痛-肝胃不和证,西医诊断为慢性乙型肝炎。

治法:疏肝健脾和胃。

方药:旋覆代赭汤加减。旋覆花 9 g,代赭石 10 g,厚朴 10 g,党参 15 g,紫苏梗 15 g,清半夏 15 g,草果 10 g,炒莱菔子 10 g,高良姜 6 g,香附 10 g,炒栀子 6 g,佛手 15 g,甘松 15 g,川芎 10 g,乌贼骨 15 g,石菖蒲 15 g,郁金 15 g,炒神曲 10 g。共 7 剂,每天 1 剂,水煎,分 2 次温服。

二诊:2022 年 6 月 14 日,胁胀、腹胀明显缓解,但纳食欠佳,上方加枳实 6 g,10 剂,水煎服,每日 1 剂。

三诊:2022 年 6 月 25 日,纳可,上方继服 7 剂,水煎服,每日 1 剂。

按语:患者以胁肋胀满,为主诉就诊,肝病日久,肝气郁滞,肝失疏泄,横逆犯胃,胃气不降则症见脘胀纳呆、呕吐等。结合舌脉均为肝郁之象,故辨证为肝胃不和证。初诊给予旋覆代赭汤加减理气化痰开郁。肝胃不和证之根结主要在于气机涩滞,气为血帅、血为气母,气行则血行、气滞日久而致血瘀和郁热,加重胁痛,因此,使用香附,疏肝理气、解郁调中,正如《景岳全书》指出,"香附,治肝气郁结之胁肋胀痛",加用炒栀子增解郁除烦清热之功,可减轻因气滞引起的郁热和血瘀。二诊见纳食仍欠佳,为中焦之气痞塞,需加用少量行气药物以升清降浊消痞。三诊诸证皆减。

二、半边莲、半枝莲

(一)应用经验

1.中药赏析

(1)半边莲,首载于《本草纲目》,味辛,性平,归心、小肠,具有清热解毒、利尿消肿的作用。主治疮痈肿毒,蛇虫咬伤,腹胀水肿,湿疮湿疹。《本草纲目》:"蛇虺伤,捣汁饮,以滓围涂之。"《陆川本草》:"解毒消炎,利尿,止血生肌。治腹水,小儿惊风,双单乳蛾,漆疮,外伤出血,皮肤疥癣,蛇蜂蝎伤。"

临床常用于多种系统的疾病:消化系统常用于肝硬化腹水、乙型肝炎的治疗;还可应用于湿疹、带状疱疹等皮肤病;泌尿系统常用于急性肾炎的治疗。

现代药理研究:半边莲总生物碱及粉剂和浸剂,口服均有显著而持久的利尿作用,尿量、氯化物和钠排出量均显著增加。其浸剂静脉注射,对麻醉犬有显著而持久的降血压作用。其煎剂及其生物碱制剂,对麻醉犬有显著的呼吸兴奋作用,同时伴有心率减慢,血压升高,大剂量时则心率加快,血压明显下降。半边莲碱吸入有扩张支气管作用,肌内注射有催吐作用,对神经系统有先兴奋后抑制的作用。本品煎剂有抗蛇毒作用,口服有轻泻作用,体外实验对金黄色葡萄球菌、大肠杆菌、痢疾杆菌及常见致病真菌均有抑制作用,腹腔注射对小鼠剪尾之出血有止血作用。其水煮醇沉制剂有利胆作用。其成分木犀草素有抗肿瘤增殖作用。

注意事项:半边莲有小毒,过量使用可致中毒,尤其是半边莲碱注射给药过量时,极易导致中毒,因而应用时要注意用量,确保安全。虚证水肿忌用。

(2)半枝莲,味辛、苦,性寒,归肺、肝,具有清热解毒、散瘀止血、利尿消肿的功效。主治热毒痈肿,咽喉疼痛,肺痈,肠痈,瘰疬,毒蛇咬伤,跌打损伤,吐血,衄血,血淋,水肿,腹水及癌症。《南京民间药草》:"破血通经。"《广西药用植物图志》:"消炎,散瘀,止血。治跌打伤,血痢。"《南宁市药物志》:"消肿,止痛。治跌打,刀伤,疮疡。"《江西草药》:"清热解毒,消肿止痛。"

临床用于多系统疾病的治疗:消化系统中常用于治疗慢性乙型肝炎、慢性萎缩性胃炎、食管癌、胃癌等疾病;泌尿系统常用于慢性肾功能衰竭、膀胱炎、泌尿系统结石等。外用治疗疔疮、毒蛇咬伤。

现代药理研究:半枝莲对急性粒细胞白血病(AML)血细胞有轻度抑制作用;用细胞呼吸器筛选试验表明,对 AML 血细胞的抑制率大于75%。半枝莲多糖在体外可促进刀豆球蛋白 A(ConA)诱导的小鼠脾细胞淋巴细胞转化,其最适浓度为 400 r/mL。皮下注射给药 1 周后可明显提高小鼠外周血淋巴细胞中酯酶阳性细胞的百分率,促进二硝基氯苯(DNCB)诱导的迟发型变态反应,但大剂量注射(200 mg/kg)可抑制小鼠胸腺指数,对脾指数无影响。同时半边莲多糖抑制了 ALT、AST 活性对肝损伤产生保护效果,通过抑制 PI3K/Akt 信号通路及肝星状细胞的增殖及促其凋亡进而发挥抗肝纤维化作用。

注意事项:血虚者和孕妇忌用。

2.对药分析 半枝莲与半边莲两药均性寒而有清热解毒、利尿消肿之效,半边莲利水消肿之功更甚,半枝莲又长于活血化瘀,两药联用常治疗热毒、癌毒导致的癌肿、瘰疬。

(二)典型病案举隅

患者:黄某,男,45 岁。

初诊:2022 年 6 月 6 日。

主诉:间断肝区不适 4 月余。

现病史:患者 4 个月前无明显诱因出现肝区不适,胀满,周身乏力疲倦,于我院就诊发现乙肝小三阳,服药治疗后乏力改善,停药后复发。

现在症:肝区不适,胀满,周身乏力疲倦,口干,用眼时间长后觉眼花,发怒或劳累后,肝区胀满加重,纳少,食欲不佳,睡眠一般,易醒,晨起精神不佳,大便日 1 次,便不成形,质稍黏,小便调。舌红,苔薄白多津,舌下络脉迂曲,脉沉细。

既往史:无特殊。

个人史：无特殊。

诊断：中医诊断为胁胀-肝阴血瘀证，西医诊断为慢性乙型肝炎。

治法：疏肝健脾，活血化瘀。

方药：逍遥散加味。牡丹皮15 g，炒当归10 g，炒白芍15 g，柴胡6 g，麸炒白术15 g，薄荷6 g，郁金15 g，防风15 g。共7剂，每天1剂，水煎，分2次温服。

同时予以中成药龟甲养阴片口服治疗，每次3片，每日3次；富马酸替诺福韦片口服治疗，每次300 mg，每日1次。

二诊：2022年7月22日，诸症逐渐好转，遂以一诊方加减巩固治疗。一诊方加前胡6 g，百部15 g，蜜紫菀15 g，黄芩10 g，鳖甲10 g，款冬花15 g，辛夷10 g，叶下珠15 g，半枝莲15 g，半边莲15 g，五味子15，炒麦芽15 g。效果可。患者定期门诊随诊治疗，病情稳定。

按语：患者以肝区不适，胀满为主诉就诊，患者乙肝日久，导致肝阴亏虚，阴血不足日久，血液运行不畅日久成瘀，结合舌脉均为肝阴亏虚及血瘀之象，故辨证为阴虚血瘀证。初诊给予养阴活血化瘀之法，半枝莲、半边莲合用增加活血化瘀消肿散结之效。现代药理研究证明半枝莲、半边莲清热解毒，作为抗癌中药同用，可增加抗癌减毒的疗效。二诊诸证皆减。

三、叶下珠、苦参

（一）应用经验

1.中药赏析

（1）叶下珠，味微苦，性凉，归肝、脾、肾，具有清热解毒、利水消肿、明目、消积的功效。主治痢疾，泄泻，黄疸，水肿，热淋，石淋，目赤，夜盲，疳积，痈肿，毒蛇咬伤。《本草药性备要》："治小儿疳眼、疳积，煲肉食，或煎水洗，又治亡乳汁，治主米疳者最效。"《植物名实图考》："能除瘴气。"

临床经常用于多种系统疾病的治疗：黄疸性肝炎，肾炎水肿，泌尿系统感染、结石，肠炎，痢疾，小儿疳积，眼角膜炎；外用治青竹蛇咬伤。

现代药理研究：广西产叶下珠和云南产叶下珠各以10 g/（kg·d）给感染鸭乙肝病毒（DHBV）的重庆麻鸭灌剂，连续1个月，在用药第2周后即使鸭血清中DHBV脱氧核糖核酸（DNA）滴度明显下降。鸭体内实验证实了有效成分对鸭乙型肝炎病毒作用，可降低血清中HBV-DNA和DNA多聚酶。

其对四氯化碳（CCl₄）和 D-半乳糖胺引起的小鼠肝损伤也有明显防治作用，在 1.25 g/kg 和 0.625 g/kg 剂量时给药组小鼠的 ALT 活性较模型组显著下降。1 g/mL 叶下珠制剂各以 0.4 mL/只、0.6 mL/只给小鼠灌胃，每日 2 次，连续 7 d，可使 CCl₄ 所致肝损伤小鼠 ALT 显著下降，光镜检查发现给药组小鼠浊肿变性、坏死和炎症细胞浸润的肝细胞损害现象均大为减轻。大鼠肝细胞体外与 CCl₄ 共同孵育后，肝细胞存活率、细胞膜流动性均降低，而 LDH、丙二醛（MDA）的释放及细胞内 Ca²⁺ 均增加。预先加入重庆产叶下珠提取物 10^{-3} ~ 10^{-1} g/L 可明显抑制上述病理变化，显示叶下珠对 CCl₄ 损伤的肝细胞有保护作用。本品对心脏有明显的抑制作用，可使心率减慢，心肌收缩力减弱，心输出量减少。临床上常用于乙型肝炎、肝癌等肝疾病的治疗。

注意事项：有严重胃病者不宜服用；月经紊乱期慎用；定期复查肝肾功能。

（2）苦参，味苦，性寒，归心、肝、胃经，具有清热燥湿、杀虫、利尿的功效。主治湿热泻痢，便血，黄疸，湿热带下，阴肿阴痒，湿疹湿疮，皮肤瘙痒，疥癣，湿热小便不利。《神农本草经》："主心腹气结，癥瘕积聚，黄疸，溺有余沥，逐水，除痈肿。"《本草正义》："苦参，大苦大寒，退热泄降，荡涤湿火。"

临床常用于多种系统疾病的治疗：消化系统常用于慢性乙型肝炎、溃疡性结肠炎、胃癌、结肠癌的治疗；生殖系统常用于阴道炎、宫颈癌的治疗；亦常用于湿疹、银屑病、痔疮等皮肤疾病。

现代药理研究：苦参、苦参碱、苦参黄酮均有抗心律失常作用；苦参注射液对抗乌头碱所致的心律失常，作用较快而持久，并有降压作用；其煎剂对结核分枝杆菌、痢疾杆菌、金黄色葡萄球菌、大肠杆菌均有抑制作用，对多种皮肤真菌也有抑制作用；氧化苦参碱具有抗胃溃疡的作用，其抗胃溃疡的机制可能与其抑制胃酸分泌和中枢神经的作用有关。其对肠黏膜也具有保护和修复作用；还有利尿、抗炎、抗过敏、镇静、平喘、祛痰、升高白细胞、抗肿瘤等作用。

注意事项：苦参不宜与洋地黄类强心苷同用，可以导致血中强心苷的浓度升高，容易发生强心苷中毒。

2. 对药分析　苦参与叶下珠为伍属相须之用。二药合用，苦寒相济，清热燥湿、利水消肿。两药联用治疗湿热黄疸、水肿，如急性黄疸性肝炎。

(二)典型病案举隅

患者:张某某,女,34 岁。

初诊:2022 年 7 月 1 日。

主诉:间断恶心呕吐 1 年。

现病史:患者 1 年前无明显诱因出现恶心,中西药治疗,效果一般。

现在症:恶心,时有呕吐,手足心发热,纳一般,睡眠可,二便可,无口干口苦。舌淡胖,苔白腻,舌下络脉迂曲。

既往史:乙肝小三阳病史 20 年余,未规律服药。

个人史:无特殊。

诊断:中医诊断为肝着-痰湿内阻证,西医诊断为慢性乙型肝炎。

治法:健脾化湿。

方药:香砂六君子加味。陈皮 15 g,厚朴 10 g,木香 10 g,砂仁 3 g,乌贼骨 15 g,叶下珠 30 g,苦参 15 g,炒麦芽 15 g,白及 10 g,半枝莲 15 g,半边莲 15 g,生姜 3 g,大枣 5 g,清半夏 10 g,茯苓 15 g,姜竹茹 15 g,垂盆草 15 g,五味子 15 g。共 7 剂,每日 1 剂,水煎,分 2 次温服。

同时予富马酸替诺福韦片口服治疗,每次 300 mg,1 日 1 次;予葡醛内酯片口服治疗,1 次 0.2 g,每日 3 次;五酯软胶囊口服治疗,每次 1 粒,每日 3 次;肝苏片每次 3 片,每日 3 次。

二诊:2022 年 8 月 1 日,诸证好转,遂以西药及中成药如前巩固治疗。

按语:患者以恶心为主诉就诊,患者乙型肝炎日久,肝失疏泄,土郁木雍导致脾运失常痰湿内生,痰湿停聚脏腑经络,阻络肝,肝失疏泄,肝气逆乱,横逆犯胃,导致胃失和降,逆乱于上,症见恶心反胃,初诊给予清热燥湿、疏肝理气之法,方中使用叶下珠与苦参相须为用增加清热燥湿之功效。复诊诸证皆减。

四、黄芪、党参

(一)应用经验

1.中药赏析

(1)黄芪,味甘,性微温,归脾、肺经,具有健脾补中、升阳举陷、益卫固表、利尿、托毒生肌的功效。主治脾气虚证,肺气虚证,气虚自汗证,气血亏虚,疮疡难溃难腐,或溃久难敛等,长于治疗脾虚中气下陷之久泻脱肛,内脏下垂。本品既能补脾益气,又能利尿消肿,标本兼治,为治气虚水肿之要药。本品又能补气生血,治血虚证亦常与补血药配伍。对脾虚不能统血所致失血证,本品尚可补气以摄血。对脾虚不能布津之消渴,本品能补气生津,促进津液的生成与输布而有止渴之效。本品入肺又能补益肺气,可用于肺气虚弱,咳喘日久,气短神疲者,常与祛痰止咳平喘之品配伍。脾肺气虚之人往往卫气不固,表虚自汗。本品能补脾肺之气,益卫固表。本品以其补气之功还能收托毒生肌之效。《本草汇言》:"补肺健脾,实卫敛汗,驱风运毒之药也。"《医学衷中参西录》:"能补气,兼能升气,善治胸中大气(即宗气)下陷。"

临床常用于多种系统疾病:心血管系统常用于病毒性心肌炎、心力衰竭的治疗;消化系统常用于慢性乙型肝炎的治疗;还可用于 2 型糖尿病、糖尿病肾病的治疗。

现代药理研究:黄芪及其多糖等成分可明显提高非特异性免疫功能;对体液免疫、细胞免疫等均有促进或增强作用;对干扰素系统有明显的刺激作用,具有自身诱生和活性挥发等功效;黄芪多糖可改善脾虚小鼠小肠的吸收功能,同时提高罗非鱼肠绒毛长度、隐窝深度和肌层厚度,增加肠道黏液细胞和上皮内淋巴细胞的数量。黄芪能明显延缓人胚二倍体细胞自然衰老过程,能延长细胞寿命 1/3 左右;在高浓度时对体外培养健康人淋巴细胞有丝分裂有抑制作用,而低浓度时则有促进作用。黄芪皂苷 50~200 μg/mL 对心有正性肌力作用,30 μg/mL 呈负性肌力作用;黄芪具有降压作用。黄芪煎剂对乙酰苯肼造成溶血性血虚,动物细胞压积降低,血液比黏度降低,红细胞电泳率减少,电泳时间延长等均有改善作用。

注意事项:阴虚火旺者、有炎症者慎用。

(2)党参,味甘,性平,归脾、肺经,具有补脾益肺、生津养血的功效。主治脾胃虚弱,肺虚喘咳,津伤口渴,血虚体弱等。《本草从新》:"补中益气,和脾胃,除烦渴。中气微虚,用以调补,甚为平安。"《本草正义》:"补脾养胃,润肺生津,健运中气,本与人参不甚相远。"

临床常用于多种系统疾病的治疗:消化系统常用于治疗慢性萎缩性胃炎、幽门螺杆菌感染性胃病、功能性消化不良、溃疡性结肠炎;心血管系统常用于低血压、心力衰竭等疾病。

现代药理研究:党参多糖对中枢神经系统具有抑制作用。党参皂苷部分可明显延长环己巴比妥的睡眠时间。党参多糖通过促进胃黏膜与胃壁厚度,增加十二指肠及空肠的肠绒毛平均面积增大来增强胃功能。党参水煎醇沉剂对应激型、幽门结扎型、消炎痛和阿司匹林实验性胃溃疡均有明显的预防保护及促进溃疡愈合的作用。党参注射液具有保护心肌的作用。党参煎剂对嗜盐菌、肠沙门氏菌、志贺氏痢疾杆菌有显著促生长作用。党参具有抑制血栓形成的作用。党参水醇浸膏与煎剂均可使红细胞增加,白细胞减少,其中可见中性粒细胞增多,淋巴细胞减少。党参提取物具有促进小肠局部血液循环的作用。党参及其多糖可使巨噬细胞的数量增加,细胞体积增大,吞噬功能增加,具有增强免疫功能的作用。党参可直接促进和机体糖异生有关的生化过程,并间接促进机体抗寒能力。党参尚有一定的降血糖、改善学习记忆功能、增强机体 SOD 活性、抗缺氧、抗辐射、抗癌、抗炎与镇痛等作用。

注意事项:凡表实邪盛,疮疡初起,或溃后热毒尚盛者,均不宜用黄芪。热证,则不宜单独应用党参。

2.对药分析　党参长于健脾益气,黄芪善于益气升阳。两药配伍,可增强补脾益肺的作用。两药联用治疗脾虚泄泻、肺虚咳喘等。

(二)典型病案举隅

患者:李某某,女,19 岁。

初诊:2022 年 6 月 7 日。

主诉:间断胃胀痛 3 年。

现病史:患者 3 年前因饮食不规律出现胃胀胃痛,至当地诊所就诊,剂参苓白术散,四味脾胃颗粒,附子理中丸,虚汗停颗粒,奥美拉唑,效果一般。

现在症:胃胀胃痛,饭后加重,自汗,手足凉,畏寒,纳食差,夜眠可,大便成形,1 次/d,小便调。舌红体胖大,苔白腻,脉沉细。

既往史:无特殊。

个人史:无特殊。

辅助检查:胃镜检查提示慢性萎缩性胃炎。C13 呼气试验阳性,DOB 11.32。钡餐提示慢性反流性胃炎,胃下垂,考虑十二指肠瘀滞。

诊断:中医诊断为胃痛-脾胃虚寒证,西医诊断为慢性胃炎。

治法:疏肝理脾。

方药:四逆散加减。炙甘草 6 g,柴胡 6 g,炒白芍 15 g,枳壳 6 g,黄芩 6 g,党参 15 g,清半夏 15 g,柿蒂 30 g,乌贼骨 15 g,煅瓦楞子 15 g,炒苍术 15 g,麸炒白术 15 g,炒山药 15 g,佩兰 10 g,黄芪 15 g,升麻 6 g,木香 10 g,三七 3 g,炒麦芽 15 g,大枣 5 g。共 14 剂,每日 1 剂,水煎,分 2 次温服。

二诊:2022 年 6 月 16 日,诉纳食可,偶有胃痛、胃胀,上方加延胡索 15 g、厚朴 10 g,10 剂,水煎服,每日 1 剂。

按语:患者以胃痛胃胀为主诉就诊,长期饮食不节,导致脾胃损伤气血生化不足,胃失濡养,不荣则痛,胃不能受纳腐熟水谷,故见纳差,脾虚日久中焦痰湿内生,初诊给予健脾益气化痰祛湿之法,党参、黄芪合用增加健脾益气之功效。二诊见仍胃痛,为胃脘胀痛日久,中焦之气痞塞,而需在益气健脾之药基础上加用少量行气药物以升清降浊消痞。

五、海螵蛸、浙贝母

(一)应用经验

1.中药赏析

(1)海螵蛸,又名乌贼骨,味咸、涩,性微温,归肝、肾经,功能收敛止血、固精止带、止酸止痛、收湿敛疮。临床可用于崩漏下血,肺胃出血,创伤出血,治肺胃出血,常与白及等分为末剂,即乌及散。用于胃痛吐酸,有止酸止痛功效。《神农本草经》:"主女子赤白漏下经汁,血闭,阴蚀肿痛,寒热癥瘕,无子。"《本草品汇精要》:"止精滑,去目翳。"

临床经常用于多种系统疾病的治疗:消化性溃疡、慢性支气管哮喘、压疮的治疗。

现代药理研究:海螵蛸所含碳酸钙可中和胃酸,缓解呕酸及烧心症状,又可促进溃疡面炎症吸收,阻止出血,减轻局部疼痛。动物实验证明,乌贼骨具有细微孔结构,在填补骨缺损后,为骨组织形成提供网络格子桥,利于骨痂形成。同时钙盐可促进新生骨细胞钙化,以加强成骨作用。以乌贼骨为原料制成的乌贼墨在动物体内具有明显的肿瘤坏死因子诱生作用。乌贼墨喂养小鼠后采集的血清,对人类肿瘤胃癌 GM803 和大肠癌 Y99 细胞株也具有不同程度的杀伤作用。海螵蛸还具有一定的抗放射性作用。

注意事项:海螵蛸阴虚多热者不宜多剂;久剂易致便秘,可适当配润肠药同用。

(2)浙贝母,味苦,性寒,归肺、心经。本品苦寒较重,清火散结作用较强,具有清热化痰止咳、解毒散结消痈的作用。主治风热痰热咳嗽,瘰疬,瘿瘤,肺痈,乳痈,疮痈。《本草正义》言其:"大治肺痈肺萎,咳喘,吐血,衄血,最降痰气,善开郁结,止疼痛,消胀满,清肝火,明耳目……一切痈疡肿毒,湿热恶疮,痔漏,金疮出血,火疮疼痛。"

临床常用于多种系统疾病的治疗:咳嗽、消化性溃疡、白血病的治疗。

现代药理研究:浙贝母碱在低浓度下对支气管平滑肌有明显扩张作用。浙贝母碱及去氢浙贝母碱有明显镇咳作用,还有中枢抑制作用,能镇静、镇痛。此外,大剂量可使血压中等程度降低,呼吸抑制,小量可使血压微升。浙贝母还具有显著抗胃溃疡形成,止痛作用。

注意事项:寒痰、湿痰及脾胃虚寒者慎用,反乌头。

2.对药分析　海螵蛸、浙贝母两味药组成乌贝散,较早见载于1955年《江西中医药》,现已收入《中华人民共和国药典》。功能制酸止痛,收敛止血。原用于治疗胃及十二指肠溃疡,辨证属肝胃不和证,临床表现为胃脘疼痛、泛酸、嘈杂等,原方为中国中医研究院已故名医王药雨所创。王氏最初曾单用乌贼骨粉,部分患者使用后出现便秘,为纠正此副作用,而加用浙贝母,二药比例为85∶15,当初用量,轻型患者每次3 g,每日3次,重症患者,可用至每次10 g,每天3次。原名为"国药乌贼骨",天津市立中医门诊部(天津市中医医院前身)使用后首次命名为"乌贝散",这一名字遂沿用至今。两药联用治疗肝胃不和之胃痛、反酸、溃疡。

(二)典型病案举隅

患者:周某某,男,65岁。

初诊:2020年6月7日。

主诉:间断乏力1年余。

现病史:患者2021年8月于周口市某医院查出肝癌,9月行肝癌切除术,术后恢复可,现服肝爽颗粒,替诺福韦已停药2周。

现在症:乏力,畏寒,嗳气频,9月至现在体重减轻15 kg,纳食一般,大便成形,每日1次,小便黄。舌淡红胖大,苔白,脉细弦。

既往史:乙肝肝硬化病史20余年;1998年行脾切除术;肝癌切除术后;糖尿病史,应用胰岛素控制血糖;高血压病史。

个人史:无特殊。

辅助检查:肝功能检查提示TBIL 30.1 μmol/L,DBIL 20.7 μmol/L,ALB 33.4 g/L,A/G 0.9,ALP 131.5 g/L,GGT 131.1 U/L。CT提示肝硬化,门静脉高压症;食管-胃底静脉曲张;脾切除术后,副脾;胰腺囊肿;双肾囊肿;少量腹水;十二指肠水平憩室;腹腔内脂肪间隙模糊,腹膜后稍大淋巴结。

诊断:中医诊断为胁痛-痰瘀互结证,西医诊断为原发性肝癌。

治法:化痰散结。

方药:菖蒲郁金汤加味。石菖蒲15 g,郁金15 g,前胡10 g,百部15 g,炒川楝子15 g,山药15 g,黄芪18 g,党参10 g,薏苡仁30 g,麸炒白术15 g,防风15 g,陈皮15 g,清半夏30 g,茯苓15 g,葶苈子10 g,大枣15 g,乌贼骨15 g,焦山楂10 g,炒神曲10 g,炒麦芽10 g,炒鸡内金10 g。共14剂,每日1剂,水煎,分2次温服。

二诊:2020年6月30日,诸症均有所好转,遂以一诊方加减巩固治疗。一诊方去前胡、焦山楂、百部,加茵陈30 g,金钱草15 g,荔枝核15 g,苇根15 g,大腹皮15 g,木瓜30 g,浙贝母15 g,川牛膝15 g,延胡索10 g,黄精6 g,薏苡仁30 g。共14剂,每日1剂,水煎,分2次温服。效果可。

按语:患者以肝癌术后乏力为主诉就诊。肝癌术后气血亏虚,加之肝硬化日久,痰湿瘀阻络于肝,结合舌脉,辨证为痰瘀互结之胁痛,治疗以化痰散结、健脾祛湿为主,二诊加苇根、大腹皮、木瓜增化湿利水之功,将浙贝母与海螵蛸合用增加化痰散结之效。

六、柴胡、炒白芍

(一)应用经验

1.中药赏析

(1)柴胡,味苦、辛,性微寒。归肝经。具有解表退热、疏肝解郁、升举阳气的功效。主治表证发热,少阳证,肝郁气滞,气虚下陷,脏器脱垂,退热截疟。《神农本草经》:"主心腹肠胃结气,饮食积聚,寒热邪气,推陈致新。"《本草纲目》:"治阳气下陷,平肝、胆、三焦、包络相火,及头痛、眩晕、目昏、赤痛障翳,耳聋鸣,诸疟,及肥气寒热,妇人热入血室,经水不调,小儿痘疹余热,五疳羸热。"

临床经常用于多种系统疾病的治疗:临床常用于慢性肝炎、急性胰腺炎、急性胆囊炎、胆道结石、肝硬化等消化疾病的治疗;常用于月经不调、更年期综合征等妇科疾病;亦常用于代谢综合征。

现代药理研究:柴胡及其有效成分柴胡皂苷有抗炎作用,其抗炎作用与促进肾上腺皮质系统功能等有关。柴胡皂苷又有降低血浆胆固醇作用。柴胡有较好的抗脂肪肝、抗肝损伤、利胆、降低转氨酶、兴奋肠平滑肌、抑制胃酸分泌、抗溃疡、抑制胰蛋白酶等作用。柴胡煎剂对结核分枝杆菌有抑制作用。此外，柴胡还有抗病毒、增加蛋白质生物合成、抗肿瘤、抗辐射及增强免疫功能等作用。

注意事项：柴胡其性升散，古人有"柴胡劫肝阴"之说，阴虚阳亢、肝风内动、阴虚火旺及气机上逆者忌用或慎用。

(2)炒白芍，味苦、酸，性微寒，归肝、脾经。炒白芍为白芍的炮制品，其功效与白芍类似，经过炒制，降低了白芍的寒性，增强了养血、敛阴的功效。传统医学认为，炒白芍具有养血调经、敛阴止汗、柔肝止痛、平抑肝阳的功效，用于治疗血虚萎黄、月经不调、自汗、盗汗、胁痛、腹痛、四肢挛痛、头痛眩晕。

临床常用于多种系统疾病的治疗：消化系统常用于治疗慢性胃炎、慢性乙型肝炎；免疫系统疾病常用于治疗系统性红斑狼疮、干燥综合征、类风湿关节炎；还可用于内脏痛证、癌性疼痛的治疗。

现代药理研究：芍药苷有较强镇静、抗惊厥、解热作用。白芍总苷(TGP)具有呈剂量依赖的镇痛作用。芍药苷对胃肠道及子宫平滑肌具有抑制作用，并拮抗催产素引起的收缩。白芍煎剂对志贺氏痢疾杆菌有抑菌作用，还能抑制葡萄球菌、绿脓杆菌、化脓性球菌、消化道致病菌和机会致病菌。浸剂对某些致病性真菌也有抑制作用。白芍总苷(TGP)具有抗病毒的作用。白芍总苷对细胞免疫和体液免疫反应均具有功能性依赖性双向调节作用。芍药苷、白芍提取物具有减慢心率和降低血压的作用，而白芍总苷则可使血压升高，以舒张压为主，说明其具有双向调节血压的作用。芍药苷和白芍水提物具有抗心肌缺血的作用。白芍和白芍总苷、苯甲酰芍药苷具有抑制血小板聚集的作用。白芍对胃肠道的影响表现在抑制副交感神经的兴奋性而具有解痉作用，对消化道溃疡亦有明显抑制作用。还具有保肝的作用，芍药苷可显著降低小鼠血清中 AST、ALT 水平，对脂多糖引起的肝损伤具有保护作用。同时通过减少肝细胞凋亡、减轻氧化应激、减少促炎细胞因子产生、促进血红素加氧酶-1 的表达减轻肝损伤。白芍总苷对多发性关节炎有明显的防治作用。此外，白芍还有降血糖、增强学习记忆功能、镇咳、清除自由基、抗氧化、抗缺氧作用。

注意事项：白芍酸寒收敛，婴幼儿、老年人不宜大量长期服用。妇人月经不调属虚寒者不宜单味药大量服用，孕妇产后不宜单味药大量服用。凡外感风寒、内伤生冷、脾胃虚寒、肾阳虚衰等证不宜单味药大量服用。气虚自汗、阳虚汗出者忌用。白芍有中枢神经抑制作用，昏迷患者忌用。

2.对药分析　柴胡配白芍,柴胡善于疏肝解郁;白芍善于养血柔肝、缓急止痛。二药相合,疏肝与柔肝并用,理气与和血并行,有疏肝理气、和血止痛之功。常用治肝气郁结、气血不和所致的胸胁脘腹疼痛、月经不调、肝癖等。

(二)典型病案举隅

患者:田某某,男,38岁。

初诊:2022年6月1日。

主诉:间断胁痛2年余。

现病史:患者2年前无明显诱因出现胁痛,于河南省人民医院行彩超提示:胆囊壁毛糙。有脂肪肝病史。于当地服用中药治疗,效一般。

现在症:胁痛、腹胀,食凉食或多食后加重,精神差,性格急躁易怒,情绪紧张时左下腹不适,纳差,睡眠一般,大便不成形,有未消化食物,大便日一次,小便调。舌红,苔薄白,舌下络脉增粗,脉沉细。

既往史:无特殊。

个人史:无特殊。

诊断:中医诊断为胁痛-肝郁脾虚证,西医诊断为脂肪肝、胆囊炎。

治法:疏肝健脾。

方药:柴胡疏肝散加味。柴胡10 g,炒白芍15 g,枳壳10 g,黄芩10 g,党参15 g,清半夏15 g,茯苓15 g,乌贼骨30 g,白及6 g,三七3 g,高良姜6 g,香附10 g,煅瓦楞子30 g,草果10 g,炒莱菔子15 g,柿蒂30 g,藿香10 g,佩兰10 g,炒麦芽15 g。共14剂,每日1剂,水煎,分2次温服。

二诊:2022年6月24日,诸症逐渐好转。给予中成药疏肝解郁胶囊口服治疗,每次5粒,每日3次。患者定期门诊治疗,病情稳定。

按语:患者以胁痛、腹胀为主诉就诊。患者平素性格急躁易怒,肝郁气滞,不通则痛,引起胁肋胀痛,肝郁日久,影响脾胃功能引起腹胀腹痛,治疗以疏肝理气化痰之柴胡剂,因血为气之母,因此需加活血化瘀之品。柴胡与白芍合用,疏肝柔肝并举,理气与和血并行。共凑疏肝活血之功。

七、九香虫、刺猬皮

(一)应用经验

1.中药赏析

(1)九香虫,味咸,性温,归肝、脾、肾经,具有理气止痛、温中助阳的功效。主治胃寒胀痛,肝胃气痛,肾虚阳痿,腰膝酸痛。《本草纲目》:"治膈脘滞气,脾肾亏损,壮元阳。"《本草新编》:"兴阳益精。"《现代实用中药》:"适用于神经性胃痛,腰膝酸痛,胸脘郁闷,因精神不快而发胸窝滞痛等症,配合其他强壮药同剂有效。"

临床经常用于多种系统疾病的治疗:胃炎、胃溃疡、溃疡性结肠炎等消化系统疾病的治疗;生殖系统常用于慢性盆腔炎、子宫内膜异位症、前列腺炎等疾病;此外,还可用于胃癌、肝癌、血管瘤等疾病的治疗。

现代药理研究:九香虫对金黄色葡萄球菌、伤寒杆菌、副伤寒杆菌、福氏痢疾杆菌有较强的抗菌作用。并有一定的抗癌、抗凝血、促进新陈代谢作用。此外,九香虫脂肪油有抗溃疡的作用。

注意事项:九香虫阴虚内热者慎用。

(2)刺猬皮,味苦、涩,性平,归胃、大肠经,具有化瘀止痛、收敛止血、涩精缩尿的功效。主治胃脘疼痛,反胃吐食,便血,肠风下血,痔漏,脱肛,遗精,遗尿。

临床常用于多种系统疾病的治疗:消化性溃疡、遗精的治疗。

现代药理研究:刺猬皮有收敛、止血作用。

注意事项:孕妇慎用。

2. 对药分析　九香虫常于理气温阳止痛,刺猬皮化瘀功效更强,两药合用对于气滞引起的瘀血疼痛效果增倍,既能理气、行气减少瘀阻,又能行气以活血,增强活血化瘀功效,两药相辅相成,达到活血行气、化瘀止痛的功效。两药联用常用来治疗气滞血瘀之胁痛、胃痛。

(二)典型病案举隅

患者:吴某某,男,47 岁。

初诊:2020 年 12 月 28 日。

主诉:间断乏力20 余年,加重1 周。

现病史:患者20 年前体检发现乙肝肝硬化,未重视,10 年前因乏力明显于当地医院治疗,间断口服中药治疗,效一般。

现在症:乏力,肝区疼痛,头昏沉,眼干涩,纳可,睡眠差,入睡困难,大便成形,日1 次,小便调。舌淡红胖大,苔白厚腻,舌下络脉延长,脉沉细。

既往史:无特殊。

个人史:无特殊。

诊断:中医诊断为胁痛-肝肾阴虚证,西医诊断为乙肝肝硬化。

治法:滋补肝肾。

方药:谷青汤加减。谷精草30 g,青葙子30 g,决明子10 g,黄芩10 g,黄连10 g,丹参15 g,檀香3 g,砂仁3 g,白及6 g,三七3 g,蒲黄10 g,五灵脂15 g,九香虫15 g,炒麦芽15 g,川牛膝15 g,刺猬皮10 g,生姜3片,大枣5粒。共14剂,每天1剂,水煎,分2次温服。服药后效可。

按语:患者乙肝肝硬化病史20余年,肝病日久,肝阴不足,不能濡养头目,出现头晕、眼干,阴血不足,不荣则痛,因此,治疗以清虚清热明目、补血活血养肝为主。五灵脂、九香虫合同,能理气止痛又能增加活血化瘀之功。

八、白术、枳实

(一)应用经验

1.中药赏析

(1)白术,首载于《神农本草经》,味苦、甘,性温,归脾、胃经,具有健脾益气、燥湿利水、止汗、安胎功效。用于脾虚食少,腹胀泄泻,痰饮眩悸,水肿,自汗,胎动不安。《医学衷中参西录》云:"白术,性温而燥,气香不窜,味苦微甘微辛,善健脾胃,消痰水,止泄泻,治脾虚作胀,脾湿作渴,脾弱四肢运动无力,甚或作疼。与凉润药同用,又善补肺;与升散药同用,又善调肝;与镇安药同用,又善养心;与滋阴药同用,又善补肾。为其具土德之全,为后天资生之要药,故能于金、木、水、火四脏,皆能有所补益也。"

临床经常用于多种系统疾病的治疗:治疗消化性溃疡、肠易激综合征、便秘、肝硬化腹水等消化系统疾病;还常应用于高血压、失眠、癌症等慢性疾病。

现代药理研究:白术具有利尿、降糖、抗凝血、扩管、解痉、抗肿瘤及增强免疫等多种治疗作用。白术可以改善胃肠道功能,调节肠道菌群,并刺激肠上皮细胞迁移和增殖,维持肠黏膜上皮屏障完整性,促进肠道黏膜溃疡和伤口愈合。白术挥发油可以激活抗氧化通路和自噬,从而有效地缓解急性肝损伤。白术多糖可以降低血清 ALT、AST 水平。

注意事项:阴虚内热,津液亏耗者慎用。

(2)枳实,味辛苦微酸,性微寒。归脾、胃经。本品辛散、苦降,善于破气滞,消积滞,除痞结,导痰饮,用于气机阻滞、脾失健运、痰湿为患所致疾病,药用有枳实、枳壳之分,壳者为橙之近成熟果壳,实者为未成熟果实,气味功用相同,但作用有缓急之差。《本草求真》云:"实小性酸,下气较壳最迅,故书载有推墙倒壁之功,不以枳壳体大气散,而仅为利肺开胸宽肠之味耳。是以气在胸中,则用枳壳,气在胸下,则用枳实;气滞则用枳壳,气坚则用枳实。"

临床常用于多种系统疾病的治疗:急性胰腺炎、痢疾、肠炎、便秘、功能性消化不良等消化系统疾病;还可用于高脂血症、冠心病、糖尿病等的治疗。

现代药理研究:其能兴奋胃肠功能。使胃肠蠕动节律增加,并能兴奋子宫,使子宫收缩,肌张力增强,故对中气下陷之内脏下垂治疗颇佳。枳实通过调节脂质代谢和多靶向信号传导途径发挥保肝作用,逆转肝脂代谢紊乱,发挥护肝作用。

注意事项:白术,性温,凡外感风热或温热、实热内炽、阴虚火旺、血虚血热等证不宜单味药大量服用。味苦,善于燥湿利水,长期服用有伤津耗液之弊。凡证属胃阴不足、津液亏少、大便秘结、阴虚内热者禁单味药大量服用。味甘,有补气的功能,长期服用有壅滞气机之弊,凡有气机阻滞证者不宜单味药长期服用。有降血糖的作用,低血糖患者不宜单味药大量长期服用。妊娠胎动不安属热证者不宜单味药大量服用。

2.对药分析 二药相用,一补一泻,一急一缓,补消并用,健脾强胃,消痞散结。主治脾胃虚弱,饮食停滞,脘胀痞满,大便不爽,以及肝脾大或中气不足而致脱肛、胃下垂、子宫脱垂等症。两药联用主治脾胃虚弱而致饮食停滞,脘胀痞满,大便不爽,以及中气不足而致脱肛、胃下垂、子宫脱垂等症。

(二)典型病案举隅

患者:王某某,男,5岁。

初诊:2022年6月6日。

主诉:间断纳呆3年余。

现病史:患者3年前断乳后即出现纳少,便秘,大便干结,日1次,夜间手心足心发热。发育稍缓。

现在症:纳少,便秘,大便干结,日1次,夜间手心足心发热。舌暗红,苔白腻。

既往史:无特殊。

个人史:无特殊。

诊断:中医诊断为食积-脾虚夹积证,西医诊断为消化不良。

治法:健脾和胃消积。

方药:保和丸加减。陈皮 6 g,玉竹 8 g,石斛 8 g,草果 10 g,炒莱菔子 10 g,乌贼骨 10 g,桑寄生 6 g,白术 10 g,枳实 6 g,厚朴 6 g,炒麦芽 6 g,炒山楂 6 g,鸡内金 10 g,大枣 3 粒,炒神曲 6 g,太子参 6 g。共 7 剂,每天 1 剂,水煎,分 2 次温服。服药后效可。

按语:患者以便秘为主诉就诊,患者为典型的小儿食积症状,治疗以健脾消食除痞为主,方中枳实行气除胀,消积导滞,白术健脾祛湿,一消一补,消补兼施,共奏消痞除满,健脾和胃之功。

九、炒白芍、炒当归

(一)应用经验

1.中药赏析

(1)炒白芍,味苦、酸,性微寒,归肝、脾经。白芍养血敛阴、调经止痛,用治心肝血虚,头晕目眩,心悸不宁,倦怠乏力,妇女月经不调,痛经,经少经闭,腹痛,痢疾。

临床常用于治疗各种系统疾病:消化系统常用于治疗慢性胃炎、慢性乙型肝炎;免疫系统疾病常用于治疗系统性红斑狼疮、干燥综合征、类风湿关节炎;还可用于内脏痛证、癌性疼痛的治疗。

(2)炒当归,味甘、辛,性温,归肝、心经。炒当归为当归的炮制品,经黄酒炒后增强了活血调经的作用,具有补血调经、活血止痛、润肠通便的功效。主治血虚萎黄,月经不调,经闭痛经,血虚,血滞,血寒诸痛,跌打损伤,风湿痹痛,痈疽疮疡,肠燥便秘等。

临床常用于多种系统疾病的治疗:消化系统常用于治疗消化性溃疡、肠炎、便秘、胆囊炎等;妇科常用来治疗原发性痛经、多囊卵巢综合征;心血管系统常用于治疗心律失常、动脉粥样硬化等疾病。

(3)现代药理研究:当归具有双向调节子宫平滑肌的作用。对离体子宫主要起抑制作用,而对在体子宫主要起兴奋作用。当归流浸膏具有抗心肌缺血的作用,当归中性油对心肌缺血亦有保护作用,还具有抗心律失常的作用。当归浸膏具有扩张冠状动脉、增加冠脉动脉血流量的作用。当归粉可降血脂,对动脉硬化的主动脉病变有一定的保护作用。当归提取物中藁本内酯有抑制血小板聚集的作用。当归及其阿魏酸有明显的抗血栓作用。当归多糖具有促进造血功能的作用。当归总酸既有提高细胞免疫功能的作用,又有促进体液免疫的作用。当归多糖也具有免疫增强作用。当归多糖抑制了肝细胞凋亡和氧化应激,还可通过抑制 IL-22/STAT3 信号通路的激活阻断肝星状细胞活化,降低小鼠血清中丙氨酸转氨酶的含量及肝纤维化面积而发挥保肝作用。当归中有效成分藁本内酯具有抑制中枢神经系统并镇痛的作用,且毒性极低。当归所含对体外痢疾、伤寒、副伤寒、大肠杆菌、白喉杆菌、霍乱弧菌及 α、β 溶血性链球菌等均有抗菌作用。当归成分藁本内酯具有平喘的作用。当归还有抗肿瘤、抗辐射、抗炎、保护肾脏、抗氧化、纠正蛋白质代谢紊乱等作用。

注意事项:热盛出血患者禁剂,湿盛中满及大便溏泄者慎用。

2. 对药分析　当归配伍白芍,是临床常用的养血药对之一。当归甘温而润,补血养血调经。白芍性凉而滋,补血敛阴调经。当归辛香性开,走而不守。白芍酸收性合,守而不走。二药配对合用,辛而不过散,酸而不过收,一开一合,动静相宜,养血补血之功最良。此外,当归能补肝血而活血止痛,白芍能敛肝阴养血和营而止痛,二药合用,增强和血止痛作用。两药联用,治疗血虚诸证或虚寒性腹痛。

(二)典型病案举隅

患者:王某某,男,54 岁。

初诊:2020 年 5 月 29 日。

主诉:间断右胁不适 10 余年。

现病史:患者 14 年前发现酒精性肝硬化,于 2018 年行射频消融及碘离子植入,现偶有右胁不适。

现在症:纳可,睡眠差,入睡难,二便调,舌红,边有齿痕白涎,舌苔薄白,干而少苔,中有裂纹。

既往史:高血压病史 10 年。

个人史:无特殊。

辅助检查:查肝功能提示 A/G 1.16。血常规提示 WBC $3.1×10^9$/L,PLT $106×10^9$/L,中性粒细胞百分比 11%,淋巴细胞计数 $0.69×10^9$/L。彩超提示肝弥漫性改变,肝回声密集,肝略高回声团,肝左外叶下段 10 mm×9 mm(考虑血管瘤)。

诊断:中医诊断为肝积-肝郁脾虚证,西医诊断为酒精性肝硬化。

治法:疏肝健脾。

方药:丹栀逍遥散加味。牡丹皮15 g,炒栀子10 g,炒当归10 g,炒白芍15 g,柴胡6 g,茯苓15 g,清半夏30 g,砂仁6 g,草果10 g,炒莱菔子15 g,水牛角15 g,水红花子15 g,乌贼骨15 g,浙贝15 g,酸枣仁30 g,炒神曲10 g,香附10 g,川芎15 g,薄荷6 g,钩藤3 g共7剂,每天1剂,水煎,分2次温服。

二诊:2020年6月10日,服药后效可,上方继服7剂,每天1剂,水煎服。

按语:患者长期大量饮酒,损伤肝络,肝失疏泄,气机郁滞,导致血行瘀阻于肝络,因此,出现肝疼痛和痞块,因此,治疗以疏肝理气、活血化瘀为主。方中炒当归与炒白芍,炒当归补血活血,滋养肝血,又能行气止痛,炒白芍敛阴平肝,柔肝止痛,二药合用,增强和血止痛作用,对肝郁血瘀之胁痛效果显著。

十、丹参、郁金

(一)应用经验

1. 中药赏析

(1)丹参,味苦,性微寒,归心、心包、肝经,具有活血祛瘀、凉血清心、养血安神的作用。丹参活血祛瘀作用非常广泛,尤以治疗胸肋疼痛、癥瘕结块具有良效,常与川芎配伍应用。惟药性寒凉,用于血热瘀肿病症尤为适宜。在治疗胸腹疼痛属于气滞血瘀方面,往往配合砂仁、檀香等药同用。丹参性寒,入血分而能凉血,入心经而能清心,故可用治热入营血、身发斑疹,以及神昏烦躁等症,常与鲜地黄、犀角、玄参等药同用。丹参还有养血安神的作用,用于心悸失眠,常与酸枣仁、柏子仁等药配合同用。

临床常用于多种系统疾病的治疗:心血管系统常用于治疗心绞痛、冠状动脉粥样硬化、下肢静脉血栓;消化系统常用于治疗溃疡性结肠炎、消化性溃疡、急性胰腺炎等疾病;亦常用于慢性盆腔炎、输卵管阻塞性不孕症等妇科疾病。

现代药理研究:丹参具有抗肝纤维化、保肝作用。丹酚酸具有较明显的抗肝损伤作用,并可抑制胶原在肝组织中沉积。丹参能够有效改善肝组织坏死、肝纤维化。

注意事项:妇女月经过多及无瘀血者禁用,孕妇慎用,反藜芦。

(2)郁金,味辛、苦,性寒,归心、肺、肝经,具有活血止痛、疏肝解郁。凉血清心、利胆退黄的作用。郁金功能活血行气,对于胁下痞块,可与丹参、鳖甲、泽兰、青皮等同用。本品善于疏肝解郁,用治肝气郁结之症,可配柴胡;白芍或川楝子、香附等药同用。郁金药行以清凉,能入血分,又有凉血作用。配合生地、丹皮、山栀等凉血药,可用于血热妄行而有瘀滞现象者,可起祛瘀生新、止血而不留瘀的作用。郁金亦有利胆汁、退黄疸的作用,可用治黄疸,常和茵陈、栀子、枳壳、青皮、芒硝等同用。郁金,以功效为名,则可知主要功能在于解郁。

临床常用于多种系统疾病的治疗:治疗胃炎、胆囊炎、急慢性肝炎等消化系统疾病;亦常用于糖尿病、精神分裂症、动脉粥样硬化等疾病。

现代药理研究:郁金具有保肝作用,可通过诱导肝微粒体细胞色素P450,提高肝对趋肝毒物的生物转化功能,增强肝的解毒作用,并可一定程度地对抗或减轻毒物对肝的破坏作用。

注意事项:阴虚失血及无气滞血瘀者忌服,孕妇慎服。

2.对药分析　郁金、丹参二药都能清心凉血,郁金偏于凉血止痛,丹参偏于行血除烦。相配有凉血消瘀、止痛的功效,常用于血热有瘀的胁痛。郁金丹参二药都有凉血消瘀、清热解毒的效能,相配常用于热病斑疹、吐衄等症,并常与生地黄、赤芍、栀子等同用。两药联用治疗肝郁有热、气滞血瘀之胁痛、外伤血瘀诸证,以及热病斑疹吐衄。

(二)典型病案举隅

患者:宋某某,男,40岁。

初诊:2022年9月5日。

主诉:间断右胁不适3月余。

现病史:患者3个月前无明显诱因出现右胁疼痛,既往乙型肝炎,未治疗,今年7月开始服用富马酸替诺福韦,服药效一般,半月前于门诊就诊。

现在症:右胁疼痛减轻,间断右胁撑胀,乏力,偶有身痒,口干口渴,纳可,睡眠一般,时有入睡困难,多梦,3~4点易醒,大便日2次,大便第2次不成形,头胀,小便稍黄。舌质红、胖大、苔薄少苔、脉沉细。

既往史:无特殊。

个人史:无特殊。

诊断:中医诊断为胁痛-肝郁脾虚证,西医诊断为慢性乙型肝炎。

治法:疏肝健脾。

方药:逍遥散加味。佛手 15 g,炒当归 10 g,炒白芍 15 g,醋柴胡 6 g,茯苓 15 g,麸炒白术 15 g,薄荷 6 g,生地黄 15 g,天麻 10 g,郁金 15 g,丹参 15 g,醋延胡索 15 g,龙胆草 10 g,炒神曲 10 g,川牛膝 15 g,川楝子 10 g,地骨皮 15 g,醋郁金 15 g,水牛角 15 g,黄芩 10 g,炒白芍 15 g,甘松 15 g。共 7 剂,每天 1 剂,水煎,分 2 次温服。

二诊:2022 年 9 月 21 日,7 剂上药效可,现症见间断右胁隐痛,纳眠尚可,小便黄,口干口苦,乏力较前减轻,咽干,上方加五味子 15 g,共 7 剂,每天 1 剂,水煎,分 2 次温服。

三诊:2022 年 10 月 10 日,7 剂药后效果可,长期门诊随诊调理。

按语:患者以胁痛为主诉就诊,肝气郁滞,郁热内蕴导致胁肋胀痛、烦躁易怒、口苦口干,结合舌苔脉象,辨证为肝郁化火之胁痛。治疗应清泻肝胆郁热,凉血止痛。方中郁金、丹参二药均能清热除烦、凉血止痛,配伍生地黄、龙胆草、薄荷,增加清肝胆火热之邪。

十一、白及、三七粉

(一)应用经验

1. 中药赏析

(1)白及,首载于《神农本草经》,味苦、甘、涩,性寒,主入肺、胃经,为收敛止血要药,可用于周身内外出血,因其归肺、胃经,故尤其善止肺、胃出血;因其寒凉苦泄,可消散痈肿、味涩质黏,又能敛疮生肌,同样内服外用均可。《神农本草经》记载:"(白及)主痈肿恶疮败疽,伤阴死肌,胃中邪气,贼风痱缓不收。"

临床经常用于多种系统疾病的治疗:消化道溃疡、消化道出血、烧烫伤和癌症的治疗。

现代药理研究:白及能增强血小板第三因子活性,显著缩短凝血时间及凝血酶原形成时间,抑制纤维蛋白溶酶活性,对局部出血有止血作用。同时其含有丰富的白及甘露聚糖、挥发油等,对消化道黏膜有良好的保护作用。白及多糖通过减轻氧化应激、中性粒细胞浸润和炎症细胞因子的积累来减轻急性胃黏膜损伤。

注意事项:中药配伍禁忌中"十八反"中明言"乌头反白及",故乌头(川乌,草乌)与白及一般不宜配伍。并反附子。

(2)三七,首载于《本草纲目》,又名田七,味甘、微苦,性温,归肝经,入血分,既能止血,又能化瘀生新,具有化瘀止血、消肿定痛的功效,可应用于人体内外上下各种出血,无论有无血瘀均可应用,而有血瘀者尤宜。同时亦可治疗各种跌打损伤、瘀滞诸痛,为伤科要药,单味内服外用均有效。明代著名药学家李时珍言:"(三七)止血散血定痛,金刃箭伤、跌扑杖疮、血出不止者,嚼烂涂,或为末掺之,其血即止。亦主吐血衄血,下血血痢,崩中经水不止,产后恶血不下,赤目痈肿,虎咬蛇伤诸病。"同时也有补虚强壮之功,民间多作药膳之用。清朝药学著作《本草纲目拾遗》中记载:"人参补气第一,三七补血第一,味同而功亦等,故称人参三七,为中药中之最珍贵者。"

临床常用于多种系统疾病的治疗:心血管系统常用于动脉粥样硬化、高血压的治疗;消化系统常用于治疗慢性乙型肝炎、肝硬化;亦常用于崩漏、胎漏、产后恶露不绝、月经不调等妇科疾病的治疗。

现代药理研究:本品有止血作用,能缩短出、凝血时间及凝血酶原时间,同时也有抗血小板聚集及溶栓作用,即"止血不留瘀,化瘀不伤正"之意,广泛应用于消化、心血管、妇科、外科等多领域,制成散剂后更易分散,奏效快,对出血创面具有更强的机械性保护作用。此外,三七粉具有控制肝细胞变形、坏死功能的效果,可以阻止肝纤维化、抑制肝脂肪变性产生负面作用,促使肝细胞实现再次生长、修复。

注意事项:三七粉孕妇慎用。

2.对药分析 白及、三七粉连用具有协同作用,可广泛应用于胃镜下所见糜烂性胃炎、胃十二指肠溃疡等多种疾病,亦可联合乌贝散等应用于胆汁反流性胃炎等多种存在消化道黏膜损伤的患者。常用量为白及6 g与三七粉3 g联合使用,其中三七粉冲剂,对于出血创面较大、出血量较多的患者亦可加大其用量,而三七的补虚强壮作用亦可达到补气摄血的目的。两药联用治疗消化道溃疡、糜烂,以及痈疽疮疡。

(二)典型病案举隅

患者:贾某某,男,54 岁。

初诊:2022 年 6 月 29 日。

主诉:间断乏力 6 月余。

现病史:患者半年前因食管出血住院,查出肝硬化,于套扎术后出院,病情稳定。现无明显不适。现服恩替卡韦、鳖甲煎丸、熊去氧胆酸、甘草酸二胺、五灵胶囊、泮托拉唑肠溶胶囊。

现在症:纳眠可,二便调,舌暗红,齿痕,胖大,苔白厚腻,舌下络脉迂曲,脉沉细。

既往史:无特殊。

个人史:无特殊。

诊断:中医诊断为肝积-脾肾两虚证,西医诊断为慢性乙肝、失代偿性肝硬化。

治法:健脾补肾、行气利水。

方药:健脾补肾利水方。炒莱菔子10 g,白及6 g,炒白芍15 g,麸炒白术15 g,黄芪30 g,大腹皮30 g,白茅根30 g,地骨皮15 g,钩藤3 g,椒目15 g,三七粉3 g,仙鹤草30 g,煅龙骨30 g,炒麦芽15 g,茯苓30 g,续断15 g,醋柴胡10 g,桑寄生15 g,党参15 g,煅牡蛎30 g,薏苡仁30 g,龙骨30 g,牡蛎30 g,浮小麦30 g,共7剂,每天1剂,水煎,分2次温服。服药后效可。

二诊:2022年7月13日复诊,无明显不适,上方继服。

按语:患者确诊肝硬化就医,肝失疏泄,横逆犯脾,脾失健运,脏腑功能失调,日久可至脾肾两虚,脾虚湿盛又侮肝,遂致气血凝滞,脉络瘀滞,因此,治疗宜疏肝理气健脾,并重用活血化瘀散结的药物,方中白及、三七粉合用,能增强消散血热之痈肿,活血化瘀,散肝络之痞块。

十二、旋覆花、代赭石

(一)应用经验

1.中药赏析

(1)旋覆花,味苦、辛、咸,性微温,归肺、脾、胃、大肠经,具有降气化痰、降逆止呕的功效。主治咳喘痰多,痰饮蓄结,胸膈痞满,噫气,呕吐,气血不和之胸胁痛。

临床经常用于多种系统疾病的治疗:免疫性肝损伤、肺炎、急性肾损伤等疾病。

现代药理研究:旋覆花有明显的镇咳、祛痰作用,旋覆花黄酮类对组胺引起的豚鼠支气管痉挛有明显的保护作用,对离体支气管痉挛亦有对抗作用,并有较弱的利尿作用。旋覆花总黄酮增加白蛋白合成、纠正低蛋白血症,同时抑制脂质过氧化,增加机体清除氧自由基的能力,从而改善肝功能。煎剂对金黄色葡萄球菌、炭疽杆菌和福氏痢疾杆菌Ⅱa株有明显的抑制作用,欧亚旋覆花内酯对阴道毛滴虫和溶组织内阿米巴均有强大的杀原虫作用。此外,旋覆花对免疫性肝损伤有保护作用,天人菊内酯有抗癌作用。

注意事项:旋覆花阴虚劳嗽,津伤燥咳者忌用。

(2)代赭石,味苦,性寒,归肝、心经,具有重坠镇肝潜阳、降逆平冲、止血补血的功效。主治肝阳上亢,头晕目眩,呕吐,呃逆,噫气,气逆喘息,血热吐衄,崩漏。

临床常用于多种系统疾病的治疗:胃食管反流病、胆汁反流性胃炎、顽固性呃逆、高血压等疾病。

现代药理研究:对肠管有兴奋作用,可使肠蠕动亢进。所含铁质能促进红细胞及血红蛋白的新生。对中枢神经系统有镇静作用。

注意事项:虚寒证及孕妇慎用。

2.对药分析　代赭石乃赤铁矿之矿石三氧化二铁。与旋覆花相配,属相使之用。旋覆花虽轻,但有“独降”之名,具消痰利水,降气平喘之能。二者共用首见仲景《伤寒论》旋覆代赭汤,治伤寒发汗,若吐,若下后,心下痞硬,噫气不除者。近世名医姜春华制止呃方,即以二药为主与丁香、大黄、芒硝、柿蒂为伍,治呃逆连连、便秘者。两药联用治疗气逆不降之反胃噎食,咳嗽痰喘。

(二)典型病案举隅

患者:叶某某,男,35岁。

初诊:2022年6月14日。

主诉:反复口腔溃疡2年余。

现病史:患者2年前因口腔溃疡至本院就诊,检查发现鼻咽癌、甲状腺癌,随即至郑州某医院行鼻咽癌、甲状腺癌根除术,术后恢复可,现服优甲乐。

现在症:反复口腔溃疡,干咳,胃脘胀满,大便不成形,1次/d,夜眠可,纳可,小便调。舌淡红,苔白腻,脉沉细。

既往史:无特殊。

个人史:无特殊。

辅助检查:2 个月前查 MRI 提示鼻咽癌术后,左侧鼻咽侧壁软组织、左侧咽隐窝及咽鼓管黏膜增厚并强化,较前次对比稍减轻,右侧鼻咽顶壁异常信号较前减小;右侧上颌窦、蝶窦右侧及双侧筛窦炎;右侧中耳乳突炎;左侧下鼻甲肥厚;右侧枕叶异常信号。

诊断:中医诊断为梅核气-痰阻气逆证,西医诊断为神经官能症。

治法:化痰降逆,益气补虚。

方药:旋覆代赭汤加减。旋覆花 10 g,代赭石 15 g,姜厚朴 10 g,党参 15 g,清半夏 9 g,紫苏梗 10 g,射干 10 g,马勃 15 g,黄连 6 g,黄柏 10 g,黄芩 10 g,姜黄 10 g,炒僵蚕 10 g,牡丹皮 15 g,地骨皮 10 g,贝母 15 g,乌贼骨 10 g,前胡 12 g,百部 10 g,芡实 10 g,川牛膝 12 g,肉桂 3 g。共 7 剂,每天 1 剂,水煎,分 2 次温服。

同时予 B 族维生素,每日 1 次,1 次 3 片;转移因子口服液,每次 10 mL,1 日 1 次。

二诊:2022 年 6 月 28 日,诸症皆有明显缓解,效不更方,在一诊方的基础上减芡实、肉桂,加辛夷 15 g,防风 15 g,赤芍 10 g。共 14 剂,每天 1 剂,水煎,分 2 次温服。患者定期门诊随诊治疗,病情稳定。

按语:患者鼻咽癌术后,胃气虚弱,痰浊内阻所致胃脘痞胀满。中气已伤,痰涎内生,水湿蕴结化热,湿热熏蒸于上,遂致反复口腔溃疡,而胃虚当补、痰浊当化、气逆当降,所以拟化痰降逆,益气补虚之法。方中旋覆花性温而能下气消痰,降逆止嗳,是为君药。代赭石质重而沉降,善镇冲逆,但味苦气寒,故用量稍小为臣药。

十三、白芷、川芎

(一)应用经验

1. 中药赏析

(1)白芷,味辛,性温,入肺、脾、胃经,为阳明经引经药,具有解表散寒、祛风止痛、通鼻窍、燥湿止带、消肿排脓、祛风止痒的功效。主治风寒感冒,头痛、牙痛、痹痛等多种疼痛,鼻渊,带下证,疮痈肿毒,皮肤风湿瘙痒等。

临床经常用于多种系统疾病的治疗:银屑病、烧烫伤、白癜风等皮肤病治疗;妇科常用于慢性盆腔炎、原发性痛经治疗;常用于消化道溃疡、溃疡性结肠炎、鼻窦炎等多种炎症的治疗。

现代药理研究:体外试验表明,川白芷水煎剂对大肠杆菌、伤寒杆菌、副伤寒杆菌、宋内氏杆菌、变形杆菌、铜绿假单胞、霍乱弧菌等一定抑制作用。水浸剂对奥杜盎氏小芽有孢癣菌也有抑制作用。白芷呋喃香豆素与肾上腺素、ACTH 共同可抑制胰岛素从糖合成脂肪。莨菪素有明显的抗炎作用。滇白芷有镇痛作用和平喘作用,能对抗乙酰胆碱对家兔离体及在位小肠的兴奋作用,使豚鼠在位和离体子宫张力下降,并能对抗垂体后叶素或麦角新碱对豚鼠在位和离体子宫的兴奋作用。小量白芷毒素有兴奋中枢神经、升高血压作用,并能引起流涎、呕吐;大量能引起强直性痉挛,继以全身麻痹。白芷素有一定的保肝作用,欧芹素乙具有抑制伴刀豆球蛋白 A 诱导的肝炎的作用。白芷能对抗蛇毒所致的中枢神经系统抑制。

注意事项:白芷辛香温燥,阴虚血热者忌剂。

(2)川芎,性辛温,入肝、胆、心包经,具有活血行气、祛风止痛之功。主要用于血瘀诸症,如胸胁刺痛,跌打损伤,瘀血肿痛,风湿络阻,以及妇人月经不调、痛经、经闭,产后瘀血腹痛等,有妇产科要药之名。其次用于疏风行气,治外感头身疼痛等,有"血中气药"之誉。

临床常用于多种系统疾病的治疗:消化系统疾病常用于治疗脂肪肝、病毒性肝炎、乙肝肝硬化、原发性肝癌、胆囊炎,心血管系统常用于治疗冠心病、心绞痛;泌尿系统常用于治疗肾病综合征、慢性肾功能不全、糖尿病肾病;亦常用于偏头痛、颈椎病的治疗。

现代药理研究:川芎嗪能扩张冠状动脉,增加冠状动脉血流量,改善心肌的血氧供应,并降低心肌的耗氧量;川芎嗪可扩张脑血管,降低血管阻力,显著增加脑及肢体血流量,改善微循环;能降低血小板表面活性,抑制血小板凝集,预防血栓的形成;所含阿魏酸的中性成分小剂量促进、大剂量抑制子宫平滑肌;川芎嗪对肝及肠道组织的缺血损伤具有一定的保护作用,有利于扩张小动脉,改善微循环,明显减少缺血组织中的活性物质含量。水煎剂对动物中枢神经系统有镇静作用,并有明显而持久的降压作用;可加速骨折局部血肿的吸收,促进骨痂形成;有抗维生素 E 缺乏作用;能抑制多种杆菌;有抗组织胺和利胆作用。

注意事项:川芎辛温升散,肝阳上亢所引起的头痛慎用。其温燥之性,有耗血伤阴之弊,阴虚火旺、舌红口干者不宜应用。妇女月经过多及无瘀之出血疾病不宜应用。孕妇忌用。静脉给药时宜从小剂量开始,然后递增用量,否则有可能出现过敏反应等不良反应。

2.对药分析 白芷辛香温通,以治肝郁气滞引起的胁痛、阳明经头痛,除湿利窍为善,川芎上行巅顶,下达血海,善活血行气止痛。两药属相使之用,辛通清疏,活血止痛。名医祝谌予先生不仅用于治疗少阳经的胁痛及少阳阳明经头痛症,还善于应用治疗糖尿病并发视网膜病变。祝谌予先生曾云:"糖尿病并发眼底视网膜病,属于中医学'血灌瞳神''视瞻昏渺',或暴盲等症范畴……治宜益气养阴、滋补肝肾、理血明目……早期常用降糖基本方(即降糖对药方)加川芎、白芷等。"二者相配,辛通活络,疏风清热,行气止痛。用于治疗胁痛、少阳、阳明经头痛,以及眩晕、目昏、面瘫等,如三叉神经痛、面神经炎、高血压头痛、糖尿病视网膜病变等均可酌情施用。两药联用治疗少阳、阳明经头痛,以及眩晕、目昏、面瘫等。

(二)典型病案举隅

患者:文某,女,53岁。

初诊:2022年2月16日。

主诉:上腹部疼痛1周。

现病史:1周前上腹部闷痛,检查发现肝功异常。服用胆舒胶囊、谷胱甘肽片。

现在症:右腹闷胀,晨起无胃口,时有恶心,小便味重,大便有不尽感,睡眠可,头晕耳鸣,急躁,时有后背突发烘热,双下肢沉重,手足关节疼,近两日左臂沉麻,平素易情绪低落。舌暗红,苔黄,脉沉细。

既往史:患者胆囊切除术后10年余,发现脂肪肝1周。

个人史:无特殊。

辅助检查:1周前查肝功能提示 ALT 53 U/L, AST 38.8 U/L, GGT 480 U/L。血脂六项提示 CHOL 6.85 mmol/L, HDL-C 5.33 mmol/L, LDL-C 4.33 mmol/L, APO-B 1.18 g/L。彩超提示脂肪肝。

诊断:中医诊断胁痛-肝郁气滞证,西医诊断为肝损伤原因待查。

治法:疏肝理气。

方药:柴胡疏肝散加味,炒麦芽10 g,柴胡10 g,炒白芍15 g,麸炒白术15 g,陈皮15 g,防风15 g,煅龙骨30 g,煅牡蛎30 g,黄芩10 g,龙胆草6 g,炒栀子10 g,生地黄15 g,泽泻15 g,草果10 g,炒莱菔子15 g,川牛膝15 g,白芷10 g,川芎10 g,僵蚕15 g,蝉蜕10 g,丹参15 g。共7剂,每天1剂,水煎,分2次温服。

二诊:2022 年 3 月 11 日,患者上腹部疼痛减轻,纳食一般,睡眠可,二便可,舌暗红,苔薄黄,脉沉细。上方去炒栀子、炒莱菔子,共 7 剂,每天 1 剂,水煎,分 2 次温服。予中成药消脂护肝胶囊口服,每次 3 粒,1 日 3 次;枫蓼肠胃康胶囊,每次 2 粒,1 日 3 次;五酯软胶囊,每次 1 粒,1 日 3 次;肝苏片,每次 3 片,1 日 3 次。患者定期门诊随诊治疗,病情稳定。

按语:患者以胁痛、腹痛、腹泻为主诉就诊,赵文霞教授认为肝失条达,气机郁滞、络脉失和:肝气失于条达,阻于胁络,故胁肋疼痛。情志变化与气之郁结关系密切,故疼痛随情志变化而增减。治宜疏肝理气止痛为主,方中白芷以舒肝行气为主,川芎活血止痛,二者合用,增强理气止痛之功效。

十四、佛手、甘松

(一)应用经验

1.中药赏析

(1)佛手,味辛、苦、酸,性温,归肝经,具有疏肝解郁、理气和中、燥湿化痰的功效。主要用于肝郁气滞及肝胃不和之胸胁胀痛、脘腹痞满,脾胃气滞之脘腹胀痛、呕恶食少,咳嗽日久痰多,胸膺作痛。《滇南本草》:"补肝暖胃,止呕吐,消胃寒痰,治胃气疼痛,止面寒疼,和中行气。"《本草纲目》:"煮酒饮,治痰气咳嗽。煎汤,治心下气痛。"

临床经常用于多种系统疾病的治疗:脂肪肝、功能性消化不良、高血压的治疗。

现代药理研究:佛手醇提取物给小鼠腹腔注射,自发活动明显减少,还可显著延长小鼠戊巴比妥钠睡眠时间,延长小鼠士的宁惊厥的死亡时间。佛手煎剂可对抗组胺引起的豚鼠离体气管收缩。从川佛手中分离出的柠檬内酯,对组织胺所致豚鼠离体气管收缩有对抗作用。佛手醇提取物能显著增加豚鼠离体心脏的冠状动脉流量和提高小鼠的耐缺氧能力,还对大鼠因垂体后叶素引起的心肌缺血有保护作用。对氯仿-肾上腺素诱发的心律失常有预防作用。醇提取物静脉注射麻醉猫有一定的抑制心脏和降压作用。佛手醇提取物对大鼠、麻醉猫、兔离体肠管、兔在体肠管有明显的抑制作用。佛手尚有一定的抗炎、抗病毒、抗凝血和止血作用。

注意事项:阴虚有热、气虚无滞者慎用。

（2）甘松,味辛、甘,性温,归脾、胃经,具有行气止痛、开郁醒脾的功效。主治脘腹闷胀,疼痛,思虑伤脾,不思饮食,湿脚气。《本草纲目》:"甘松芳香,甚开脾郁,少加入脾胃药中,甚醒脾气。"

临床常用于多种系统疾病的治疗:脂肪肝、功能性消化不良、肠胃炎、头痛和心律失常等疾病。

现代药理研究:甘松有镇静、安定作用。所含缬草酮有抗心律不齐作用。匙叶甘松能使支气管扩张,甘松提取物对离体平滑肌(大肠、小肠、子宫、支气管)有拮抗组胺、5-羟色胺、乙酰胆碱的作用,同时有降血压、抗心肌缺血、抗溃疡,以及抑菌作用。此外,甘松提取物对小鼠小肠有推动作用,其促进肠推进运动的机理可能与增加胃肠运动的协调性有关。甘松醇对大鼠预防急性胃炎及抑制胃溃疡有明显的作用。

注意事项:气虚血热者慎用。

2. 对药分析　佛手主要入肝经,以舒肝气为主,正如《本草便读》所言:"佛手,理气快膈,惟肝脾气滞者宜之,阴血不足者,亦嫌其燥耳。"甘松主要入脾胃,以醒脾理气为要,正如《本草汇言》曰:"甘松醒脾畅胃之药也。"皆取香温行散之意。其气芳香,入脾胃药中,大有扶脾顺气、开胃消食之功。二者合用,可治疗肝病、胃肠病之肝郁气滞、肝胃不和之证,可起到调肝理脾,疏肝和胃之佳效。两药联用治疗肝郁气滞、肝胃不和之胁痛、胃痛。

(二)典型病案举隅

患者:牛某某,男,17 岁。

初诊:2022 年 5 月 31 日。

主诉:间断胁痛 10 余年。

现病史:患者 10 年前无明显诱因出现胁痛、腹痛,伴乏力、失眠,至新乡医学院第一附属医院就诊,至消化科及精神科就诊服药后效果一般,症状反复发生。

现在症:间断腹痛、右胁胀闷不适,伴排便不尽感,无脓血,偶见恶心,无口干口苦,无乏力怕冷。纳一般,睡眠一般,6~7 h。舌淡,苔白厚腻,脉沉细。

既往史:曾行疝气手术和阑尾切除术。

个人史:无特殊。

辅助检查:1 个月前查腹部彩超提示中度脂肪肝。

诊断:中医诊断为胁痛-肝脾不和证,西医诊断为非酒精性脂肪性肝病、抑郁焦虑状态。

治法:疏肝健脾。

方药:逍遥散加味。生黄芪15 g,陈皮12 g,白术15 g,白芍15 g,山药15 g,香附10 g,佛手15 g,甘松15 g,郁金15 g,木香12 g,秦皮10 g,甘草6 g,生姜10 g,柴胡10 g。共7剂,每天1剂,水煎,分2次温服。

二诊:2022年6月10日,胁痛减轻,偶有腹泻,上方加补骨脂15 g,赤石脂15 g,共7剂,每天1剂,水煎,分2次温服。

三诊:2022年6月18日,患者诉胁痛腹痛消失,大便正常,睡眠一般,嘱患者生活规律,早睡,上方7剂,巩固治疗。

按语:患者以胁痛、腹痛、腹泻为主诉就诊,赵文霞教授认为患者情志不遂,导致肝失疏泄,脾失健运而表现以胸胁胀痛、腹胀、便溏等,辨证为肝脾不和之胁痛。肝主疏泄,肝气郁结则疏泄不利,脾气亦因之运化失职,出现以消化功能减弱为主的证候,治宜健脾疏肝为主兼止泻,方中佛手以舒肝气为主,甘松主要入脾胃,以醒脾理气为要,扶脾顺气,二者合用,使肝气条畅、脾困得解,可起到调肝理脾、疏肝和胃之佳效。

十五、壁虎、三七

(一)应用经验

1.中药赏析

(1)壁虎,味咸,性寒,归肾、肝经,具有祛风、活络、散结之功效,主治中风瘫痪、风痰惊痫、瘰疬、恶疮等症。《本草纲目》记载:"咸、寒,有小毒,主治中风瘫痪、手足不举,或历节风痛,及风痉惊痫,小儿疳痢,血积成痞,疬风瘰疬。"

临床经常用于多种系统疾病的治疗:原发性肝癌、肠癌、食管癌、肺癌、中风瘫痪、风湿性关节痛、骨髓炎、淋巴结结核等的治疗。

现代药理研究:壁虎提取物守宫多糖可增强淋巴细胞发挥抗肿瘤免疫等功能。体内试验研究证实守宫硫酸多糖具有抗肿瘤能力,并可进一步抑制肿瘤淋巴迁移。

注意事项:孕妇慎用。

(2)三七,首载于《本草纲目》,又名田七,味甘、微苦,性温,归肝经,入血分,既能止血,又能化瘀生新。功效:化瘀止血,消肿定痛,可应用于人体内外上下各种出血,无论有无血瘀均可应用,而有血瘀者尤宜。同时亦可治疗各种跌打损伤,瘀滞诸痛,为伤科要药,单味内剂外用均有效。明代著名药学家李时珍言:"(三七)止血散血定痛,金刃箭伤、跌扑杖疮、血出不止者,嚼烂涂,或为末掺之,其血即止。亦主吐血衄血,下血血痢,崩中经水不止,产后恶血不下,赤目痈肿,虎咬蛇伤诸病。"同时也有补虚强壮之功,民间多作药膳之用。清朝药学著作《本草纲目拾遗》中记载:"人参补气第一,三七补血第一,味同而功亦等,故称人参三七,为中药中之最珍贵者。"

临床常用于多种系统疾病的治疗:心血管系统常用于动脉粥样硬化、高血压的治疗;消化系统常用于治疗慢性乙型肝炎、肝硬化;亦常用于崩漏、胎漏、产后恶露不绝、月经不调等妇科疾病的治疗。

现代药理研究:本品有止血作用,能缩短出、凝血时间及凝血酶原时间,同时也有抗血小板聚集及溶栓作用,即"止血不留瘀,化瘀不伤正"之意,广泛应用于消化、心血管、妇科、外科等多领域,制成散剂后更易分散,奏效快,对出血创面具有更强的机械性保护作用。此外,三七粉具有控制肝细胞变形、坏死功能的效果,可以阻止肝纤维化、抑制肝脂肪变性产生负面作用,促使肝细胞实现再次生长、修复。

注意事项:孕妇慎用。

2.对药分析　壁虎具有解毒散结、治疗恶疮之功,入血分能散气血之凝结,三七有止血散血和消肿之功,二药常合用于治疗原发性肝癌、肝硬化结节、中风瘫痪、惊风抽搐等。两药联用治疗肝癌、肝硬化结节等。

(二)典型病案举隅

患者:张某某,女,61 岁。

初诊:2022 年 4 月 18 日。

主诉:间断胁痛 2 年余。

现病史:患者乙肝大三阳 30 余年,2 年前体检时发现肝硬化结节,伴胁痛,症状反复。

现在症:胁痛,间断头晕,纳眠一般,二便调。舌暗红,苔薄白,脉细弦。

既往史:无特殊。

个人史:无特殊。

诊断:中医诊断为胁痛-气滞血瘀证,西医诊断为乙肝肝硬化。

治法:疏肝理气,活血化瘀。

方药:柴胡疏肝散加味。白及 6 g,三七 5 g,乌贼骨 30 g,煅瓦楞子 30 g,郁金 15 g,牡丹皮 9 g,茵陈 15 g,厚朴 10 g,炒麦芽 15 g,柴胡 6 g,炒白芍 15 g,枳壳 10 g,党参 10 g。共 14 剂,每天 1 剂,水煎,分 2 次温服。

二诊:2022 年 4 月 28 日,诉胁痛稍减轻,纳可,睡眠可,上方减厚朴、枳壳,加茯苓 15 g、山药 15 g,10 剂,水煎服,每日 1 剂。

三诊:2022 年 5 月 19 日,诉纳可,胁痛减轻,上方 14 剂,水煎服,每日 1 剂。

按语:患者以胁痛为主诉,属中医胁痛范畴,患者舌暗红,苔薄白,脉细弦,辨证为气滞血瘀之胁痛。赵文霞教授认为本病为肝病日久,肝郁气滞,气郁影响血液运行导致气血瘀滞,不通则痛,因此,出现胁痛。治疗活血通络、理气和胃为主,壁虎擅长通络,三七擅长活血止血、化瘀止痛。两药合用,使血脉通利,经脉通畅,瘀血自除。

十六、草果、莱菔子

(一)应用经验

1. 中药赏析

(1)草果,味辛,性温,归脾、胃经,具有燥湿温中、除痰截疟的功效。主治寒湿中阻证,疟疾。《饮膳正要》:“治心腹痛,止呕,补胃,下气。”《本草纲目》引李杲云:“温脾胃,止呕吐,治脾寒湿、寒痰;益真气,消一切冷气鼓胀,化疟母,消宿食,解酒毒、果积。兼辟瘴解瘟。”

临床经常用于多种系统疾病的治疗:临床常用来治疗慢性乙型肝炎、胃炎、慢性肾功能衰竭等疾病。

现代药理研究:本品所含的 α-蒎烯和 β-蒎烯有镇咳祛痰作用。1,8-桉油素有镇痛、解热、平喘等作用。β-蒎烯有较强的抗炎作用,并有抗真菌作用。大鼠口服香叶醇能抑制胃肠运动,小量口服有轻度利尿作用。草果挥发油能明显增加胃液分泌量、胃黏膜血流量,在一定程度上增加血清胃泌素水平。此外,草果显著抑制胃蛋白酶的活性,且有明显的抑制乙肝病毒的作用。

注意事项:草果温燥伤津,阴虚血少者忌用,老弱虚怯者慎用。

(2)莱菔子,味辛、甘,性平,归肺、脾,具有消食除胀、降气化痰的功效。

主治食积气滞,咳喘痰多,胸闷食少。《本草纲目》:"下气定喘,治痰,消食,除胀,利大小便,止气痛,下痢后重,发疮疹。"《医林纂要》:"生用,吐风痰,宽胸膈,托疮疹;熟用,下气消痰,攻坚积,疗后重。"

临床常用于多种系统疾病的治疗:慢性胃炎、便秘、胰腺炎、急性肠梗阻等消化系统疾病;亦常用于高血压、高脂血症、支气管哮喘的治疗。

现代药理研究:对消化系统的影响,增强离体兔回肠节律收缩的作用,加强机械性消化的作用,且对肝细胞膜表面的胰岛素受体 K2 及 R1 有显著改善作用。对血管的影响:莱菔子主要降压活性成分为芥子碱硫酸氢盐。通过扩张血管,降低血管阻力而起降压作用。对病原微生物的影响:对葡萄球菌、大肠杆菌、星形奴卡氏菌及同心性毛癣菌等有不同程度的抑制作用。

注意事项:莱菔子辛散耗气,故气虚及无食积、痰滞者慎用,不宜与人参同用。

2. 对药分析　草果辛温燥烈,善除中焦寒湿,莱菔子味辛,擅长消食除胀,又能消除湿痰寒痰。两药配伍增强了行气止痛之功效,使湿化寒去,食积得消。常用于治疗中焦湿阻、饮食不化或寒痰咳嗽。两药联用治疗中焦湿阻、饮食不化或寒痰咳嗽。

(二)典型病案举隅

患者:陈某某,男,60 岁。

初诊:2022 年 6 月 7 日。

主诉:间断胃胀 2 年余。

现病史:2 年前无明显诱因出现胃胀,至我院就诊,服疏肝解郁胶囊、金胃泰胶囊、达立通颗粒、枳术宽中胶囊,效果不佳。

现在症:胃胀满,嗳气频,排气较少,口干口苦,畏寒。大便干燥,努挣难下,1 日 1 次,小便调。舌淡红,苔白腻,脉细。

既往史:既往有慢性浅表性胃炎病史。

个人史:无特殊。

诊断:中医诊断为胃痞-脾气虚弱证,便秘、失眠,西医诊断为慢性胃炎、慢性食管炎。

治法:疏肝健脾和胃。

方药:柴胡疏肝散加味。草果 12 g,炒莱菔子 12 g,柿蒂 30 g,刀豆 30 g,姜厚朴 12 g,连翘 15 g,乌贼骨 30 g,三七 3 g,珍珠母 15 g,炒酸枣仁

15 g,石菖蒲 12 g,醋郁金 12 g,合欢皮 15 g,煅龙齿 15 g,炒麦芽 15 g,茯苓 15 g,柴胡 6 g,白芍 15 g,炒枳壳 10 g,党参 15 g,清半夏 30 g。共 14 剂,每天 1 剂,水煎,分 2 次温服。

二诊:2022 年 6 月 28 日复诊,诸症皆有所减轻,遂以原方巩固疗效。患者定期门诊随诊治疗,病情稳定。

按语:患者以胃胀满为主诉就诊,伴便秘、失眠,属中医胃痞范畴,患者舌淡红,苔白腻,脉弦,辨证为脾气虚弱之胃痞。赵文霞教授认为:本病为中气亏虚,脾失健运,胃纳迟钝,气滞不行,则胃脘痞满、纳呆。治疗以健脾益气、理气消胀、养心安神为主,方中草果除中焦寒湿,莱菔子消食除胀,两者合用既能消除湿痰寒痰,又增强了行气止痛之功效,使湿化寒去,食积得消,使脾气当升则升,胃气当降则降。

十七、葶苈子、大黄

(一)应用经验

1. 中药赏析

(1)葶苈子,味苦、辛,性大寒,归肺经。《神农本草经》:"主癥瘕积聚结气,饮食寒热,破坚逐邪,通利水道。"《名医别录》:"下膀胱水,伏留热气,皮间邪水上出,面目浮肿。身暴中风热痱痒,利小腹。"

临床经常用于多种系统疾病的治疗:肝硬化腹水、肺源性心脏病、心力衰竭、高脂血症的治疗。

现代药理研究:两种葶苈子提取物,均有强心作用,能使心肌收缩力增强,心率减慢,对衰弱的心脏可增加输出量,降低静脉压,尚有利尿作用。葶苈子中的苄基芥子油具有广谱抗菌作用,对酵母菌等 20 种真菌及数十种其他菌株均有抗菌作用。较低剂量的葶苈子即可发挥显著的抗癌效果。

注意事项:葶苈子肺虚喘咳,脾虚肿满者慎服,不宜久服。

(2)大黄,味苦,性寒,归脾、胃、大肠经,具有泻下攻积、清热泻火、凉血解毒、逐瘀通经的功效。主治积滞便秘,血热吐衄,目赤咽肿,热毒疮疡,烧烫伤,瘀血诸证,湿热痢疾、黄疸、淋证。《神农本草经》:"下瘀血,血闭寒热,破癥瘕积聚,留饮宿食,荡涤肠胃,推陈致新,通利水谷,调中化食,安和五脏。"《本草纲目》:"下痢赤白,里急腹痛,小便淋沥,实热燥结,潮热谵语,黄疸,诸火疮。"

　　临床常用于多种系统疾病的治疗：重症急性胰腺炎、幽门螺杆菌感染、胆囊炎等消化系统疾病的治疗；还可用于慢性肾炎、恶性肿瘤、小儿急性细菌性痢疾等。

　　现代药理研究：大黄有泻下作用，大黄蒽醌苷是其产生泻下作用的主要成分，并能促进胆汁和胰腺的分泌。大黄素能够降低白细胞、单核细胞、巨噬细胞在肝中的浸润，从而减轻了小鼠肝炎症。大黄素可通过干预脂肪代谢、下调胆固醇调节相关蛋白、减少脂肪酸摄入水平减轻肝脂质堆积。此外，大黄素可通过调控 TGF-β 信号通路抑制肝星状细胞增殖并缓解肝纤维化。大黄对微循环具有双向调节作用，既能止血，又能活血，还可降血脂。大黄蒽醌对金黄色葡萄球菌、肺炎链球菌、白喉杆菌、大肠杆菌等，均有不同程度的抑制作用。此外，大黄对某些真菌、阿米巴原虫、阴道毛滴虫和血吸虫等均有一定的抑制作用。大黄小剂量有强心作用，大剂量则表现为抑制作用。大黄酊剂可使兔耳血管扩张，使正常大鼠血压下降。大黄对免疫功能有增强作用，能促进人 T 淋巴细胞转化，提高肝炎患者血内巨噬细胞的吞噬功能。大黄蒽醌类衍生物对机体免疫功能也有一定的抑制作用。大黄尚有一定的降低尿素氮、利尿、抗炎、解热、抗肿瘤、抗衰老、抗生育等作用。

　　注意事项：大黄为峻烈攻下之品，易伤正气，如非实证，不宜妄用。苦寒，易伤胃气，脾胃虚弱者慎用。其性沉降，且善活血祛瘀，故妇女怀孕、月经期、哺乳期应忌用。

　　2. 对药分析　葶苈子有泄肺气之通调水道，利水消肿之功；大黄有良好的泻下攻积之效，据《本草经百种录》葶苈子"专泻肺气，肺为水源，故能泻肺，即能泻水。凡积聚寒热从水气来者，此药主之"，"葶苈子之泻从上焦始。"方中葶苈子泻肺导滞，以驱在上之水结；大黄泻热破结以荡实邪。二药伍用，一利小便，一通大便，则喘息肿满可消，可治疗腹水、喘息者。两药联用治疗肝硬化腹水引起的痰涎壅盛，喘息不得平卧，小便不利。

　　（二）典型病案举隅

　　患者：刘某某，男，47 岁。

　　初诊：2019 年 12 月 2 日。

　　主诉：腹胀 1 月余。

　　现病史：患者 1 个月前因肝硬化腹水至当地医院，发现大量胸腔积液、腹水，对症治疗后减轻。

现在症:上肢酸痛,腹胀,纳可,睡眠一般,大便成型,日1次,小便调。舌暗红胖大,有瘀斑,边有齿痕,苔黄,舌下络脉迂曲,脉沉细。

既往史:无特殊。

个人史:无特殊。

辅助检查:半月前查彩超提示腹水。CT提示大量胸腔积液、腹水,肺部感染。

诊断:中医诊断为肝积–痰瘀互结证,西医诊断为失代偿性肝硬化。

治法:化痰利湿,攻下逐水。

方药:茵陈蒿汤加味。茵陈30 g,炒栀子6 g,大黄炭10 g,葶苈子15 g,大枣5 g,大腹皮30 g,白茅根30 g,泽泻30 g,赤芍15 g,枳椇子15 g,白及6 g,三七3 g,乌贼骨30 g,仙鹤草15 g,葛花10 g,煅龙骨15 g,煅牡蛎15 g,土鳖虫10 g,金钱草30 g,海金砂15 g,鸡骨草15 g共7剂,每天1剂,水煎,分2次温服。

二诊:2019年12月10日,服药后患者腹胀稍减轻,仍有乏力症状。上方去葶苈子、大枣。7剂,水煎服,每日1剂。

三诊:2019年12月19日,服药后患者两腹胀、乏力、腹胀较前减轻,继服12月10日方,7剂以巩固疗效。

按语:患者以大量胸腔积液腹水为主要症状,伴见腹胀、乏力,舌质暗红,舌下络脉迂曲,脉沉细。属中医肝积范畴,辨证为痰瘀互结之肝积。赵文霞教授认为:本病为本虚标实之证,血瘀为标,脾虚为本。该病病因病机为摄生不慎,外感湿热疫毒之邪,肝失疏泄,气机不畅,肝郁横逆克脾,脾失健运,气血运行不畅,痰浊内生,气滞血瘀痰凝,日久形成积聚。治疗以行气利水、活血化瘀为治法,方中葶苈子以利水行气消肿,主要用以消上焦肺水,加用大黄有良好的泻下攻积之效,二药伍用,一利小便,一通大便,则喘息肿满可消。二诊时患者症状好转,故去葶苈子、大枣中病即止,以免攻伐太过。三诊时患者诸症均减轻,故守方以巩固疗效。

第二节 角药部分

赵文霞教授在治疗肝胆脾胃疾病时,常灵活运用角药。所谓"角药",是在中医基础理论为思想指导,辨证论治的前提下,基于中药气味、性能、归经、七情等配伍原则,具有相互关联作用三味中药的有机组合,以达到"三足鼎立,互为犄角"之势,增强或改变其原有的功效,调其偏性,制其毒性,消除或缓解其对人体的不利影响。其中三味药之间存在相须相畏、相反相成或协同相辅三个条件,占其任两个条件者可称之为"角药"。本节主要采撷赵文霞教授在临证过程中,常用的15对角药,以飨同道。

一、炒酸枣仁、夜交藤、合欢皮

(一)应用经验

1.中药赏析

(1)酸枣仁,生川泽,为鼠李科植物酸枣的干燥成熟果子,味酸,平,归心肝二经,具有养心益肝、安神、敛汗、生津功效。临床常应用治疗心悸失眠、自汗盗汗、伤津口渴咽干者,炒用可增加疗效。《神农本草经》记载酸枣仁,主心腹寒热,邪结气聚,四肢酸痛,湿痹,久服,安五藏,轻身、延年。

(2)夜交藤,又称首乌藤,为蓼科植物何首乌的干燥藤茎。其性味甘、平,归心、肝两经,具有养血安神、祛风通络的功效。临床常应用治疗心神不宁,失眠多梦,血虚身痛,风湿痹痛,皮肤瘙痒。

(3)合欢皮,豆科植物合欢的干燥树皮,味甘,平,归心、肝、肺三经,具有解郁安神、活血消肿功效。临床常应用治疗心神不宁,忿怒忧郁,烦躁失眠,跌打骨折,血瘀肿痛,肺痈,疮痈肿毒。《神农本草经》记载合欢皮,主安五藏,利心志,令人欢乐无忧。

2.角药分析 赵文霞教授认为,酸枣仁、夜交藤、合欢皮配伍益血疏肝解郁,适用于阴血虚兼肝郁之不寐。夜交藤入夜互相交缠,含阴气至深,功擅养血滋阴宁心,安神定魂,引阳入阴;酸枣仁主入血分,能养心肝阴血而安神助眠。二药相合,酸枣仁主入肝经,夜交藤主入心经,相须为用,滋养心肝阴血之功益佳。与合欢皮配伍成角药,上二味偏于补养阴血,收纳阳气回归阴分而收安睡之效;合欢皮为悦心安神之要药,擅于开郁解忧以除烦安神。此三药配伍,相须相使,开合并施,皆为甘平之味,同入心肝二经,共奏养血安神、疏肝解郁之功,最宜于阴血亏少兼有肝郁之不寐。

(二)典型病案举隅

患者:王某,男,40岁。

初诊:2016年4月19日。

主诉:睡眠浅、乏力、易困2年。

现病史:2年前患者因睡眠浅,易醒,乏力至我院门诊治疗,给予百令胶囊、舒眠胶囊及中药治疗,效果明显,药停后,上述症状间断复发,为进一步治疗,前来就诊。

现在症:睡眠轻浅,易醒,多梦,乏力,易困,记忆力差,纳可,大便成形,质软,1日1次,小便调。舌质红,舌体胖大,舌边有齿痕,苔薄白,少苔,舌下络脉不明显,脉沉细。

既往史:无特殊。

个人史:无特殊。

诊断:中医诊断为失眠-肝郁脾虚证,西医诊断为抑郁焦虑症。

治法:疏肝健脾。

方药:丹栀逍遥丸加味。丹皮15 g,炒栀子10 g,炒当归10 g,炒白芍15 g,柴胡6 g,生地15 g,薄荷10 g,太子参25 g,枸杞子15 g,菊花15 g,炒酸枣仁20 g,夜交藤20 g,合欢皮15 g,黄柏10 g,知母10 g,川牛膝15 g,磁石10 g,五味子25 g,麦冬12 g,焦三仙各15 g。14剂,水煎服,日1剂,早晚分服。

西药安乐平抗抑郁,协助抗失眠治疗。

二诊:2016年5月23日。服药后,症状明显缓解,停药后再发。具体症见睡眠轻浅较前好转,多梦,纳可,大便稀,2次/d,小便正常,色稍黄,舌质暗淡,舌体大,边有齿痕,苔薄白,少苔,舌下络脉不明显,脉沉细。中药守上方去炒栀子、黄柏、知母、麦冬,加茵陈25 g、珍珠母30 g、煅龙骨30 g、煅牡蛎30 g。共14剂,水煎服,日1剂,早晚分服。西药安乐平继服。

三诊:2016年6月13日。精神及睡眠较前明显好转,头面易出油,纳可,二便调,舌质淡红,舌体大,边有齿痕,苔薄白,少苔,舌下络脉明显,脉沉细。中药守4月19日方,去麦冬、川牛膝,加丹参15 g、泽泻15 g、荷叶15 g。具体方药为丹皮15 g,炒栀子10 g,炒当归10 g,炒白芍15 g,柴胡6 g,生地15 g,薄荷10 g,太子参25 g,枸杞子15 g,菊花15 g,炒酸枣仁20 g,夜交藤20 g,合欢皮15 g,黄柏10 g,知母10 g,磁石10 g,五味子25 g,焦三仙各15 g,丹参15 g,泽泻15 g,荷叶15 g。共10剂,水煎服,日1剂,早晚分服。西药安乐平继服。

四诊:服上药后,症状明显好转,无特殊不适感,纳可,睡眠正常,二便调,舌质淡红,舌体胖大,边有齿痕,苔薄白,舌下络脉稍微可见,脉沉细。为进一步巩固疗效,中药守 4 月 19 日方,去黄柏、知母。共 15 剂,水煎服,日 1 剂,早晚分服。西药安乐平停服。

按语:患者初诊睡眠清浅,易醒,多梦,乏力,易困,记忆力差,发病两年,给予百令胶囊、舒眠胶囊后好转,停药后复发。考虑患者思虑过度,情绪所伤,结合舌脉象,舌质红,舌体胖大,舌边有齿痕,苔薄白,少苔,舌下络脉不明显,脉沉细。综合考虑思虑过度导致肝郁脾虚型之不寐证,西医认为抑郁焦虑症。

故赵文霞教授以丹栀逍遥丸为基础以疏肝解郁,养血健脾,同时加太子参、焦三仙健脾助消化,加生地、薄荷、菊花、黄柏之类清除体内燥热,夜交藤、炒酸枣仁、合欢皮三药联合养血安神、疏肝解郁。二诊因患者大便稀,故去掉寒凉药物炒栀子、黄柏、知母、麦冬,加茵陈、珍珠母、煅龙骨、煅牡蛎以助睡眠。三诊、四诊,患者病情逐渐好转,故守方治疗。

二、龙骨、牡蛎、土鳖虫

(一)应用经验

1.中药赏析

(1)龙骨,味甘、涩,平,归心、肝、肾经。生用主要功效为镇惊安神、平肝潜阳,煅用主要功效为收敛固涩。临床常应用于心神不宁,心悸失眠,惊痫癫狂,肝阳眩晕,滑脱诸证,湿疮痒疹,疮疡久溃不敛。《神农本草经》中记载:"主心腹鬼注,精物老魅,咳逆,泄利脓血,女子漏下,癥瘕坚结,小儿热气惊痫。"

(2)牡蛎,味咸、涩、微寒,归肝、肾经,有平肝潜阳、软坚散结、收敛固涩之功效。常运用于治疗眩晕耳鸣,惊悸失眠,瘰疬瘿瘤,癥瘕痞块,自汗盗汗,遗精,崩漏,带下。《神农本草经》:"牡蛎,味咸平,主伤寒寒热,温疟洒洒,惊恚怒气,除拘缓鼠瘘,女子带下赤白,久剂,强骨节,杀邪气,延年。"

(3)土鳖虫,最早记载于《神农本草经》,又名土元,味咸性寒,有小毒,归肝经。入肝经血分,性专走窜,具有散血瘀、消坚结、活血化瘀、接骨续筋、消肿止痛、下乳通经等功效,临床通常用于癥瘕痞块、血瘀经闭、产后瘀阻腹痛及跌打损伤等病症。

2.角药分析 赵文霞教授常以龙骨、牡蛎、土鳖虫三药联合治疗肝硬化结节、脾大。赵文霞教授认为,肝硬化结节、脾大属中医学"癥瘕""积聚"等范畴,其基本病机为正虚血瘀,是多种病因长期侵袭机体,伤及肝,致肝气郁结,脾失健运,气滞血瘀,或气虚推动无力,血瘀阻于肝络而成。正如《景岳全书·积聚》曰:"积者,积累之谓,由渐而成者也。"一般活血化瘀药难于奏效,赵文霞教授常将龙骨、牡蛎、土鳖虫三药联合运用。土鳖虫为血肉有情之品,专入肝经,可祛瘀破血、通经消癥。牡蛎与龙骨的功用相近,生用既助土鳖虫软坚散结,又收敛固涩,防攻逐过甚诱发呕血便血。三药同用,共奏活血化瘀、软坚散结的功效。

然三者皆属攻逐之品,故体虚者慎用。在治疗中应注意治实当顾虚,补虚勿忘实,可根据具体情况,或先攻后补,或先补后攻,或寓补于攻,或寓攻于补。

(二)典型病案举隅

患者:银某,男,43岁,职员。

初诊:2017年12月27日。

主诉:右胁不适伴尿黄13年余,加重1个月。

现病史:患者13年前发现右胁不适,尿黄,于当地医院检查发现胆红素升高,肝体积增大、肝硬化,未行治疗。10年前至北京某医院行肝穿刺提示:酒精性脂肪肝,给予保肝退黄软坚散结等治疗,症状时轻时重,总胆红素波动在40~60 μmol/L。1个月前饮酒后上症加重,在当地人民医院查肝功能提示总胆红素86.66 μmol/L,直接胆红素43.46 μmol/L,间接胆红素43.20 μmol/L,谷氨酰转肽酶110.3 U/L。上腹部MRI提示肝硬化、门静脉高压症、脾大,给予保肝利胆退黄治疗,效果欠佳。为求进一步系统治疗遂来我院就诊,门诊以"酒精性肝硬化,失代偿性,活动性"为诊断收住我科。

现在症:右胁癥积,身目发黄,乏力,纳差,食量稍减,稍食即胀,喜热食,夜眠可,二便正常。肝病面容,面色青黄晦暗,全身皮肤黏膜轻度黄染,巩膜黄染,右胁下3 cm可触及肝下缘,质韧边钝,无触痛,左胁下2 cm可触及脾下缘,质地稍硬,无触痛。舌体大,舌质暗,边尖红,苔黄腻,舌边齿痕,舌下络脉显露,脉沉细。

既往史:糖尿病病史7年余,胰岛素控制血糖。

个人史:饮酒史20余年,近10多年,每日饮白酒5~8两。

辅助检查:肝功能提示总胆红素86.66 μmol/L,直接胆红素43.46 μmol/L,间接胆红素43.20 μmol/L,谷氨酰转肽酶110.3 U/L;血常规

提示白细胞 $2.7×10^9$/L,红细胞 $2.9×10^9$/L,血红蛋白 98 g/L,血小板 $62×10^9$/L,中性粒细胞百分比 65.6%,淋巴细胞百分比 23.6%;彩超提示肝硬化并多发实性结节、脾大、胆囊壁粗糙、胆囊壁隆起样变。

诊断:中医诊断为肝积-肝郁脾虚兼湿热蕴结证,西医诊断为酒精性肝硬化(失代偿性,活动性,门静脉高压症、脾大、脾功能亢进)、慢性胆囊炎、胆囊息肉、糖尿病。

治法:疏肝健脾,软坚散结。

方药:丹栀逍遥散加减。醋北柴胡 6 g,茯苓 15 g,麸炒白术 15 g,当归 6 g,牡丹皮 15 g,炒栀子 6 g,姜厚朴 12 g,醋郁金 15 g,煅龙骨 15 g,煅牡蛎 15 g,土鳖虫 10 g,醋鳖甲 10 g,炒鸡内金 20 g,黄芩 6 g,金钱草 15 g,茵陈 30 g,甘草 6 g。共 5 剂,1 日 1 剂,水煎服,早晚饭后温服。嘱戒酒。

二诊:2018 年 1 月 1 日。右胁仍有不适,身目发黄,乏力较前缓解,食欲可,食量稍减,稍食即胀,夜眠可,大便正常,小便黄。舌脉及查体同前。方守 2017 年 12 月 27 日,加水红花子 15 g。共 14 剂,1 日 1 剂,水煎服,饭后 2 次温服。

三诊:2018 年 1 月 15 日。右胁不适症状明显减轻,尿黄症状明显改善,偶有乏力,食欲可,夜眠可,二便正常。症状较前明显缓解,守上方巩固疗效。3 个月后,复查肝功能,基本正常。嘱继续戒酒。

按语:患者长期大量饮酒,酿生湿热,阻于肝络,肝气郁结,气机郁滞,气滞血瘀,著而不行,发为肝积。《难经·五十六难》曰:"肝之积,名曰肥气。"《脉经·平五脏积聚脉症》曰:"诊得肝积,脉弦而细,两胁下痛……身无膏泽……爪甲枯黑。"本病病位在肝,病性属虚实夹杂,证属肝郁脾虚兼血瘀。

赵文霞教授认为,酒精性肝硬化乃感受湿热之邪,正不胜邪所致。谷丙转氨酶、总胆红素、白球比等指标的异常与湿热毒邪的进退呈正相关,是现代医学诊断肝硬化的重要指标,同时也是中医衡量湿热毒邪在人体为患的客观指标。治疗宜分初、中、末 3 个阶段,初期属邪实,应予消散;中期邪实正虚,予消补兼施;后期以正虚为主,应予养正消积。并要注意顾护正气,攻伐药物不可过用。综合考虑本案患者处于邪实正虚,应消补兼施,予丹栀逍遥散加减。柴胡苦平,疏肝解郁,使肝郁得以条达,为君药。当归为"血中气药",当归与柴胡同用,补肝体而助肝用,麸炒白术、茯苓、甘草健脾益气,实土以御木乘,并使营血生化有源,加少许薄荷以透肝经郁热。

煅龙骨、煅牡蛎、土鳖虫三药循"乙葵同源"理论,肝肾同治、相须为用,活血化瘀,软坚散结,而少出血之虞。醋鳖甲以软坚散结,金钱草、茵陈、黄芩清热利湿。二诊守 2017 年 12 月 27 日方,加水红花子以清热解毒、活血软坚,效果显著。赵文霞教授强调,过量饮酒是致病因素,一定告戒患者戒酒,若病因不祛,终不可治。

三、浙贝母、荔枝核、皂角刺

(一)应用经验

1. 中药赏析

(1)浙贝母,百合科植物卷叶浙贝母的鳞茎,味苦,性寒,入心、肺经,具有止咳化痰、清热散结之效,常用于治疗瘰疬、疮痈肿毒及肺痈、乳痈等。

(2)荔枝核,无患子科乔木荔枝的成熟种子,味辛,性温,归肝经,有疏肝理气、散结止痛之功效,常用于治疗脘腹疼痛、痛经、产后腹痛、疝气、睾丸肿痛等。

(3)皂角刺,豆科植物皂荚的干燥棘刺,味辛,性温,归肝、肺经,有消毒透脓、搜风杀虫的功效,常用于治疗痈疽肿毒、瘰疬、疮疹顽癣、产后缺乳、胎衣不下、疠风等。

2. 角药分析　赵文霞教授结合浙贝母、荔枝核、皂角刺的性味归经及功能主治,认为此三味药合用既可用于治疗胆囊息肉、胃息肉,亦可用于治疗甲状腺结节、乳腺结节。她认为息肉与结节皆可归属于中医学"积聚""痰核"的范畴,二者总体病机类似,皆为本虚标实之证,正如《素问·评热病论》曰:"邪之所凑,其气必虚。"《活法机要》曰:"壮人无积,虚人则有之。"在正气亏虚的基础上,气滞、血瘀、痰凝、毒聚等交织为患。

浙贝母偏于苦寒,长于清火散结,现代研究含有生物碱、多糖和总皂苷等有效成分,具有祛痰、抗炎、抗肿瘤等作用;荔枝核散结止痛,同时有疏肝理气之效,现代研究含有黄酮类、甾体类等化学成分,具有抗炎保肝、抗肿瘤、抗氧化等药理活性;皂角刺消毒透脓,亦有行气祛痰的功效,现代研究含有黄酮类、内酯等成分,具有抗肿瘤、抑菌杀菌、抗炎、抗病毒、免疫调节、抗氧化、抗纤维化等药理作用。综上,三药组合,寒热平调,以通为和,以消为贵,切中痰凝之病机,起到行气化瘀、祛痰攻毒的作用,可控制息肉及结节进展,亦可改善患者体质,调节机体阴阳平衡,减少息肉及结节的复发概率。

（二）典型病案举偶

患者:桂某,女,37 岁。

初诊:2010 年 8 月 6 日初诊。

主诉:发现乙肝 8 年。

现病史:患者 8 年前怀孕时检查发现乙肝大三阳,肝功能正常,给予干扰素治疗半年后停药,后查肝功能正常,偶有波动。

现在症:偶有右胁不适,舌质红,苔薄白,脉沉细。

既往史:无特殊。

个人史:无特殊。

辅助检查:4 d 前在河南医药大学第一附属医院查彩超提示肝实质弥漫性轻度改变,胆囊壁毛糙伴胆囊内少量沉积物;HBV-DNA 定量 1.34×10^7 IU/mL;乙肝五项提示 1、3、5 阳性;肝功能提示 ALT 53 U/L, AST 22 U/L,血脂检查提示 CHO 6.59 mmol/L,TG 2.79 mmol/L。

诊断:中医诊断为肝着-肝郁脾虚证,西医诊断为慢性乙型肝炎。

治法:疏肝健脾,软坚散结。

方药:丹栀逍遥丸加减。

首诊给予中成药肝加欣胶囊,1 g,3 次/d,口服;肝炎康丸 1 袋,3 次/d,口服;清肝利胆口服液,1 支,2 次/d,口服。后根据病情发展,给予恩替卡韦分散片等抗病毒及相关中药治疗,病情较为稳定。

二诊:2016 年 8 月 3 日,患者在本院进一步复查乙肝 DNA 定量 1.25×10^2 IU/mL;彩超提示双侧乳腺增生(请结合临床),双乳腺低回声结节(BI-RADS 2 级),胆囊壁毛糙并胆囊结石(约 4 mm×10 mm);心电图提示窦性心动过缓。治疗方案如前。

三诊:2018 年 9 月 21 日,在河南医药大学第一附属医院复查彩超提示胆囊壁毛糙并胆囊息肉(约 8 mm×6 mm),双侧乳腺增生(5.1 mm×2.3 mm),双乳腺低回声结节(BI-RADS 3 级);心电图正常。9 月 26 日,找赵文霞教授复查,诉偶有右胁不适,纳眠可,二便调,舌质淡红,舌体胖大,有齿痕,苔滑,舌下络脉迂曲显露,脉沉细。根据辨证,给予丹栀逍遥丸加减治疗,具体方药为丹皮 15 g,炒栀子 10 g,炒当归 10 g,炒白芍 10 g,柴胡 6 g,浙贝母 10 g,白术 10 g,薄荷 10 g,地骨皮 15 g,黄芩 6 g,丹参 3 g,檀香 3 g,砂仁 3 g,鸡骨草 10 g,荔枝核 15 g,皂角刺 15 g。共 15 剂,水煎服,日 1 剂,早晚分服,同时配合口服牛磺熊去氧胆酸胶囊治疗。近几年病情稳定,2021 年 7 月 8 日复查彩超发现,胆囊息肉样改变伴胆囊壁毛糙(4 mm×4 mm)。

按语：患者感染慢性乙型肝炎多年,为慢性病,前期给予中成药及西药抗病毒等相关治疗,适时给予中药治疗是比较合理的。但因患者生活环境及个人情志变化,10 余年来,患者的病情出现变化,根据 2018 年 9 月 26 日的病情表现,患者属于肝郁脾虚并伴有内热,故给予丹栀逍遥丸养血健脾,疏肝清热治疗。

赵文霞教授认为：方中以柴胡疏肝解郁,使肝郁得以条达,当归甘辛苦温,养血和血,且其味辛散,乃血中气药,白芍酸苦微寒,养血敛阴,柔肝缓急,当归、白芍与柴胡同用,补肝体而助肝用,使血和则肝和,血充则肝柔；白术、茯苓健脾益气,使营血生化有源,加薄荷少许,疏散郁遏之气,透达肝经郁热。在此基础上加上丹皮、炒栀子、地骨皮、黄芩发挥清热作用,丹参活血化瘀,檀香开胃止痛、行气温中,砂仁化湿行气,鸡骨草有利湿退黄、清热解毒、疏肝止痛。

此方中的浙贝母、荔枝核、皂角刺三药合用,恰好起到行气化瘀、祛痰攻毒的点缀作用,可有效控制胆囊息肉的发展,综上,全方立法周全,组方严谨,是治疗慢性乙型肝炎伴胆囊息肉的较好组合。

四、清半夏、厚朴、紫苏梗

(一) 应用经验

1. 中药赏析

(1)清半夏,辛温,有毒,归脾、胃、肺经。功效燥湿化痰,降逆止呕,消痞散结。临床常应用于湿痰寒痰,咳喘痰多,痰饮眩悸,风痰眩晕,痰厥头痛；胃气上逆,呕吐反胃；胸脘痞闷,梅核气；痈疽肿毒,瘰疬痰核,毒蛇咬伤。

(2)厚朴,苦、辛、温,归脾、胃、肺、大肠经。功效燥湿,行气,消积,消痰平喘。临床常应用于湿滞伤中,脘痞吐泻；食积气滞,腹胀便秘；痰饮喘咳。

(3)紫苏梗,辛,温,归肺脾二经。功能行气宽中,止痛,安胎。常应用于胸膈痞闷,胃脘疼痛,嗳气呕吐,胎动不安。

2. 角药分析　赵文霞教授认为清半夏、厚朴、紫苏梗三药联合,具有行气散结、降逆化痰作用,多用于治疗肝胃不和型慢性乙型肝炎等肝病。半夏辛温入胃,化痰散结,降逆和胃；厚朴苦辛性温,燥湿消下气除满,二药相合,化痰结,降逆气,痰气并治。紫苏梗芳香行气,理肺宽中,助厚朴以行气宽胸宣通郁结之气,三药合用,辛苦行降,痰气并治,行中有宣,降中有散,共奏行气散结,降逆化痰之功。

(二)典型病案举偶

患者:雷某,女,56 岁,农民。

初诊:2021 年 1 月 8 日。

主诉:间断性口苦、口干 10 余天。

现病史:患者 10 余天前无明显诱因出现口苦、口干,晨起严重,左胁下间断性胀痛,咽部有痰,咳之不净,偶尔反酸、烧心,睡眠一般,夜间 3—4 点易醒,平素服氟哌噻吨美利曲辛片缓解,下午 5—6 点自觉舌干。

现在症:纳可,二便可,左侧颈部紧胀感,舌质淡,舌尖红,有点刺,苔薄黄燥,边有齿痕,舌下络脉迂曲增粗,脉弦细。

既往史:无特殊。

个人史:绝经 7 年余。

辅助检查:2020 年 8 月 17 日,因胃部不适,在本院住院治疗时查彩超提示轻度脂肪肝、肝内钙化灶(肝右叶见一大小约 4 mm×3 mm 强回声光斑)、门静脉内径 10 mm、胆囊壁毛糙。胃镜提示慢性食管炎、慢性萎缩性胃炎伴糜烂、胃息肉(钳除术)、胃体糜烂灶。

诊断:中医诊断为梅核气-胃虚气逆痰阻证,西医诊断为慢性食管炎、慢性胃炎。

治法:降逆化痰,益气和胃。

方药:旋覆代赭汤加减。旋覆花 9 g,代赭石 10 g,厚朴 10 g,党参 15 g,清半夏 15 g,紫苏梗 15 g,草果 10 g,炒莱菔子 15 g,黄芩 10 g,黄连 10 g,干姜 6 g,乌贼骨 30 g,煅瓦楞子 30 g,郁金 15 g,夏枯草 10 g,炒麦芽 15 g,炒酸枣仁 15 g,浙贝 10 g。共 7 剂,水煎服,日 1 剂,早晚分服;同时配合康复新液 10 mL,3 次/d,口服治疗。

二诊:2021 年 1 月 15 日。服药效可,具体症见:仍口干口苦,咽干,右胁下胀满,偶有疼痛,大便 1~2 d 1 次,排便稍困难,质干,量少,小便色黄,纳眠可,多梦,仍坚持口服氟哌噻吨美利曲辛片治疗。舌质淡,舌尖红,舌中间稍黄燥,舌边有齿痕,苔白腻,脉沉细。中药守上方,去掉干姜,改代赭石 30 g,草果 15 g,炒莱菔子 20 g,炒酸枣仁 30 g,加决明子 10 g,冬凌草 15 g,木蝴蝶20 g。共7剂,水煎服,日1剂,早晚分服。

三诊:2021年1月29日。服药效可,诉仍口干口苦,咽干,右胁下胀满,偶有疼痛,右侧前耳后侧淋巴结胀痛,纳可,睡眠差多梦,大便干,2~3 d 1次,排便稍困难,有大便不尽感,小便黄,舌质淡红,苔白稍厚,舌下络脉迂曲,脉弦细。方药调整为炒酸枣仁30 g,浙贝母10 g,决明子10 g,冬凌草15 g,木蝴蝶15 g,旋覆花9 g,代赭石30 g,厚朴10 g,党参15 g,清半夏15 g,紫苏梗15 g,草果15 g,炒莱菔子20 g,黄芩10 g,黄连10 g,乌贼骨30 g,煅瓦楞子30 g,郁金15 g,夏枯草10 g,炒麦芽15 g。共7剂,水煎服,日1剂,早晚分服。

四诊:2021年2月5日,服药效可,上述症状基本消失,偶有不适,口干口苦,进油腻时加重,偏干,咽干,右胁偶有疼痛,右侧前耳后侧淋巴结偶有胀痛,大便稍干,睡眠一般,舌质淡,苔薄黄腻,舌下络脉迂曲,脉弦细。归脾汤加减治疗,具体方药为麸炒白术15 g,炒当归10 g,茯神15 g,远志6 g,炒酸枣仁30 g,木香10 g,龙眼肉10 g,首乌藤15 g,合欢皮15 g,黄芩10 g,黄连10 g,郁金15 g,延胡索15 g,炒麦芽15 g,炒莱菔子15 g,黄芪10 g,党参15 g。共7剂,水煎服,日1剂,早晚分服。

按语: 患者为中老年女性,有慢性食管炎,慢性萎缩性胃炎伴糜烂,胃息肉等病史,考虑与情志有关,导致病情反复,缠绵难愈,方选旋覆代赭汤加减治疗正中病机,其中旋覆花苦辛咸温,性主降,善于下气消痰,降逆止噫,"除噫气而止呃逆"(《本草易读》),重用为君。代赭石重镇降逆以止呃,下气消痰,"旋复代赭石汤,取重以降逆气。涤痰延也"(《本经逢原》),为臣药。清半夏、厚朴、草果、夏枯草联合使用祛痰散结、降逆和胃,党参、干姜健脾温中,黄芩、黄连清胃热,炒莱菔子、炒麦芽助消化,乌贼骨、煅瓦楞子抑制胃酸分泌,酸枣仁助睡眠。

赵文霞教授认为清半夏、厚朴、紫苏梗三药组合,在治疗肝胃不合引起的诸多脾胃肝胆疾病中发挥重要作用,三者联合,相得益彰。后面二诊、三诊,根据病情发展变化不断调整方药,诸药相合,标本兼治,沉降相须,消补相伍,最终使逆气得降,痰浊得消。四诊时,患者病情基本稳定,症状基本消失,故给予益气补血、健脾养心为主的归脾汤治疗以提高正气,最终使患者中虚得复,基本痊愈。

五、乌贼骨、茜草、荆芥炭

（一）应用经验

1. 中药赏析

（1）乌贼骨,又称海螵蛸,为乌贼科动物,咸、涩、温,归脾、肾经。功效收敛止血,涩精止带,制酸止痛,收湿敛疮。常运用于吐血衄血,崩漏便血,外伤出血;遗精滑精,赤白带下;胃痛吞酸;湿疹湿疮,溃疡不敛。

（2）茜草,苦,寒,归肝经。功效凉血,祛瘀,止血,痛经。常应用于吐血,衄血,崩漏,外伤出血;瘀阻经闭,风湿痹痛,跌扑肿痛。

（3）荆芥炭,性味辛、涩,微温,归肺肝经。功能收敛止血。常应用于便血、崩漏、产后血晕。

2. 角药分析　赵文霞教授认为三者合用,主要用于治疗肝硬化引起的消化道出血及急慢性胃溃疡、十二指肠溃疡、溃疡性结肠炎等。上述疾病常伴有热症,同时胃酸分泌过剩,而乌贼骨具有收敛止血功能,抑制胃酸分泌,减少食管胃底的压力;荆芥炭也有收敛止血的功能,二者配合使用,加强止血的功能;茜草偏苦寒,具有凉血止血的功能,治疗因血热狂行引起的出血证,三者合用,既能收敛止血又能凉血祛瘀止血,相得益彰。

（二）典型病案举偶

患者:张某,男,66 岁。

初诊:2021 年 2 月 2 日。

主诉:大便隐血半月余。

现病史:半个月前患者在本院体检发现大便潜血阳性,查肠镜显示结肠多发息肉,曾行手术切除息肉并配合中西医综合治疗,效不佳。

现在症:大便隐血,偶有腹痛,纳眠可,大便棕黄色,成形,1 日 3 次,小便正常。舌质淡红,苔薄黄,舌下络脉未见,脉沉细。

个人史:无特殊。

既往史:曾受过外伤,HBcAb 阳性。

辅助检查:肠镜提示结肠息肉、结肠多发息肉切除术、直肠息肉切除术;胃镜提示食管正常、糜烂性胃炎、慢性萎缩性胃炎;血脂提示 APO－A 11.77 g/L,TG 2.09 mmol/L;乙肝五项提示 HBcAb 阳性;HBV－DNA 定量低于检测下限;2021 年 1 月 21 日查病检提示(胃窦)轻度慢性萎缩性胃炎伴活动性炎,底部腺体肠上皮化生,(升结肠)低级别瘤变-绒毛状-管状腺瘤。

诊断:中医诊断为腹痛-瘀血内停、便血-肠道湿热证,西医诊断为慢性萎缩性胃炎、结直肠息肉、升结肠低级别瘤变。

治法:清热祛湿,活血止痛。

方药:葛根黄芩黄连汤合地榆散加减。葛根10 g,黄连10 g,黄芩10 g,木香10 g,秦皮15 g,麸炒白术15 g,炒山药15 g,乌贼骨30 g,煅瓦楞子30 g,白及6 g,三七3 g,槐花炭15 g,地榆炭15 g,茜草10 g,荆芥炭15 g,炒麦芽15 g,延胡索15 g,浙贝母10 g。共6剂,1日1剂,水煎服,早晚分服。

二诊:2021年3月19日。病情明显好转,右腹偶有不适,纳眠可,二便调,舌质淡红,苔薄白,舌下络脉增粗,脉弦滑数。依上方,调为全蝎10 g,蜈蚣2 g,葛根10 g,黄连10 g,黄芩10 g,木香10 g,秦皮15 g,麸炒白术15 g,炒山药15 g,乌贼骨30 g,煅瓦楞子30 g,白及6 g,三七3 g,浙贝母10 g,醋延胡索15 g,炒麦芽15 g,佛手15 g,甘松15 g,荔枝核15 g。共6剂,水煎服,日1剂,早晚分服。

按语:患者以大便隐血为主诉就诊,考虑与肠道湿热下利有关,邪热入里,腹痛发作。故给予葛根黄芩黄连汤以解表清里,其中葛根甘辛而凉,主入阳明经,外解肌表之邪,内清阳明之热,又升发脾胃清阳而止泻升津,使表解里和,汪昂赞其"能升阳明清气,又为治泻圣药"。先煎葛根而后纳诸药,则"解肌之力优而清中之气锐"(《伤寒来苏集》)。黄芩、黄连、秦皮苦寒清热,厚肠利。木香、延胡索行气疏肝止痛,炒白术、炒麦芽、山药健脾祛湿,乌贼骨、煅瓦楞子抑酸止痛,槐花炭、浙贝母、白及、三七软坚散瘀、活血止血。

赵文霞教授认为乌贼骨、茜草、荆芥炭三药在葛根黄芩黄连汤及上述药物的基础上合用,既发挥出了辛凉升散与苦寒清降共施,以成清热升止利之法,又有疏肝健脾,活血、收敛、凉血止血之妙。二诊中,因病情好转,出血消失,需减去止血药,加入全蝎、蜈蚣等药,提高疗效。

六、大腹皮、白茅根、椒目

(一)应用经验

1.中药赏析

(1)大腹皮,为棕榈科乔木槟榔的果皮,味辛,性温,归脾、胃、大肠、小肠经,有行气止痛、利水消肿之功效。常治疗湿阻气滞,胸腹胀闷,大便不爽,水肿,脚气,小便不利。

(2)白茅根,为禾本科植物白茅的根茎,味甘,性寒,入肺、胃经,有清热生津、凉血止血、利尿之功效。常治疗热病烦渴,吐血,衄血,肺热喘急,胃热哕逆,淋病,小便不利,水肿,黄疸。

(3)椒目,为芸香科花椒属植物花椒的种子,性寒,味苦、辛,归脾、肺、膀胱经,具有利水消肿的功效。常治疗水肿胀满,哮喘。

2.角药分析 赵文霞教授常将三药合用治疗肝硬化腹水。她认为肝硬化腹水的病机以肝脾肾亏虚为本,气血水搏结为标,本病责之气滞、血瘀、水停相因为患,故治疗当紧紧抓住气、血、水3个方面。肝硬化腹水患者出现腹部胀满,治疗时多在利水的基础上配用理气消胀之品,大腹皮是槟榔的外皮,能行浊气,下浊水,可用治湿阻气滞、脘腹胀闷、水肿胀满、大便不爽、小便不利;现代研究具有促进胃肠能力,可治各型腹水。白茅根能清肝利尿、凉血止血,且归肺经,肺主一身之气,为水之上源,肝主疏泄,具条达之性,基于肝与肺左升右降的理论,在治疗腹水时应注重调理肝肺,以使气机调畅、三焦通利;现代研究,具有显著的利尿作用。椒目治肠间水,除腹满,且椒目归脾、肺、膀胱经,可调节上中下三焦,使三焦水道通利;现代研究,可提高血浆胶体渗透压,减少腹水的生成。故大腹皮、白茅根、椒目三药合用共奏疏利三焦、利水消肿之功。

该组角药治疗肝硬化腹水,符合"急则治其标"的治疗原则。但临床中应注意治腹水当"衰其大半而止",时时注意顾护正气。

(二)典型病案举偶

患者:任某,男,52岁。

初诊:2017年3月28日。

主诉:间断脘腹胀痛4个月余,加重1周小便色黄。

现病史:患者4个月前因过度劳累后自觉脘腹胀痛,小便黄,于当地诊所治疗,效不佳,间断发作。

现在症:腹胀进食后明显,嗳气,口干,口苦,纳眠一般,大便可,小便黄。舌质淡红,苔黄腻,舌体胖大,边齿痕,脉沉细。

既往史:无特殊。

个人史:无特殊。

辅助检查:1 周期前往卫辉市某医院诊断为乙肝肝硬化,查上腹部 MRI 提示肝右叶后段小肝癌?（请结合 AFP),肝硬化、脾大、腹水,胆囊炎。

诊断:中医诊断为肝积-脾虚湿困兼血瘀证,西医诊断为失代偿性肝硬化(腹水)、慢性乙型肝炎。

治法:舒肝和胃,软坚散结,活血化瘀。

方药:苓桂术甘汤合二陈汤加减。大腹皮 30 g,白茅根 30 g,椒目 10 g,煅牡蛎 30 g,煅龙骨 30 g,土鳖虫 15 g,黄芪 10 g,党参 15 g,陈皮 15 g,清半夏 12 g,茯苓 15 g,桂枝 6 g,炒薏苡仁 15 g,佩兰 10 g,金钱草 15 g,醋郁金 12 g,海金沙 20 g,炒麦芽 15 g,柿蒂 15 g。共 25 剂,水煎服,日 1 剂。

二诊:2017 年 5 月 22 日。无特殊不适,纳眠可,大便调,小便黄,舌质淡,苔黄腻,舌下络脉迂曲增粗,脉涩细。当日在河南中医药大学第一附属医院复查彩超提示肝硬化并结节(门静脉主干 12 mm),肝囊肿,肝源性胆囊炎,胆囊壁增厚,脾大(厚 42 mm,长 127 mm),腹水。上腹部平扫+增强提示肝硬化、肝内弥漫性 RN 结节,肝右叶前上段小囊肿,胆囊炎,胆囊内胆固醇沉积,脾大,腹腔少量积液,下腔静脉增宽。依病情及检查结果,调方为炒麦芽 15 g,皂角刺 15 g,土鳖虫 10 g,大腹皮 10 g,椒目 10 g,丹参 15 g,乌贼骨 10 g,醋鳖甲 10 g,党参 15 g,陈皮 12 g,清半夏 12 g,茯苓 9 g,木香 10 g,砂仁 6 g,金钱草 15 g,醋郁金 10 g,海金沙 10 g,炒鸡内金 12 g,煅龙骨 30 g,煅牡蛎 30 g。共 25 剂,水煎服,日 1 剂。同时,配合恩替卡韦抗病毒药物治疗。

三诊:2017 年 7 月 3 日。患者明显好转,在本院复查彩超示:腹腔内未见腹水,中药守上方去椒目、醋郁金、海金沙,加乌贼骨 25 g、白及 6 g、姜厚朴 10 g,继续巩固治疗。

按语:此为失代偿性肝硬化伴腹水患者,脘腹胀痛明显,体质差。方选苓桂术甘汤加减治疗,茯苓甘淡,健脾利水渗湿,消已聚之饮,去生痰之源;桂枝温阳化气。二者相伍,一利一温,温阳利水之功著,为阳虚水停常用配伍。配合煅牡蛎、煅龙骨、土鳖虫软坚散结,黄芪、党参、炒麦芽补气健脾,清半夏、炒薏苡仁、佩兰、陈皮祛湿化痰,金钱草、醋郁金、海金沙疏肝排石,柿蒂降逆止呕。

赵文霞教授认为本方中大腹皮、白茅根、椒目三药组合巧妙,相得益彰,在治疗肝硬化腹水中发挥着重要的作用,能有效消除"气滞、血瘀、水停"之患,疏利于三焦之间,游刃而有余,共奏利水消肿之功。二诊之后,患者明显好转;三诊之后,腹水消失,效果可见一斑。

七、金钱草、海金沙、鸡内金

（一）应用经验

1. 中药赏析

（1）金钱草，为报春花科草本植物过路黄的全草，味甘、淡，性寒，归肝、胆、肾、膀胱等经，有清热利水通淋、除湿退黄解毒之功效，可用治于湿热黄疸、肝胆结石、热淋、石淋等。

（2）海金沙，为海金沙科、海金沙属陆生攀援植物，甘、寒、无毒，归膀胱、小肠经。功效：清热解毒、利水通便。常治疗尿路感染，尿路结石，白浊，白带，肝炎，肾炎水肿，咽喉肿痛，痄腮，肠炎，痢疾，皮肤湿疹，带状疱疹等。

（3）鸡内金，为脊椎动物雉科家鸡的砂囊角质内膜，俗称鸡肫皮，味甘，性平，入脾、胃、小肠、膀胱经，具有消食积、止遗尿的功效，用于食积不化、脘腹胀满及小儿疳积、遗精、遗尿等。

2. 角药分析 赵文霞教授常用金钱草、海金沙、鸡内金治疗肝硬化合并肝源性胆囊炎、胆结石，胆囊炎、胆结石是肝硬化的常见并发症，隶属于中医学"胆胀""胆石"。她认为胆结石的形成多因湿热内生，煎熬胆汁，凝结成石。金钱草泄肝胆热的同时又可消胆中之石，且具有利水通淋的作用，有助于结石的排出。海金沙，甘寒淡渗之药，故主通利小肠，《本草纲目》："治湿热肿满，小便热淋、膏淋、血淋、石淋，茎痛，解热毒气。"鸡内金为鸡之砂囊，其中含有稀盐酸，善化瘀积，因此，鸡内金具有化坚消石之功，每次用量15~30 g，研末剂效果较煎剂更好。三者联合使用尤其适用于胆石症之肝胆湿热证，可增强清热利胆、消积排石之功。

（二）典型病案举偶

患者：刘某，女，25岁。

初诊：2017年3月28日。

主诉：发现胆囊结石5 d。

现病史：患者5 d前因右后背部闷痛不适，给予消炎利胆片治疗，疗效一般。

现在症：右后背部闷痛，晨起恶心、干呕，进食油腻时明显，纳眠可，自诉服用消炎利胆片后，肠鸣音增强，便意频，质可，5次/d，小便可。舌质淡红，苔薄白，舌体胖大，边有齿痕，舌下络脉明显，脉弦细。

既往史:无特殊。

个人史:无特殊。

月经史:近1年生产后月经出现不规律,现正处于经期。

辅助检查:2017年3月23日在登封市某医院查彩超提示胆囊多发结石(7.4 cm×1.2 cm强回声堆积,较大的为1.2 cm×1.1 cm),肝外胆管内径0.4 cm。3月28日在本院进一步检查超声提示肝实质回声稍密、增强(门静脉内径11 mm,流速22 cm/s),慢性胆囊炎伴胆结石(壁厚4 mm,毛糙,囊内多个斑点状高回声堆积,面积测量占整个胆囊的70%)。

诊断:中医诊断为胆胀-肝脾不调证,西医诊断为慢性胆囊炎伴胆囊结石。

治法:疏肝健脾,化石止痛。

方药:四逆散加减。北柴胡10 g,炒白芍15 g,枳壳10 g,黄芩10 g,党参15 g,清半夏15 g,金钱草30 g,郁金15 g,海金沙15 g,炒鸡内金15 g,鸡骨草15 g,茵陈15 g,薏苡仁15 g,陈皮10 g,延胡索15 g,乌梅10 g,炒麦芽10 g,共7剂,水煎服,日1剂。同时配合耳穴辅助治疗。

二诊:2017年4月5日。服药后,后背闷痛明显缓解,晨起恶心基本消失,自诉服药后出现口腔溃疡,纳可,睡眠可,二便调,舌质暗淡,边稍有齿痕,边尖点刺,苔薄白,舌下络脉增粗,色深,脉弦细。守上方,去薏苡仁,加川楝子10 g、钩藤3 g,共14剂,水煎服,日1剂,早晚分服。同时配合华素片和B族维生素治疗口腔溃疡。

三诊:2017年4月24日。服药期间因进食辛辣后,导致后背闷痛复发,现已明显缓解,纳眠可,二便调,舌质红,舌面点刺,舌体胖大,边齿痕,苔薄白腻,草莓舌,舌下络脉增粗显露,脉弦细。守上方,加白及6 g、乌贼骨15 g,共15剂,水煎服,日1剂,早晚分服。并嘱患者近期复查彩超。

四诊:2017年5月12日。服药后无明显不适,纳可,睡眠差,入睡困难,二便调,舌质淡,舌面点刺,苔薄黄腻,舌体胖大,边有齿痕,舌下络脉显露,脉弦细。5月2日复查彩超提示慢性胆囊炎伴胆囊结石(较大者18 mm×11 mm),脾大(42 mm×115 mm),门静脉内径10.5 mm,流速20 cm/s。依病情,给予中成药清肝利胆口服液巩固治疗。

按语:此为胆囊炎伴胆结石患者,治疗前胆结石占整个胆囊的70%,同时伴有后背部疼痛,晨起恶心、干呕现象,经过治疗后,症状全部消失,考虑患者为青年女性,因长期饮食不规律导致胆囊炎并胆结石,同时伴有情志失于疏泄,所以利用四逆散加健脾祛湿化石、溶石药物治疗。方中北柴胡入肝胆经,升发阳气,疏肝解郁,透邪外出,炒白芍敛阴,养血柔肝,为臣药,与柴胡合用,以补养肝血,条达肝气,可使柴胡升散而无耗伤阴血之弊;且二者恰适肝体阴用阳之性,为疏肝法之基本配伍。枳壳理气解郁,泄热破结。《药性赋》云:"宽中下气,枳壳缓而枳实速也。"方中用枳壳,因患者腹胀不明显,而起缓缓下气作用。与柴胡为伍,一升一降,增舒畅气机之功,并奏升清降浊之效;与白芍相配,又能理气和血,使气血调和。同时,黄芩、党参、清半夏三药属于半夏泻心汤方中的主要成分,寒热平调,降逆止呕;郁金、鸡骨草、茵陈、薏苡仁、陈皮联合主要发挥利湿退黄、疏肝止痛作用;炒鸡内金、炒麦芽助消化;乌梅,抑制胃酸分泌。

赵文霞教授认为在本方中,金钱草、海金沙、鸡内金三药联合使用,具有不可忽视的作用,金钱草既清肝胆湿热、又善坚排石,鸡内金消积化石,海金沙清利湿热、通淋止痛;三者名字中都有一个特殊的"金"字,犹如一把利器直接击破胆囊内结石,促使结石溶解掉最终排出体外。可见,诸药配伍,疏柔相合,以适肝性;升降同用,肝脾并调,最终胆囊炎、胆囊结石通过二诊、三诊、四诊不断辨证治疗后,症状逐渐消失,结石也逐渐变少、变小。因结石是慢性病理产物,需要耐心长期坚持治疗,方可逐渐消失,故当症状消失之后,应合理给予中成药清肝利胆口服液巩固善后。

八、薏苡仁、芦根、冬瓜子

(一)应用经验

1.中药赏析

(1)薏苡仁,为禾本科草本植物意苡的成熟种仁,味甘性微寒,归脾、肾、肺经,有利水渗湿、健脾除痹、排脓痈痛之功效,常治疗水肿、脚气、小便不利。

(2)冬瓜子,为冬瓜的种子晒干而成,性味甘,寒能清肺、化痰、排脓,常治疗痰热咳嗽、肺痈、肠痈、淋病、水肿、脚气、痔疮、鼻面酒皶。

(3)芦根,为禾本科植物芦苇的根茎,甘寒,入肺、胃经,可清肺胃热、生津止渴,常治疗热病烦渴、胃热呕吐、肺热咳嗽、肺痈吐脓、热淋涩痛。

2.角药分析　赵文霞教授常以薏苡仁、冬瓜子、芦根三药联合治疗痰浊阻滞型肥胖,此病表现为身体虚胖,面色无光,神疲乏力,嗜睡,嗜食肥甘,懒动,口中黏腻,或便溏,脉濡或滑,舌体胖,苔滑腻等。她认为肥胖的基本病机是本虚标实,以脾虚痰浊内停多见,故选用薏苡仁,其为甘淡平和之药,入肺脾肾经健脾以扶正,渗湿以祛痰,具有渗而不峻、补而不腻的特点。冬瓜子性甘凉,上清肺部蕴热,下导大肠积滞,现代药理研究表明冬瓜中含有丙醇二酸,是一种能抑制糖类转化为脂肪的化合物,可防止人体内脂肪堆积。芦根具有清肺胃积热、排痰浊脓毒的作用,现代药理研究表明芦根具有降脂、促进身体毒素排出的作用。该组角药,既可健脾渗湿,又可祛痰导滞,符合肥胖基本病机,治疗痰浊阻滞型肥胖疗效显著。

薏苡仁乃清补淡渗之品,药力和缓,且质地较重,故用量须倍于他药。此三味药配合使用,既可作为汤药服用,亦可代茶饮。

(二)典型病案举偶

患者:曹某,男,农民。

初诊:2019年4月22日。

主诉:发现肝癌1年,再发转移1个月。

现病史:1年前体检发现肝癌,至河南省某医院行肝癌切除术,后复发并肝内转移,其间行2次TACE术,既往口服索拉非尼、氟尿嘧啶化疗治疗,1个月前复发后发现腹腔、肺转移,始服瑞戈非尼后腹泻。

现在症:腹中隐痛,灼热感,睡眠可,二便调,易乏力,舌质暗红,边稍齿痕,苔薄白燥,舌下络脉稍显露。

既往史:乙肝20年,小三阳,病毒量不详。

个人史:吸烟30年,日1包,否认饮酒嗜好。

辅助检查:2019年4月11日,在河南省某医院查CT提示肝癌术后,术后低密度影,病灶待查,尾状叶介入,少许强化,双肺多发小结节,较前增多、增大,考虑转移。

诊断:中医诊断为肝积-肝郁脾虚兼郁热内积,西医诊断为原发性肝癌Ⅳ期。

治法:疏肝解郁,清热祛湿。

方药:给予丹栀逍遥散加减。丹皮15 g,炒当归10 g,炒白芍15 g,柴胡10 g,茯苓15 g,炒白术15 g,薄荷10 g,太子参15 g,玉竹15 g,石斛15 g,乌贼骨30 g,煅瓦楞子30 g,焦麦芽10 g,焦山楂10 g,焦神曲10 g,浙贝母10 g,薏苡仁30 g,炒冬瓜子30 g,芦根30 g,炒麦芽15 g,桔梗15 g,玄参

10 g。共 12 剂，水煎服，日 1 剂，早晚分服。

二诊：2019 年 5 月 8 日。患者服药后感觉好转，但反复腹胀，或喝水后加重，活动后腹胀减轻，咽喉发紧，咳嗽，偶有腹痛，几分钟后自行缓解，纳眠可，小便可，大便日 2～3 次，偶不成形，畏寒，舌质红，苔薄白燥，苔中根稍黄，舌下络脉正常，脉沉细。调方为生地 30 g，山萸肉 10 g，炒白芍 15 g，丹皮 15 g，泽泻 30 g，茯苓 15 g，制附子 6 g，肉桂 1 g，桔梗 10 g，灵芝 15 g，冬瓜子 30 g，薏苡仁 30 g，芦根 30 g，大腹皮 30 g，白茅根 30 g，败酱草 15 g，生黄芪 15 g，椒目 15 g，炒麦芽 15 g。共 14 剂，水煎服，日 1 剂，早晚分服。

按语：患者为原发性肝癌术后，伴多发转移，主要症见腹中隐痛、灼热，考虑肝郁气滞日久化火，导致腹中灼痛，故给予丹栀逍遥散疏肝解郁，清热祛湿止痛。其中，丹皮清热凉血，活血化瘀，栀子泻火除烦，清热利湿，凉血解毒，二者合用加强清热解郁作用；柴胡疏肝解郁，使肝郁得以条达，炒当归甘辛苦温，养血和血，且其味辛散，乃血中气药，炒白芍酸苦微寒，养血敛阴，柔肝缓急，当归、白芍与柴胡同用，补肝体而助肝用，使血和则肝和，血充则肝柔；木郁则土衰，肝病易传脾，故以炒白术、茯苓健脾益气，非但实土以御木乘，且使营血生化有源，方中加薄荷，可疏散郁遏之气，透达肝经郁热；太子参健脾益气，生津润肺，玉竹养阴润燥，生津止渴，石斛益胃生津，滋阴清热，三者合用补气健脾滋阴；乌贼骨收敛止血，制酸止痛，煅瓦楞子消瘀化痰，软坚散结，制酸止痛，二者联用，保护胃黏膜，抑制胃酸分泌；焦麦芽、焦山楂、焦神曲健脾助消化；浙贝母清热化痰，散结解毒，桔梗宣肺利咽，祛痰排脓，玄参清热凉血，滋阴降火，解毒散结，三者联用加强化痰止咳之功。

赵文霞教授认为薏苡仁利湿健脾，清热排脓，冬瓜子清热化浊，祛痰排脓，芦根、清泻肺热，生津养阴，薏苡仁、炒冬瓜子、芦根三药形成角药，清热、理气、利湿、化痰、活血具备，清热而无苦寒之弊，不伤正气，渗利而不伤阴，活血而不峻猛，配伍得当，共奏健脾祛湿化痰功效，具有点睛之笔。二诊根据辨证加减，患者病情逐步稳定，整个方药所谓"肝苦急，急食甘以缓之……脾欲缓。急食甘以缓之……肝欲散，急食辛以散之"（《素问·脏气法时论》)，可使肝郁得解，血虚得养，脾弱得复，气血兼顾，肝脾同调，立法周全，组方严谨，故为调肝养血健脾之名方。

九、泽泻、荷叶、海藻

（一）应用经验

1. 中药赏析

（1）泽泻，甘、淡、寒，归肾、膀胱经。功效利水渗湿，泄热，化浊降脂。常应用于水肿胀满，小便不利，泄泻尿少，痰饮眩晕；热淋涩痛，遗精；高脂血症。

（2）荷叶，性味苦，平，归肝、脾胃经。功能清暑化湿，升发清阳，凉血止血。常应用于暑热烦渴，暑湿泄泻，脾虚泄泻，血热吐衄，便血崩漏。

（3）海藻，苦、咸、寒，归肝、胃、肾经。功效消痰软坚散结，利水消肿。常应用于瘿瘤，瘰疬，睾丸肿痛；痰饮水肿。

2. 角药分析　赵文霞教授认为三组药物联合使用，主要加强祛湿、利尿、清热作用，常用于治疗脂肪性肝病。此病是由于各种原因引起的肝细胞内脂肪堆积过多的病变，是一种常见的肝病理改变，而非一种独立的疾病，分为酒精性脂肪肝和非酒精性脂肪肝两大类，临床表现多样，轻度脂肪肝多无临床症状，患者多于体检时偶然发现。常伴有疲乏感，但与组织学损伤的严重程度无相关性。中、重度脂肪肝有类似慢性肝炎的表现，可有食欲缺乏、疲倦乏力、恶心、呕吐、肝区或右上腹隐痛等。现代研究，泽泻具有降脂、保肝、降压、利尿等作用；荷叶具有利尿，降血糖、血脂及抗动脉粥样硬化，抗脂肪肝等作用，海藻具有抗凝血，降血压，降血脂，抗肿瘤，预防和治疗高脂血症和动脉硬化等疾病。所以，三者联合使用，降脂保肝，可共同治疗脂肪性肝病。

（二）典型病案举偶

患者：单某，女，41 岁。

初诊：2018 年 8 月 24 日。

主诉：右侧胸部及背部胀痛 1 个月余。

现病史：患者 1 个月前生气后出现右侧胸部及背部胀痛，平度急躁易怒，喜叹息，口服半月中药，效不佳。

现在症：右侧胸部及背部胀痛，晨起口苦，纳可，睡眠差，睡眠浅易醒，醒后难以入睡，二便调，舌质淡红，苔薄白腻，脉沉细。

既往史：发现慢性丙型肝炎 12 年，16 年前行剖宫产术，有献血史。

个人史:无特殊。

月经史:14 岁初潮,周期 25 d,经期 2 ~ 3 d,末次月经时间为 2018 年 8 月 15 日,经量少,色暗红,有血块,痛经。

辅助检查:2018 年 3 月 12 日于本院查彩超提示肝实质回声稍密集,稍增强,胆囊壁毛糙。查肝瞬时弹性提示肝硬度处于后期。

诊断:中医诊断为胁痛-肝郁气滞证、郁证,西医诊断为非酒精性脂肪肝。

治法:疏肝理气,化浊降脂。

方药:柴胡疏肝散加减。醋延胡索 15 g,炒川楝子 10 g,郁金 15 g,醋柴胡 10 g,炒白芍 15 g,炒枳壳 10 g,党参 15 g,陈皮 15 g,茯苓 15 g,泽泻 30 g,荷叶 30 g,海藻 30 g,连翘 15 g,珍珠母 30 g,苍术 15 g,白术 15 g,炒酸枣仁 30 g,炒麦芽 15 g,佛手 15 g,甘松 15 g,钩藤 30 g。共 15 剂,水煎服,日 1 剂,分早晚分服。

二诊:2018 年 11 月 1 日。服药后,病情明显好转,但近日因生气后,病情复发,右胁不适,胸闷,全身肌肉疼痛,口干、口苦,大便干、眠差、心烦易怒,舌质红,苔薄黄,脉弦细。治疗上,调整方药为柴胡 10 g,半夏 15 g,枳壳 12 g,黄芩 10 g,党参 10 g,清半夏 15 g,茯苓 20 g,泽泻 30 g,荷叶 25 g,郁金 10 g,钩藤 6 g,延胡索 15 g,川楝子 6 g,丹参 15 g,白及 6 g,前胡 15 g,百部 15 g,枇杷叶 15 g,炒麦芽 20 g,炒枣仁 30 g。共 21 剂,水煎服,日 1 剂,分早晚分服。

按语:此为慢性丙型肝炎伴脂肪肝患者,平素易生气,情志不畅,导致右胁不适等症状。故选取柴胡疏肝散加减治疗,疏肝理气,行气止痛。醋柴胡苦辛而入肝胆,功擅条达肝气而疏郁结;陈皮理气行滞而健脾和胃;枳壳行气疏壅,宽胸除胀;白芍养血柔肝,缓急止痛,与醋柴胡相伍,养肝之体、利肝之用,且防诸辛香之品耗伤气血;醋延胡索、炒川楝子、郁金行气活血、开郁止痛;党参、茯苓、白术三药为四君子汤组成部分,具有补气健脾功效;连翘清热解毒,消肿散结;珍珠母平肝潜阳,安神定志;苍术燥湿健脾;炒酸枣仁养心补肝,宁心安神;炒麦芽行气健脾;佛手和胃止痛,疏肝理气,燥湿化痰;甘松行气止痛,开郁醒脾;钩藤息风定惊,清热平肝。

赵文霞教授认为方中泽泻、荷叶、海藻三药形成药对,联合起来具有加强治疗脂肪性肝病作用。全方主以辛散疏肝,辅以敛阴柔肝,气血兼顾,肝脾同调共奏疏肝解郁、行气止痛之功。二诊因生气后,病情复发,在原方的基础上随证加减知之。

十、柴胡、当归、白芍

(一)应用经验

1. 中药赏析

(1)柴胡,为伞形科植物北柴胡或狭叶柴胡的根或全草,味苦,性平,入心包络、肝、三焦、胆经,有解表退热、疏肝解郁、升举阳气的功效,可用于治疗寒热往来、疟疾、肝气郁结胁肋疼痛、感冒、发热、气虚下陷、久泻脱肛、子宫下重等。

(2)白芍,为毛茛科植物芍药除去外皮的根,味苦、酸,性微寒入肝经,具有养血敛阴、柔肝止痛、平肝潜阳的作用,用于肝气不和所致的胁痛、腹痛,以及手足拘挛疼痛,肝阳充见所引起的头痛、眩晕、月经不调、经行腹痛、自汗、盗汗等病症。

(3)白术,为菊科植物白术的根茎,味苦、甘,性温,入脾胃经,具有补脾燥湿、利水止汗之功,可用于治疗脾胃虚弱、食少胀满、倦怠乏力、泄泻等。

2. 角药分析　赵文霞教授常以此组角药治疗腹泻型肠易激综合征,尤其适用于肝郁脾虚证的患者。该证型多由情志失调、烦恼郁怒、肝气不舒、横逆克脾、脾失健运、升降失调所致,其腹泻特点为常于餐后排便,尤其以早餐后多次排便较为常见,可多达10次甚至以上,每次排便量少,大便可有少量黏液但无脓血。《医方考》曰:"痛泻不止者,泻责之脾,痛责之肝,肝责之实,脾责之虚,脾虚肝实,故令痛泻。"柴胡一药,既能轻清升散,又能疏泄,可透表退热、疏肝解郁、升举阳气,既可用于实证,又可用于虚证,配伍不同可发挥其不同功效。白芍能解痉而缓和肝气之"刚悍",使之"柔和"而缓解疼痛,因此具有养血柔肝、缓急止痛的作用,其中生白芍长于养阴柔肝、补血益胃,酒炒白芍长于和中缓急,土炒白芍多用于安脾止泻。白术是一味培补脾胃的药物,它补气的作用较弱,但苦温燥湿,能补脾阳。柴胡、白芍与白术相配,起到于土中泻木的作用,尤其适用于泄泻之肝郁脾虚证。

(二)典型病案举偶

患者:刘某,女,57岁。

初诊:2021年1月26日。

主诉:间断右胁不适11年,再发并加重3 d。

现病史:患者11年前因右胁不适及腹胀,于我院住院治疗,经检查确诊为乙肝肝硬化,HBV-DNA 阳性,予替比夫定抗病毒治疗,病情稳定后出院。其间定期复查,3 个月前改服替诺福韦抗病毒治疗。

现在症:右胁隐痛,乏力困倦,厌食油腻,睡眠差,二便调。舌质淡红,苔薄白,脉弦细。

既往史:无特殊。

个人史:无特殊。

月经史:12 岁初潮,周期 28～30 d,经期 3～4 d,末次月经时间不详,无异常。

辅助检查:2021 年 1 月 21 日于本院查肝纤维化无创检测提示肝脂肪检测 254 dB/m,肝硬度值 8.3 kPa,肝脂肪变 ≥11%,肝脏硬度值处于 F2 期。查 CT 提示肝硬化、脾大、食管-胃底静脉曲张,肝内小囊肿,考虑胆囊内胆固醇沉积,脾动脉远端局限性瘤样扩张。

诊断:中医诊断为肝积-肝郁脾虚证,西医诊断为慢性乙型肝炎,失代偿性肝硬化,肝硬化结节,原发性肝癌 BCLC-A 期。

治法:疏肝健脾,活血化瘀。

方药:逍遥散加减。醋柴胡 9 g,当归 10 g,炒白芍 15 g,茯苓 15 g,麸炒白术 15 g,薄荷 6 g,醋郁金 12 g,煅龙骨 15 g,煅牡蛎 15 g,土鳖虫 10 g,白及6 g,醋延胡索 15 g,浙贝 15 g,皂角刺 15 g,荔枝核 15 g,牡丹皮 15 g,地骨皮15 g,枸杞子 15 g,菊花 10 g,丹参 15 g。共 14 剂,水煎服,日 1 剂,分早晚分服。剂药期间行肝右叶低回声结节射频消融术,并配合抗病毒药富马酸替诺福韦二吡呋片以及中成药鳖甲煎丸治疗。

二诊:2021 年 3 月 2 日。服药后,病情好转,偶有右胁不适,伴有纳差,睡眠差,口干,口苦,大便不成形,日 3～4 次,小便可,舌质暗红,苔薄,舌下络脉延长增粗。当日复查彩超提示肝硬化并结节(门静脉主干内径11 mm、左支内径 8 mm、右支内径 9 mm、流速 22 cm/s),肝右叶不均质低回声并内条状高回声(考虑射频消融术后改变),肝内钙化灶,胆囊壁毛糙。根据上述情况,调方为全蝎 10 g,醋柴胡 10 g,炒白芍 15 g,炒枳壳 10 g,黄芩6 g,党参 15 g,清半夏 15 g,醋郁金 12 g,乌贼骨 15 g,麸炒白术 15 g,炒山药20 g,炒酸枣仁 30 g,醋延胡索 12 g,煅龙骨 30 g,煅牡蛎 30 g,土鳖虫 10 g,菝葜 20 g,浙贝 10 g,炒麦芽 15 g,蜈蚣 2 g,蛇六谷 15 g。14 剂,水煎服,日1 剂,早晚分服。

按语:方中以柴胡疏肝解郁,使肝郁得以条达;当归甘辛苦温,养血和血,且其味辛散,乃血中气药;炒白芍酸苦微寒,养血敛阴,柔肝缓急,当归、白芍与柴胡同用,补肝体而助肝用,使血和则肝和,血充则肝柔;木郁则土衰,肝病易传脾,故以麸炒白术、茯苓健脾益气,非但实土以御木乘,且使营血生化有源;用法中加薄荷少许,疏散郁遏之气,透达肝经郁热。醋郁金在此行气解郁、凉血破瘀,具有降血脂、安神之功效;煅龙骨、煅牡蛎、土鳖虫三者联合使用具有平肝潜阳,镇静安神,收敛固涩,制酸止痛,软坚散结,破血逐瘀功效;白及收敛止血,预防消化道出血,醋延胡索理气止痛,浙贝清热润肺,止咳化痰,皂角刺托毒排脓、活血消痈;荔枝核行气散结、散寒止痛,牡丹皮清热凉血、消炎镇痛、活血化瘀,地骨皮凉血除蒸、清肺降火;枸杞子、菊花联合具有滋补肝肾,清热明目,丹参活血、祛瘀止痛。

赵文霞教授认为柴胡、当归、白芍三药组合,联合使用,疏肝解郁,活血补血,敛阴柔肝,常用于治疗慢性乙型肝炎。此方药立法周全,组方严谨,为调肝养血健脾之名方。二诊按病情加减化裁。

十一、苦参、虎杖、叶下珠

(一)应用经验

1.中药赏析

(1)苦参,苦,寒,归心、肝、胃、大肠、膀胱经。功效清热燥湿,杀虫止痒,利尿。常应用于湿热泻痢,便血,黄疸,赤白带下,阴肿阴痒;湿疹湿疮,皮肤瘙痒,疥癣麻风,滴虫性阴道炎;湿热淋痛,尿闭不通。

(2)虎杖,苦,微寒,归肝、胆、肺经。功效利湿退黄,清热解毒,散瘀止痛,化痰止咳。常应用于湿热黄疸,淋浊,带下;痈肿疮毒,水火烫伤,毒蛇咬伤;经闭,癥瘕,风湿痹痛,跌打损伤,肺热咳嗽。

(3)叶下珠,微苦、性凉,入肝、脾、肾经。功效清热解毒、利水消肿、明目、消积。常应用于痢疾、泄泻;湿热黄疸;水肿;热淋、石淋;目赤,夜盲;疳积。

2.角药分析　赵文霞教授常以此组角药用于治疗慢性肝炎,尤其适用于慢性乙型肝炎的患者。该证型多由湿热熏蒸、疫毒侵袭所致,出现胁痛、黄疸、癥瘕等症状。乙型肝炎最早被我国古代记载与黄疸、鼓胀、积聚等疾病相关,中医早期认为肝病多因郁引起,以化瘀解毒为主,后来逐渐转变为解毒祛湿,活血化瘀。苦参一药,擅长清热,燥湿,杀虫。《本经》:"主心腹结气,症瘕积聚,黄疸,溺有余沥,逐水,除痈肿,补中,明目止泪。"主治热毒血痢,肠风下血,黄疸等疾病;配伍不同可发挥其不同功效。虎杖为清热燥湿药,可利湿退黄,清热解毒,散瘀止痛,止咳化痰;与苦参结合,能加强清热解毒燥湿作用,尤其擅长治疗黄疸型肝炎;叶下珠,全草有解毒、消炎、清热止泻、利尿之效。苦参、虎杖、叶下珠三者配伍,长于清热解毒,燥湿退黄,用于治疗慢性乙型肝炎引起的各种胁痛、黄疸、积证等。

(二)典型病案举偶

患者:王某,女,39岁。

初诊:2022年7月29日。

主诉:发现乙型肝炎4年余。

现病史:患者4年前发现乙型肝炎,于我院口服中药治疗,现无明显不适,纳眠可,大小便正常。

既往史:无特殊。

个人史:无特殊。

家族史:母亲患有乙型肝炎。

月经史:13岁初潮,周期28~30 d,经期4~5 d,末次月经时间2022年7月21日,色稍暗,稍有血块,舌质暗红,苔薄少苔,脉沉细,舌下络脉迂曲。

诊断:中医诊断为肝着-湿热疫毒证,西医诊断为慢性乙型肝炎。

治法:清热燥湿解毒。

方药:加味四物汤合柴胡疏肝散加减。地骨皮10 g,牡丹皮15 g,炒当归10 g,炒白芍15 g,醋柴胡30 g,麸炒白术15 g,薄荷6 g,醋郁金12 g,白及6 g,三七3 g,炒麦芽15 g,炒鸡内金10 g,煅龙骨15 g,煅牡蛎15 g,醋鳖甲15 g,钩藤3 g,半边莲15 g,虎杖15 g,叶下珠30 g,苦参15 g。共14剂,水煎服,日1剂,早晚分服。

二诊:2022年8月15日。病情好转,守上方继续服用。

按语:患者为慢性乙型肝炎患者,肝主调达,畅通气机,长期病毒侵袭,导致肝受损,肝气不舒,气机阻滞,随之出现胁痛、胸闷等症状。久而久之出现气血亏虚并肝气虚热征象,故方选加味四物汤补气血清虚热,柴胡疏肝散疏肝理气,活血止痛。其中地骨皮、牡丹皮清肝热,炒当归补血虚,炒白芍收敛柔肝,醋柴胡疏肝理气,麸炒白术健脾,薄荷清热疏肝,炒鸡内金助消化,煅龙骨、煅牡蛎、醋鳖甲软坚散结,钩藤清热平肝、息风定惊,半边莲清热解毒、利水消肿。

赵文霞教授认为苦参、虎杖、叶下珠三药组成角药,形成犄角之势,增强治疗慢性乙型肝炎清热解毒的力量。全方组方合理,相得益彰。二诊守方继服。

十二、全蝎、蜈蚣、土鳖虫

(一)应用经验

1. 中药赏析

(1)全蝎,又称全蝎,辛,平,有毒,归肝经。功效息风镇痉,通络止痛,攻毒散结。常应用于肝风内动,痉挛抽搐,小儿惊风,中风口㖞,半身不遂,破伤风;风湿顽痹,偏正头痛;疮疡,瘰疬。

(2)蜈蚣,辛,温,有毒,归肝经。功效息风镇痉,通络止痛,攻毒散结。常应用于肝风内动,痉挛抽搐,小儿惊风,中风口㖞,半身不遂,破伤风;风湿顽痹,顽固性偏正头痛;疮疡,瘰疬,蛇虫咬伤。

(3)土鳖虫,咸,寒,有小毒,归肝经。功效破血逐瘀,续筋接骨。常应用于跌打损伤,筋伤骨折;血瘀经闭,产后瘀阻腹痛,癥瘕痞块。

2. 角药分析 赵文霞教授认为"痰""瘀""毒"是恶性肿瘤发生的主要病理因素,所以治疗应以祛痰散结、活血化瘀、解毒抗癌为主要治则,在清除痰、瘀、毒邪的基础上顾护正气而达到治疗的目的。全蝎、蜈蚣、土鳖虫作为虫类药物,乃血肉有情之品,药性峻猛,特别在化痰、逐瘀、散结、攻毒等方面具有其他药物无法比拟之优势,三药组成角药,常于治疗消化道肿瘤,比如原发性肝癌等。

(二)典型病案举偶

患者:赵某,男,87 岁。

初诊:2021 年 2 月 1 日。

主诉:腹部疼痛 1 个月余。

现病史:患者 1 个月前出现上腹部疼痛,痛连两胁及后背,食欲差,纳少,于郑州某医院查肿瘤标志物高,CT 示肝左叶占位,服用艾普拉唑、复方消化酶、曲马多等药物治疗。

现在症:腰痛明显,腹部及两胁仍有疼痛,纳少,睡眠可,小便黄红,大便 3 d 未解。舌质淡红,苔白腻,脉沉细,舌下络脉迂曲。

既往史:肝囊肿手术8年余。

个人史:无特殊。

辅助检查:2021年1月20日于郑州某医院检查肝功能提示ALP 172 U/L,GGT 117 U/L,ADA 100 U/L;肿瘤标志物提示癌胚抗原(CEA) 48.40 ng/mL,糖类抗原125(CA125) 134.00 U/mL,糖类抗原19-9(CA19-9) 18 533.00 KU/L;C反应蛋白(CRP) 10.71 mg/L。CT提示肝右叶占位,恶性考虑;门静脉左右支及肝左静脉受侵,肝多发囊肿,肝右叶不典型小血管瘤可能;胆囊炎;左侧肾上腺结节转移;肝胃间隙、系膜后多发增大淋巴结,双侧膈肌多发钙化;右侧胸腔积液,双侧胸膜增厚伴钙化。

诊断:中医诊断为腹痛-肝脾不和证,西医诊断为肝占位伴肾上腺转移。

治法:疏肝理脾,通络祛瘀。

方药:四逆散合小柴胡汤加减。柴胡10 g,炒白芍15 g,炒枳壳10 g,黄芩10 g,党参15 g,清半夏15 g,大黄5 g,郁金15 g,延胡索15 g,川楝子6 g,制乳香10 g,制没药10 g,煅龙骨30 g,煅牡蛎30 g,土鳖虫10 g,全蝎10 g,蜈蚣2 g,蛇六谷15 g,蟾酥0.015 g,乌贼骨15 g,炒神曲15 g,大腹皮30 g。共7剂,水煎服,日1剂,早晚分服。

二诊:2021年2月8日。患者自诉仍胃部疼痛,纳少,无食欲,自觉全身痛,夜间4点左右全身汗出,睡眠可,大便1周未行。舌质红,胖大,苔薄燥,脉沉细,舌下络脉迂曲。调方为黄芪18 g,太子参10 g,升麻3 g,知母10 g,桔梗10 g,延胡索15 g,煅龙骨30 g,煅牡蛎30 g,浮小麦15 g,麻黄根10 g,炒川楝子10 g,制乳香10 g,制没药15 g,焦山楂15 g,焦麦芽15 g,焦神曲15 g。共7剂,水煎服,日1剂,早晚分服。

按语:此为肝占位伴肾上腺转移患者,中医诊断为肝脾不调型腹痛。选取四逆散合小柴胡汤加减治疗,旨在于透邪解郁,疏肝理脾,其中柴胡入肝胆经,升发阳气,疏肝解郁,能疏泄气机之郁滞;炒白芍敛阴,养血柔肝,与柴胡合用,以补养肝血,条达肝气,可使柴胡升散而无耗伤阴血之弊,且二者恰适肝体阴用阳之性,为疏肝法之基本配伍;黄芩苦寒,清泄少阳之热,如《本草纲目》谓"黄芩,得柴胡退寒热"。柴胡、黄芩相伍,一散一清,以解少阳之邪。炒枳壳理气解郁,泄热破结,与柴胡为伍,一升一降,增舒畅气机之功,并奏升清降浊之效,与炒白芍相配,又能理气和血,使气血调和;清半夏和胃降逆止呕,人参益气补脾,一者取其扶正以祛邪,一者取其益气以御邪内传,脾正气旺盛,则邪无内向之机;参与夏相伍,以利中州气机之升降。大黄清热通便,郁金、延胡索、川楝子疏肝止痛;制乳香、制没药活血止痛;煅龙骨、煅牡蛎、蛇六谷软坚散结、行瘀消肿;蟾酥解毒止痛、开窍醒神;乌贼骨收敛止血,制酸止痛;炒神曲、大腹皮助消化、消除腹胀。

赵文霞教授认为方中的全蝎、蜈蚣、土鳖虫形成角药,加强破血逐瘀,攻毒散结,通络止痛作用。常用于治疗恶性肿瘤。《仁斋直指方》卷二十二"发癌方论"记载:"癌者上高下深,岩穴之状,颗颗累垂…… 毒根深藏,穿孔透里。"说明古代医家已深刻认识到癌是"毒"邪为患。全方诸药合用,透散清泄以和解,升清降浊兼扶正,升降同用,肝脾并调,共奏透邪解郁、疏肝理脾之效,使邪去郁解,气血调畅,清阳得伸,瘀邪得散,同时配合虫类药物加强攻毒邪作用。二诊根据病情随证加减治之。

十三、拔葜、蟾酥、生甘草

(一)应用经验

1. 中药赏析

(1)拔葜,甘、微苦、涩,性平,归肝、肾经。功效利湿去浊、祛风除痹,解毒散瘀。常应用于小便淋浊,带下量多,风湿痹痛,疔疮痈肿。

(2)蟾酥,辛,温,有毒,归心经。功效解毒,止痛,开窍醒神。常应用于痈疽疔疮,咽喉肿痛,牙痛;中暑神昏,痧胀腹痛吐泻。

(3)生甘草,甘,平,归心、肺、脾、胃经。功效补脾益气,清热解毒,祛痰止咳,缓急止痛,调和诸药。常应用于脾胃虚弱,倦怠乏力;心气不足,心悸气短,脉结代;痈肿疮毒,咽喉肿痛;咳嗽痰多;脘腹、四肢挛急疼痛;缓解药物毒性、烈性。

2. 角药分析 赵文霞教授认为拔葜、蟾酥、生甘草三药成角药,拔葜擅于祛湿痰,治风湿骨痹,活血化瘀,清热解毒,对一般的疮痈有很好的治疗作用,入肝肾二经,调节机体;蟾蜍通过温通作用,偏于开窍解毒止痛,有一定的毒性,入心经。二者结合,一缓一猛,共同补充,协同发挥解毒祛瘀功效。生甘草性平,有"国老"之称,又有帝师之称,虽非君而为君所崇,是以能调和草石,而解诸毒也。故与蟾酥合用,可解蟾酥之毒。三药配合,既能解毒,又避免药之毒性伤及人体,配合巧妙,一举两得,共奏良效,用于治疗恶性肿瘤。

(二)典型病案举偶

患者:刘某,男,47 岁。

初诊:2022 年 6 月 23 日。

主诉:肝癌术后 1 年余。

现病史:患者一年前发现肝硬化肝癌,于郑州某医院行肝癌切除术,后服用靶向药物,因不良反应大停药。

现在症:无明显不适,纳眠可,二便调,于今年 2 个月做 MRI 发现新发结节,郑州某医院建议行射频消融术,尚未做。舌质淡暗,胖大,苔薄白腻,有裂纹,脉弦细。

既往史:患有酒精性肝硬化;肝癌;糖尿病病史 5 年,胰岛素注射治疗;血压稍高,未服用降压药。

个人史:无特殊。

辅助检查:2022 年 6 月 6 日于郑州某医院检查电解质提示 K^+ 3.28 mmol/L;血常规提示 PLT 80×10^9/L;肝功能提示 ALT 53 U/L,AST 57 U/L,GGT 281 U/L。CT 提示肝癌术后,与 2022 年 2 月 20 日对比,肝右前后叶交界区异常信号,动脉期未见明显血供,较前相仿,肝右前叶术区旁、肝顶部、左内叶及肝左叶包膜下异常信号,范围较前变化不著;肝硬化,脾大,腹水;双肾囊肿。

诊断:中医诊断为肝积-肝郁脾虚证,西医诊断为肝癌术后。

治法:疏肝理脾,益气补血。

方药:逍遥散合归脾汤加减治疗。麸炒白术 15 g,薄荷 3 g,炒山药 20 g,灵芝 10 g,叶下珠 15 g,煅龙骨 30 g,煅牡蛎 30 g,土鳖虫 10 g,枸杞子 15 g,桑寄生 15 g,蜈蚣 2 g,蛇六谷 15 g,全蝎 3 g,蟾酥 0.015 g,甘草 18 g,党参 15 g,薏苡仁 20 g,茯苓 15 g,炒当归 10 g,柴胡 6 g,人参 15 g,菝葜 15 g。共 7 剂,水煎服,日 1 剂,早晚分服。

二诊:2022 年 7 月 1 日,病情好转,受上方继服。

按语:方中以柴胡疏肝解郁,使肝郁得以条达,炒当归养血和血养心,白芍酸苦微寒,养血敛阴,柔肝缓急;归、芍与柴胡同用,补肝体而助肝,健脾益气,非但实土以御木乘,且使营血生化有源,加薄荷少许,疏散郁遏之;人参、麸炒白术皆为补脾益气之要药,灵芝养心安神,润肺益气,理气化瘀,滋肝健脾;叶下珠清热解毒和祛湿利胆;煅龙骨、煅牡蛎、蛇六谷软坚散结,行瘀消肿;土鳖虫、蜈蚣、全蝎血肉有情之品,破血逐瘀,攻毒散结,通络止痛,炒山药、枸杞子、桑寄生益肾气、滋阴、补脾胃;甘草、党参、薏苡仁、茯苓四药为四君子汤加减成分,可健脾补气祛湿。

赵文霞教授认为拔葜、蟾酥、生甘草三药组合,在一定程度上,加强解毒散瘀功效。全方诸药配伍,心脾得补,重在补脾;气血得养,重在补气,共奏益气补血、健脾养心之功,同时疏肝健脾,解毒散瘀,治疗肝癌具有独特疗效。

十四、天麻、半夏、夏枯草

(一)应用经验

1. 中药赏析

(1)天麻,为兰科植物天麻的块茎,味甘,性微温,入肝经,具有平肝息风、通络止痛的功效,用于治疗头晕目眩、热病动风、惊痫抽搐、头痛、痹痛、肢体麻木等。

(2)半夏,为天南星科联本植物半夏的块茎,味辛,性温,有毒,归脾、胃经,有燥湿化爽、消痞散结、降逆止呕的功效,用于痰多咳嗽、胸脘痞闷、胸痹、结胸、瘿瘤瘰疬、疮疡肿痛、梅核气、恶心呕吐等。

(3)夏枯草,为唇形科植物夏枯草的干燥果穗,味辛、苦,性寒,入肝、胆经,有清肝火、散郁结的功效,用于治疗肝火上炎、目赤肿痛、头痛、晕眩、瘰疬痰核等。

2. 角药分析　赵文霞教授认为眩晕有虚实之分,实证多为风阳上扰、痰浊上蒙所致,虚证以气血亏虚、肝肾阴虚为多。临床中多运用天麻、半夏、夏枯草治疗眩晕之实证,可平肝潜阳、化痰定眩。其中天麻为治风要药,既能平息肝风,又能祛除风湿,适用于肝阳上亢所致的头晕,亦适用于夹痰湿者,其不同的炮制方法所具有的功效略有不同,生天麻祛风止痛力更强,炒天麻则平肝潜阳、定惊镇静之力较强,赵文霞教授治疗眩晕多使用炒天麻;同时不同季节采摘的天麻功效亦有差别,冬季茎枯时采挖的为冬麻,春季发芽时采挖的为春麻,二者比较,冬麻的质量更佳。半夏性燥而功善化痰,其所化之痰为脾不化湿、聚而成痰者为主,临床使用时当注意清半夏长于清化风痰、化饮散痞,姜半夏长于和胃止呕、祛痰镇咳,法半夏长于祛痰止咳、除湿祛浊,赵文霞教授临床治疗眩晕较多选用清半夏。夏枯草味苦辛,性寒,具有清肃降泄的特性,入肝经,善于降肝火、潜肝阳。天麻主要的作用是治风,而夏枯草为得至阳之气而长,半夏为得至阴之气而生,二者相配伍,能调和肝胆,平衡阴阳。此组角药可平肝潜阳、化痰定眩,治疗眩晕每获奇效。

（二）典型病案举偶

患者：靳某，男，49岁。

初诊：2021年3月3日。

主诉：胃胀、打嗝1年余。

现病史：患者1年前无明显诱因出现胃脘不适，伴打嗝、烧心、纳可，与当地医院服西咪替丁后症状缓解。

现在症：胃胀，胸闷短气，乏力，四肢关节痛，夜间头晕，睡眠差，多梦易醒，小便有泡沫，舌质淡红，苔黄腻，脉弦滑，舌下络脉延长增粗。

既往史：高血压4年余，平时口服氨氯地平治疗，血压控制在140/90 mmHg左右。

个人史：无特殊。

诊断：中医诊断为胃胀-寒热错杂证，嗳气，眩晕-风痰上扰证；西医诊断为慢性胃炎、原发性高血压。

治法：寒热平调，降逆止痛，平肝潜阳，化痰定眩。

方药：半夏泻心汤合半夏白术天麻汤加减。黄连10 g，黄芩10 g，干姜10 g，柿蒂30 g，刀豆30 g，谷精草30 g，青葙子30 g，决明子10 g，川牛膝15 g，泽泻30 g，丝瓜络15 g，桑叶15 g，薏苡仁30 g，木瓜15 g，白芷10 g，川芎15 g，炒神曲10 g，党参15 g，清半夏30 g。共7剂，水煎服，日1剂，分早晚分服。

二诊：2021年4月20日，患者打嗝好转，胃脘部偶有按之疼痛及后背痛，腹胀，矢气多，仍口干，偶有口苦，夜间须饮水，关节困胀疼痛，血压167/106 mmHg，梦多，纳可，二便调，舌淡胖，苔薄黄，脉弦滑，舌下络脉迂曲。调方为天麻10 g，白芍10 g，三七粉6 g，清半夏15 g，夏枯草15 g，川楝子15 g，黄芩10 g，泽泻30 g，茵陈25 g，柿蒂30 g，刀豆30 g，蝉蜕10 g，木瓜15 g，川牛膝15 g，白芷10 g，川芎15 g，乌贼骨15 g，草果10 g，炒萝卜子15 g，炒神曲10 g，苍术10 g，炒酸枣仁30 g，生甘草3 g，生姜3片。共10剂，水煎服，日1剂，分早晚分服。

三诊：2021年6月23日，患者症状好转，现症见胃胀，偶尔烧心，口苦，口臭，纳可，睡眠易醒，多梦，大便黏滞，小便有泡沫，饭后即欲大便，汗多，上半身为甚，舌淡红，边有齿痕，苔白腻，舌下络脉增粗，脉弦细，血压160/98 mmHg。半夏白术天麻汤加减，调方为清半夏30 g，天麻10 g，夏枯草

15 g, 钩藤 10 g, 泽泻 30 g, 白术 15 g, 桂枝 10 g, 猪苓 15 g, 茯苓 15 g, 乌贼骨 30 g, 草果 10 g, 炒莱菔子 15 g, 煅龙骨 30 g, 煅牡蛎 30 g, 浮小麦 15 g, 炒麦芽 15 g。共 14 剂, 水煎服, 日 1 剂, 分早晚分服。

按语: 胃脘不适, 伴打嗝, 烧心, 舌质淡红, 苔黄腻, 脉弦滑, 舌下络脉延长增粗, 舌脉及症状符合寒热错杂之胃痞之证, 故首诊中给予半夏泻心汤加减治疗, 半夏辛温, 散结除痞, 降逆止呕, 干姜辛热, 温中散寒, 黄连、黄芩苦寒泄热开痞, 党参甘温补脾, 以上几味药是半夏泻心汤的组成部分, 又添加柿蒂、刀豆, 以及薏苡仁、炒神曲等药物, 增强降逆祛湿健脾之功。另外, 患者有高血压病史, 伴发眩晕症状, 尤其夜间加重, 所以在首诊调理脾胃的基础上, 二诊、三诊添加半夏白术天麻汤加减治疗, 化痰熄风, 健脾祛湿, 以治疗眩晕之病。

赵文霞教授认为晕由于风起, 天麻擅平息内风, 而治头眩, 脾为生痰之源, 半夏燥湿化痰, 降逆止呕。《脾胃论》"足太阴痰厥头痛, 非半夏不能疗; 眼黑头眩, 风虚内作, 非天麻不能除", 故二药结合, 是治疗风痰眩晕头痛之要药。夏枯草辛苦寒, 具有清热解毒、消痈散结、平肝降压的作用。所以, 天麻、半夏、夏枯草三药联合形成角药, 具有平肝潜阳、化痰定眩作用, 主要用于治疗风痰上扰清窍之眩晕。

十五、黄连、炮姜、木香

(一) 应用经验

1. 中药赏析

(1) 黄连, 为毛茛科植物黄连或同属植物的根茎, 味苦, 性寒, 入心、肝、胆、胃、大肠经, 具有清热燥湿、泻火解毒之功, 可用于湿热内蕴、胸中烦热、痞满、舌苔黄腻、黄疸, 以及肠胃湿热留恋、呕吐、泻痢、湿疮等的治疗。

(2) 炮姜, 为干姜炒至表面微黑、内呈棕黄色而成, 性味苦, 涩, 温。辛、热。归脾、胃、肾、心、肺经。具有温中散寒、温经止血的功效。常用于治疗脾胃虚寒, 腹痛吐泻, 吐衄崩漏, 阳虚失血。

(3) 木香, 为荣科本草植物木香的根, 味辛、苦, 性温, 归脾、胃、大肠、胆经, 有行气止痛之功, 用于治疗胸腹胀痛、胁肋疼痛及泻痢腹痛等。

2. 角药分析 赵文霞教授常用黄连、炮姜、木香配伍治疗湿热泄泻、痢疾。黄连性味苦寒, 入大肠经, 功善清热燥湿、泻火解毒。木香苦辛性温, 芳香浓郁,行气力佳,能宣三焦之气滞,解寒凝之诸痛,然以疏理胃肠之气为主,具有消胀除痛之功效。木香生用行气之力强,炒用有实大肠之功,常用于治疗泻痢腹痛。黄连、炮姜、木香合用是在香连丸的基础上加炮姜,温中散寒,治疗脾胃虚寒,腹痛吐泻,泄泻病位在肠腑,三药合用,清肠化湿、寒热平调,行气止痢,多有良效。

(二)典型病案举偶

患者:李某,男,32岁。

初诊:2022年9月13日。

主诉:间断性腹泻3年余。

现病史:3年前受凉后出现腹泻,秋冬季节加重,服中药后效果一般。

现在症:大便不成形,1天2次,夹有黏液,伴排便不尽及肛门下坠感,量少,受凉后加重,便前腹痛,排便急迫,一天大便5~6次,畏寒,手足凉,易自汗。口干口苦,反酸烧心,纳可,睡眠可,小便调,舌质红,胖大,脉弦滑。

既往史:肠息肉切除术后,患有贲门炎。

个人史:吸烟多年,平均1天1包,饮酒多年,1周约1斤。

诊断:中医诊断为泄泻-外寒里热兼脾虚肝郁证,西医诊断为肠易激综合征、结直肠息肉。

治法:解表清里,补脾柔肝,祛湿止泻。

方药:葛根黄芩黄连汤合痛泻要方加减。炮姜10 g,赤石脂15 g,补骨脂15 g,葛根10 g,黄连6 g,木香12 g,秦皮10 g,炒薏苡仁30 g,白豆蔻15 g,通草10 g,滑石15 g,炒白芍15 g,炙甘草10 g,麸炒白术15 g,陈皮15 g,防风15 g,炒山药15 g,车前子15 g,焦山楂15 g,乌贼骨15 g。共15剂,水煎服,日1剂,分早晚分服。

服完后,通过随访,得知患者基本痊愈。

按语:该患者为青年男子,平素有吸烟饮酒史,生活习惯不规律,导致慢性腹泻,受凉后,症状加重,舌质红,脉弦滑,综合考虑患者为外寒里热、脾虚肝郁型腹泻。故采取葛根黄芩黄连汤解表清里,葛根甘辛而凉,主入阳明经,外解肌表之邪,内清阳明之热,又升发脾胃清阳而止泻升津,使表解里和,汪昂赞其"能升阳明清气,又为治泻圣药"。先煎葛根而后纳诸药,则"解肌之力优而清中之气锐"(《伤寒来苏集》)。黄芩、黄连苦寒清热,厚肠止利;炙甘草甘缓和中,调和诸药,四药合用,辛凉升散与苦寒清降共施,以成清热升阳止利之法,外疏内清,表里同治,使表解里和,身热下利自愈。同时方选痛泻要方治疗脾虚肝郁之痛泻,方中麸炒白术苦甘而温,补脾燥湿以培土,炒白芍酸甘而寒,柔肝缓急以止痛,二药配伍,可于土中泻木;陈皮辛苦而温,理气燥湿,醒脾和胃,防风具升散之性,合麸炒白芍以助疏散肝郁,伍炒白术以鼓舞脾之清阳,并可祛湿以助止泻,又为脾经引经药。四药相合,补脾柔肝,寓疏于补,扶土抑木,使脾健肝柔,痛泻自止。除此,方中赤石脂、补骨脂、秦皮、炒薏苡仁、白豆蔻、炒山药、车前子、焦山楂、乌贼骨等药通过健脾祛湿固涩补肾等方面来治泻。

赵文霞教授认为黄连、炮姜、木香,三者组合是在香连丸的基础上加上温中的炮姜一药,用于大肠湿热所致的泄泻、痢疾,方中黄连清热燥湿,泻火解毒;木香辛行苦降,善行大肠之滞气,与黄连相伍加强行气止痛之功。炮姜为干姜的炮制加工品,辛燥之性较干姜弱,温里之力不如干姜迅猛,但作用缓和持久,且长于温中止痛、止泻和温经止血,三者合用,寒热平调,疏肝理气,相得益彰,是治疗泄泻的较佳组合。

第五章 外治方法

"外治"这一名词最早在《素问·至真要大论》"内者内治,外者外治"中出现,是中医学的重要组成部分。早在公元前1300年的甲骨文中就有文字描述,《黄帝内经》中也记载了许多外治法。追溯中医外治的发展具有悠久的历史,概括地说,中医外治萌芽于原始社会,奠基于先秦,发展于汉唐,创新于宋金元,成熟于明清。外治方法是起源最早治疗疾病的方法,可以分为广义和狭义两种,其中广义的外治法是除了中药内剂之外的所有治疗疾病的方法;狭义的外治法则是指以中医基础理论为指导,将药物应用于相应的治疗方式施用于皮肤、孔窍、经络、腧穴等部位,以发挥其疏通经络、调节气血、解毒化瘀、扶正祛邪等作用的治疗方法。在其漫长的发展过程中,其方法已经由传统的外科领域转向内科、妇科、儿科等领域发展,理论逐渐成熟,方法应用灵活,剂型不断丰富,且使用简便,见效迅速,费用低廉,安全稳妥,受到历代医家和患者的青睐。

一、赵文霞教授外治学术思想

赵文霞教授从医40余载,精研典籍、博学多才。掌握中医药外治疗法发展的历史规律,继承和挖掘古人的经验,并在此基础上不断优化、创新和发展。制定了常用外治方法的操作规范;牵头申请了穴位埋线治疗非酒精性脂肪性肝病中医实践指南;临床过程中不断地优化中医外治的诊疗方案;并在古法的基础上进一步对操作方法和药物剂量进行标准化的管理,使中医诊疗技术实现科学化、规范化、标准化,从而达到规范中医临床技术诊疗行为、提高临床疗效的目的。同时,在继承的基础上,创新改良了具有社会价值的新技术、新剂型,促进中医外治法适应现代化的发展。

(一)先辨证、次论治

施法之要,首当辨证,证之阴阳,寒热属性,病位之在表在里,在脏在腑,须慎审细辨。赵文霞教授在临床实践中总是再三强调,不管是内治法还是外治法,所不同的只是方法有别而已,其机理是相同的,所以在进行操作之前都需要做到"先辨证、次论治",辨证分明。

(二)内外合一

《孟子·告子下》中论"有诸内,必形诸外"。内即是本质,外即是现象,内在之本质是通过外在之现象而表现其属性、功能。那么在治疗疾病的时候可以通过观察和分析疾病的外在表现推测疾病的内在变化,内外相袭,表里相连。这就体现了《灵枢·外揣》中所道的"司外揣内,司内揣外"以表知里的思想。赵文霞教授在长期临床诊疗疾病的过程中发现疾病的外在表现与内在变化相对应,经常运用"全息理论"(如耳部全息、脐部全息、头部全息、手部全息)协助诊断疾病。经常讲到人体体表组织与体内脏腑有着密切联系,这种联系是以五脏为中心,通过经络的作用而实现,脏腑虽居于内,但其生理、病理变化,必然会在相应的体表组织中得到反映,只要细心观察、诊察方法运用得当,便可推断体内脏腑的具体病变。

(三)多法并举

中医外治法不但是中医特色临床应用的载体,也是中医思维理念在临床落实的重要手段。赵文霞教授在临床实践中为解决复杂的疾病带来的不适症状,根据疾病的特点,采用一法多用或多法并用治疗原则,减轻患者的痛苦。如针对肝癌的患者出现癌性疼痛、失眠、焦虑、腹胀、纳少,以及化疗前、中、后出现的不适症状,配合易医脐针、穴位贴敷、音乐疗法、耳穴压豆、穴位注射、阴阳互引隔姜灸等外治方法,协同增效地减轻不适症状。

(四)针药并施

《理瀹骈文》有"外治法,针灸最古",经络是运行气血、联系脏腑和体表,以及全身各部位的通道,针灸的作用机理是疏通经络、调和气血、扶正祛邪、调和阴阳。赵文霞教授在治疗疾病的过程中擅长针药并施,如针对危重患者如肝癌、肝硬化腹水、黄疸等,在针灸的基础上外加膏药的应用,针灸治疗后经络疏通、腠理开泄,之后再配合一些通经走络、开窍透骨的药物治疗,不但可以使药物通过肌肤、孔窍深入腠理,由经入络,最终直达脏腑,发挥治疗作用,还可以减轻胃肠道的负担,增加了临床的疗效性和实用性。

(五)守正创新

中医外治法的产生其实早于中医内治法,但最终因为外治工具、理论、方法及传授方式等局限性使其发展滞后于中医内治法。而且由于外治的方法多而繁杂,各种技术五花八门、主观性和随意性较大、缺乏规范的操作流程,无明确的适应证、禁忌证、缺乏时代性,不能更好适应于现代社会等因素,为中医技术的发展带来难度。为此赵文霞教授在继承和挖掘古人经验的基础上,结合时代特点、疾病特点,在传统理论和技术基础上,改良一些工具、技术、方法,并制定了操作规范、流程;同时也结合现代仪器并进一步探索了外治法的研究方向,促进外治的发展与创新,为实现中医外治法现代化提供切实可行的思路。如在穴位埋线的基础上开展彩超引导下精准穴位埋线治疗;在雷火灸的基础上结合名老中医经验方药和"色治理论"创制五行雷火灸技术。

二、常用的中医外治疗法源流

(一)脐疗法

脐疗法是将药物敷于脐部治疗疾病的方法,其有着悠久的历史,最早在春秋战国时期的帛书《五十二病方》中即有记载敷脐疗法的内容。晋代葛洪在《肘后备急方》中明确描述"以盐纳脐中,灸二七壮",以治疗霍乱。明代李时珍《本草纲目》中有较多脐疗记载,如用"五倍子研末,津调填脐中,治疗自汗、盗汗"。《理瀹骈文》中敷脐疗法治病的方药可达300多种。其机制是脐作为人体先天之本源,为一切血管、神经的发端,又名神阙穴,属于任脉,而任脉为阴脉之海,与督脉、冲脉称为"一源三歧",联系周身经脉,故有"脐通百脉"之说。所以一旦百脉不和,发生疾病,可以从肚脐"神阙"敷药以治疗。治疗机制可归纳3点。

1.根据解剖生理学,脐是腹壁最后闭合处,表皮角质层最薄,屏障功能较差,且脐下无脂肪组织,皮肤筋膜和腹膜直接相连,故渗透力强,药物较易渗透进入体内。

2.药物敷脐后首先刺激穴位,进而通过经络传导,达到内调五脏六腑、外调四肢百骸,补虚泻实的作用。

3.脐部腹壁下有动、静脉分支,受第10肋间神经的前皮支的内侧支支配,且脐部靠近腹腔和盆腔,靠近腹丛肠系膜间丛、腹下丛及盆腔丛等自主神经丛,还有最主要的神经节,它们支配腹腔和盆腔内所有的脏腑器官和血管,因此,在脐部敷药可调节血管、神经起到治病作用。赵文霞教授团队通过此机理开展的有隔药灸脐疗法、隔药熏脐疗法、脐火温中疗法、脐部敷药疗法等。

（二）穴位埋线

穴位埋线疗法是根据针灸学理论,将可吸收的外科缝线植入相应的穴位区域,经多种因素持久、柔和地刺激穴位,达到防治疾病的一种方法。埋线疗法是针灸的发展和延伸,虽然古籍中未记载,但其理论源于《黄帝内经》中留针理论。《灵枢·九针十二原》曰:"毫针者……静以徐往,微以久留之……"《针灸大成》曰:"病滞则久留针。"《素问·离合真邪论》曰:"静以久留、以气至为故。"《素问·缪刺论》曰:"刺枢中以毫针,寒则久留针。"《灵枢·逆顺肥瘦》曰:"年质壮大,血气充盈,肤革坚固,因加以邪,刺此者,深而久留之。"这些文献为穴位埋线的产生奠定了理论基础,即深纳而久留之,以治顽疾。留针正是穴位埋线产生的重要基础,埋线疗法是针灸治疗的延伸,是经络理论与现代医学手段相结合的产物。其机理是通过外科缝合线体在体内生理、物理、化学的刺激,达到"补虚泻实、扶正祛邪"的作用。埋线疗法是融合多种疗法、多种效应于一体的复合性的治疗方法。赵文霞教授团队在穴位埋线的基础结合透穴原理根据疾病特点创新了透穴埋线技术。同时为了规范此技术,开展了彩超引导下精准的穴位埋线治疗。

（三）刮痧疗法

刮痧疗法是以中医经络学说为理论依据,用器具在人体的穴位、经脉、皮肤和病变部位上进行反复刮拭,通过疏通经络、行气活血、调和脏腑来达到治疗疾病目的的一种方法。一般认为刮痧疗法起源于旧石器时代,古人患病时,出于本能地用手或者石片抚摩、捶击身体表面的某一部位,有时竟然能使疾病得到缓解。通过长期的实践与积累,逐步形成了砭石治病的方法。砭石是针刺术、刮痧法的萌芽阶段。《黄帝内经》中记载了5种临床措施,包括砭石、毒药、灸炳、九针、导引按跷。其中砭石、九针等均与刮痧疗法的源流有着紧密的联系。刮痧作为传统医疗方法,是中国古代劳动人民在同疾病做斗争的过程中逐渐摸索出来的治疗疾病的有效方法之一。古人认为刮痧的原理是宣发开利皮肤腠理,消散郁结,排出邪气。现代研究认为刮痧的机理可能在于它使毛细血管扩大或破裂,造成局部充血或瘀血,从而产生一个刺激源,活跃生理机能、改善血液循环,促进细胞代谢,促进毒素排泄,增强机体免疫力。赵文霞教授则是在继承古人理论的基础上,选取具有可消毒的刮痧工具,结合"全息"的理论创制了"以通为用,以通为补,以通为泻、以通为治"的"通络刮痧疗法"。

(四)隔姜灸

"灸"字最早出现于《庄子》"丘所为无病而自灸也。"汉代《说文解字》:"灸,灼也,从火。""灸法"出现在人类掌握运用火之后,远古时人类发现通过燃烧产生温热的刺激可以帮助减轻利器所致疼痛,同时可以祛除寒邪,促进身体健康。灸法分为直接灸和间接灸,在间接灸中隔姜灸在现代运用最广。"隔姜灸",是隔物灸的一种,系采用2~3 cm厚的姜片置于特定的治疗部位,其上点燃艾炷。通过温热的作用,透达到治疗部位,从而达到治疗疾病的目的。隔姜灸历史由来已久,通过考究文献,发现第一次有史料记载在明代杨继洲《针灸大成》:"灸法用生姜切片如钱厚,搭于舌上穴中,然后灸之。"张景岳在其《类经图翼》中亦提到治疗痔疾"单用生姜切薄片,放痔痛处,用艾炷于姜上灸三壮,黄水即出,自消散矣"。随着百年历史变迁,隔姜灸已经形成一套较完善的理论体系。赵文霞团队在隔姜灸理论的基础上结合内科疾病的特点,深化演变成阴阳互引的通阴三阳灸、健脾升白灸等。

(五)穴位贴敷疗法

穴位贴敷疗法是针对不同疾病,将中药研磨成细末,用水、醋、酒、药液等配制成丸、散、膏或饼等剂型,用敷料贴于穴位上,起到穴位刺激、药物治疗双重叠加的治疗作用,为历代医家所重视。我国现存的最古老的医方书籍《五十二病方》中就有记载:"蚖……以蓟印其中颠。"指用芥子末贴敷在百会穴,治疗毒蛇咬伤。《内经》中亦有"桂心渍酒热熨寒痹""马膏膏法缓筋急"以及"白酒和桂以涂风中血脉"的记载。《后汉书·方术传》中华佗"敷以神膏,四五日愈,一月之内皆平复"。晋唐以来,随着针灸学和经络理论的发展,穴位贴敷疗法也得到了广泛应用和长足的发展。清代吴尚先《理瀹骈文》广泛搜集并整理前人外治经验,其中有关贴敷疗法所述颇多,载有外敷方二百余首,包括内科、外科、妇科、儿科、五官科等各科病症的不同外敷方,并指出"膏药能治病,无殊汤药,用之得法,其响立应",这充分体现了历代医家对穴位贴敷疗法的重视和其应用的广泛性。其理论源于:①整体观念。中医学认为,人体是以五脏为中心,通过经络系统,把人体四肢百骸等联系成的一个有机整体。②经络学说记载。经络有"内属脏腑,外络肢节,沟通表里,贯穿上下"的作用。③腧穴的生理功能。腧穴是脏腑之气汇聚之地,具有对机体双向调节作用。

穴位贴敷通过对穴位的物理刺激和药物吸收的双重作用调节经络之气,最终达到调理脏腑、治愈疾病的作用。清代名医徐灵胎说:"今所用之膏药,古人谓之薄贴,其用大端有二:一以治表,一以治里。治表者,如呼脓祛腐,止痛生肌并遮风护肉之类,其膏宜轻薄日换。治里者,或驱风寒,或和气血,或消痰痞,或壮筋骨,其方甚灵,药亦随病加减,其膏宜重厚久贴。""用膏药之,闭塞其气,是要从毛孔而入其腠理,通经贯络,或提而出之,或攻而散之,较之剂药尤有力,此至妙之法也。"该论述明确提出了穴位贴敷的作用机理和我国古代医家对穴位贴敷的重视和推崇。而赵文霞教授在穴位贴敷理论的基础上结合内科疾病的特点,应用不同的药物在不同的部位进行药物的敷贴治疗,进一步优化改良成了中药封包疗法、中药硬膏贴疗法。

(六)雷火灸

雷火灸又称雷火神灸是用中药粉末加上艾绒制成艾条,施灸于穴位上的一种灸法。雷火灸以经络学说为原理,现代医学为依据,采用纯中药配方。在古代"雷火神针"实按灸的基础上,改变其用法与配方创新发展而成的治疗方法。灸疗利用药物燃烧时的热量,通过悬灸的方法刺激相关穴位,其热效应激发经气,使局部皮肤肌理开放,药物透达相应穴位内,起到疏经活络、活血利窍、改善周围组织血液循环的作用。其燃烧时的物理因子和药化因子,与腧穴的特殊作用、经络的特殊途径相结合,产生一种"综合效应"。燃烧时产生的辐射能量是红外线和近红外线,通过对人体面(病灶周围)、位(病灶位)、穴形成高浓药区,在热力的作用下,渗透到组织深部来调节人体各项机能。它可激励人体穴位内生物分子的氢键,产生受激相干谐振吸收效应,通过神经体液系统调节人体细胞所需的能量,达到温通经络、祛风散寒、活血化瘀、消瘿散瘤、扶正祛邪等功效治疗人体疾病。其特点为:药力峻猛、火力强、渗透强。对于一些疾病能达到立竿见影的疗效特点。赵文霞教授在传统雷火灸的基础上,以中医五行理论为基础,在临床治疗结合名老中医的传统药方,制成五色雷火灸条进行治疗,称为五行雷火灸。

(七)脐火疗法

脐火疗法是脐疗与火疗相结合的方法,是将粉碎的中药调和成药饼,敷于脐部神阙穴上,药饼上放置制定好的蜡筒,点燃蜡筒,通过火的温热作用、增强药物的吸收及对腧穴的刺激,共同达到治疗疾病的一种方法。集"脐"

"火""药""蜡"四者共同协同作用,而达到祛湿退黄、健运脾胃治疗疾病的目的。脐火疗法则是由《理瀹骈文》中的"隔面饼灸"发展而来。《理瀹骈文》中记载"治疗黄疸,以湿面为饼穿孔簇脐上,以黄蜡纸为筒长六寸,插孔内,点燃,至根剪断另换,此为隔面饼灸"。我们基于此理论基础在临床上进行运用,改良了面饼,把湿面饼改为根据不同疾病、不同证型的中药饼,而且依据机理扩大了治疗疾病的适应范围,不但治疗黄疸,也可以治疗脾胃虚寒性胃痛、腹泻,以及脾肾阳虚性腹水等。同时也量化了蜡筒的长度、药物的克数,赋形剂的比例,以及规范了操作过程,也重新制定了脐火疗法的定义,经过临床应用申请了治疗费用及代码,发明了专利,申请了相应的课题研究。

(八)脐针

顾名思义就是在脐部实施针术,打破了传统针刺的定点治疗方法,采用了新思维的定位治疗方法,从而达到平衡阴阳、祛除疾病的目的。脐是人体特殊的穴位信息点,是人体唯一看得见摸得着的穴位,也是人体最大的全息元之一。具有一穴多针、一穴多治、一穴多效、内外兼治、操作简便、经济实惠等特点。脐针的进针方法有压痛定位进针法、按压皮下结节进针法、八卦定位进针法、五行生克制化进针法,根据五行与八卦、八卦与脏腑之间的关系,从而了解八卦与脏腑之间的对应关系,达到治疗疾病的目的。

(九)渍渍法

渍渍法也被称为浸渍法,是渍法和渍法两种医疗处理方法的合称。渍是将饱含药液的纱布或棉絮敷于患处,相当于如今的湿敷法,渍是将患处浸泡于药液之中,在临床应用中,两法往往同时进行,故而合称之渍渍法。渍渍法通过湿敷对患处的物理作用,以及不同药物对患部的药效作用,从而达到治疗目的的一种方法。最早记载渍渍法当属《素问·阴阳应象大论》曰:"其有邪者,渍形以为汗。"意为用汤液使其汗出,这是用熏洗法以祛邪的最早记载。作为中医外治法传统手段之一,至今仍被广泛应用于临床治疗中。在古代文献资料中,对于渍渍法也多有阐述。元代齐德之编著的《外科精义》中有录:"塌渍疮肿之法,宣通行表,发散邪气,使疮内消也。"清代吴谦的《医宗金鉴·痈疽总论治法歌》详细叙述了渍渍法的操作,具体为:"软帛迭七八重,蘸汤勿令大干,复于疮上,两手轻按片时,帛温再换,如此再按四五次。"而赵文霞教授团队则是在此基础上改良此法,借助活血化瘀、软坚散结、清热解毒等中药液溻敷于肝、脾在体表的投影区域,或对应的背俞穴区域,再结合现代化仪器中频脉冲电治疗仪、特定电磁波治疗仪等,使药物在特定的穴位,维持特定的温度,起到持续治疗的作用。

三、验案撷英

案例一:肝癖-气滞血瘀证

患者:朱某某,男,34岁。

初诊:2021年6月12日。

主诉:间断性右胁不适2周,加重1 d。

现病史:患者2周前无明显原因出现右胁不适,未予治疗。1 d前右胁不适加重,到医院查肝功能、肾功能、血脂、血糖提示甘油三酯4.02 mmol/L、葡萄糖6.61 mmol/L,尿酸491.4 μmol/L,余正常;彩超提示中-重度脂肪肝;肝脏瞬时弹性检测提示肝脏脂肪变≥67%,肝脏硬度值处于F0~F1期。为求进一步治疗特来门诊就医。

现在症:右胁胀痛不适,脾气急躁,纳食多,大便黏腻,2~3次/d,小便黄,舌淡紫,苔白厚腻,脉弦。身高169 cm,体重100 kg,中脘穴周围100 cm,腰围106.5 cm,气海穴周围105.5 cm,臀围110 cm。

既往史:平素体健,否认高血压、肝炎病史,否认肺结核,否认输血史,否认手术及外伤史,无药物及食物过敏史,预防接种随当地进行。

个人史:出生并生长于原籍,无外地久居史,无疫区接触史,职业与工作条件无工业毒物、粉尘、放射性物质接触史,无冶游史,否认毒品及药物成瘾史;否认烟酒嗜好。

辅助检查:彩超提示中-重度脂肪肝,肝脏瞬时弹性检测提示肝脂肪变≥67%,肝脏硬度值处于F0~F1期。

诊断:中医诊断为肝癖-气滞血瘀证,西医诊断为非酒精性脂肪性肝病、高脂血症、高尿酸血症。

治法:疏肝理气、活血化瘀。

中医特色治疗:配合穴位埋线,选取天枢、大横、章门、带脉、膈俞、肝俞等穴进行穴位埋线治疗。选取线体的型号为0-0,PDO线,长度1.5 cm,用一次性埋线针置于上述穴位内,4周治疗1次。

二诊:2021年7月14日,右胁不适减轻、口干、喜温,纳眠可,二便调,舌淡紫,苔白,脉弦。体重91 kg,中脘穴周围93 cm,腰围99 cm,气海穴周围

105.5 cm,臀围 107 cm。甘油三酯 1.02 mmol/L,葡萄糖 6.12 mmol/L,尿酸 511.1 μmol/L。

三诊:2021 年 8 月 18 日,右胁不适消失,口干减轻,纳眠可,二便调,舌淡紫,苔白,脉弦。体重 85 kg,中脘穴周围 92 cm,腰围 94 cm,气海穴周围 105.5 cm,臀围 102 cm。

四诊:2021 年 9 月 20 日,右胁不适消失,纳眠可,二便调,舌淡紫,苔白,脉弦。体重 77 kg,中脘穴周围 87 cm,腰围 92 cm,气海穴周围 103 cm,臀围 101 cm。甘油三酯 0.96 mmol/L,葡萄糖 5.56 mmol/L,尿酸 448.0 μmol/L。

按语:非酒精性脂肪性肝病中医将其归属于"痰浊""积证""肥气"等范畴,目前国家中医药管理局已经将其定义为"肝癖"。早在《针灸聚英》《针灸大成》《针灸逢源》里面明确记载针刺治疗"肝积、肥气""腹胁胀满""胸胁疼痛"的研究。中医认为 NAFLD 的病因主要是饮食不节、过食肥甘厚味、情志失调、劳逸不当等因素导致肝失疏泄、脾失健运、湿热内蕴、痰浊郁结、瘀血阻滞、痹阻肝脉形成肝癖。

穴位埋线思路分析:穴位埋线是在针灸经络理论的指导下,将可吸收的外科缝合线埋植于相应的穴位内,通过线体在体内软化、分解、液化和吸收时,对穴位产生的生理、物理及化学刺激长达 20 d 或更长时间,从而达到一种缓慢、柔和、持久、良性的"长效针感效应"。天枢穴出自《灵枢·骨度》,位于足阳明胃经,属大肠募穴,具有疏调肠腑、理气行滞、活血调神等功效。大横为足太阴脾经穴位,位居脐旁开 4 寸,别名"肾气",深刺该穴并施以补法可激发经气,其名意指本穴物质为天部横向传输的水湿风气,具有运转脾经水湿的作用。《针灸大成》记载带脉穴主治"腰腹纵,溶溶如囊水之状",带脉围绕腰腹,有约束作用,若带脉不固则腰腹松弛。肝俞穴为肝脏的背俞穴,肝藏血,主疏泄,喜条达,主筋,针刺肝俞,可以起到疏肝理气的作用。《针灸甲乙经》中记载"荥俞治外脏,经合治内腑""肝胀者,肝俞主之"。膈俞,八会穴之血会,具有宽胸理气、活血化瘀之功。章门穴是肝经与胆经的交集点,是脾之精气聚留于胸胁部的藏存点,所以此穴能同调肝、脾两脏的功能,故刺其可调肝和脾,调动诸经气血。诸穴共用可以起到疏肝理气,健脾祛湿,活血化瘀的功效。

综上所述,赵文霞教授指出穴位埋线是以线带针,通过长时间的刺激穴位而起到治疗作用,相对针刺来说刺激时间比较持久,而且埋线过程中融合了针刺、放血、穴位注射等多种方法,非常适合现代人生活节奏比较快,压力比较大,没有时间就医的患者,值得临床推广应用。

案例二:肝癌-肝郁脾虚证

患者:夏某某,男,58 岁。

初诊:2020 年 11 月 23 日。

主诉:间断性右胁胀痛 1 年,伴腹胀 1 周。

现病史:1 年前午餐后出现右上腹隐痛不适,到医院查 PET/CT 提示肝脏左外叶不规则密度占位伴 PDG 摄取增高,考虑胆管细胞癌可能性大,伴肝左外叶胆管扩张及肝实质萎缩,请结合病理;肝胃间隙,肝门部、门腔间隙、腹膜后大血管旁、右侧心膈角、左侧锁骨上窝及颈后三角区淋巴结转移;盆腔积液。随之行 Gemox 化疗+PD1 免疫治疗+仑伐替尼靶向治疗 6 周期,后予 PD1 免疫治疗+仑伐替尼靶向治疗。随后因 CA19-9 升高至 1 700 U/mL,开始 Gemox 化疗,因出现双眼充血、皮肤瘙痒、手掌发抖等不良反应更换为紫杉醇化疗,1 月前因肝功能异常停药。1 周前无明显原因出现腹胀、腹痛遂来入院。

现在症:右胁隐痛不适,目黄、腹痛、腹胀、进食后明显、嗳气、纳差、倦怠乏力,二便调,舌质淡红,舌体胖大,苔薄白,脉沉细。

既往史:平素体健,否认高血压、糖尿病、肝炎病史,否认肺结核,否认输血史,否认手术及外伤史,无药物及食物过敏史,预防接种随当地进行。

个人史:出生并生长于原籍,无外地久居史,无疫区接触史,职业与工作条件无工业毒物、粉尘、放射性物质接触史,无冶游史,否认毒品及药物成瘾史;否认烟酒嗜好。

辅助检查:2020 年 11 月 16 日查肝功能提示 TBIL 67.8 μmol/L,IDBIL 31.9 μmol/L,ALT 34 U/L,AST 59 U/L,ALB 34 g/L,乙肝五项 2、4、5 阳性,血常规提示 WBC 5.55×10⁹/L,GB 139 g/L,N% 77.7%,AFP 345 ng/mL,CEA 7.17 ng/mL,CA12-5 299 U/mL CA19-9>1 000 U/mL。降钙素原(PCT)0.228 ng/mL。肝脏动脉五期增强扫描提示肝左叶占位,考虑肿瘤性病变,胆管细胞癌可能大,门静脉主干、左右支癌栓形成;肝右叶包膜下积液。

诊断:中医诊断为肝癌-肝郁脾虚证,西医诊断为肝胆管细胞癌。

治法:益气健脾,和胃消胀。

方药:香砂六君汤加减。

中医特色治疗:脐火疗法,每日 1 次,每次 7 根量。

西医治疗:保肝降酶,调节免疫、利尿对症处理。

二诊:2020 年 11 月 28 日,患者腹胀、腹痛减轻,纳食稍增加。

三诊:2020 年 12 月 3 日,患者腹胀、腹痛明显减轻,纳食增加,乏力改善。

按语:肝癌常因正气本虚,复感疫疠邪毒,邪气羁留,脏腑功能失调所致。正气亏虚是肿瘤疾病发生的基础和前提。肝为刚脏,喜条达,与其他脏腑的疾病相比,情志因素在肝脏病变的发生中起到至关重要的作用。长期情志不畅或者暴怒、抑郁伤肝,致肝失疏泄;肝疏泄功能失常,则脾胃容易出现功能障碍;影响脾的功能,脾失健运,出现脘腹胀满,四肢乏力,面色萎黄,腹泻等症;胃的功能失常,胃失和降,则会出现食欲缺乏,嗳腐吞酸,恶心呕吐,胃脘疼痛,腹痛等症。肝失疏泄,气机阻滞,气血运行不畅,气滞血停致瘀;肝失疏泄,致津液运行输布障碍,津液无所出之路,聚而成湿,湿蕴而化热,湿、热、瘀胶结肝脏,继而酿生癌毒;有形之实附着于肝络,反复损伤,日久渐生肝积。

脐火思路分析:脐火疗法是脐疗和火疗相结合的一种治疗方法,将益气健脾和胃的中药粉碎后,过 200 目,调成膏状药饼,敷于神阙穴上,然后在药饼上插上自制的蜡筒,点燃使其燃烧,通过蜡筒的温热作用使药物向下向内渗透,起到益气健脾、温中和胃的功效。古书中未见脐火疗法的记载,由《理瀹骈文》中的"隔面饼灸"发展而来。脐火疗法是其基础上进行创新改良而来,并且根据不同的疾病,应用不同的中药,扩大了其主治范围。脐为神阙穴,与其他穴位相比,有着最特殊的结构和最明确的定位。神阙穴是任脉众多穴位之一,任脉被称为阴脉之海,全身阴脉之气都受其调节。任脉、督脉、冲脉皆从胞宫起源,同出于会阴,称为"一源三岐"。督脉被称作阳脉之海,能够调理全身阳脉之气,冲脉被誉为十二经之海,能够掌控全身十二经气血,同时奇经八脉纵横交错、与十二经脉相互交叉走向,起到沟通十二经脉气血的作用。因此,神阙穴为经络的枢纽,经气的汇合之处,沟通全身经脉、联络五脏六腑,从而调节全身气血,治疗全身疾病。

"火":火为阳邪,其性炎上,通过火的温热升腾作用,可使体内的寒湿之邪向上、向外发散以达到温化寒湿的作用。

"药":脐火疗法的药饼组成一般由制附子 15 g、干姜 15 g、白术 15 g 等温中健脾的中药组成,借助穴位和火的特性发挥其功能。

"蜡"：蜡的作用一般呈固定成形的特点，常温下为固态，易熔化且不溶于水。热容量大，导热率低，能阻止热的传导；散热慢，气体和水分不易消失且不至于烫伤患者皮肤。在合适的证型选取恰当的方法，对减轻患者的症状，达到协同增效的作用。

综上所述，赵文霞教授指出，《理瀹骈文》提出"外治之理，即内治之理……所异者法耳"。因此，临床中我们使用外治疗法一定要辨证论治，选对证型，选对方法才能起到事半功倍的效果，且其疗法操作简便，无副作用，值得临床推广应用。

案例三：黄疸（急黄）-疫毒炽盛证

患者：许某某，男，60 岁。

初诊：2020 年 11 月 30 日。

主诉：间断性右胁疼痛不适 1 个月余，伴身目尿黄 9 d。

现病史：患者 1 个月前无明显诱因出现腰酸，伴全身乏力，至社区医院查 CT 考虑肝占位，肝功能异常，具体数值不详。随至省级医院住院，给予保肝降酶、改善凝血及微循环治疗。9 d 前出现身目黄染、小便发黄，腹胀，全身皮肤瘙痒，发热，最高达 39.5 ℃，发热时伴咳嗽、咳痰，予美罗培南、万古霉素抗感染治疗，体温仍波动在 38.5～39 ℃。患者为寻求中医治疗由门诊收入院。

现在症：身目黄染、黄色深重、鲜明，腹胀，纳差，全身乏力，下午发热明显，发热时伴咳嗽、头痛、咳痰，心慌，气短，汗出，双手颤抖，睡眠差，双下肢水肿，小便发黄、发红、大便调，舌体胖大，舌质红，苔黄腻，脉数。查体：急性病容，皮肤黏膜及巩膜黄染，未见肝掌及蜘蛛痣，移动性浊音阳性，双下肢水肿。

既往史：高血压病史 10 年、右输尿管癌根治术 2 年。否认糖尿病病史，否认肺结核，否认输血史，否认外伤史，头孢过敏，无食物过敏史，预防接种随当地进行。

个人史：出生并生长于原籍，无外地久居史，无疫区接触史，职业与工作条件无工业毒物、粉尘、放射性物质接触史，无冶游史，否认毒品及药物成瘾史；否认烟酒嗜好。

辅助检查：2020 年 11 月 4 日查 PET/CT 提示"右输尿管癌根治术"术后、膀胱灌洗化疗后；十二指肠水平段前方软组织肿块伴脱氢葡萄糖（PDG）

代谢异常增高,考虑原发性恶性肿瘤可能性,伴病灶近旁多发淋巴结转移、肝内多发转移。

2020 年 11 月 25 日查上腹部平扫+增强提示肝脏多发转移瘤,腹腔及腹膜后多发淋巴结转移,胰腺钩突原发灶待排;右侧心膈角区稍大淋巴结。

2020 年 12 月 1 日查血常规提示 WBC $19.84×10^9$/L,N% 89.1%,HGB 57 g/L,PLT $286×10^9$/L,C 反应蛋白 202.7 mg/L。肝功能提示 TBIL 356 μmol/L,DBIL 251.8 μmol/L,IBIL 204.5 μmol/L,ALT 25 U/L,AST 100 U/L,ALP 902 U/L,ALB 22.4 g/L。肿瘤标志物 CEA 750 ng/mL,CA12-5>1 000 U/mL,CA72-4>300 U/mL,AFP 0.57 ng/mL。

诊断:中医诊断为黄疸(急黄)-疫毒炽盛证、鼓胀、内科癌病,西医诊断为亚急性肝衰竭、肝癌、十二指肠原发性恶性肿瘤、右输尿管根治术后。

治法:清热解毒,凉血开窍,健脾利水。

方药:犀角地黄汤合五苓散加减。水牛角 20 g,生地 24 g,牡丹皮 9 g,芍药 12 g,猪苓 12 g,茯苓 15 g,泽泻 15 g,白术 15 g,竹叶 15 g,石膏 30 g,羚羊角 0.6 g,浓煎剂,日 1 剂。

中医特色治疗:予易医脐针,艮、兑、坎、离、坤组成山泽通气+水火既济+坤土,每次 30 min,日 1 次。

西药治疗以护肝抑制肝脏炎症反应、抗感染、补充人血白蛋白,营养支持对症治疗。

二诊:2020 年 12 月 3 日患者 3 天未出现高热情况,最高体温 37.8 ℃,咳嗽减少,心慌、气短、汗出减轻,心率由入院的 109 次/min 降至 90 次/min。

三诊:2020 年 12 月 6 日患者体温一直维持 37.3~37.7 ℃,咳嗽明显减少,腹胀减轻,纳食增加,小便量增加,小便红色消失,双下肢水肿减轻,白天能安然入睡。

四诊:2020 年 12 月 9 日患者一直未出现高热症状,病情相对平稳。由于经济困难,患者家属要求当地医院治疗。虽然治疗时间比较短,但是患者及家属对中医中药的干预还是比较满意。

按语:患者以身目尿黄为主症,迅速加重,结合病史及舌脉,中医诊断属"黄疸"范畴,证属急黄,瘀热发黄。本患者由其它疾病相继而发,瘀血阻滞,湿热蕴积化毒,疫毒炽盛,充斥三焦,深入营血,内陷心肝,见猝然发黄,热盛灼津,故见高热,热毒引动肝风,见肢体躁动。木火刑金,炼液成痰,出现咳嗽;瘀血阻滞,隧道壅塞、瘀结水留则出现腹胀、水肿。本病发病急骤,传变迅速,病死率极高,为危重症且疾病正处于急性进展期,入院后积极治疗,并配合中医中药的干预,患者短期内病情症状有所减轻实属不易。

脐针中医思路分析:患者疫毒炽盛,入营动血,邪气较盛,并且患者体质壮盛,正气不甚虚。治疗以祛邪为主,清热解毒、凉血开窍,以犀角地黄汤合五苓散加减。羚羊角、犀角、地黄、芍药、牡丹皮以凉血清热解毒为主。猪苓、茯苓、泽泻、白术以健脾利湿为主,竹叶清心火、利小便,加石膏性大寒,具有清热泻火之功,加强退热之作用。诸药合用起到清热解毒、凉血开窍,健脾利水之功。易医脐针在中医基础理论、易医理论、全息理论、时间医学理论的指导下,根据五行的生克制化,以及人体脏腑与五行、方位、八卦相对应的关系来治疗疾病。《易·说卦》云:"天地定位,雷风相薄,山泽通气,水火不相射。"山泽为通之大法,主治一切因不通而导致的病痛,故取艮、兑二卦,组成"山泽损"卦。坎水卦与离火卦组合成水火既济卦。水火就是阴阳,肾对应坎卦,五行属水。心对应离卦,五行属火。两针相接即是阴阳相交,心肾相通,可起到消炎、止痛作用。根据"虚者补其母,实则泻其子"的原则,加用坤土可以起到泻离心的火,加强退热作用。《周易·系辞》中:"天一、地二、天三、地四……"其中五个奇数为阳,为天数。五个偶数为阴,为地数。天数之和为二十五,地数之和为三十。留针时一定要辨明阴阳、表里、虚实、寒热。因30为群阴之数,所以建议留针30 min。

综上所述,赵文霞教授指出,虽然治疗时间比较短,但是中药联合易医脐针可以缓解患者高热症状,还增加患者食欲,减轻水肿,改善睡眠症状。在临床实践中针对急危重患者一定要及时运用中医中药的方法,不但可以缓解临床症状,还会达到意想不到之效。

案例四:肝着-肝胆湿热证

患者:陈某某,男,50岁。

初诊:2020年11月12日。

主诉:间断性右胁胀痛伴恶心3 d。

现病史:患者3 d前饮酒后出现右胁胀痛,到当地医院查肝功能提示ALT 1 356 U/L,AST 782 U/L,TBIL 15.3 μmol/L,ALP 94 IU/L,门诊以急性肝炎收入院。

现在症:右胁胀痛、恶心、呕吐,乏力,纳差,口苦,睡眠差,夜间小便多,大便调,舌质红,苔黄厚腻,脉弦。

既往史:高血压病史 2 年,否认乙型肝炎、丙型肝炎等传染病。否认肺结核,否认输血史,否认手术及外伤史,无药物及食物过敏史,预防接种随当地进行。

个人史:出生并生长于原籍,无外地久居史,无疫区接触史,职业与工作条件无工业毒物、粉尘、放射性物质接触史,无冶游史,否认毒品及药物成瘾史;否认烟酒嗜好。

辅助检查:2020 年 11 月 12 日查肝功能提示 ALT 1 166 U/L,AST 521 U/L,TBIL 23.6 μmol/L,DBIL 8.4 μmol/L。凝血酶原时间 15.0 s,凝血酶原活动度 58.5%。肝胆脾胰彩超未见明显异常。

诊断:中医诊断为肝着-肝胆湿热证,西医诊断为酒精性肝炎。

治法:清热利湿。

中医特色治疗:配合电针,处方选取胃五针(中脘、下脘、上脘、梁门)、天枢、合谷。电针频率 60~80 次/min,每次 30 min,1 次/d,7 d 一个疗程。

西医治疗:以保肝降酶为主。

二诊:2020 年 11 月 19 日,患者诉右胁胀痛减轻,恶心、呕吐,口苦明显减轻,纳食增加,从原来无食欲到饮食恢复正常。因睡眠不佳,患者主动要求增加改善睡眠的穴位,随加用百会、四神聪穴位。复查结果提示 ALT 672 U/L,AST 225 U/L,TBIL 26.2 μmol/L,DBIL 13.9 μmol/L。凝血酶原时间 14.2 s,凝血酶原活动度 64.7%。

三诊:2020 年 11 月 26 日,患者诉恶心、呕吐几乎消失。纳食基本正常。睡眠好转,睡觉由原来 3 h 增加到 6 h,夜间小便次数减少。复查结果提示 ALT 188 U/L,AST 46 U/L,TBIL 27.6 μmol/L,DBIL 10.0 μmol/L。凝血酶原时间 13.0 s,凝血酶原活动度 76.1%。

按语:肝着是肝受邪导致疏泄失常,经脉气血郁滞,着而不行所致。肝居胁下,足厥阴肝经布两胁肋部,胆附于肝。若饮食所伤,脾失健运,湿热内生,蕴结肝胆,肝胆失于疏泄,故胁痛、口苦;湿热中阻,升降失常,则胸闷、纳呆、恶心、呕吐;热邪上扰,扰乱心神,出现失眠、烦躁。肝为罢极之本,肝木克脾土,脾胃为气血生化之源,脾主肌肉四肢,脾病气血生化不足,四肢肌肉失养,则出现纳差、乏力等症状。为改善其症状,在基础治疗上加用电针。

电针思路分析:中脘穴在任脉经,脐上 4 寸,脘腹正中,腑会,为胃之募穴。上脘、中脘、下脘所在位置均为胃部体表投射区,下分布丰富的肋间神经。有研究证实:针刺可以促进胃肠蠕动,促进消化液分泌,能改善恶心、呕吐症状。梁门为足阳明胃经的穴位,位于脐上4寸,旁开2寸,具有调中气、和肠胃、化积滞的作用。天枢也是足阳明胃经之穴,枢是枢机,位于人体上下气交合处。《素问·六微旨大论曰》:"天枢之上,天气主之;天枢之下,地气主之。"居阴阳升降之中,是升清降浊之枢纽。具有健脾和胃,理气止痛,活血化瘀,清利湿热之功。配合手阳明大肠经原穴合谷,加强清利湿热的作用。几穴配合应用明显改善胃肠功能,缓解患者恶心、呕吐的症状。因患者睡眠欠佳,主动要求增加调节睡眠穴位。选取百会、四神聪。百会位于头顶正中线与两耳尖连线的交叉处,为奇经八脉之督脉腧穴,人之巅顶,百脉之会,随督脉入于脑。能通调阴阳脉络,起到调神以治失眠的作用。四神聪位于百会的前后左右各旁开1寸,居于头顶,全身阳气聚集之处,刺激可以调节一身之阳气,可引阳气入阴,与百会配合应用可以起到调和阴阳,益脑安神的作用。

综上所述,赵文霞教授指出外治疗法虽然不能固定的治疗一种疾病,但是可以解决一种疾病引起的不适症状,特别对于胃肠虚弱、不能口服中药者或者急危重患者不能进食中药者,恰当选用一种外治方法改善患者痛苦的症状还是非常有益的。

案例五:鼓胀-肝肾阴虚证

患者:王某某,男,70岁。

初诊:2022年11月19日。

主诉:右胁不适伴腹胀、双下肢浮肿1年,加重伴乏力1周。

现病史:患者1年前因无明显原因出现右胁不适,腹胀、乏力,双下肢浮肿,至医院查胸腹部CT提示肝硬化、门静脉高压症、脾大、腹水,肝功能提示ALT 94 U/L, AST 90 U/L, ALP 169 U/L, GGT 481 U/L, ALB 36.6 g/L, TBIL 45.2 μmol/L,住院对症治疗(具体用药不详),症状好转出院。1周前因进食不洁食物后出现恶心、呕吐,乏力、腹胀、食欲差等症状,遂来我院就诊。

现在症:右胁隐痛不适,腹胀、乏力、纳差,进食量极少,口干、乏津,小便少、大便不畅,舌质红,少苔,脉沉细。查体见腹部膨隆,移动性浊音阳性。

既往史:糖尿病病史18年;高血压病史10年;否认冠心病;否认肺结核;否认输血史;否认乙肝/丙肝;否认手术及外伤史;预防接种随当地进行。

个人史:出生并生长于原籍,无外地久居史,无疫区接触史,职业与工作条件无工业毒物、粉尘、放射性物质接触史,无冶游史,否认毒品及药物成瘾史;烟酒嗜好。

辅助检查:2022 年 4 月 23 日查彩超提示肝硬化,门静脉主干增宽,胆囊壁增厚,毛糙、脾大、腹水。CT 提示肝硬化、脾大、门静脉高压症、腹水、胆囊炎。

诊断:中医诊断为肝积、鼓胀–肝肾阴虚证,西医诊断为隐源性肝硬化、失代偿活动性并腹水。

治法:滋养肝肾、滋阴利水。

方药:一贯煎加减。

中医特色治疗:将滋阴利水,通腑泄浊的中药浓煎一剂 200 mL,药液温度控制在 39～41 ℃,遵医嘱给予中药直肠滴入治疗,尽量嘱患者将药液保留 30 min。

西医治疗:保肝降酶、利尿,补充白蛋白治疗为主。

二诊:2022 年 11 月 24 日,患者中药直肠滴入以后排出很多大便,腹胀明显减轻,纳食稍微增加。

三诊:2022 年 11 月 29 日,腹胀明显缓解,纳食明显增加,口干、乏力缓解,舌质红转为淡红,舌苔稍恢复一点,小便量增加。

按语:肝硬化腹水属于中医"鼓胀"范畴,是临床常见的危重病。因其反复,预后较差,属于中医"风""痨""臌""膈"四大难症之一。病因诸多,其基本病理变化属于肝、脾、肾受损。病变部位主要在肝脾,久则伤肾。肝疏泄失职,气机不畅,横逆犯脾,脾失健运,水湿内聚,土壅则木郁,以致肝脾俱病。病久及肾,肾关开阖不利,水湿不化,胀满愈甚。

中药直肠滴入思路分析:鼓胀因气血水互结,邪盛而正衰,病情容易反复,治疗比较棘手。赵文霞教授指出,因患者年高体衰,舌质红,无苔,乏力、乏津,脉细等一派阴虚之象,进食已难,何况药物? 为缓解其症状,又不至于影响脾胃运化功能,建议配合使用中药直肠滴入疗法,使药物经过肠壁吸收。患者第一次应用中药直肠滴入后,排出特别多的大便,肠道通畅,腹胀猛然减轻,饮食缓慢增加。《素问·灵兰秘典论》云:"大肠者,传导之官,变化出焉。"大肠腑气通畅,水谷精微才能正常转化输布,糟粕才可有序下传排泄。若大肠腑气不通,传导失司,则糟粕不泻,气机不畅,清浊之气升降逆乱,浊气不降反升,影响整个机体气血津液的升降出入,以致脏腑功能失调,诸症百出。

中药直肠滴入又称肛肠纳药法,属于中医内病外治法的内容。医圣张仲景在《伤寒论·辨阳明病脉证并治》中有"大猪胆汁一枚,泻汁,和少许醋,以灌谷道内,如一食顷,当大便出宿食恶物,甚效"的描述,开创了中药灌肠治疗的先河,发展至今,中药灌肠已在临床广泛应用。中医理论认为肺与大肠以经脉络属互为表里,药物从直肠吸收后,通过肺朝百脉,以其宣发肃降输布于周身四肢百骸,从而达到治疗效果。现代医学也认为直肠吸收可以减少药物在肝中发生的化学变化,能较好地保持药物效力的完整性,具有吸收快、奏效快的特点。从解剖角度认为直肠肛管黏膜周围血液循环丰富,吸收能力强,为药物吸收提供了基础。通过肠道黏膜吸收可有效避免某些药物可能的胃肠道反应,避免胃肠道刺激,进一步使药物在门静脉系统中维持较高血药浓度,达到治疗效果。

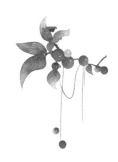

附录　学术探讨

一、原发性肝癌中医药诊疗原则及方案构建

赵文霞,陈欣菊

摘要:原发性肝癌治疗方案主要以手术切除、肝移植、局部治疗、全身治疗为主,但仍存在易转移、易复发、预后差等问题。多数患者确诊已为中晚期,丧失手术机会,需要多学科联合治疗,中医药治疗原发性肝癌有独特优势,能够与西医不同治疗方法结合协同增效。笔者依据原发性肝癌的不同临床分期,构建相应的中医药治疗方案:早期肝癌手术切除,扶助正气防复发;中期肝癌微创治疗,祛除癌毒增疗效;晚期肝癌对症治疗,减少疾苦保生存。

临床肝胆病杂志,2021,37(9):2005-2008.

评论:中医药治疗原发性肝癌有独特优势,能够与西医不同治疗方法结合协同增效。本文依据原发性肝癌的临床分期,构建了中医药参与原发性肝癌治疗的方案:早期肝癌手术切除,扶助正气防复发;中期肝癌微创治疗,祛除癌毒增疗效;晚期肝癌对症治疗,减少疾苦保生存。临床医生可据此将中医药运用到原发性肝癌的不同治疗阶段,以修复损伤、减少不良反应、减少复发和转移、提高生活质量、延长患者的生存期。

二、原发性肝癌中西医结合治疗进展与思考

赵文霞

摘要:原发性肝癌(PHC)病因复杂,慢性乙型肝炎是主要病因之一。PHC是全球最常见恶性肿瘤之一,其死亡率位居恶性肿瘤第3位。且肝癌的5年生存率仍然很低。目前肝癌的主要治疗方法有手术、局部消融、经肝动脉化疗栓塞(TACE)、免疫治疗、中医药联合治疗等多种选择。其中中医

药联合多学科综合治疗的方法可有效提高总体疗效。如何将治疗方法有机结合,优势互补,减毒增效是目前急需解决的问题。

中西医结合肝病杂志,2019,29(2):114-117.

评论:"复发率高、死亡率高"仍是原发性肝癌的两大难点,中西医结合治疗有望提高临床疗效,中医、西医如何有机结合? 本文用"五个结合"阐述了中西合璧治疗原发性肝癌:①西医治疗与中医治疗相结合;②原发病治疗与手术微创治疗相结合;③局部治疗与全身治疗相结合;④内服药物与外治方法相结合;⑤扶助正气与祛除癌毒相结合。然而中西医结合仍存在瓶颈,对此作者提出要想降低"两高",应做好"五个加强":①加强中西医多种形式的交流与沟通;②加强中西医结合治疗 PHC 优势宣传;③加强中西医诊疗方案的临床研究;④加强原发病的治疗,重视原发性肝癌的特殊性,同时治疗肝炎、肝硬化、肝癌;⑤加强中西医结合的研究。本文进一步明确了中西医结合治疗的方式及发展的道路,可启迪中医、西医并以之为用,协同攻克原发性肝癌。

三、赵文霞教授诊疗原发性肝癌经验介绍

梁浩卫,赵文霞

摘要:赵文霞教授是第五批全国名老中医,享受国务院政府特殊津贴,从事中医药防治肝胆疾病工作四十余载,其临床及科研、教学经验丰富。赵文霞教授认为肝癌的发病是因机体正气不足、"癌毒"侵袭所致。故在肝癌的治疗过程中提出"不断扶正,适时攻邪,随证治之"的治疗理念,同时重视舌下络脉、甲胎蛋白等临床特征、指标在早期肝癌诊断中的意义,取得了较好的临床疗效。笔者有幸跟师学习,获益匪浅,现将赵文霞教授治疗脂肪性肝病的经验进行总结如下。

新中医,2020,52(19):190-192.

评论:本文从4个方面总结了赵文霞教授诊疗原发性肝癌的经验:①未病先防,既病防变——重视肝脏原发疾病与肝癌的关系;②见微知著,及早识别——重视舌下络脉与早期肝癌的关系;③着眼整体,扶正固本——重视机体免疫功能在肝癌治疗中的作用;④攻补兼施,辨证论治——分阶段运用扶正与祛邪攻毒治疗原发性肝癌。赵文霞教授认为原发性肝癌是因机体正气不足、"癌毒"侵袭所致。故在治疗过程中提出"不断扶正,适时攻邪,随证治之"的治疗理念。赵文霞教授非常重视舌下络脉、T 淋巴细胞等临床指征、

指标在早期肝癌诊断及肝癌预后判断中的意义,相关临床研究也证实它们之间存在密切关系,临床医师可借鉴之。

四、非酒精性脂肪性肝病诊断程序及中医治疗思考

赵文霞

摘要:非酒精性脂肪性肝病的诊断应区分脂肪肝的病因,对其进行分级判断,可行肝组织病理检查以明确纤维化分期情况。治疗方面,可分别给予控制饮食、加强运动、纠正心理认识、改善不良生活方式等基础治疗;改善胰岛素抵抗、控制血糖、调整血脂紊乱的病因治疗;结合不同阶段病机特点的辨病治疗和不同证型的辨证治疗。

河南中医,2011,31(5):483-485.

评论:本文创新性地提出诊断非酒精性脂肪性肝病首先应明确病因,其次根据肝/脾CT值区分脂肪肝的程度,再结合肝功能、肝组织病理学检查区分非酒精性脂肪性肝病的病情阶段,详细阐述了该病的诊断思路及程序,同时更是重点概述了其基础治疗、病因治疗、结合不同阶段病机特点的辨病治疗和不同证型的辨证治疗的要点,本文对非酒精性脂肪性肝病诊断及中医治疗的论述一目了然,即使是初学临床的中医师、中西医结合医师用之也是轻而易举。

五、如何改善非酒精性脂肪性肝炎患者的肝功能

赵文霞

摘要:为了探讨改善非酒精性脂肪性肝炎患者肝功能的中西医治疗方法,根据中、西医对本病病因病机的不同认识,在饮食运动治疗的基础上,西医运用保肝降酶类药物、胰岛素增敏剂及他汀类药物等治疗。中医采用辨病辨证相结合,中药复方与单味药相结合的治疗原则,达到既保护患者肝脏功能,又调节血脂及肝脏脂肪代谢能力,加用水飞蓟宾改善非酒精性脂肪性肝炎患者的肝功能效果明显。

世界华人消化杂志,2010,18(14):1461-1464.

评论:非酒精性脂肪性肝炎(NASH)是造成肝硬化、原发性肝癌、肝衰竭的关键所在,本文创新之处在于论述了NASH的中西医治疗方法和药物,着重详述了中药的不同治法及保肝降酶方面的作用机制,对临床运用中药治疗该病具有指导作用。临床应用时应以中医辨证论治与单味中药相结合为

治疗理念,从而改善患者的体质,以治其本;结合单味具有降酶作用的中药,及相关研究机制,达到保肝降酶改善肝功能的效果,以治其标。对临床运用中药治疗 NASH 具有改进作用,特别是强调水飞蓟保肝降酶作用,将使临床治疗效果有进一步提高,并对预防复发具有重要作用。本文既有文献介绍,也有研究结果,观点明确,具有较高的学术价值。

六、合理应用中成药治疗非酒精性脂肪性肝病

赵文霞,张丽慧

摘要:非酒精性脂肪性肝病(NAFLD)是一种与胰岛素抵抗和遗传易感密切相关的代谢应激性肝脏损伤,其病理学改变与酒精性脂肪性肝病相似,但患者无过量饮酒史,疾病谱包括非酒精性单纯性脂肪肝、非酒精性脂肪性肝炎及其相关肝硬化和肝细胞癌。随着肥胖和代谢综合征在全球发病率的逐年增高,亚洲人群 NAFLD 患病率增长迅速且呈低龄化发展趋势。2007 年调查广东省人群 NAFLD 患病率为 15.0%,上海市民为 15.4%。目前,治疗方法多为改变生活方式、控制体质量,选用改善胰岛素抵抗药物和保肝抗炎药等,但疗效不容乐观。中医药以其多靶点、个体化治疗的优势被越来越多的临床医生所认可,而中成药携带方便,临床上应用更为普遍。然而,这种方便中也存在不合理应用的问题,亟待规范。

实用肝脏病杂志,2017,20(2):132-134.

评论:中医药以其多靶点、个体化治疗的优势被越来越多的临床医生所认可,而中成药携带方便,临床上应用更为普遍。然而,这种方便中也存在不合理应用的问题,亟待规范。本文首先概述了非酒精性脂肪性肝病常用的中成药,然后分析了不合理应用中成药的现象,总结了合理用药应遵循的五大原则:①辨病论治;②辨证论治;③合理疗程使疗效更佳;④配合饮食和运动治疗;⑤结合疾病特点治疗。西医师可借鉴本文合理使用中成药,提高临床疗效。

七、赵文霞教授治疗非酒精性脂肪性肝病的临床经验

闫 乐

摘要:赵文霞教授认为本病本虚标实。以脾气虚为主,痰湿、郁热、血瘀交织致病。治疗应衷中参西、中药、针灸、调整饮食、适量运动相结合。

中医临床研究,2013,5(5):69-70.

评论:本文整理了赵文霞教授治疗非酒精性脂肪性肝病的医案、医论,总结了其对该病病机和治疗方法的认识。赵文霞教授认为本病属本虚标实,以脾气虚为主,痰湿、郁热、血瘀交织致病,NAFLD 病理机制具有动态演变的特征,早期以痰湿偏盛为主,NASH 阶段以痰湿热化,阻滞气机,血瘀渐露为主,当出现相关肝硬化和肝细胞癌时,以痰湿、郁热耗伤阴血,血瘀笃重为主。治疗应衷中参西、中药、针灸、调整饮食、适量运动相结合。

八、赵文霞教授治疗脂肪肝合并胆囊炎的经验

张永艳,董　柳

摘要:导师赵文霞教授从 1993 年起率先开展了脂肪肝的临床及实验研究,对脂肪肝合并症的研究亦有深入独到的见解,今择其对脂肪肝合并胆囊炎的治疗经验总结整理如下。

四川中医,2004,(6):7-8.

评论:胆与肝相连,互为表里,因肝脏发生脂肪变,使胆汁疏泄失常,B 超检查可见胆囊壁增厚、毛糙,收缩功能异常,导致胆囊慢性炎症,肝胆同病,临床多见脂肪肝合并胆囊炎患者。本文介绍了赵文霞教授治疗脂肪肝合并胆囊炎的经验,赵文霞教授提出脂肪肝易合并胆囊炎,应治腑为先,利胆使胆腑通降功能趋于正常,然后予以降脂,可酌选有降脂功效的中药,同时注意调护脾胃以固其本。临床医师可依据本文,巧用利胆通腑之法治疗脂肪肝合并胆囊炎疾病,达到肝胆同治之效。

九、赵文霞教授治疗慢性乙型肝炎合并脂肪肝的经验

吴　瑕,董　柳,段荣章

摘要:慢性乙型肝炎和脂肪肝同为临床常见肝病,两者并存加重对肝脏的损害,使病程迁延不愈。中医典籍中并无此两病名。根据其临床表现当属"胁痛""肝著""积聚"等范围。导师赵文霞教授从事消化系病症研究20 余载,对慢性乙型肝炎合并脂肪肝的诊治经验颇丰,笔者有幸随师临证,对其治疗思想总结如下。

四川中医,2004(4):2-3.

评论:赵文霞教授临床发现慢性乙型肝炎患者容易合并脂肪肝,此类患者抗病毒治疗疗效较差。中医药治疗二者合并病可减毒增效。赵文霞教授认为慢性乙型肝炎合并脂肪肝当审明病因、病性、辨证用药。该病既有痰、

湿、瘀积聚之实,又有肝失疏泄、脾失健运、肾精亏损之虚。两病同在,治有先后:疏肝健脾、清化痰湿,治脂肪肝为先;活血化瘀、滋补肝肾,抗乙肝病毒在后。作者又总结了赵文霞教授治疗慢性乙型肝炎合并脂肪肝的四个原则,临床医师可借鉴本文,提高慢性乙型肝炎合并脂肪肝患者的抗病毒疗效。

十、赵文霞治疗慢性丙型肝炎合并脂肪肝验案一则

罗 莹,赵文霞

摘要:赵文霞教授,国家级名老中医,主任医师,博士生导师,河南中医药大学第一附属医院内科主任,从事临床、教学、科研工作30余载,擅长治疗各种消化系统疾病,尤其对慢性丙型肝炎合并脂肪肝的治疗颇具特色,疗效满意。笔者有幸侍诊于侧,受益颇深。现举医案一则如下,以飨同道。

中国民间疗法,2016,24(6):11-12.

评论:该文发表于2016年,当时国内慢性丙型肝炎的治疗仍以干扰素为主,赵文霞教授临床观察发现对于慢性丙型肝炎患者也容易合并脂肪肝,且此类患者行干扰素抗病毒治疗效果不佳,本文以一则赵文霞教授治疗慢性丙型肝炎合并脂肪肝案例,概述赵文霞教授中西医结合治疗慢性丙型肝炎合并脂肪肝的经验,针对脂肪性肝病进行治疗的同时,又能提高慢性丙型肝炎抗病毒治疗的疗效。

十一、赵文霞教授治疗慢性乙型肝炎的证治思路和方法

杨培伟,赵文霞

摘要:赵文霞教授擅长治疗各种消化系病症,有较深的造诣,尤其对慢性乙型肝炎,辨证独具特色,疗效满意。赵文霞教授治疗慢性乙型肝炎积累了丰富的经验,笔者有幸侍诊于侧,深受教益,今将赵文霞教授诊治慢性乙型肝炎的思路和方法整理如下。

中医临床研究,2014,6(23):58-59.

评论:本文首先阐述了赵文霞教授对慢性乙型肝炎病因病机的认识,其次论述了赵文霞教授如何进行辨证论治,赵文霞教授在临床中喜用对药,本文也总结了赵文霞教授运用对药治疗慢性乙型肝炎的经验,最后又分析了赵文霞教授运用单味药、姜类药治疗本病的经验与药理研究。青年中医师可依据此文将中医药运用到慢性乙型肝炎的治疗中。

十二、赵文霞教授治疗慢性丙型肝炎临证要点撷萃

李华华,赵文霞

摘要:祖国医学无"慢性丙型肝炎"的病名记载,根据其症状多归属于"疫毒""胁痛""黄疸""症积"等范畴。赵文霞教授根据中医理论,结合其发病情况及临床表现,认为本病的病因为正气亏损,感受疫毒热邪;病机关键为热毒瘀结、肝脾损伤;病理性质属本虚标实,虚实夹杂;病理因素有湿、热、瘀、毒、气滞等,以热毒、瘀毒、湿热为主。由于邪毒内盛,往往耗伤正气,正气虚弱,病情缠绵难愈,甚至恶化,变生症积。赵文霞教授认为慢性丙型肝炎病程长,病机错综复杂,临床辨证当分清主次,辨别虚实,辨证结合辨病。治疗以凉血解毒,调养肝脾为大法。

辽宁中医杂志,2009,36(6):886-887.

评论:本文首先阐述了赵文霞教授对慢性丙型肝炎中医病因病机及病理因素的认识,然后系统总结了赵文霞教授治疗慢性丙型肝炎的四个临床要点:病变重点在血分,病理本质是肝脾同病、病理关键是肝郁脾虚,重视顾护脾胃、强调祛邪勿忘固本,重视调护摄养。治疗本病时,可参考这四大要点,提高临床疗效。

十三、赵文霞治疗慢性重型肝炎经验

刘君颖,赵文霞

摘要:慢性重型肝炎是在慢性肝炎、肝硬化及乙型肝炎病毒携带的基础上,病情急剧恶化,肝细胞广泛坏死,肝功能严重损害的一种重型肝炎。具有来势猛、进展快、病势重、变证多的特点,临床最主要的特征是高黄疸和出血倾向。中医认为,本病属"急黄""疫黄""瘟黄""鼓胀"及"肝厥"等范畴。赵文霞教授从事中医药防治肝胆病临床研究30余载,对慢性重型肝炎的治疗积累了丰富的临床经验。

中医杂志,2011,52(1):66-67.

评论:慢性重型肝炎病情重、变证多,中医药治疗本病具有一定的优势。本文总结了赵文霞教授对此病的经验,她认为湿、毒、瘀、虚是慢性重型肝炎发生发展的重要因素,提出"祛湿邪,详辨三焦""除瘀血,治法各异""识毒源,毒除神安""扶正气,健脾养肝"的治疗原则,可提高临床疗效。此外,赵文霞教授特别强调预防变证,治疗应力争早期、中西医结合、综合疗法、多途

径多渠道给药,以顿挫病势、维护正气。临床可与人工肝支持相结合,提高慢性重型肝炎的临床疗效。

十四、赵文霞教授治疗老年性肝炎经验

郑芳忠

摘要:赵文霞教授从医三十八年来,积累了丰富的临床经验,尤擅长于消化科疾病的治疗,笔者随师侍诊,深感其对老年性肝炎治疗具有独到经验,特色鲜明,现公诸于同道。

光明中医,2012,27(1):25-26.

评论:本文首先概述了赵文霞教授对老年性肝炎发病特点的总结:易在五脏气血阴阳偏虚的基础上发生。然后论述了赵文霞教授如何辨证论治老年性肝炎,同时文中重点介绍了赵文霞教授临证治疗老年性肝炎的五大治疗原则:健脾益气为本、疏肝养肝为先、滋肾养阴为要、清热解毒为治、灵活变通为贵,非常切合临床实际,为老年性肝炎提供了治疗思路,值得借鉴。

十五、赵文霞教授治疗慢性肝病用药经验

郭金华

摘要:赵文霞教授长期致力于肝胆疾病的临床及科研工作,在慢性肝病的治疗方面积累了丰富的临床经验。

光明中医,2008(2):148-149.

评论:肝主疏泄,性喜条达而恶抑郁。本文整理了赵文霞教授治疗慢性肝病的经验:应顺应肝生理特点,以"疏肝为先,药宜轻清""肝以左升,肺从右降",疏肝不应时,可辅以"降肺""脾升肝也升,故水木不郁",慢性肝病,调理脾胃,助其升化尤为重要,重用白术调理脾胃以达疏肝之效,她特别指出对于慢性肝病黄疸患者,应将活血化瘀贯穿始终。临床中可借鉴本文,提高慢性肝病诊治水平。

十六、赵文霞治疗慢性肝病腹胀的经验

杨明博,刘君颖

摘要:赵文霞教授从事临床及教学工作30余载,擅长治疗各种肝病及脾胃病,尤其在诊治各种慢性肝病引起的腹胀方面经验颇丰。笔者有幸随师

临证,受益匪浅,现将其辨证治疗慢性肝病腹胀的经验总结如下。

江苏中医药,2009,41(3):23-24.

评论:"肝气易郁"而表现为腹胀,本文总结了赵文霞教授针对慢性肝病腹胀这一常见症状的经验:首先应根据腹胀的特点分因论治,其次从辨舌之色泽、苔之多寡,以及舌下络脉的情况而辨证用药,并且顺应肝脏特性,用药轻灵,缓缓图之,慢慢收功,同时加以心理疏导,以调畅情志,临床疗效突出。临床针对慢性肝病腹胀症状突出的患者,可参考本文治之,提高并巩固疗效。

十七、从"肝位中焦说"谈肝病中医诊疗思路

赵文霞,刘晓彦

摘要:在中医理论中,有关肝脏的生理和功能一向存在"肝位中焦"和"肝位下焦"两种说法理论的混淆,给临床诊疗增加了难度。笔者认为无论从古代文献还是从临床实践上来讲,都应确立"肝位中焦"的概念,对其在肝病诊疗思路中的重要地位应引起足够的重视。

时珍国医国药,2006(4):654-655.

评论:该文区分了三焦学说中"肝位中焦"与三焦辨证中"肝位下焦"的不同含义,从空间位置、生理功能、病理表现和诊法等不同角度论证了"肝位中焦"的学术思想,从调脾、疏肝、防变、求"平"四个方面论述了"肝位中焦说"在肝病诊疗思路中的指导意义,理解并重视该理论,对临床各科的辨证治疗都具有指导价值。

十八、赵文霞教授治疗慢性肝病肝虚证的经验

叶 放,张永艳

摘要:赵文霞教授从事消化系统病证研究20余载,对各型急慢性肝炎的诊治经验颇丰,对慢性肝病肝虚证(尤其是肝气虚证)研究颇有心得,善于运用柔肝养肝法治疗本病。现将其部分临床心得整理如下。

四川中医,2003(1):1-2.

评论:肝病久病不愈转为慢性,慢性肝病正虚是本,而肝虚又是其关键,其中肝气虚最为人们所忽视。赵文霞教授认为肝虚证可见于慢性肝病的6种情况,强调慢性肝病应重视肝气虚证的诊治,指出肝气虚与脾气虚、肝气郁结应区别对待,提出以柔肝养肝法为基本治法,用药宜酸甘、柔润、轻缓。

临床若遇到慢性肝病肝虚证的患者,可参考本文以柔肝养肝法治疗本病证。

十九、赵文霞教授从舌下络脉诊治代偿性肝硬化经验

王振静,赵文霞

摘要:赵文霞教授,从事肝胆病的临床及教学工作 20 余载,临床中重视四诊合参,善抓特异症状,辨证识病。赵文霞教授在诊治慢性肝病时特别重视对患者舌下络脉的观察,认为通过对患者舌下络脉的观察可早期发现代偿性肝硬化并了解肝硬化患者的病情进退,并与临床症状及相关检查结合起来,发现代偿性肝硬化患者的舌下络脉改变与肝硬化的程度密切相关,现将其独特的诊疗经验总结如下。

四川中医,2012,30(1):6-7.

评论:肝硬化患者由于血瘀证的存在常会表现不同程度的舌下络脉改变,赵文霞教授总结出代偿性肝硬化患者舌下络脉诊法的四个主要观察点(粗张、延长、迂曲、细络瘀血),制定了舌下络脉随血瘀程度改变的量化分级标准,临诊医师可通过对患者舌下络脉的观察,早期诊断代偿性肝炎肝硬化,早期治疗,延缓肝硬化患者病情进展。

二十、赵文霞教授基于"毒瘀痰虚"理论治疗肝炎肝硬化经验

马素平

摘要:肝炎肝硬化是由慢性病毒性肝炎引起的广泛性肝细胞变性坏死、结节性再生、肝脏弥漫性纤维化伴肝小叶结构破坏和假小叶形成,属中医学"癥瘕""积聚""肝积"范畴。我国乙肝病毒携带者达 1.2 亿,慢性乙肝患者约 3 000 万,其中 0.4% ~14.2% 演变为肝硬化。肝炎肝硬化早期常无明显症状,但逐步进展,可出现腹水、肝性脑病、上消化道出血,甚至肝癌等并发症,严重时常危及生命。如何最大限度、最长时间延缓病情进展是目前肝病临床治疗的难点之一。笔者有幸跟师学习,现将赵文霞教授从"毒瘀痰虚"论治肝炎肝硬化经验介绍如下,以飨同道。

中医研究,2015,28(11):43-46.

评论:本文系统总结了赵文霞教授基于"瘀毒痰虚"理论治疗肝炎肝硬化的经验,赵文霞教授认为毒邪内伏是肝炎肝硬化的起始病因,血瘀贯穿肝炎肝硬化始终,痰浊凝聚是肝炎肝硬化的主要病理变化,正气亏虚是肝炎肝硬化形成演变的内因。文中列举了赵文霞教授针对"毒瘀痰虚"每一个病理

因素的用药特点,临床可根据肝炎肝硬化的主要病机特点选用之。

二十一、赵文霞教授诊治肝硬化并发症经验举要

张丽慧,马素平,赵文霞

摘要:肝硬化是由多种病因长时期的反复作用而引发的一种弥漫性、纤维性,以及坏死性肝损伤,在病理组织学上主要表现为广泛的肝细胞坏死、结节性再生及纤维间隔形成。目前肝硬化并发症的治疗仍存在许多难点,直接影响患者的生存质量,如何攻克这些并发症,成为临床有效治疗肝硬化的重点。中医治病强调整体观念、辨证论治,在西医治疗较棘手的肝硬化并发症的治疗中优势尤为突出。赵文霞教授临证诊治肝硬化并发症时思维独特,经验丰富,疗效颇佳,现就赵文霞教授诊治肝硬化并发症的经验报道如下。

中国中西医结合消化杂志,2019,27(9):717-720.

评论:"黄疸稽留不退""肝硬化结节""门静脉高压性胃病""肝硬化腹水""内毒素血症""肝性脑病""脾功能亢进"等肝硬化并发症严重影响肝硬化患者的预后,一直以来都是困扰医学界的一大难题。本文针对肝硬化每一个并发症,都详述了赵文霞教授的诊治经验,临床遇到类似难题时,可借来参考,提高疗效。

二十二、赵文霞治疗肝硬化合并门脉高压性胃病出血经验

马素平,贾　攀,刘江凯,赵文霞

摘要:门脉高压性胃病出血系胃黏膜下的动-静脉交通支广泛开放,胃黏膜毛细血管扩张,广泛渗血。肝硬化患者门静脉高压性胃病发病率为50%~80%,其出血多为反复或持续少量呕血、黑便及难以纠正的贫血,少数甚至出现上消化道大出血。西医治疗原则均以止血、降低门静脉压力、保护胃黏膜、改善胃黏膜局部血管血液淤滞状态等为主。若为急性大出血可采取经内镜下食管-胃底曲张静脉套扎、硬化、组织胶粘合,经手术贲门-胃底曲张静脉离断,以及门体静脉分流术等治疗方法。若为慢性广泛渗血,以上微创及手术治疗方法则均不适用,而中医药在提高临床疗效、控制门静脉高压性胃病出血及复发等方面具有独特优势。赵文霞主张出血活动期应禁食不禁药,在西医止血、降低门静脉压力、保护胃黏膜等治疗方法基础上,早期使用中医药干预。出血停止后合理选择中药剂型、用法、用量巩固治

疗,临床中收效显著。现将赵文霞教授治疗肝硬化合并门静脉高压性胃病出血的经验介绍如下。

中医杂志,2019,60(19):1633-1637.

评论:肝硬化合并门脉高压性胃病出血病情危重,病死率高,中医药在控制门脉高压性胃病出血及复发等方面独具优势。赵文霞教授提出火、瘀、虚为该病的主要病机,其中血瘀贯穿病程始终,为疾病中心环节,火和虚皆可致瘀,为导致出血的关键病机。临证治疗时首当详辨火、瘀、虚何为主要病机,注重标本缓急的治则,出血活动期以止血为主,出血恢复期当以防止再次出血为主。并将"杂合以治"的理念运用于临床实践,在辨证治疗的基础上运用不同的中药剂型、给药途径,同时将中药灌肠、针灸等多种治疗方法并用以提高疗效,且强调辨证调摄以防止复发。本文为肝硬化合并门脉高压性胃病出血急危重症的救治提供了中医药治疗思路,临床可辨证应用防止再出血。

二十三、赵文霞教授应用分消走泄法治疗肝硬化腹水经验

马素平,赵文霞

摘要:赵文霞教授从事中医药防治慢性肝病研究30余年,在治疗肝硬化腹水方面积累了丰富经验。侍诊左右,受益匪浅。现将其应用"分消走泄"法治疗肝硬化腹水经验介绍于下,以飨同道。

中西医结合肝病杂志,2015,25(4):231-235.

评论:肝硬化腹水是肝脾肾功能失调、三焦决渎失权,气血水结于腹中而成,赵文霞教授认为"水停"是该病病机之所归,而制水是治疗本病之关键。水液代谢异常,必涉三焦,赵文霞教授治疗腹水是以治三焦水湿之邪为切入点,将分消走泻之宣上、畅中、渗下等治法运用到本病的治疗当中,使水之上源得开,水湿得以运化,水之下泻得利。临床遇到顽固性腹水时,可尝试本法。

二十四、赵文霞教授应用外治法治疗肝硬化的学术思想初探

顾亚娇,赵文霞

摘要:肝硬化是一种慢性进行性弥漫性的肝脏病变,临床上易引起消化道大出血、感染、肝性脑病、肝肾综合征等严重并发症,且具有难以逆转的特点,治疗上往往颇为棘手。中医归属为"鼓胀""单腹胀""积证""虚劳"等范

畴。中医外治法源自数千年的临床积累,有着简、便、廉、验之特点,在肝硬化及相关疾病的治疗上具备一定优势。目前治疗肝硬化的外治方法包括中药敷脐疗法、中药灌肠疗法、中药离子导入、针刺、灸法、肝病治疗仪等。赵文霞教授根据自己丰富的临床经验,应用外治方法治疗肝硬化,在临床应用中取得一定疗效。现将赵文霞教授应用上述外治方法治疗肝硬化的学术思想做一个总结和初探。

中西医结合肝病杂志,2018,28(5):304-311.

评论:肝硬化常易合并并发症,难以逆转,治疗棘手,赵文霞教授擅以内外同治的方法治疗肝硬化。本文详细介绍了赵文霞教授采用外治疗法治疗肝硬化的学术思想:应用脐火疗法治疗肝硬化引起的黄疸(阴黄)、中药直肠滴入治疗肝硬化引起的肝性脑病、中药敷脐疗法治疗肝硬化顽固性腹水、督灸铺灸治疗肝硬化导致的免疫功能低下等外治方法,临床疗效确切,也吸引了一大批省内外同道至赵文霞教授科室进修学习。

二十五、阴虚鼓胀证治探析

赵文霞

摘要:鼓胀有虚实之分。实胀当祛邪,虚胀应扶正,阳虚鼓胀易治,阴虚鼓胀难疗。对于阴虚鼓胀,治当柔肝滋肾,养阴利水,然尺度最难掌握。若柔肝养阴太过,易助湿碍脾阻滞气机;如分利逐水过猛,会伤津竭阴加重病情。笔者根据临床实际认为,阴虚鼓胀常见多发,病情危重不可不察。现将证治方药探析于下。

河南中医,1998(3):30-31.

评论:"阳虚易治,阴虚难疗",鼓胀又是中医四大顽证之一,阴虚鼓胀病情疑难,养阴与利水孰重孰轻,临床较难把握。赵文霞教授梳理阴虚鼓胀的病理特点,提出阴虚鼓胀当分期治疗:早期肝肾阴虚,脾胃津伤,治宜柔肝体,补肝用,健脾生津;晚期肝肾阴亏,三焦壅滞,治宜滋肾柔肝,疏利气机,养阴利水。最后,又系统总结了阴虚鼓胀的用药规律:养阴勿腻,行气化浊;慎用攻伐,少用破瘀;调理脾胃,重用白术;养阴利水,权衡运用。临床遇到阴虚鼓胀这一顽固性病证,可借鉴之。

二十六、赵文霞治疗肝性胸水经验

马素平,方成瑜,赵文霞

摘要: 肝性胸水又称肝性胸腔积液,指在排除心源性疾病、肾病引起的胸腔积液的基础上,终末期肝硬化并发的胸腔积液。本病的预后与胸水的量、性质、出现时间与原发病病情严重程度呈正相关,肝移植是终末期肝病顽固性肝性胸水的有效的终极治疗方法。中医学多将肝性胸水归属于"悬饮",以胸胁胀满、咳唾引痛为主症。肝硬化患者多伴有腹水,属于"鼓胀"范畴。肝脾肾俱损,气血水相互搏结,从而形成鼓胀,水湿泛滥,停于胸膈,导致悬饮。治疗上从整体辨证论治,强调泻肺利水,再配合西医治疗,疗效较单纯西医治疗显著。

中医杂志,2020,61(17):1503-1505.

评论: 赵文霞教授在肝性胸水的诊疗思路上独具一格,她认为肝性胸水的病机是脾肾阳虚、肺失宣通,脾肾阳虚是发病的内在基础,肺失宣通是本病的外在表现,温补脾肾、泻肺利水是本病的基本治法,疏肝通络是本病的重要环节。治疗多采用补中益气汤合葶苈大枣泻肺汤加味,疗效显著,复发率低。

二十七、全国名老中医赵文霞教授诊治肝性脑病的经验总结

张小瑞,赵文霞

摘要: 肝性脑病(hepaticencep halopathy,HE)是严重肝病引起的,以代谢紊乱为基础,以中枢神经系统功能失调为主的综合征,主要表现为人格改变、行为异常,严重者可出现意识障碍、昏迷,是严重肝病常见的并发症及死亡原因之一。肝性脑病可归属于中医学"昏蒙""闭证""郁冒""谵妄""癫狂"等范畴,赵文霞教授认为其病机为湿热疫毒之邪入侵人体,蕴结肝胆,肝失舒畅,脾失健运,肠道传导失常,毒浊停留于肠腑,瘀滞日久化热,热毒上扰元神所致。病位在心脑,与肝脾肾大肠有关,其病情危重,死亡率高,预后极差。西医治疗以祛除诱因、降血氨、酸化肠道为治疗原则,赵文霞教授运用中医中药及中药保留灌肠、中医针刺治疗肝性脑病取得了良好的临床疗效,现总结如下。

光明中医,2020,35(13):1979-1982.

评论: 肝性脑病是肝病常见而危重的并发症,死亡率高,预后差。赵文霞教授认为肝性脑病因为湿热疫毒之邪入侵人体,蕴结肝胆,肝失舒畅,脾

失健运,肠道传导失常,毒浊停留于肠腑,瘀滞日久化热,热毒上扰元神所致。她辨证论治"痰湿瘀热",辨别虚实阴阳,辨证热毒、湿毒、瘀毒,重视通腑开窍,初期治以清热解毒、化湿祛痰、活血化瘀,后期多虚,辨证为肝肾阴虚、脾肾阳虚,治疗以滋补肝肾、温补脾肾,配合中药保留灌肠及中医针刺,治疗肝性脑病取得了良好的临床疗效。青中年医师在病房遇到此类患者,可参考本文,以缩短肝性脑病患者清醒时间,改善患者的生活质量。

二十八、赵文霞中医辨证治疗上消化道出血经验介绍

张小瑞,赵文霞

摘要:赵文霞教授是全国名老中医、教学名师、全国肝病专家,博士研究生导师,拥有30多年的临床经验。赵文霞教授认为上消化道出血中医属于血证、呕血、便血范畴,应辨别阴阳虚实,辨证分为火热内盛、气虚血溢、脾胃虚寒3型,火热内盛属实属阳,气虚血溢、脾胃虚寒属虚属阴,治疗当以清热泻火,益气摄血,健脾温阳止血为治则。

新中医,2020,52(6):194-195.

评论:上消化道出血属于急危重症,不及时救治,病死率高。本文总结了赵文霞教授运用中医治疗上消化道出血的经验:首先应平衡出血与止血的关系,选用止血不留瘀的中药。其次,根据火热内盛证、气虚血溢证、脾胃虚寒证的证型不同,辨证选用止血药物。赵文霞教授还巧用中药碳剂,在胃肠黏膜形成保护层,防止胃酸侵蚀,促进止血。本文更加明确了中医药参加急危重症治疗的重要性,青中年医师在运用现代医学救治急危重症时,可运用中西医结合治疗,降低病死率和复发率。

二十九、赵文霞临证治疗黄疸经验浅析

刘江凯,赵文霞

摘要:黄疸是中医常见病之一,中医对该病的认识由来已久。其名始见于《黄帝内经》,张仲景在《金匮要略》对黄疸进行了更为系统的论述。它是临床肝胆疾病中主要的症状表现,慢性肝炎及肝硬化患者随着病情发展,肝内小胆管、毛细胆管因为炎性反应等因素而发生结构及功能改变,造成胆汁排泄不畅,肝内胆汁郁积,从而高胆红素血症持续不退,成为临床治疗难题之一。赵文霞教授在黄疸病的诊疗方面,有较丰富的经验,现介绍如下。

中华中医药杂志,2015,30(11):3982-3984.

评论:黄疸是临床治疗难点之一,中医治疗黄疸具有独特的优势。赵文霞教授认为湿邪困阻三焦、痰瘀交阻、肝胆疏泄不利、脾肾阳气不足是导致黄疸瘀滞的重要因素,故在黄疸的治疗过程根据其病因病机的侧重不同,灵活选用分利湿邪、活血化瘀、疏肝利胆、温阳祛寒等治法,取得了较好的临床疗效。临床应根据患者具体情况,不能拘泥于成法,更不能简单地见黄退黄,而应详辨患者阴、阳、寒、热、虚、实之不同,采用相应治法,方能奏效。

三十、赵文霞分因分期辨治慢加急性肝衰竭经验

刘江凯,赵文霞

摘要:慢加急性肝衰竭发病急,病情重,进展快,并发症多,死亡率高,属于中医学"急黄""瘟黄""肝厥"等范畴,目前仍是临床治疗较棘手的问题。赵文霞教授是国家第 5 批老中医药专家学术经验工作指导老师,首届中医高等学校教学名师,河南省名中医,在肝胆疾病诊治领域深耕 30 余年,在治疗慢加急性肝衰竭方面有独到的经验,取得了较好的临床疗效,现报告如下。

中国中医急症,2021,30(6):1086-1089.

评论:肝衰竭起病快,进展急,并发症多,病情凶险,需要及早诊断和治疗。本文梳理了赵文霞教授提出紧抓慢加急性肝衰竭三个时间节点,及早诊断及时治疗;根据肝衰竭病情复杂的特点,提出分因分期论治的观点;肝衰竭病情危急,给予人工肝辅助治疗可使肝脏得到休息,给后续中医药的运用争取时间;肝衰竭患者营养不良,虚不受补,可予药食同源缓缓补之,以恢复肝之生理特性。本文提供了慢加急性肝衰竭的诊治思路与要点,临床诊治具有较高的参考价值。

三十一、赵文霞分期辨治酒精性肝病经验介绍

刘江凯,赵文霞

摘要:酒精性肝病是指由于长期大量饮酒所引起的肝脏疾病。根据病情演变可表现为酒精性脂肪肝、酒精性肝炎、肝纤维化和肝硬化,甚至引起肝衰竭。赵文霞教授诊治酒精性肝病经验丰富,本文就赵文霞教授分期辨治酒精性肝病的临床经验介绍如下。

新中医,2021,53(18):201-204.

评论:酒精性肝病的病机是一个由浅入深、逐渐演变的疾病,赵文霞教授对此分期辨治,首辨疾病阶段,次辨虚实。初期属实属热,以湿热、痰湿、肝郁多见,方选龙胆泻肝汤、丹栀逍遥散、二陈汤加减等;中期邪气渐盛,正气渐衰,虚实夹杂,以气滞血瘀、痰瘀互结多见,方选茵陈蒿汤、膈下逐瘀汤加减;末期正气已衰,正虚邪恋,本虚标实,以肝肾不足、气血水互结多见,当因证而施方药,如脾虚湿盛宜参苓白术散合胃苓汤加减;肝肾不足宜一贯煎联合鳖甲煎丸;脾肾阳虚宜实脾饮合真武汤加减等。本文创新性提出酒精性肝病的分期治疗,浅显易懂,即使是初学医者也容易掌握。

三十二、赵文霞教授治疗药物性肝损伤经验拾粹

耿睿韬

摘要:药物及代谢产物的毒性作用或机体对药物产生过敏反应,对肝脏造成损伤,称为药物性肝损伤,其发病率逐年升高,致病药物多样。临床症状复杂。西医治疗方面首先停用致病药物。继之以保肝护肝、退黄、营养支持治疗。近年来中医药在药物性肝损伤治疗上取得了可喜的成果。赵文霞教授早年便开始了中医药防治药物性肝损伤的临床研究,积累了丰富的临床经验。

中国卫生标准管理,2015,6(19):150-151.

评论:药物性肝损伤已成为临床上不明原因肝损伤的常见病因,严重时甚至会导致患者死亡,需要高度重视。赵文霞教授以点窥面,认为药毒侵犯为本病的直接病因,肝阴不足是病机之关键,湿热、痰浊、血瘀为病理产物。治疗时针对病机之关键,釜底抽薪,治药毒之根本,临床疗效显著。本文提纲挈领地总结了赵文霞教授针对药物性肝损伤的关键病机诊治的经验,值得临床借鉴。

三十三、赵文霞教授临证辨治胆石症经验

栗梦晓

摘要:胆石症是消化系统常见疾病,病久可诱发急性化脓性胆管炎、胆囊穿孔等危重症。笔者有幸跟师侍诊,受益匪浅。现将赵文霞教授对胆石症的辨证认识及治疗经验介绍如下,以供同道借鉴。

中医研究,2019,32(12):36-39.

评论:赵文霞教授认为胆石症的发生与饮食密切相关,病机多是气滞、

湿热蕴结肝胆,胆汁排泄不畅,久之结沙成石;在辨治胆石症方面有自己独到的见解,根据结石性质、大小、部位及胆囊收缩功能进行诊断,治宜从肝着手,以疏肝利胆、清热利湿为原则。赵文霞教授临证采用加味柴胡四金汤及加味大柴胡汤灵活化裁治疗胆石症,收到了显著疗效。对于非手术指征的胆石症患者,可参考本文,中医内外同治,排石保胆。

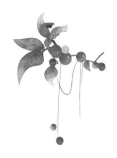

参考文献

[1]张利泳.药物性肝损害探讨[J].现代医药卫生,2010,26(11):1743.

[2]于乐成,赖荣陶,陈成伟.《2019年欧洲肝病学会临床实践指南:药物性肝损伤》精粹及评析[J].临床肝胆病杂志,2019,35(6):1242-1250.

[3]梁雁,刘晓,张海燕.325例药物性肝损伤分析[J].中国现代应用药学,2010,27(12):1144-1148.

[4]刘丹卓,赵新广.中医药防护肝损伤的机理分析[J].河南中医学院学报,2006,21(3):81-82.

[5]杨铂,崔爱庆.中医药防治肝损伤机制研究进展[J].山东中医药大学学报,2005,29(3):246-249.

[6]姚光弼.深化药物性肝病的临床和基础研究[J].中华消化杂志,2007,27(7):433-434.

[7马雄,王绮夏,肖潇,等.自身免疫性肝炎诊断和治疗指南(2021)[J].临床肝胆病杂志,2022,38(1):42-49.

[8]尤红,段维佳,李淑香,等.原发性胆汁性胆管炎的诊断和治疗指南(2021)[J].临床肝胆病杂志,2022,38(1):35-41.

[9]郭长存,时永全,尚玉龙,等.原发性硬化性胆管炎诊断及治疗指南(2021)[J].临床肝胆病杂志,2022,38(1):50-61.

[10]XIANG Z,YANG Y,CHANG C,et al.The epigenetic mechanism for discordance of autoimmunity in monozygotic twins[J].Journal of Autoimmunity,2017,83:43-50.

[11]TANKA A,BORCHER A T,ISHIBASHI H,et al.Genetic and familiale considerations of pdmary biliary[J].Am J Gastroenterol,2001,96(1):8-15.

[12]马素平.赵文霞肝硬化学术思想与益气活血利水法治疗肝硬化腹水临床研究[D].济南:山东中医药大学,2015.

[13] 马素平,贾攀,赵文霞,等.赵文霞治疗肝硬化合并门脉高压性胃病出血经验[J].中医杂志,2019,60(19):1633-1637.

[14] 张小瑞,赵文霞.全国名老中医赵文霞教授诊治肝性脑病的经验总结[J].光明中医,2020,35(13):1979-1981.

[15] 张丽慧,马素平,赵文霞.赵文霞教授诊治肝硬化并发症经验举要[J].中国中西医结合消化杂志,2019,27(9):717-722.

[16] 顾亚娇,赵文霞.赵文霞教授应用外治法治疗肝硬化的学术思想初探[J].中西医结合肝病杂志,2018,28(5):304-311.

[17] 马素平,赵文霞.赵文霞教授应用分消走泄法治疗肝硬化腹水经验[J].中西医结合肝病杂志,2015,25(4):231-235.

[18] RAKESH B H,RAJENDRA G C. A prospective clinicopathological study of 50 cases of chronic calcuslous cholecystitis in the local poprulation[J]. J Evol Med Dent Sci,2013,2(35):6706-6716.

[19] 段卫星,梁超.乙型肝炎炎性活动与胆囊炎胆囊结石成因探讨[J].中国实用医药,2013,8(15):38.

[20] 陈海燕.赵文霞教授运用加味柴胡四逆汤经验[J].中医研究,2014,27(11):40-41.

[21] 中华医学会消化病学分会肝胆疾病协作组.中国慢性胆囊炎、胆囊结石内科诊疗共识意见(2018年)[J].中华消化杂志,2019(2):73-79.

[22] 李军祥,陈誩,梁健.胆石症中西医结合诊疗共识意见(2017年)[J].中国中西医结合消化杂志,2018,26(2):132-138.

[23] 赵瀚东,高鹏,詹丽.肠道菌群及其代谢物在胆囊胆固醇结石形成中的作用机制[J].临床肝胆病杂志,2022,38(4):4.

[24] 王强,薛东波.肠道菌群通过影响胆汁酸代谢参与胆囊胆固醇结石形成[J].肝胆胰外科杂志,2020,32(1):4.

[25] 王素英,闵莉.从异病同治探讨肠道菌群对胆石症湿热病理的影响[J].中医药学报,2022(6):50.